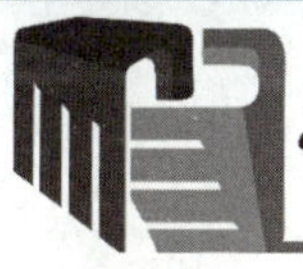

"十四五"职业教育国家规划教材

"十二五"江苏省高等学校重点教材

健康评估

JIANKANG PINGGU

主　编　蔡小红　闻彩芬
副主编　吴　蓓　宗胜蓝
编　者（按拼音顺序排序）
蔡小红　濮丽萍　秦殿菊
闻彩芬　吴　蓓　宗胜蓝

第3版

江蘇鳳凰教育出版社　凤凰职教

图书在版编目(CIP)数据

健康评估 / 蔡小红，闻彩芬主编. —3 版.—南京：江苏凤凰教育出版社，2019.11(2024.1 重印)
ISBN 978-7-5499-7734-5

Ⅰ. ①健… Ⅱ. ①蔡… ②闻… Ⅲ. ①健康—评估—职业教育—教材 Ⅳ. ①R471

中国版本图书馆 CIP 数据核字(2018)第 268309 号

"十四五"职业教育国家规划教材
"十二五"江苏省高等学校重点教材

书　　名	**健康评估(第 3 版)**
主　　编	蔡小红　闻彩芬
责任编辑	刘蓉蓉
出版发行	江苏凤凰教育出版社
地　　址	南京市湖南路 1 号 A 楼，邮编：210009
出　　品	江苏凤凰职业教育图书有限公司
网　　址	http://www.fhmooc.com
照　　排	南京紫藤制版印务中心
印　　刷	三河市鑫鑫科达彩色印刷包装有限公司
厂　　址	三河市李旗庄镇崔家窑
电　　话	0316-3456566
开　　本	787 毫米×1 092 毫米　1/16
印　　张	23.75
版次印次	2019 年 11 月第 3 版　2024 年 1 月第 8 次印刷
标准书号	ISBN 978-7-5499-7734-5
定　　价	58.00 元
批发电话	025-83677909
盗版举报	025-83658893

如发现质量问题，请联系我们。
【内容质量】电话：025-83658873　邮箱：sunyi@ppm.cn
【印装质量】电话：025-83677905

前言

党的“二十大”报告提出要“推进健康中国建设”。健康中国建设宏伟目标的实现离不开大量优秀的护理人才。培养什么人、怎样培养人、为谁培养人是教育的根本问题。健康评估课程是护理专业的核心课程，健康评估教材质量对于优质护理人才培养具有重要意义。

《健康评估》(第 3 版)是在江苏教育出版社 2014 年出版的《健康评估》(第 2 版)基础上修订而成的。第 1 版教材的前身系江苏科学技术出版社 2007 年出版的《健康评估》，是 2005 年卫生部立项课题成果，经江苏省卫生类院校护理教师、临床护理人员、职教专家的反复研讨，充分了解临床对高职护士知识、能力、素质要求，制定了健康评估课程标准，并从各校推荐的教师中遴选编者编写而成。前两版教材出版后多次印刷，编写组对部分院校师生及临床护士进行了跟踪调查，显示本教材受到广大师生的好评及临床护士、有关高校护理专家的肯定。2014 年，《健康评估》(第 2 版)被评为“十二五”职业教育国家规划教材，并被江苏省教育厅评选为“十二五”江苏省高等学校重点教材。《健康评估》(第 3 版)2020 年被评为“十三五”职业教育国家规划教材，2021 年被评为江苏省优秀培育教材，2022 年被评为江苏省“十四五”首批职业教育规划教材，2023 年被评为“十四五”职业教育国家规划教材。

在第 2 版教材中，编写组在江苏省卫生厅立项课题研究的基础上，以工作过程系统化理论为指导，对高职护理专业健康评估课程进行了系统化设计，对教材内容进行了相应修订，主要体现在五个方面。第一，以项目、任务为载体组织学习单元，体现系统化、项目化职教理念。修订后的教材包括“认识健康评估的方法、常见症状与体征评估、健康行为与日常生活活动能力评估、体格检查、心理评估、社会评估、常用实验室检查、心电图检查、影像检查、护理诊断思维训练与护理记录”10 个项目、44 个典型工作任务。修订了课程标准和实训指导。第二，根据医学新进展和护理工作新要求，补充了日常生活活动能力评估、最新护理诊断名称，更新或补充了辅助检查新方法、新知识和新技术。第三，创新编写了“体格检查示范用语”，以强化护患沟通能力培养。第四，将编者所获的 2013 年江苏省教学成果奖之核心内容“多站式健康评估技能考核方案”编入附录中，供师生在健康评估技能考核时参考。该方案体现了如何进行客观结构化多站式考试的安排、各站考核内容、信息化考核模块和考核样例，具有实用性和可操作性。第五，始终保持"学材"和立体化教材特色，常用实验室检查中增加了情境案例，并编写了"检验结果判读"，以培养学生临床思维和应用能力。制作了内容更丰富的配套光盘随书发行，其中含有大量教学课件、心电图阅读训练与测试系统及部分实验室检查视频。书后配有"复习指南""实训指导"等供学生自主学习、评价和技能训练，教材中有"*"号的内容可供自学和拓展训练。

为了适应我国医学和高职护理教育的发展，编写组在保持第1、2版教材特色的基础上对其进行了精心编撰、修订。

由于医学和护理的不断发展，护理教材也必须与时俱进行修订，才能使读者学习的医学、护理知识符合临床工作的实际需要。因此，2019年，在第3版教材的修订中，我们着重对健康评估中的新知识、新技术、新理念进行了修订，增加了"健康行为评估"，特别是对实验室及其他检查中涉及的新进展进行更新，既保留了前两版教材的特色，又更新了一些新知识、新技术，使之保持先进性、科学性、实用性。此外，教材一改以往光盘资源的形式，按照课程出版的理念，依托凤凰职教云平台，建设了与教材配套的数字资源，使用两年后效果较好。

2020年教育部颁布的《高等学校课程思政建设指导纲要》中提出，要高校全面推进课程思政建设，落实立德树人根本任务，发挥专业课程课堂教学"主渠道"作用。为了更好地发挥《健康评估》这一专业核心课程教材在课程思政建设中的作用，2022年1月，编写团队又编写了紧扣专业内容的35个"思政人文案例"，以二维码形式插入教材相关教学内容中。此外，对第3版中配套的教学课件PPT再次进行修订，除内容更新外，还增补了课程思政案例及内容，从多个角度隐性渗透，用新时代中国特色社会主义思想对护生进行医学人文精神教育，深化护生的职业理想和职业道德教育，培养"敬佑生命、救死扶伤、甘于奉献、大爱无疆"的医者精神，弘扬南丁格尔精神、白求恩精神、焦裕禄精神和优秀医护人员的事迹。加强医者仁心教育，引导学生把人民群众的生命安全和身体健康放在首位，尊重患者、善于沟通，提升综合素养和人文修养，在专业学习中培育良好的职业道德和素质，增强创新精神及解决问题的实践能力。书中每个项目都附有相关的教学课件二维码，用手机扫描即可学习。扉页上还有课程二维码，学生可以扫描进行自主学习本教材配套的立体化教学资源，如课程PPT、操作视频、音频等。

本教材由苏州卫生职业技术学院、江苏联合职业技术学院南通卫生分院及承德医学院的护理骨干教师参与编写，编者均具有丰富的教学、临床和教材编写经验。配套的数字资源由编者自行制作。在编写过程中参阅了多种教材和专著，得到了省内外众多医院护理部的支持，在此一并表示感谢。虽然我们力求呈现给师生一部富有我国高职护理专业特色的好教好学的优秀创新教材，但因编写和研究水平所限，仍有疏漏或不足之处，恳请读者批评指正，并及时反馈意见和建议，谨致谢意！

蔡小红、闻彩芬

目录

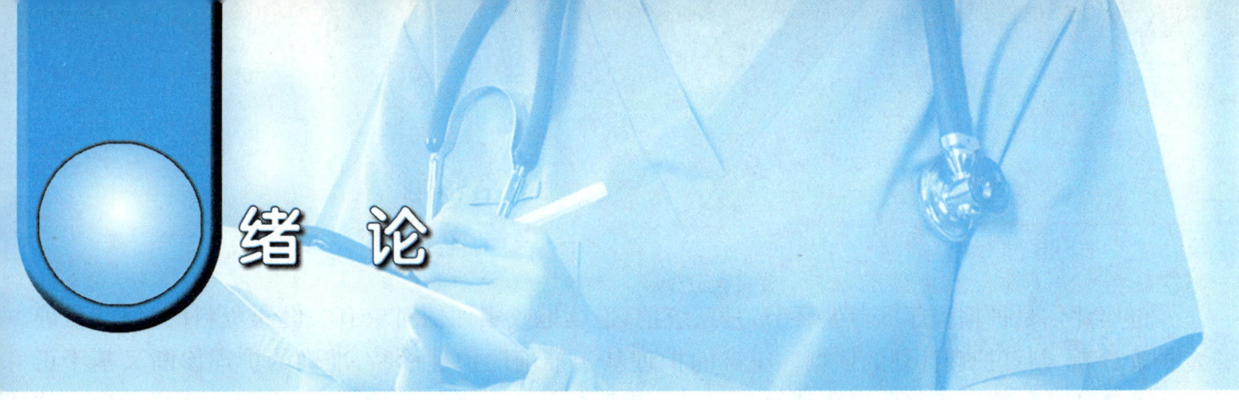

绪 论

知识、能力与素质目标

1. 掌握健康评估的定义，熟悉健康评估的主要内容。
2. 了解健康评估在护理工作中的重要性、护理专业的人才培养目标。
3. 了解健康评估课程的总体与具体学习目标。
4. 初步了解健康评估的学习与训练方法、考核与评价机制、模拟患者及客观结构化考试。
5. 学习时体现出认真细致的精神，表现出良好的沟通能力、团结协作精神。

学习难点

1. 健康评估的定义、主要内容。
2. 健康评估在护理工作中的重要性、护理专业的人才培养目标。
3. 健康评估课程的总体与具体学习目标。

健康评估是近半个世纪以来逐步发展起来的、能突出反映现代护理理念的护理专业课程。1955 年美国学者 LydiaHall 首次提出“护理程序”的概念。1970 年护理程序被分为“评估、诊断、计划、实施、评价”五个阶段，因此，健康评估是护理程序的第一步。1977 年美国医学家 Engel 提出“生理-心理-社会医学模式”，护理工作从以疾病为中心的模式转向了以人的健康为中心的整体护理模式，护理程序也成为体现整体护理观的临床思维和工作方法。1982 年 Gordon 提出了功能性健康型态(functional health patterns，FHPs)作为护理工作中收集和组织资料的框架。经过半个多世纪的发展，护理学已经成为具有独特专业理念和工作方法的学科，健康评估也越来越得到护理工作者的重视，逐步成为一门独立的护理专业核心课程。但是，在我国的护理教育中，健康评估作为护理专业的一门独立课程开设仅十多年的时间。因此，对本课程的课程地位、课程内容、教学方法与手段、评价方法、课程教学模式及教材建设等还需要临床护士与学院师生一起不断加以改革、创新和完善。

一、健康评估的定义与内容

健康评估(health assessment)是阐述评估护理对象对健康问题及生命过程反应的基本方法、基本技能和临床思维方法的科学，是护理的方法论课程。健康评估主要内容包括 10 个项目：认识健康评估的方法、常见症状与体征评估、健康行为与日常生活活动能力评估、体格检查、心理评估、社会评估、常用实验室检查、心电图检查、影像检查以及护理诊断思维训练与护理记录。

二、健康评估在护理工作中的重要性

健康评估是护理程序的首要环节，是系统地、连续地收集评估对象有关健康资料的过程，是确定护理诊断、制订护理计划的依据。正确的护理基于准确的护理诊断，准确的护理诊断又基于正确的健康评估，完整、正确的健康评估是保证护理质量的先决条件。因此，健康评估技能是护士的关键技术能力，健康评估课程是护理专业的核心课程。

健康评估是顺应医学模式的转变、整体护理观和护理程序的应用而发展起来的新课程，基于解剖、生理等医学基础课程，又是后续母婴护理、儿童护理、成人护理、老年护理等专业课程的基础，是联系医学基础课程与临床专业课程的"桥梁"。通过健康评估课程的学习，护生将学会对护理对象进行准确的评估，判断其身心状况和病情变化，评价治疗和护理效果，学会有效的沟通技巧，养成良好的专业素养和职业态度。

高职护理专业的人才培养目标是培养具有较强的综合职业能力和高度关爱精神，具有运用护理程序实施整体护理，具有对病情和心理状态进行综合评估，具有对药物疗效进行观察和监护能力的高等技术应用型护理人才。学好健康评估课程对护生临床思维及综合应用能力的养成至关重要。

三、健康评估的学习目标与要求

通过本课程的学习，学生应牢固掌握健康评估的各种基本理论、基本知识和基本技能，培养临床思维方法，提高发现问题、分析问题的能力；应树立"以人的健康为中心"的理念，从护理对象的生理、心理、社会等方面熟练地进行综合评估，结合实验室及其他检查的资料进行综合分析，就被评估者对健康问题的反应做出护理诊断。

课程学习的具体目标：

(1) 运用问诊和体格检查的方法和技巧，采集健康史，并独立进行全面、系统的体格检查，识别正常表现和常见体征，并解释其临床意义。

(2) 对护理对象的心理、社会状况做出整体评估。

(3) 学会进行各种检查前指导；学会实验室检查标本采集方法，解释常用实验室检查结果的临床意义。

(4) 学会心电图描记，初步识别正常心电图与常见异常心电图。

(5) 了解影像检查的基本原理，熟悉影像检查的临床应用和检查前准备及护理，了解其结果的临床意义。

(6) 将收集到的护理对象的资料归纳、整理、分析，提出护理诊断，并准确记录、书写护理病历。

(7) 养成主动学习、勤学苦练、团结协作的学习态度，认真细致、严谨求实的科学作风，尊重、关爱患者的良好品德，热爱护理专业，具有稳定的职业情感和态度。

四、健康评估的教学理念、方法与手段

1. 树立正确的课程教学理念　应充分发挥教师的主导作用与学生的主体作用，重视学生自主学习能力、实践能力、有效沟通能力及团队协作精神的培养。主张开展研究性学习、基于问题的学

习等，使学生不仅学到必备的专业知识，更要学会学习的方法，为终身学习打下坚实的基础。倡导基于工作任务的综合护理项目教学，体现“做中学、学中做”等现代职业教育理念。

2. 教学方法与手段

(1) 教学方法：按照高职学生的知识基础和学习心理，采用小组合作学习、研究性教学、案例教学、床边教学等方法。教师可将学生进行分组，各学习小组根据教师提供的自学提纲或病例进行课前预习，激发学生学习的兴趣并提高学习效率，课堂教学以精讲、小组讨论、答疑相结合。在某些内容学习前可先练习查阅资料、撰写综述，拓宽知识面，增强对所学知识的全面理解，培养评判性思维能力和自主学习能力。变教师的“以教为主”为“以导为主”，实现传授知识和发展能力的辩证统一。

健康评估是一门操作性课程，十分强调学生操作技能的培养。健康评估实践教学过程主要分为三期：实训室模拟实训阶段、临床见习阶段、毕业实习阶段。不同阶段的实践教学具有不同的内容和要求，如实训室模拟实训主要训练问诊、体格检查基本技能、常见体征识别，临床见习主要训练问诊、常见体征识别、心理与社会评估，毕业实习主要训练健康评估技能的应用、常用实验室及器械检查的检查前准备、标本收集方法、检查报告单的阅读及护理病历的书写。在实训室实训中可采用“示教—练习—回示教—再练习—考核”的五步训练法。在问诊及心理、社会评估训练中可采用现场情景教学、角色扮演等方法训练相关知识和技能。还可开展课外兴趣教学等激发学生的学习兴趣，拓展和补充课堂教学的内容。听诊、触诊电子多媒体患者有助于阳性体征识别。床边教学是最理想的教学方法，应创造机会使学生多接触临床，提高实践能力。有条件时在技能考核中可引入临床仿真情景，如应用模拟患者或护理标准化患者(nursing standardized patient, NSP)，提高学生的人际沟通能力、评判性思维及实际操作技能，更好地贴近临床，使学生进入临床时就能对服务对象进行护理评估。可充分应用本教材配套的 CAI 课件进行自主学习和训练。采用网上与课堂教学相结合的融合式教学。有条件的学校可用具有实时评价反馈的虚拟仿真实训室进行训练。

(2) 教学手段：学校应重视学生健康评估能力的培养，建设有多媒体教学设备与诊察床的教室及设备良好的健康评估实训室，配置电子标准化患者、高仿真实训模型或具有实时反馈功能的虚实结合训练模型等，为课程中开展临床情景教学与仿真训练提供良好的条件，切实提高训练的效果。在健康评估教学中，应积极采用现代化教学手段，根据教学内容，在传统教学手段的基础上充分应用配套的多媒体课件、录像、课程网站及虚拟仿真实训等，不仅可展示健康评估的方法和内容，而且可以拓展学生的知识面，加强师生互动和沟通，提高教学效果。利用电子标准化患者、仿真实训模型供学生课后反复训练。还可以应用基于计算机网络的临床护理思维与技能训练系统进行反思式思维与技能训练。

3. 改革考核与评价机制，重视实践技能考核　健康评估的学习评价，不仅要关注知识的积累，还要注重学习过程和技能，更要注重情感态度与价值观的形成与发展。不仅要关注学习的结果，更要关注学生学习过程中的努力。评价手段和方法应多元化，将形成性评价与终结性评价相结合，建议采用教师评价、同学评价及自评的多元评价机制，加大平时考核成绩所占比例，并将健康评估实践技能考核成绩单列。

4. 开展客观结构化考试(OSCE)　近几年我们在教学中基于国外先进的客观结构化考试理念

创建了“健康评估客观结构化技能考核方案”，对一万多名护生进行技能考核，通过多站式训练、多站式抽考，考核学生的问诊、体格检查、阅读实验室检查报告、识别常见体征等知识和技能，并研发了基于计算机网络的“健康评估 OSCE 信息化考核系统”辅助技能考核，应用后提高了考试效率和效果，受到师生好评。毕业学生受到临床欢迎。因此，建议各校根据学校自身条件开展护生健康评估技能考核，以考促训，在毕业实习前、毕业前开展健康评估技能与后期专科护理中的临床技能相结合的综合实训，提高学生的健康评估与整体护理能力，使之成为具有关爱意识、良好沟通能力和熟练评估技能的优秀护士。

（蔡小红）

主编寄语

思政人文案例

任务目标评价表

项目1 认识健康评估的方法

知识、能力与素质目标

1. 掌握健康资料的来源和类型，熟悉收集健康资料的对象。
2. 了解健康评估的基本方法，掌握问诊及健康史的主要项目及内容，熟悉问诊的方法、技巧与注意事项，能对标准化患者（standardized patient，SP）进行问诊训练。
3. 掌握体格检查基本方法及注意事项，体格检查基本方法动作准确。
4. 学习和训练时，体现出刻苦钻研、认真细致的精神，表现出良好的沟通能力、团结协作精神、关爱意识及医德修养，一定的临床思维与分析问题的能力。

学习难点

1. 主诉的询问方法及记录要求。
2. 现病史的采集要求。
3. 功能性健康型态的问诊方法。
4. 叩诊音的特点与出现部位。

课件也精彩

健康评估是护理程序的第一步，是有计划地、系统地收集被评估者的健康资料并做分析、判断的过程。收集健康资料是护理诊断的基础，是制订和实施护理计划的依据。护士必须掌握健康评估的基本方法和技巧，才能在临床护理工作中及时、准确、全面地收集患者的健康资料，为提出护理诊断、实施优质护理提供有力的保证。

健康评估的基本方法包括问诊、体格检查、心理与社会评估及阅读实验室检查、心电图及影像检查报告等。

任务1 识别健康资料

反映被评估者身体健康状况、心理状况、社会状况的各种资料，称为健康资料（health data）。

一、健康资料的来源

健康资料的来源分为两大类：主要来源与次要来源。

1. 主要来源　健康资料的主要来源是被评估者，临床上主要指患者，也可以是亚健康或健康人（为叙述方便，在以后的叙述中多用“患者”代替“被评估者”）。一般除婴幼儿、意识障碍者外，以患者本人提供的资料最为可靠。

2. 次要来源　包括：① 知情人，指患者的亲属或其他与之关系密切者，如父母、夫妻、好友、同事、老师、同学及邻居等，可收集患者生活或工作环境、生活习惯、身心状况等资料；② 目击者，指目睹患者发病或受伤过程的人，可收集发病原因等资料；③ 其他卫生保健人员，指为患者提供医护、保健的人员，如临床医生、护士、心理咨询师、理疗师、营养师等，可收集诊疗措施、从医行为等资料；④ 目前或既往健康记录，指患者目前或以往的病历或健康记录，如出生记录、预防接种记录、健康体检记录、实验室或其他检查报告等或病历。

二、健康资料的类型

健康资料可按获得的方法与来源或涉及的时间进行分类。

1. 按资料获得的方法与来源分类　可分为主观资料与客观资料两大类。

(1) 主观资料(subject data)：是通过询问患者或知情者所获得的患者身心两方面的主观感觉或自身体验及对社会关系的感受等。其中，患者患病后对机体生理功能异常的主观感受或自身体验如腹痛、头昏、皮肤瘙痒等，称为症状(symptom)。症状是主观资料的重要组成部分，也是形成护理诊断的重要依据。主观资料还可为收集客观资料提供重要的线索。

(2) 客观资料(object data)：是通过对患者进行体格检查、阅读实验室或其他器械检查结果所获得的患者的健康资料。其中，通过体格检查获得的患者患病后机体的体表形态或内部结构的改变如血压下降、心脏杂音、肝大等，称为体征(sign)。客观资料可证实或补充所获得的主观资料，也是形成护理诊断的重要依据。

2. 按资料涉及的时间分类　可分为目前资料与既往资料两大类。

(1) 目前资料：指患者目前健康状况的资料，即本次就诊时疾病的表现与演变过程或经过治疗和护理后的现状。

(2) 既往资料：指患者本次就诊之前的有关疾病及健康状况的资料，包括既往史、治疗护理情况、过敏史等。

任务2 认识健康评估的基本方法

健康评估的基本方法包括问诊(采集健康史)、体格检查、心理与社会评估、实验室及器械检查等。尽管各种新兴诊断技术层出不穷，但是，问诊、体格检查仍然是护士评估患者病情最常用、最基本的方法。

一、问诊

问诊举例

情景导入：王女士，34岁，因高热、频繁咳嗽入院。床位护士小蔡对患者进行健康评估。

小　蔡：您好！王女士，我是您的床位护士蔡×。您在住院期间有什么问题可以随时告诉我，我和我的同事们会尽量帮您解决的。

王女士：谢谢您。

小　蔡：为了在您住院期间给您提供最合适的护理，我需要了解一下您的有关情况，您现在方便吗？

王女士：现在可以。

小　蔡：您这次住院的主要原因是什么？

王女士：发热，我感觉全身燥热、浑身酸痛难受。

小　蔡：什么时候开始的？

王女士：昨天开始的。

小　蔡：有没有什么原因呢？您自己量过体温吗？

王女士：我昨天上午外出时被雨淋了。回家后就感到发冷，自己量了体温，12:30 时体温大约 38.0℃，到傍晚越来越高，夜里又量达到 39.0℃。

小　蔡：除了高热，还有别的不舒服吗？

王女士：还有咳嗽，这里痛(指右侧下胸部)，在咳嗽时更加厉害，不敢用力呼吸。

小　蔡：您咳嗽时有痰吗？是什么颜色的？

王女士：昨天没有，今天有一点痰，颜色较暗，我也说不清。

小　蔡：您再咳嗽时，把痰吐在这个空纸杯子里，让我看一看。

王女士：好的。

小　蔡：您现在的感觉与昨天相比如何？

王女士：今天比昨天更难受，有点气急，痰也多了，还有点头痛和全身酸痛，胸痛也更厉害了。

小　蔡：那您吃药了吗？效果如何？您这次生病后有没有到其他地方去看过、做过什么检查？

王女士：昨天喝了点开水，中午和晚上都吃了一片泰诺，还吃了两颗阿莫西林。今天一早就来医院看病。到你们医院来做了胸透和血液检查，医生说可能是肺炎，让我住院，这就进来了。(患者咳嗽，小蔡帮助患者更换体位，将痰吐在痰杯中，观察痰的颜色。小蔡帮患者倒了一杯热水)

小　蔡：请先喝点水，您知道现在医生给您用什么药吗？您以前对药物、食物过敏吗？

王女士：用的头孢菌素一类的，我以前对药物和食物不过敏。

小　蔡：我知道了。您以前出现过类似的情况吗？有没有住过医院？开过刀或发生过外伤？

王女士：没有，原来除了偶尔感冒，没有得过什么病，这是第一次住院，没有开过刀。

小　蔡：您平时胃口如何？这两天胃口好吗？喜欢或忌讳什么食物？

王女士：平时胃口还好，但今天胃口不好，不想吃东西，不忌口。

小　蔡：睡眠好吗？您平时大小便习惯如何？

王女士：睡眠一向很好，但昨晚一夜没睡好。一般每天大便 1 次，小便 5～6 次。昨天到现在未大便，小便也很少。

小　蔡：这两天有没有出汗？多不多？

王女士：出汗很多，衣服都湿了。

小　蔡：您有吸烟、饮酒的习惯吗？平时喜欢哪些体育锻炼？

王女士：我从不吸烟，偶尔饮少量红酒。上班忙，没有时间去锻炼。

小　蔡：哦，那生病后，您有什么想法，能说说吗？

王女士：刚开始我以为是一般的伤风感冒，没想什么，可昨天晚上病情加重了，心里有点担心。医生说是肺炎，要住院治疗，我就马上住院了，想快点治好。

小　蔡：谁陪着您来的？单位里知道您生病吗？

王女士：我自己来的，只告诉单位同事我发热要去看病。我先生出差去了，他还不知道我住院，我儿子上小学二年级，快要期中考试了，今天托一个邻居照顾着，我很着急。

小　蔡：要我替您联系您的单位帮您请假吗？我帮您和您先生或者亲戚、同事打个电话吧。让您先生早点回家，让亲戚或同事帮忙照顾好您的儿子。

王女士：那就太谢谢你们了！

小　蔡：不用谢，这是我们应该做的。另外，您的医疗费能报销吗？家里经济情况如何？费用有没有问题？

王女士：我工作的公司是个私营企业，我参加了社保，医药费部分自费，部分可以报销。今天带了三千元钱交了住院费。我的病不太要紧吧？会花很多医药费吗？

小　蔡：您的病应该不会有太大的危险，医药费可能也不会太高。您还有什么担心的事吗？

王女士：我有点担心能否自己照料自己，儿子还小，又正要考试，我很着急。

小　蔡：家里的事您不用担心，我们病区的医护人员都会很好地照料您的，肺炎积极治疗后一般很快就会好的。请问您有什么宗教信仰吗？

王女士：没有。

（后面一段问答内容略）

小　蔡：好的，我知道了。跟您谈了这么长时间，影响您休息了，谢谢您！您现在请先休息一会儿，待会儿我会来为您做体格检查，到时还请您先排空大小便，好吗？

王女士：好的，谢谢！

问诊（inquire）是护士与患者或知情人之间的有目的、有计划的对话过程，是护士通过对患者或知情人进行全面、系统的询问而获得健康资料的过程。

（一）问诊的目的与重要性

问诊是采集健康史最重要的手段，是护士常用的收集资料的方法。问诊不是护士与患者之间的一般谈话，而是通过双向交流互动，了解患者的主观感觉的异常或不适以及疾病的发生发展过程、病因、诊疗经过及既往健康情况、心理社会状况等，为做出正确的护理诊断提供重要依据。问诊是护患沟通、建立良好护患关系的最重要时机，并可为进一步检查提供线索。

（二）问诊的对象

问诊最主要的对象是患者。对危重患者、意识不清者也可询问知情人、目击者及其他卫生保健人员。

（三）问诊的内容

问诊的内容为健康史（health history）。

健康史是关于患者目前、过去健康状况及生活方式的主观资料。这些资料常作为确立护理诊断、制订护理计划、进行护理评价的重要依据。健康史与医疗病史有明显的不同。医疗病史关注患者患病后的症状、体征及疾病的发生发展过程，而健康史不仅关注患者的健康状况及其影响因素，而且还关注其健康状况的改变而出现的各种反应，包括日常生活活动能力的改变及社会心理方面的反应。

健康史是患者入院健康评估单的重要组成部分，包括一般资料、主诉、现病史、日常生活状况、既往史、目前用药史、个人史、家族史、心理社会状况和系统回顾。

1. 一般资料(general data) 包括姓名、性别、年龄、婚姻、职业、民族、籍贯、文化程度、宗教信仰、医疗费支付形式、工作单位、家庭地址及电话、联系人及联系方式、入院时间、记录时间、健康史陈述者、可靠程度等。一般资料中，成年人年龄应记周岁，不满周岁者记月龄，不满月者记日龄。性别、年龄、婚姻、职业可为某些疾病提供有价值的信息，文化程度、宗教信仰有助于了解患者对健康的态度和认知能力，有利于选择合适的健康教育和人际沟通方式。籍贯、家庭地址等有助于了解流行病学资料。联系人及联系方式有助于在患者病情变化时及时与家人联系及随访。若供史者不是患者，则应注明其与患者的关系以及对病情的了解程度。

2. 主诉(chief complaint) 指患者感觉最主要、最明显的症状、体征及其性质和持续时间，也就是促使患者本次就诊的最主要原因。记录主诉应简明扼要，文字不宜超过 20 个字，不超过 3 个主要症状，通常用一两句话加以高度概括，如“畏寒、发热、咳嗽 3 天伴右侧胸痛 1 天”“反复发作胸骨后压榨性闷痛 2 周”。

记录主诉的注意事项：① 主诉中不宜用疾病诊断用语，如“原发性高血压 2 年”“糖尿病 1 年”，而应记录“发现血压升高 2 年”“多饮、多尿、多食伴体重减轻 1 年”；② 主诉中包含不同时间的几个症状时，应按发生的先后顺序排列，如“活动后心悸气促 2 年、下肢水肿 1 周”；③ 主诉是患者的主观感受，包括感觉异常(如头痛、皮肤瘙痒、腹痛等)、功能障碍(如吞咽困难、听力下降等)，也包括患者自己发现的形态改变(如水肿、皮疹、肿块等)；④ 主诉的描述应简明扼要、用语规范，如“腹泻”不应记录为“拉肚子”“拉稀”；⑤ 对病程长、症状多而复杂的患者，临诊时的不适不一定是病症的主要表现，应结合病史分析选择最确切的主诉。

3. 现病史(history of present illness) 是健康史的主体部分，是围绕主诉详细描述患者患病以来疾病的发生、发展、演变、诊疗及护理的全过程。现病史的主要内容及描述要点如下所示：

(1) 起病情况及患病的时间：包括起病时间、环境、病情急缓等。

(2) 病因与诱因：指与本次发病有关的病因(如外伤、中毒、感染等)和诱因(如气候变化、环境改变、情绪、饮食等)。

(3) 主要症状及其特点：包括主要症状出现的部位、性质、出现时间和持续时间、严重程度、发作频率、加剧或缓解因素、患病后的心理反应等。

(4) 伴随症状：指与主要症状同时或随后出现的其他症状，与主要症状之间的关系及其演变。

(5) 病情的发展演变：包括有关症状的变化、有无新的症状出现等。

(6) 诊疗护理经过：本次就诊前曾到何处接受过哪些诊治，包括医疗诊断、检查及结果、用药情况、护理措施及效果。

4. 日常生活状况 包括：① 饮食与营养状况。如膳食餐饮、食量、种类；有无特殊饮食如软食、流食、半流食、高蛋白饮食、低脂饮食等及原因；饮水情况；营养状况，有无食欲及体重变化等。② 排泄型态。包括排便排尿的次数、量、性状和颜色，有无异常及原因。③ 休息与睡眠。如睡眠规律、时间、质量等。④ 日常生活活动与自理能力。

5. 既往史(past history) 又称过去史，是关于患者过去健康状况及患病经历，特别是与现病有关的患病情况。询问既往健康史的目的是了解患者过去主要的健康问题、治疗经过及对自身健康的态度。

既往史的主要内容：① 患者对既往健康状况的评价；② 既往患病(含传染病)史，包括患病名称、时间、诊疗经过、转归等，尤其要询问与现病有关的患病情况，如对脑出血患者应询问既往有无高血压病史；③ 住院史，包括住院时间、原因、转归等；④ 外伤、手术史，包括外伤的时间、原因、部位、转归，手术时间、原因及名称；⑤ 预防接种史，包括接种时间和接种类型；⑥ 过敏史，包括药物、食物、环境中的过敏源、过敏的表现、脱敏方法；⑦ 冶游史，询问有无与性病患者密切接触史，是否患过性病及诊疗情况。

6. 目前用药史(medication history) 包括当前用药名称、剂型、剂量、用法、使用时间、疗效及不良反应。了解患者的药物治疗情况，给予正确的指导，以免发生药物过量及毒性反应等。

7. 个人史(personal history) 主要包括出生或居住地、生长发育情况、月经史、婚姻史、生育史。

(1) 出生或居住地：是否出生、居住于或去过某些传染病或地方病流行区。

(2) 生长发育情况(upgrowth)：了解儿童出生时的情况及生长发育情况。

(3) 月经史(menstrual history)：对青春期后女性应询问其月经初潮年龄、月经周期和经期天数、月经血量和颜色、有无痛经、白带情况、末次月经日期或绝经年龄、经期症状。记录格式如下：

$$\text{初潮年龄}\frac{\text{行经周期(日)}}{\text{月经周期(日)}}\text{末次月经时间(LMP)或绝经年龄}$$

举例：

$$14\ \frac{4\sim5}{28\sim30}\ 2018.09.02\text{(LMP)}$$

(4) 婚姻史(marital history)：包括已婚或未婚，结婚年龄、配偶健康状况、性生活情况、夫妻关系等。

(5) 生育史(childbearing history)：包括妊娠与生育年龄、手术产、流产次数、死产、产褥感染、计划生育情况等。对男性询问是否患过影响生育的疾病。

8. 家族史(family history) 主要了解患者的父母、兄弟、姐妹及子女的健康情况，有无血友病、高血压、心脏病、糖尿病、支气管哮喘、精神病、肿瘤等有遗传性、家族性的疾病，有无传染病，特别应询问有无与患者相同或相似的疾病，死亡者的死因、年龄。

9. 心理社会状况 包括自我概念、认知功能、情绪，对疾病的认识、应激与应对，价值观与信念、职业、生活与居住环境、家庭关系等。具体问诊方法与内容见项目5心理评估、项目6社会评估。

10. 系统回顾(system review) 是系统地收集患者过去和现在与常见疾病有关的健康状况。可以按戈登(Marjory Gorden)的功能性健康型态进行回顾，也可按身体、心理、社会等进行回顾。

戈登的功能性健康型态临床应用较广，其内容主要包括以下方面：

(1) 健康感知与健康管理型态：包括对自己健康状况的认识、为保持健康所采取的措施及效果；有无烟、酒、毒品嗜好，每日摄入量，有无药物成瘾或依赖；是否经常做健康体检；是否服从医护人员的健康指导；是否知道所患疾病的原因及应对措施。

(2) 营养与代谢型态：近期有无体重变化及其程度和原因，食欲，膳食种类、性质、量与饮食习惯，进食能力，饮水量；有无咀嚼、吞咽困难及其程度、原因，有无消化不良、恶心、呕吐及其原因，有无水肿、皮肤黏膜损害，伤口愈合情况等。

(3) 排泄型态：包括排便与排尿的次数、量、颜色、性状，有无排泄习惯的改变及其影响因素，是否使用缓泻剂等通便措施，是否留置导尿管等。

(4) 活动与运动型态：生活自理能力及其功能水平，如能否独立完成进食、洗漱修饰、洗澡、穿衣、如厕、行走、上下楼梯、购物、备餐等日常生活活动，活动后有无气急、疲乏无力，是否借助轮椅或假肢等辅助用具。具体详见项目 3。

(5) 睡眠与休息型态：日常睡眠情况，如每天睡眠时间及自我满意度，睡眠后体力是否充沛，有无失眠及其类型、原因或影响因素，是否借助药物或其他方式辅助入眠。

(6) 感知与认知型态：有无视力、听力、味觉、嗅觉、触觉的改变，是否借助辅助用具；有无思维能力（记忆、注意、理解、推理、判断等）、语言能力和定向力改变。认知的评估参见项目 5 任务 2。

(7) 自我概念型态：如何看待自己，自我感觉如何，对自己外表的满意程度，是否有焦虑、恐惧、抑郁、绝望等情绪及其原因。焦虑、抑郁的评估参见项目 5 任务 2。

(8) 角色与关系型态：职业情况，是否胜任；角色适应情况及有无角色适应不良；家庭结构与关系，独居或与家人同住，家庭对患者患病或住院的看法；是否参与社会团体，社交状况，沟通技巧等；家庭及个人经济收入；有困难时能否从街道和邻居处获得支持。具体内容参见项目 6 任务 2。

(9) 性与生殖型态：性别认同和性别角色、性与生殖的知识、性行为及其满意度；女性月经、生育情况。

(10) 压力与应对型态：是否经常感到紧张，用什么方法解决（药物、酗酒或其他）；近 1 年内生活中有无重大改变或危机，当生活中出现重大问题时如何应对，能否独立解决或需要帮助。具体内容参见项目 5 任务 2。

(11) 价值与信念型态：能否在生活中获得自己所要的；有无宗教信仰，患病后有无某些价值观或信念的改变。

（四）问诊的方法与技巧

为了有效、准确地采集健康史，获得真实可靠的病情资料，护士在和患者交谈时必须注意方法与技巧。

1. 问诊前礼节性交谈　由于对病痛的恐惧和医院环境的陌生感，患者在问诊前常有紧张情绪。护士应创造一种宽松和谐的氛围，以解除患者的不安心理。问诊开始时，一般从礼节性交谈开始，护士应先做自我介绍，用恰当的言语和体态语言表示愿意为解除患者的病痛尽自己所能，说明问诊的目的是收集资料以便为患者提供全面的护理。例如，开始可问患者："先生，您好，请问您贵姓?"礼貌用语能很快增进护患关系，增加患者对护士的信任感，有利于问诊的顺利进行。

2. 一般由主诉开始　问诊应从主诉开始有目的、有层次、有顺序地进行。一般从简单、容易回答的问题开始，等患者稍适应后再询问需要思考和回忆的问题。例如，开始时可以问"您哪儿不舒服？病了多长时间了"，当患者诉说是胃痛时，可以逐个询问以下问题"您腹痛的具体部位在什么地方""疼痛是什么性质的""多在什么情况下发病""疼痛时还有没有其他不适""有无恶心、呕吐、腹泻""经过哪些治疗""疗效如何"等。当患者对护士所问的问题不能很好地理解时，可提供多个备选答案供患者选择。例如，患者不理解何为疼痛的性质时，可问"您的腹痛是像刀割样、烧灼样，还是闷痛、绞痛"。有时为收集一些特定的细节资料，可直接提问，如"您曾经有过头痛吗"，要求患者回答“是”或“不是”。

3. 两个话题间使用过渡性语言　问诊时应认真倾听患者叙述，尽可能让患者充分陈述和强调他认为重要的情况和感受。当患者的陈述离题太远时，可根据陈述的主要线索灵活地把话题转回。如可以先重复一下患者刚讲的话，然后自然地把话题引入主题继续询问“您刚才说您的腹痛是在赴宴回家后发生的，那么腹痛时还有没有其他不舒服呢”。

4. 注意时间顺序　问诊时应问清楚症状出现的确切时间，根据时间顺序询问症状的演变过程，注意各种症状出现的先后顺序，以避免遗漏重要的信息。

5. 避免重复提问　提问应有系统性和目的性，避免重复提问，听患者回答时要注意力集中。对重要细节及时记录，以免遗忘。

6. 及时核实资料　为确保所获病史资料的准确性，在问诊过程中对含糊不清、存在疑问或矛盾的内容及时进行核实。可让患者对模糊不清的内容做进一步的解释和说明，有时可通过分析和推论来核实。例如，患者说“5 年前我患了肺结核”，护士为核实情况可问“您当时做过什么检查，用过什么药”，当患者回答“拍了胸片，吃的异烟肼”，则可断定患者的病情确实为肺结核。

7. 态度诚恳友善，注意非语言沟通　问诊时要诚恳、耐心地与患者交谈，当患者回答不确切时要细心启发，如“别着急，请您慢慢回忆一下当时的情况”。护士的仪表、举止和礼貌有助于建立和谐的护患关系，使患者感到亲切温暖，产生信任感。适当的体势语言有助于沟通和交流，护士应与患者的视线保持接触，适时微笑或点头，恰当地运用一些评价、赞扬与鼓励性语言。

8. 根据情况采用封闭式或开放式的提问

(1) 封闭式提问：指使用一般疑问句，患者仅回答“是”或“不是”，如“您是否吸烟或饮酒”。封闭式提问可直接获得想了解的情况，但是提问具有较强的暗示性，难以获得问句外的更多的信息。

(2) 开放式提问：指使用特殊疑问句，患者需对自己的情况详细描述才能回答。如问主诉腹痛的患者“您的腹痛是在什么部位”，患者需根据自己的疼痛部位进行回答。开放式提问不具有暗示性，获得的资料客观而且全面，能调动患者的主动性，但是患者应具有一定的语言表达能力，问诊的时间较长。

9. 结束语　问诊结束时应向患者说明下一步的计划、对患者的健康指导等，最后应对患者的配合致谢。

(五) 问诊的注意事项

1. 选择合适的时间　问诊应选择患者方便的时间，如避开患者进餐、排尿、排便、情绪强烈波动等时段。问诊前应事先通知患者，使其有心理准备。当病情危重时，只进行必要的简单问诊，立即实施救护，等病情稳定后再补充问诊或向其他知情者问诊。

2. 选择良好的环境，尊重患者的隐私权　宜选择安静、舒适和私密性好的环境，光线、温度要适宜，避免受到干扰，保护患者的隐私，最好不要当着陌生人的面开始问诊。无法回避众人时应注意问诊声音宜小。对外观异常者不显露惊奇表情，回避患者不愿提及的问题。

3. 选择合适的沟通方式　护士应熟悉自己与他人文化间的差异，尊重患者的文化，坦诚接受患者提供的信息。对患者的错误观点不要直接批评。不同年龄的人生理、心理状态也不同，老年人视觉、听觉和记忆力减退，问诊时应语言简洁、通俗，语速宜慢；小儿不能自述者可由他人代述，对能自述者要重视患儿的心理和回答时的反应，判断健康史的可靠性。危重患者反应迟钝或有抑郁、绝望心理，应充分理解和关心患者。对因病受挫而愤怒不满的患者，应采取坦然、平静、理解和不卑不亢的态度，了解原因并予以说明，提问应缓慢而清晰，问诊内容仅限于现病史，等其情绪稳定再谨慎询问其他内容。对发音困难的患者，可用书面形式或手势与其沟通。

4. 避免诱问和套问　避免诱导性提问，如“您今天的大便是不是黑色的”或“您的腹痛是不是先在右上腹，然后到脐部，最后固定在右下腹”，应改问“您今天的粪便是什么颜色的”或“你腹痛部位最先出现在哪里？后来有没有变化”。

5. 避免使用医学术语　问诊时语言应通俗易懂，避免使用医学术语，如“您有里急后重吗”“您有心悸吗”，而应改问“您有没有一种很急很难受的便意感，到厕所时又排不出来”和“您是否有心里说不出的难受感”。提问时一般宜用普通话或患者能理解的地方语言，有利于患者的理解和与患者的沟通交流。

6. 避免责难性提问　责难性提问常使患者产生防御心理，如“您为什么晚上不睡觉呢”或“您为什么要吃变质的东西呢”。责难使患者产生对护士的防御心理，既会影响病史的真实性，又会影响患者对护士的信任。

【附】

表1-2-1　功能性健康型态问诊示范用语

功能性健康型态内容	问诊内容	问诊示范用语
1. 健康感知与健康管理	健康感知	您认为什么是健康或您认为什么样的人是健康的
		若将健康状态分为“好、较好、一般、不太好”，您属于哪种
		近一年来您的健康状况如何
		您认为与同龄人相比您的健康状况如何
	健康价值观	您认为健康对您来说是否重要
		您认为您的健康状况应由谁决定
		谁应承担您所需要的健康照顾
		您对“人们应对自己的健康负全部责任”这句话怎么看
		您对“健康与否命中注定”这句话怎么看
	健康咨询资源	当遇到健康问题时您会先找谁？您会怎么做
	影响健康的危险因素	您家人中有无高血压、心脏病、糖尿病及癌症等疾病
		您是否吸烟、饮酒？每天多少量
		您是否酗酒或吸毒？有无药物成瘾或依赖
		您是否经常锻炼？您的锻炼方式、强度、持续时间、频度如何
		您的饮食情况如何
		您的家庭经济状况如何
		您家中有无影响健康的危险因素
	健康维护行为	您采取哪些措施来维持健康
		成年女性：您会乳房自检吗？多久检查一次

续 表

功能性健康型态内容	问诊内容	问诊示范用语
1. 健康感知与健康管理	健康维护行为	高血压患者：您会自测血压吗？多久测一次
		糖尿病患者：您会自测血糖、尿糖吗？多久测一次
		您是否经常去医院及体检中心体检？多久检一次？最近一次是何时
		您是否听从医生或护士的健康指导
		您是否知道所患病的原因及应对措施
2. 营养与代谢	体重	您近期有无体重增加或减少？近 3 个月内体重增加或减少了多少
		引起您体重变化的原因是什么
		您是否在减肥？采用的方法是什么？效果如何
	食欲	您近期食欲怎么样
		您有无消化不良、恶心、呕吐？知道原因吗
	膳食种类与饮食习惯	您的膳食类型属于哪种？您对食物有无特殊的爱好或限制
		您平时每日吃哪些食物？吃多少
		您每日进餐多在什么时间？进餐地点在何处
		您最喜爱或不喜爱的食物有哪些
		您一般每日进几餐
		您有过食物过敏吗？对什么食物过敏
		您咀嚼、吞咽有困难吗？戴义齿吗
	饮食知识	您知道平时吃的食物中哪些属于高热量、高蛋白食物
	经济能力	您经济上有无能力购买牛奶、水果
		您经常在家吃饭还是常外出就餐
	患病与用药情况	您是否有恶性肿瘤、糖尿病、进食困难、肝硬化、慢性腹泻、神经性厌食症、抑郁症
		您是否在服用某些药物？药名是什么
	饮水量	您每天饮多少水？每天排尿几次？出汗情况如何
	营养不良表现	您有无水肿、口腔溃疡
3. 排泄型态	排便型态	您每天排便几次？常在何时排便
		您近来排便次数、量、颜色和性状有无变化
		您近来有无腹痛和腹泻
		您最近有无作息时间改变的情况
		您最近有无精神紧张
		您不能及时如厕的原因是什么

续 表

功能性健康型态内容	问诊内容	问诊示范用语
3. 排泄型态	排便型态	您每天进食多少水果、蔬菜、谷类食物
		您是否使用缓泻剂等通便措施？如何应用
	排尿型态	您白天排尿几次？晚上排尿几次？尿色和尿量如何
		您有无尿频、尿急、尿痛、排尿困难
		您有无尿液不自主外流现象？什么情况下发生？尿前有无强烈的尿意
		您的内裤是否保持干燥
		您是否因躯体活动不便而不能及时如厕
		您有无尿路感染、尿路结石、糖尿病、前列腺肥大等病史
		您每天饮多少水或饮料？是否饮酒或咖啡
4. 活动与运动型态	活动与运动形式	请描述一下您一天的活动情况
		您是否经常锻炼？进行哪些运动？多久锻炼一次？每次持续多长时间
	日常生活活动能力	您能否独立完成进食、洗漱、修饰、洗澡、穿衣、如厕、行走、上下楼梯、购物、备餐等日常生活活动
		您行走时是否需要用拐杖、轮椅或假肢等辅助用具
	活动耐力	您活动后有无气急、疲乏无力
	影响活动耐力的因素	您有无慢性阻塞性肺疾病、心血管疾病、骨关节病等疾病
		您平时是否用美托洛尔等降压药
5. 睡眠与休息	日常睡眠型态	您一般每天睡眠几小时
		您从上床到入睡通常需多长时间
		您早上一般几点醒来
		您夜间常醒来几次？什么原因
		您睡眠时是否打鼾
	有无失眠及特点	您的睡眠是否充足
		您有无夜间入睡困难，多次醒来或早醒
		您在白天有无疲乏、嗜睡、精神不振、记忆力下降或注意力不集中的现象
		对自诉失眠者：您失眠多久了
		您有无精神紧张
		您是否要上夜班或长期夜间工作
		您的睡眠环境是否安静
		您睡前有无运动、阅读、听音乐、沐浴等习惯

续 表

功能性健康型态内容	问诊内容	问诊示范用语
5. 睡眠与休息	有无失眠及特点	您睡前是否饮咖啡、烈酒等
		您是否吸烟？每天吸几支
		您有无呼吸困难、尿频、皮肤瘙痒或疼痛
6. 认知与感知	感知功能	您近来视力有无变化？对生活有无影响
		您近来听力是否正常？对生活有无影响？是否用助听器
		您近来味觉是否正常
		您近来嗅觉是否正常
		您近来有无疼痛？部位？性质？程度？持续时间？加重或缓解的因素
	认知功能	短时记忆：请您重复一句话(或一串由5～7数字组成的数字)
		长时记忆：请您说出家人的名字/当天进食的食物/儿时的一件事
		请回答：树上有3只鸟，有人用枪打死了1只，还有几只鸟
		对于“每朵云彩都用金边勾勒”这句话，您如何理解
		请复述：我每天晚上都看电视
		请说出这些常用物品(如茶杯、桌子、钢笔等)的名称
		读一个词、句或一段文字
		随意写出或抄写或默写一些字句
		您知道现在是哪一年？今天星期几？现在几点钟
		您住什么地方
		请您说出自己的姓名
7. 自我概念	身体意象	您认为自己的身体中哪一部分最重要？为什么
		您最喜欢身体的哪部分？最不喜欢哪部分
		您最希望自己外表的什么方面有所改变
		如果这些方面的外表改变了，别人对您的看法会有何改变
	社会认同	您从事什么职业或做什么工作
		您是政治或社会团体、学术团体成员吗
		您的家庭、工作情况如何
		您最引以为豪的成就有哪些
	自我认同与自尊	您觉得您是怎样的一个人？请描述一下您自己
		您认为您的工作和生活能力如何
		您对自己的个性、心理素质和社会能力满意吗？不足的是哪些方面

续　表

功能性健康型态内容	问诊内容	问诊示范用语
7. 自我概念	自我认同与自尊	朋友、同事、领导如何评价您
		总体而言,您对自己满意吗
		您是否常有"我挺行的"的感觉
	自我概念的现存与潜在威胁	目前让您感到忧虑和痛苦的事是哪些
		目前让您感到焦虑、恐惧或绝望的事情是哪些
8. 角色与关系	个体角色	您从事什么职业？担任什么职务？有哪些任务？能胜任工作吗？压力大吗？对自己担任的角色的权利和义务清楚吗
		您认为自己所承担的角色数量和责任是否合适？您对自己的角色行为满意吗
		您平时有无疲乏、头痛、心悸、烦躁、焦虑或抑郁感
	家庭角色与家庭关系	您家里有几个人？家庭是否和睦？家里人有想法时是否直截了当提出来？家里的事情通常由谁做主？家里有事时通常由谁进行解决
	社会关系	您对自己的社交和人际关系满意吗
	沟通	您能否清楚地表达自己的想法？能否理解、阅读？视力、听力有无障碍
9. 性与生殖	性别认同与性别角色	您如何看待自己的性别
		您目前承担哪些与性别有关的角色(如女儿、妻子、母亲、儿子、丈夫、父亲)
		您在性方面有什么疑问吗
		您有无性生活？满意吗？不满意的原因？有无不洁性行为？是否受过性虐待
		您的母亲有无服用过药物进行流产
		有无乳腺癌或卵巢癌家族史
		女：您生育过吗？几胎？顺产、流产、早产等次数？有无计划生育措施？月经初潮年龄、周期？每次月经来几天？何时停经？是否做过妇科检查？上次何时检查？检查结果如何
		男：您有无节育史？方法？睾丸自检的情况及最近一次检查结果如何
10. 压力与应对	压力源	近来您的生活中有哪些改变？目前感到压力或紧张焦虑的事情有哪些
		您和家人关系如何
		您在职场中压力大吗？能否胜任工作
		您在经济方面有无困难
		您的居住或工作环境有无令您烦躁不安的因素
		您通常采取什么方式缓解紧张和压力(如与他人交谈,想办法解决问题,寻求帮助,从事体力活动,祈祷,用药或酗酒,睡觉,什么都不做,听天由命)

续　表

功能性健康型态内容	问诊内容	问诊示范用语
11. 价值与信念	文化	您在哪儿居住？多久了？出生地是哪里？属于什么民族
		您不舒服时是否使用民间验方
	精神世界	您认为生活的意义和目标是什么
		您对器官捐献问题怎么看
		您是否因宗教信仰而禁食或必须吃某些食物
		最近有无因某种原因而改变了您的宗教信仰
		您平时看哪些宗教书籍
		您需要精神支持时，谁会帮您

二、体格检查

体格检查（physical examination），简称体检，又称身体评估（body assessment）、护理体检（nursing physical examination），是护士应用自己的感官（如眼、耳、鼻、手）或借助简单的工具（如体温计、血压计、听诊器、叩诊锤等）对患者的身体进行细致观察和系统检查，以了解机体健康状况的一组最基本的检查方法。

体格检查一般于问诊采集健康史后进行。其目的是全面了解患者的身体状况，发现体征及对治疗和护理的反应，为确立护理诊断提供客观依据。体格检查是护士的基本功，护生要认真学习，反复训练，才能真正掌握要领。

（一）体格检查前的准备及注意事项

1. 护士准备

（1）知识准备：对住院患者首次进行体格检查前除询问健康史外，还可以阅读其他已有的病情资料，如门诊及住院病历、实验室及其他检查报告等，对病情有大概了解，使评估时更有重点和针对性。

（2）心理准备：在对患者评估前，护士对自己的知识、技能应充满自信，并以患者为中心，怀着对患者尊敬、关怀、同情之心，以高度的责任感和良好的医德修养对患者进行评估。

（3）仪表与卫生准备：按照护理礼仪规范，正规着装，衣帽、鞋袜整洁，剪短指甲，举止端庄大方，态度诚恳和蔼，面带微笑，并当着患者的面用肥皂洗手，保持手部温暖、清洁，防止交叉感染。

2. 环境准备　病房内应有适宜的光线和温度，环境应安静，必要时以屏风或布帘遮挡，保护患者的隐私，男护士检查女患者时要有第三者陪伴在场。

3. 用物准备　常用的器械和物品包括治疗盘、血压计、已消毒的体温计、听诊器、手电筒、叩诊锤、消毒压舌板、消毒棉签、清洁玻璃片、大头针、卷尺、直尺、视力表、音叉或秒表、置有热水及冷水的试管、弯盘、记录纸、笔等。此外，尚需准备体重秤、身高测量仪等。

4. 患者准备

（1）心理准备：体格检查前10～15分钟护士应到患者床前，有礼貌地对患者做自我介绍，说明为了对患者提供个性化的优质护理，将对其进行体格检查，并说明检查时的注意事项和要求，使患者有心理准备，防止患者不理解和恐慌。

(2) 身体准备：嘱患者体格检查前应穿前开襟的棉质衣裤或病号服，排空大、小便，适当被盖，平卧于病床，对病情较轻者可先坐于靠背椅上待检。

5. 注意事项

(1) 检查卧位患者时护士应站立于患者的右侧。

(2) 检查前应向患者说明检查目的和配合动作。

(3) 检查时依次暴露被检部位，一般应按规范的顺序进行，通常按生命征、一般状况、头、颈、胸、腹、脊柱、四肢和神经系统的顺序进行检查，以免不必要的重复和遗漏。根据病情轻重及避免影响检查结果的原则，也可适当调整顺序。

(4) 应注意左右及相邻部位的对比。

(5) 注意保暖，动作应轻柔、规范，尽量减少患者的痛苦。

(6) 检查重点放在与健康问题有关的内容上。

(7) 对危重患者应重点检查后立即配合抢救，待病情好转后再做补充检查。

(8) 应根据病情变化随时复查，及时发现新的体征，以利于修正或补充护理诊断。

(二) 体格检查的基本方法

1. 视诊(inspection)　指用视觉来观察患者全身或局部病变特征的一种检查方法。

视诊分为直接观察和间接观察两种方法。

(1) 直接观察：观察全身一般状态及局部特征。① 全身一般状态，如年龄、发育与体型、营养状态、意识状态、面容表情、体位、步态及外表整洁和精神状况等；② 局部特征，如皮肤黏膜、瞳孔、胸廓、腹部、脊柱、四肢外形、呼吸运动、心尖搏动、颈部血管等。直接观察法简单易行，是护士观察病情的一种基本和重要的方法，可获得许多重要的健康资料。

(2) 间接观察：是借助工具如耳镜、检眼镜、内镜等，对特殊部位如外耳道和鼓膜、眼底、消化道、尿道等进行的视诊。仅在特殊情况下使用，护士为患者健康评估时一般较少使用。

注意事项：视诊应在温暖的环境和适宜的自然光线下进行，灯光下不易辨别黄疸、轻度发绀、皮疹和出血点。

2. 触诊(palpation)　指通过手的触觉对患者某些器官或组织的物理特征进行判断的一种检查方法。它可以补充视诊的某些不足和进一步明确视诊所不能发现的体征，如温度、湿度、震颤、摩擦感，肿物的位置、范围、表面性质、硬度、压痛、移动度等。触诊适用于全身各部，尤以腹部检查更为重要。

触诊时一般用掌面及其尺侧、掌指关节掌面和手指指腹进行，因为这几处皮肤最为敏感。

根据施加压力的轻重，触诊分浅部触诊法和深部触诊法两类。

(1) 浅部触诊法(light palpation)：将右手轻放于患者被检查的部位，利用掌指关节和腕关节的协调动作，轻柔地进行滑动触摸，适用于腹部压痛、腹肌紧张度、皮肤温度、脉搏、浅表淋巴结、震颤、心尖搏动等项目的检查。腹部浅部触诊可触及的深度约为 1 cm。

(2) 深部触诊法(deep palpation)：用单手或双手重叠，由浅入深，逐渐加压以达深部，触摸深部脏器或病变，适用于腹腔脏器、包块的检查。其触及的深度常常在 2 cm 以上，有时可达 4～5 cm。护士体格检查时常用的深部触诊方法有以下几种(图 1-2-1)：

1) 深部滑行触诊法：嘱患者张口平静呼吸或与患者谈话转移其注意力，尽量使腹肌放松，以并拢的二、三、四指尖端平放在腹壁上，以手指末端逐渐触向腹腔脏器或包块，在其表面做滑动触摸。这是腹腔脏器和深部包块的主要检查方法。

2）双手触诊法：右手置于被检部位，左手置于被检查脏器或包块背后部，向右手方向托起，有利于右手触诊。适用于肝、脾、肾和包块的检查。

3）深压触诊法：用一个或两个手指垂直于腹壁，逐渐用力加压，以探测深部病变和压痛点，如阑尾压痛点、胆囊压痛点、输尿管压痛点等；在深压基础上迅速将手抬起，询问患者有无疼痛加剧或观察其面部是否出现痛苦表情，可检查腹部反跳痛。

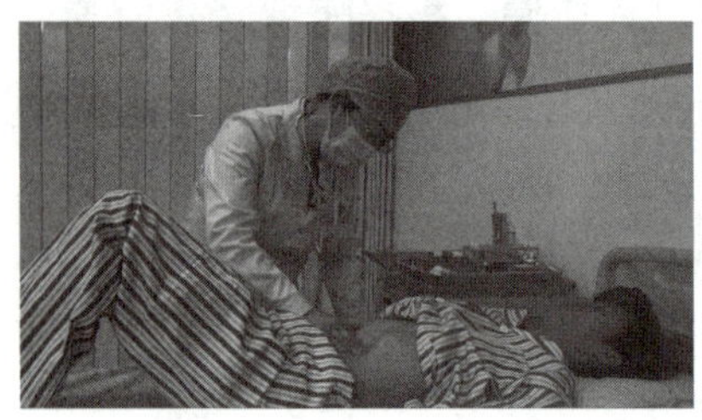

a. 深部滑行触诊法

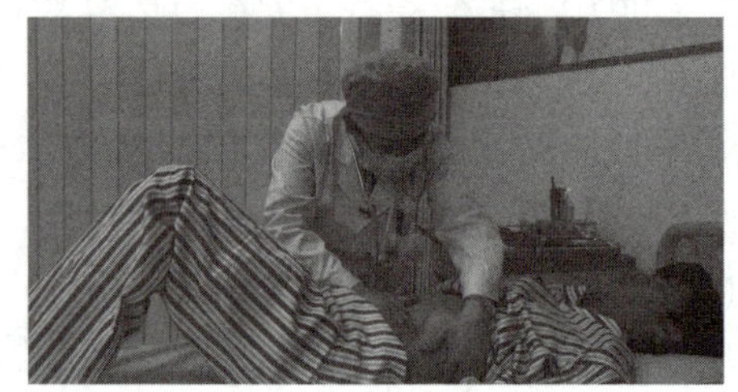

b. 双手触诊法

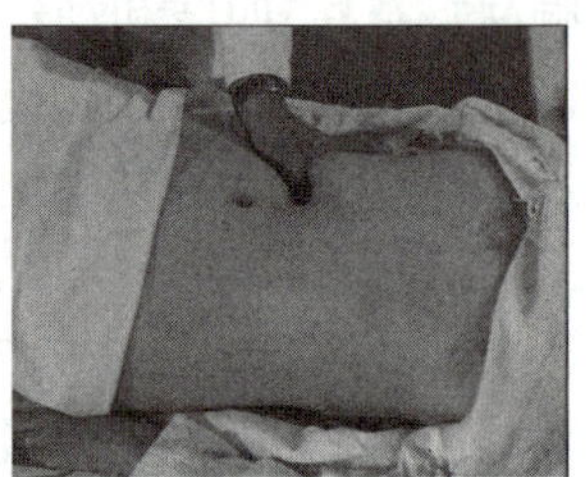

c. 深压触诊法

图 1-2-1　深部触诊的常用方法

注意事项：① 护士手不宜过凉、指甲不宜过长，压力适当，由浅入深，先触健侧后触诊病侧，以免引起患者精神和肌肉紧张；② 检查腹部时嘱患者取两腿屈膝仰卧位，检查肝脾时可取侧卧位；③ 检查下腹部时应嘱患者先排尿或排便，以免将充盈的膀胱或肠腔粪块误认为包块；④ 密切观察患者的表情和反应。

3. 叩诊(percussion)　指用手指叩击被检部位表面，使之震动而产生音响，根据震动和音响特点来判断被检部位的脏器有无异常的一种检查方法。

（1）叩诊的方法：分为间接叩诊法和直接叩诊法两类。

1）间接叩诊法(indirect percussion)：包括指指叩诊与捶叩诊。指指叩诊(图 1-2-2)时，以左手中指第二指节紧贴于被检部位，其他手指稍微抬起，勿与体表接触；右手各指自然弯曲，以中指指端垂直地叩击左手中指第二指骨的前端；叩击时应以腕关节与指掌关节的活动为主，避免肘、肩关节参与运动，叩击动作要灵活、短促、富有弹性，叩击后右手应立即抬起；叩击力量与间隔时间要均匀适中，一个叩诊部位每次只需连续叩击 2～3 次；应注意与对称部位的比较。主要适用于胸、

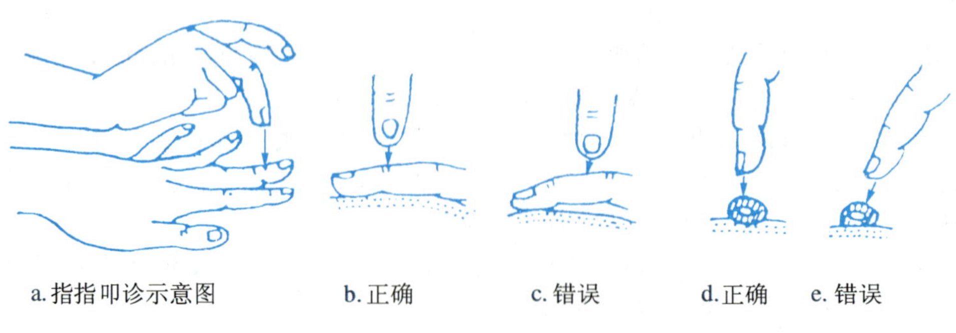

a. 指指叩诊示意图　　b. 正确　　c. 错误　　d. 正确　　e. 错误

图 1-2-2　指指叩诊示意图

腹部检查。

捶叩诊(图 1-2-3)时,护士将左手掌平置于受检部位,右手握拳后用其尺侧缘叩击左手背,观察并询问患者有无疼痛。主要用于检查肝区或肾区有无病变。

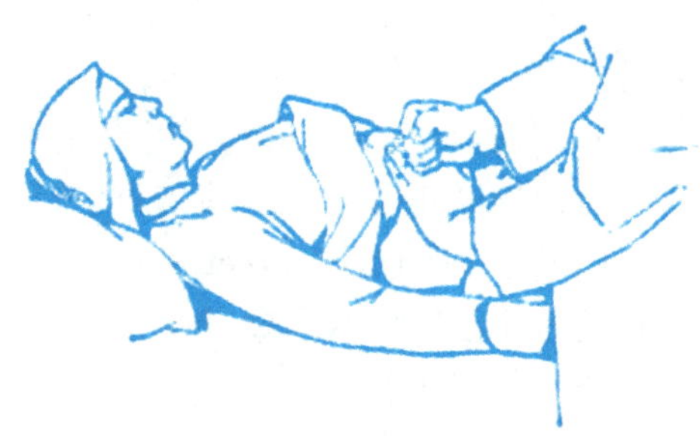

图 1-2-3 捶叩诊示意图

2) 直接叩诊法(direct percussion):用右手中间三指的掌面直接拍击被检查的部位,根据拍击的音响和指下的震动感来判断病变情况。适用于胸、腹部大面积病变,如大量胸腔或腹腔积液等检查。

(2) 叩诊音:叩击人体时产生的音响称叩诊音(percussion sound)。因被叩击的组织或脏器的密度、弹性、含气量及与体表的距离不同,在叩击时可产生不同的音响。根据音调高低、音响强弱等特点,将叩诊音分为 5 种,见表 1-2-2。胸部叩诊音的体表投影见图 1-2-4。

表 1-2-2 五种叩诊音的特点、正常位置及病理意义

叩诊音名称	音响强弱	音调高低	持续时间	正常位置	病理意义
实音	弱	高	短	心肝实质脏器	胸水、肺实变
浊音	↓	↑	↓	肺与心肝重叠处	肺炎
清音				正常肺	—
过清音				—	肺气肿
鼓音	强	低	长	胃泡、腹部	肺空洞、气胸、气腹

1) 清音(resonance):一种音调较低(频率 100~120 次/秒)、音响较强、振动持续时间较长的叩诊音。系正常肺部的叩诊音。

2) 浊音(dullness):一种音调较高、音响较弱、振动持续时间较短的叩诊音。系叩击被少量含气组织覆盖的实质性脏器(如心或肝被肺遮盖的部分)产生的音响,病理情况下见于肺组织含气量减少如肺炎、肺不张、胸膜肥厚等。

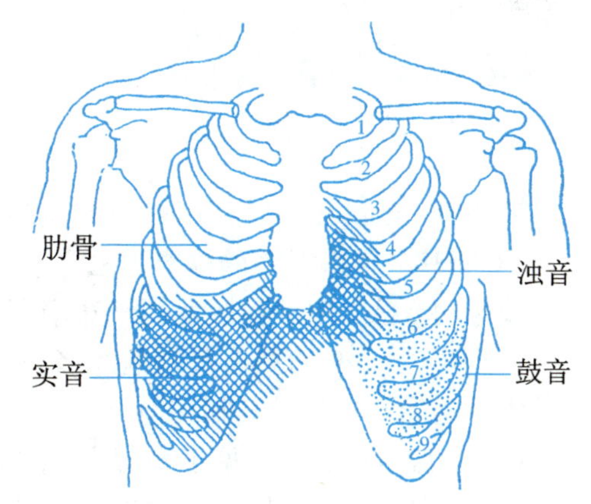

图 1-2-4 正常胸部叩诊音体表投影图

3) 实音(flatness):一种音调较浊音更高、音响更弱、振动持续时间更短的叩诊音。系叩击实质性脏器(如心或肝)产生的音响,病理情况下见于大量胸腔积液或肺实变等。

4) 鼓音(tympany):一种和谐的低音,如击鼓声,音响较清音强,振动持续时间较清音长。系叩击含有大量气体的空腔器官如左下胸的胃泡区[特劳伯(Traube)鼓音区]及腹部产生的音响,病理情况下见于气胸、肺内大空洞等。

5) 过清音(hyperresonance):介于鼓音与清音之间,音调较清音低,音响较清音强,是极易闻及的一种叩诊音。主要见于肺组织含气量增多、弹性减弱的病变,如肺气肿。正常儿童可叩出相

对过清音。

注意事项：① 环境安静、温暖，以免噪声干扰；② 检查胸部宜取坐位或仰卧位，检查腹部宜取仰卧位；③ 应充分暴露被检部位，注意对称部位的左右对比。

4. 听诊(auscultation)　指直接用耳或借助听诊器听取患者体内有关脏器活动时所产生的微弱声音以判断正常与否的检查方法。在诊断心、肺疾病中尤其重要。听诊的方法分两类：

(1) 直接听诊法(direct auscultation)：指用耳郭直接贴附在患者体表听体内发出的声音。此法目前仅用于特殊或紧急情况下。广义的直接听诊还包括听语音、咳嗽、呼吸、呻吟、哭喊以及人体发出的任何声音。

(2) 间接听诊法(indirect auscultation)：指借助听诊器进行听诊的方法(图 1-2-5)。此法方便，可在任何体位时采用，对脏器发出的声音可放大，应用范围很广，主要用于心、肺、腹部、血管等听诊。

注意事项：① 听诊时环境应安静、温暖、避风。② 注意两侧对比。③ 听诊前注意听诊器(图 1-2-6)耳件方向是否正确，管腔是否通畅；寒冷环境中检查时应将听诊器体件焐暖。听诊器体件有钟型和膜型两种：① 钟型体件适用于听低调的声音，如二尖瓣狭窄的舒张期隆隆样杂音，听诊时应轻触体表被检部位，但应注意避免体件与皮肤摩擦而产生附加音；② 膜型体件适用于听高调的声音，如呼吸音、肠鸣音等，使用时应紧触体表被检部位。

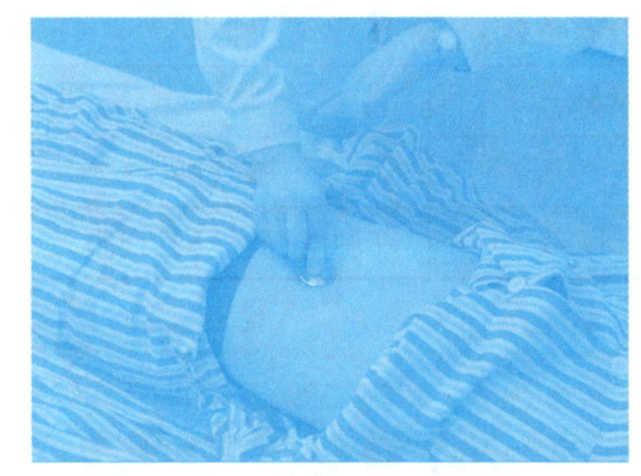

图 1-2-5　间接听诊法

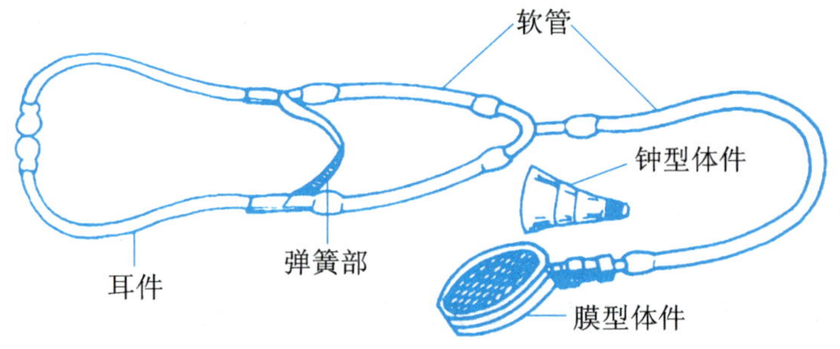

图 1-2-6　听诊器

5. 嗅诊(smelling)　指以嗅觉辨别发自患者体表、呼气、口腔或呕吐物、尿、粪、痰等的异常气味，以判断其与疾病关系的检查方法。嗅诊能为护理诊断提供重要线索。

嗅诊的方法：用手将散发的气味扇向自己的鼻部，仔细判断气味的特点和性质。

注意事项：避免直接将鼻对着患者口腔、排泌物、吐泻物或分泌物去嗅气味。

常见的异常气味及其临床意义：

(1) 口腔气味：口臭见于齿龈炎、龋病、牙周炎。

(2) 呼气味：刺激性蒜味常见于有机磷中毒，烂苹果味见于糖尿病酮症酸中毒，氨味见于尿毒症，腥臭味见于肝性脑病。

(3) 呕吐物：呈酸臭味见于幽门梗阻，呈粪臭味见于低位肠梗阻。

(4) 粪便味：呈腐败性臭味见于消化不良或胰腺功能不良。

(5) 尿液味：浓烈的氨味见于膀胱炎。

(6) 痰液味：恶臭味的脓痰提示厌氧菌感染，见于支气管扩张或肺脓肿。

(7) 脓液味：恶臭味的脓液见于气性坏疽。

三、心理与社会评估

1989 年世界卫生组织(WHO)对健康的定义为:健康不仅是没有疾病,而且还包括躯体健康、心理健康、社会适应和道德健康四个方面。① 躯体健康指身体结构和功能正常,具有生活的自理能力;② 心理健康指个体能够正确认识自己,及时调整自己的心态,使心理处于良好状态以适应外界的变化;③ 社会适应良好指能与社会保持良好的接触,对于社会现状有清晰、正确的认识;④ 道德健康指能够按照社会规范的细则和要求来支配自己的行为,能为人们的幸福做贡献,表现为思想高尚,有理想、有道德、守纪律。一个健康的人要有强壮的体魄、乐观向上的精神状态及良好的心理素质,并能与其所处的社会及自然环境保持协调的关系。

WHO 有关健康的 10 条标准为:① 充沛的精力,能从容不迫地担负日常生活和繁重的工作而不感到过分紧张和疲劳;② 处世乐观,态度积极,乐于承担责任,事无大小,不挑剔;③ 善于休息,睡眠好;④ 应变能力强,能适应外界环境中的各种变化;⑤ 能够抵御一般感冒和传染病;⑥ 体重适当,体态匀称,站立时头、肩位置协调;⑦ 眼睛明亮,反应敏捷,眼睑不发炎;⑧ 牙齿清洁,无龋齿,不疼痛,牙龈颜色正常,无出血现象;⑨ 头发有光泽,无头屑;⑩ 肌肉丰满,皮肤有弹性,走路轻松。事实上,只有 15%的人能达到上述的健康标准。大部分人都处于中间状态,既没病又不完全健康的状态,但活力降低,适应能力出现不同程度的减退,这种中间状态即为亚健康(sub-health)状态(第三状态)。

机体发生生理功能改变或疾病时会引起心理或社会适应方面的问题,而心理或社会适应方面的问题也可引起生理功能改变,引起亚健康或疾病。因此,在护理患者时,不仅要考虑到个体身体的情况,还要考虑到社会、心理因素对其健康的影响。护士应了解心理与社会评估的目的、意义,熟悉常用的心理与社会评估方法,如会谈法、观察法、心理测量法、医学检测法,特别应掌握常见的不良情绪如焦虑、抑郁状态的评估方法,熟悉认知、情绪与情感、压力应对、自我概念、角色适应方面的异常表现,了解患者家庭、环境、文化等方面的特征,从而为患者优质个性化护理提供依据。

四、实验室及器械检查

健康评估时,除问诊、体格检查、心理与社会评估外,还可进行实验室检查及器械检查,收集健康资料,为护理诊断提供依据。因此,护士应了解各种检查的检查前准备与标本采集方法、参考值及主要临床意义。临床常用检查项目包括:

1. 实验室检查(laboratory examination) 指运用物理、化学、生物学等实验方法,对患者的血液、尿液、粪便及其他排泄物、分泌物等标本进行检测,以了解机体的功能状态或病理变化。包括血液、尿液、粪便、肝功能、肾功能、血生化及电解质检查等。实验室检查是重要的辅助检查方法。

2. 器械检查(instrument examination) 指利用各种仪器设备对患者身体进行检查。包括心电图检查、超声检查、X 线检查、CT 检查、磁共振成像(MRI)、核素检查等。

(蔡小红)

思政人文案例

任务目标评价表

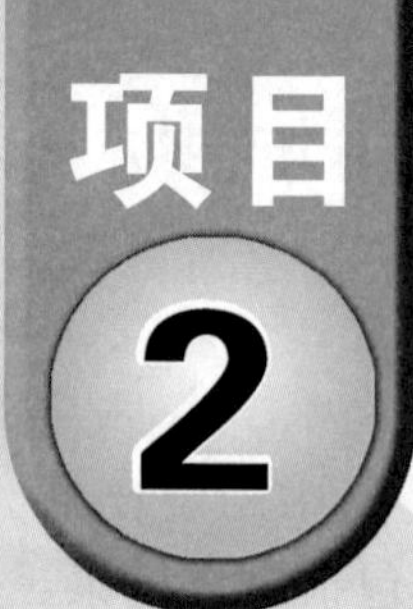

项目2 常见症状与体征评估

知识、能力与素质目标

1. 掌握发热、咳嗽与咳痰、咯血、呼吸困难、发绀、黄疸、呕血与黑便、疼痛、水肿、意识障碍的概念与临床表现；熟悉常见症状的病因与发生机制、护理评估要点；了解相关的护理诊断。
2. 能对常见症状和体征患者进行模拟问诊。
3. 学习和训练时，体现出刻苦钻研、认真细致的精神，表现出良好的沟通能力、团结协作精神、关爱意识及医德修养，一定的临床思维与分析问题的能力。

学习难点

发热、咳嗽、咳痰、咯血、呼吸困难、发绀、黄疸、呕血与黑便、疼痛、水肿、意识障碍的护理评估要点及护理诊断。

课件也精彩

症状与体征是护士对患者进行护理评估、提出护理诊断的主要依据。本项目重点介绍临床各科的常见症状与体征，为进一步进行体格检查和提出护理诊断提供线索与依据。

任务1 发热评估

案例导入

案例1：沈某，男性，35岁，咳嗽、高热3天。患者于3天前受凉、过劳后突然出现寒战、高热，体温最高40℃，以午后、晚上为重。伴咳痰、胸痛、咯暗红色血痰，并逐渐加重，出现气促、烦躁、四肢厥冷、出冷汗，急诊入院。体检：T(体温)39℃，P(脉搏)120次/分，R(呼吸)28次/分，BP(血压)77/55 mmHg。急性病容，神志模糊，烦躁不安，答非所问，口唇发绀。右上肺野叩诊浊音，触诊语音震颤增强，听诊可闻及支气管呼吸音，心率120次/分，律齐，心脏各瓣膜听诊区未闻及杂音，腹软，无压痛，肝脾未触及，双下肢无水肿，指端发绀，四肢凉。辅助检查：X线胸片显示右上肺野大片致密阴影。血常规：WBC(白细胞计数)15×10^9/L，N(中性粒细胞)92%，L(淋巴细胞)8%。

思考：(1) 该患者发热的原因可能是什么？

(2) 主要的护理诊断有哪些？

正常人的体温受体温调节中枢控制。在神经体液的调节下，机体体温保持在相对恒定的范围内。任何原因使机体产热过多或散热减少，导致体温超出正常范围（口腔温度≥37.3℃，或一日内温差>1℃），称为发热（fever）。发热是临床上最常见的症状，是疾病进展过程中的重要临床表现。

一、病因

（一）感染性发热

感染性发热是引起发热的主要原因，包括全身性或局限性、急性或慢性感染。各种病原体如细菌、病毒、支原体、立克次体、真菌、螺旋体及寄生虫等侵入机体均可引起发热。

（二）非感染性发热

非感染性发热为非病原体物质引起的发热，常见病因有：

1. 组织损伤与无菌坏死物质吸收　又称吸收热，常见于大面积烧伤、内出血、创伤或大手术后的组织损伤，心、脑等器官梗死或肢体坏死，恶性肿瘤、白血病、急性溶血反应等。

2. 免疫性疾病　如风湿性疾病、血清病、药物热及某些恶性肿瘤等。

3. 内分泌与代谢性疾病　如甲状腺功能亢进症、严重脱水等。

4. 皮肤散热障碍　见于慢性心力衰竭或某些皮肤病如广泛性皮炎、鱼鳞病等，多为低热。

5. 体温调节中枢功能障碍　又称中枢性发热，常见于中暑、脑出血、颅脑外伤、颅内肿瘤及颅内压增高等。

6. 自主神经功能紊乱　多为低热，常伴自主神经功能紊乱的其他表现，包括原发性低热、感染后低热、夏季低热、生理性低热。

二、发生机制

1. 致热原性发热　致热原是引起发热的最常见因素，在外源性致热原或内源性致热原的作用下，通过体温调节中枢，使体温调定点上移，最终导致产热增加，散热减少，体温升高，引起发热。

2. 非致热原性发热　由于自主神经功能紊乱，影响正常的体温调节过程，使产热大于散热而引起发热。

三、临床表现

（一）发热程度

以口腔温度为例，发热程度按发热高低分为：低热 37.3～38℃，中等度热 38.1～39℃，高热 39.1～41℃，超高热>41℃。值得注意的是，老年人因机体反应性差，严重感染时可仅有低热或不发热。

（二）热期

发热时间在 2 周以内的为急性发热，大多由感染所致。体温在 38℃以上、持续 2 周或更长时间的称长期中等度热，主要与感染、恶性肿瘤、风湿性疾病和变态反应性疾病有关。低热持续 1 个月以上的，称长期低热，可见于慢性感染如结核病、慢性肾盂肾炎、慢性胆道感染、甲状腺功能亢进症、风湿性疾病等，也可见于月经前低热、妊娠期低热、夏季低热、感染后低热等功能性发热。

（三）临床过程

发热的临床经过大致可分为三个阶段：

1. 体温上升期　体温可在几小时内急剧上升达高峰，如败血症、急性肾盂肾炎等，或于数日内逐渐上升达高峰，如伤寒、结核病等。临床表现为皮肤苍白、无汗，畏寒或寒战。

2. 高热期　指体温上升达高峰后保持一定时间，持续时间的长短可因病因不同而异，数小时、数日、数周不等。临床表现为皮肤潮红、灼热，呼吸深快，开始出汗并逐渐增多。

3. 体温下降期　体温下降并恢复正常水平，可在数小时内骤然降至正常，如急性肾盂肾炎、输液反应等；也可在数天内逐渐降至正常，如伤寒、风湿热等。临床表现为出汗多、皮肤潮湿。

（四）热型

热型即不同形态的体温曲线，通过定时测量体温、绘制体温曲线，可以发现热型特点，但应用抗生素、肾上腺皮质激素、退热药等可使热型变得不典型。常见热型有稽留热、弛张热、间歇热、波状热、回归热、不规则热等。

四、护理评估要点

（一）问诊

1. 主要症状特点　发热的时间，起病的缓急，发热的程度与热型。

2. 伴随症状特点　是否伴寒战、单纯疱疹或肝、脾、淋巴结肿大，有无意识障碍等。发热伴寒战常见于肺炎球菌肺炎、败血症、急性胆囊炎、急性肾盂肾炎、流行性脑脊髓膜炎、急性溶血、输液反应等，发热伴单纯疱疹见于流行性感冒、大叶性肺炎等，发热伴肝、脾、淋巴结肿大见于白血病、淋巴瘤等，发热伴出血见于流行性出血热、败血症、急性白血病等，发热伴意识障碍见于急性脑血管疾病、中毒、中暑等。

（二）体格检查

观察发热患者的面容、皮肤黏膜、淋巴结及营养状态变化。肺炎球菌肺炎、疟疾患者可见急性病容。高热可引起口腔炎症，如口唇疱疹、舌炎、牙龈炎等。长期发热使体内物质消耗明显增加，若营养摄入不足，可出现营养不良。

（三）辅助检查

注意观察血常规、尿常规、病原体检查（直接涂片、培养、特异性抗原抗体检测、分子生物学检测等）、X线、B超、CT、MRI、ECT、组织活检（淋巴结、肝、皮肤黏膜）、骨髓穿刺等检查结果，结合临床表现分析判断病情变化。

五、护理诊断

1. 体温过高　与感染、组织损伤与坏死组织吸收、体温调节中枢功能障碍有关。

2. 体液不足　与体温下降期出汗增多和（或）液体摄入量不足有关。

3. 营养失调：低于机体需要量　与长期发热导致机体物质消耗增加及营养物质摄入不足有关。

4. 潜在并发症　意识障碍，惊厥。

思政人文案例

任务目标评价表

任务2 咳嗽与咳痰评估

案例导入

案例2：黄某，男性，64岁，咳嗽、咳痰、喘息20余年，活动后气促10余年，下肢水肿1周。20年来每年冬季咳嗽、咳痰、喘息，持续3～4个月，经抗感染及平喘治疗症状有所缓解。10余年来于症状加重时出现活动后心悸、气促。1周前感冒后症状加重，痰黏稠，不易咳出，并出现少尿、下肢水肿。发病以来食欲差，体重无明显变化。否认原发性高血压、心脏病、结核病、糖尿病、肝炎病史，吸烟40年，每日20支。体检：T 37℃，P 110次/分，R 26次/分，BP 135/70 mmHg。神志清，浅表淋巴结未触及，巩膜无黄染，口唇略发绀，颈静脉怒张，桶状胸，两肺叩诊过清音，听诊双肺呼吸音弱，呼气延长，两肺散在哮鸣音，两肺底部可闻及少量湿性啰音，心界缩小，剑突下可见心尖搏动。肝肋下2 cm触痛阳性，肝颈静脉回流征阳性，脾肋下未及，移动性浊音可疑阳性。双下肢凹陷性水肿。辅助检查：WBC 5×10^9/L，N 92%。

思考：(1) 该患者咳嗽、咳痰的原因可能是什么？

(2) 主要的护理诊断有哪些？

咳嗽(cough)与咳痰(expectoration)是呼吸系统疾病最常见的症状之一。咳嗽是一种防御性反射，机体借咳嗽动作可将呼吸道的异物或分泌物排出。但频繁、剧烈的咳嗽可影响工作与休息，加重呼吸、循环系统的负担。咳嗽也受大脑皮层的支配，人们可以随意做咳嗽动作，并能在一定程度上抑制咳嗽。咳痰是借助咳嗽排出呼吸道内异物或分泌物的过程。

一、病因

(一) 感染因素

呼吸道感染如上呼吸道感染，急、慢性支气管炎，支气管扩张，肺炎等，以及全身性感染如流感、麻疹、百日咳、肺吸虫病等。

(二) 理化因素

1. 呼吸道阻塞与受压　如呼吸道异物、肺瘀血、胸腔积液、心包积液等。

2. 气雾刺激　如吸入高温气体或寒冷空气、吸烟及吸入化学性气体等。

3. 过敏因素　如过敏性鼻炎、支气管哮喘、嗜酸性粒细胞肺浸润等。

4. 神经精神因素　如膈下脓肿、肝脓肿等刺激膈神经，外耳道异物或炎症等刺激迷走神经；还有神经官能症如癔症、习惯性咳嗽等。

二、发生机制

咳嗽刺激主要来自呼吸道黏膜、肺泡与胸膜，刺激经感觉神经纤维传入延髓的咳嗽中枢，再经传出神经分别刺激咽肌、声门、膈肌和其他呼吸肌，引起咳嗽动作。

正常成人的呼吸道黏膜每日分泌少量的黏液，保持呼吸道黏膜湿润。在感染、理化因素等刺激时，腺体分泌黏液增加，与组织坏死物质等混合形成痰液。

思政人文案例

三、临床表现

（一）咳嗽的特点

1. 咳嗽性质　咳嗽而无痰或痰量甚少，称为干性咳嗽，常见于急性咽喉炎、支气管炎的初期、胸膜炎、轻症肺结核等。咳嗽伴有痰液时，称为湿性咳嗽，常见于肺炎、支气管炎、支气管扩张、肺脓肿及空洞型肺结核等。

2. 咳嗽的时间与规律　骤然发生的咳嗽，多由于急性气管、支气管炎症或支气管内异物等引起。长期慢性咳嗽，多见于呼吸道慢性疾病，如慢性支气管炎、支气管扩张和肺结核等。发作性咳嗽，多见于百日咳、支气管淋巴结结核或肿瘤压迫气管等。周期性咳嗽可见于慢性支气管炎或支气管扩张，且往往于清晨起床或晚上卧下时(体位改变时)咳嗽加剧。夜间咳嗽明显多，见于肺结核、心力衰竭。

3. 咳嗽的音色　声音嘶哑，见于喉炎、喉结核、喉癌等压迫喉返神经所致。咳嗽声音高亢(金属声咳嗽)，可见于纵隔肿瘤、主动脉瘤或支气管肺癌直接压迫气管所致。

4. 咳嗽与体位　支气管扩张、肺脓肿的咳嗽与体位改变有明显的关系；脓胸伴支气管胸膜瘘时，在一定体位下脓液进入瘘管时可引起剧烈咳嗽；纵隔肿瘤、大量胸腔积液患者，改变体位时也会引起咳嗽。

（二）痰液的特点

白色黏痰见于慢性支气管炎、支气管哮喘，黄色脓性痰提示合并感染，血性痰见于支气管扩张、肺结核、支气管肺癌等，粉红色泡沫痰见于急性肺水肿，铁锈色痰见于肺炎球菌肺炎。痰液静置后有分层现象：上层为泡沫，中层为浆液，下层为坏死组织；且咳痰与体位有关，常见于支气管扩张、肺脓肿。痰有恶臭提示厌氧菌感染。痰量增多反映支气管和肺的炎症在发展，痰量减少提示病情好转；若痰量减少而全身中毒症状反而加重、体温升高，提示排痰不畅。

四、护理评估要点

（一）问诊

1. 病因与诱因　有无粉尘与有害气体长期吸入史、大量吸烟史、心肺疾病史，了解其全身情况；注意有无与咳嗽、咳痰相关的疾病史或诱发因素。

2. 主要症状特点　注意咳嗽的性质、持续时间、音色及其与体位、睡眠的关系，注意痰液的性质、颜色、痰量、气味、黏稠度及咳痰与体位的关系，注意是否有效咳嗽与咳痰，注意痰液有无分层现象。

3. 伴随症状特点　咳嗽伴高热应考虑肺炎、急性渗出性胸膜炎等；咳嗽伴胸痛应考虑胸膜病变或肺部病变累及胸膜，如肺炎、支气管肺癌、肺梗死等；咳嗽伴大量咯血应考虑支气管扩张、肺结核等；咳嗽同时咳大量泡沫痰，尤其是粉红色泡沫痰，应考虑急性肺水肿；咳嗽伴有杵状指应考虑支气管扩张、慢性肺脓肿、肺癌。

（二）体格检查

注意呼吸运动、胸廓活动度；注意气管有无移位，有无皮下气肿；注意胸部叩诊与听诊音的变化。

（三）辅助检查

注意观察痰显微镜检查、细菌学检查(涂片、培养、动物接种)、痰培养结果。普通X线摄片能检查出多数的肺部病灶，对深部的病变用CT、MRI检查，可发现深部、微小的病灶。必要时可行支气管造影、支气管镜检查。

五、护理诊断

1. 清理呼吸道无效　与痰液黏稠、无力或无效咳嗽等有关。

2. 营养不良:低于机体需要量　与长期频繁咳嗽导致能量消耗增加和(或)营养摄入不足有关。

任务目标评价表

3. 睡眠型态紊乱　与夜间咳嗽有关。

4. 潜在并发症　自发性气胸。

任务3 咯血评估

案例导入

案例3:周某,男性,66岁,反复咳嗽、咳痰4月余,持续痰中带血2周入院。患者4个月前开始出现干咳,有时呈阵发性、刺激性咳嗽,后痰量逐渐增多,呈白色黏液状。近2周出现痰中带血,颜色有时鲜红、有时暗红,每日7~8口,伴有轻微右胸背部持续隐痛,上楼时可出现喘息,无发热,无声音嘶哑。起病以来,体重减轻3 kg。吸烟史40年,每日2包,不饮酒。体检:T 37.5℃,P 80次/分,R 20次/分,BP 130/80 mmHg。全身浅表淋巴结未触及,气管轻度右移,咽部充血,右上肺叩诊浊音,听诊呼吸音减弱,偶可闻及干性啰音,心脏、腹部检查无异常。双下肢无水肿,双手轻度杵状指,轻度发绀。实验室检查:血沉84 mm/h。胸片:右上肺不张,边缘呈"S"形,气管右移。

思考:(1) 该患者咯血的原因最可能是什么?

(2) 主要的护理诊断有哪些?

咯血(hemoptysis)是指喉以下的呼吸道或肺组织的出血,血液经口腔咯出,包括大量咯血和痰中带血。咯血应与口、鼻、咽部出血相鉴别,其中大咯血还应与呕血相鉴别(表2-3-1)。

表2-3-1　咯血与呕血的鉴别

	咯　血	呕　血
病因	肺结核、支气管扩张、肺癌、心脏病等	消化性溃疡、肝硬化、食管胃底静脉曲张等
出血前症状	咽部痒感、胸闷、咳嗽等	上腹部不适、恶心、呕吐等
出血方式	咯出	呕出,可呈喷射状
血色	鲜红	棕黑、暗红,有时鲜红
血中混有物	痰、泡沫	食物残渣、胃液
血液pH	碱性	酸性
黑粪	无,如血液咽下可有	有,呕血停止后仍可持续数日
出血后痰性状	常有血痰数日	无痰

一、病因与发生机制

引起咯血的原因很多，以呼吸系统和心血管系统疾病常见。

1. 支气管疾病　常见于支气管扩张、支气管肺癌、支气管炎等。主要由于炎症、肿瘤损伤支气管黏膜或病灶处毛细血管，使其通透性增高或黏膜下血管破裂所致。

2. 肺部疾病　常见于肺结核、肺脓肿、肺炎等。在我国，肺结核为咯血的首要原因。结核病变使毛细血管通透性增高、血液渗出，可出现痰中带血丝或小血块；如病变侵蚀小血管使之破裂，可出现中等量咯血；如肺结核空洞壁小动脉瘤破裂，可出现大量咯血。

3. 心血管系统疾病　常见于风湿性心瓣膜病二尖瓣狭窄、肺动脉高压、高血压性心脏病等。主要由于肺瘀血致肺泡壁或支气管内膜毛细血管破裂，可表现为小量咯血；如支气管静脉曲张破裂，可表现为大咯血；急性肺水肿时，咯粉红色泡沫样痰。

4. 其他　如外伤、血液病、急性感染性疾病、子宫内膜异位症等。

二、临床表现

1. 年龄　青壮年发生咯血者，应多考虑肺结核、支气管扩张、风湿性心瓣膜病等；年龄较大者，尤其是男性、有吸烟嗜好者，应首先考虑肺癌，肺结核也常见。

2. 咯血量　一般将24小时内咯血量＜100 ml称小量咯血，咯血量在100～500 ml称中等量咯血，24小时咯血量＞500 ml或一次咯血量＞300 ml称大量咯血。大咯血主要见于肺结核空洞、支气管扩张、慢性肺脓肿。持续痰中带血多见于肺癌。

3. 颜色和性状　铁锈色痰见于肺炎球菌肺炎、肺吸虫病等，鲜红色痰见于肺结核、支气管扩张、肺脓肿等，砖红色胶冻样痰见于克雷伯杆菌肺炎，暗红色痰见于二尖瓣狭窄等。

三、护理评估要点

（一）问诊

1. 病因与诱因　询问有无肺结核、支气管扩张、支气管肺癌等病史，有无诱发咯血的因素。

2. 主要症状特点　确认是否为咯血；了解咯血的量、血色、性状和持续时间，判断咯血的严重程度。

3. 伴随症状特点　长期低热、盗汗、消瘦的咯血患者，应考虑肺结核；咯血伴慢性咳嗽、大量脓痰者，应考虑支气管扩张；咯血伴发热或大量脓臭痰者，应考虑肺脓肿或支气管扩张合并感染；咯血伴胸痛者，应考虑肺炎、肺癌；原有心房颤动或静脉炎的患者突然咯血伴有胸痛或休克，应考虑肺梗死。

（二）体格检查

详细检查肺部，尽早明确病因及出血部位。二尖瓣舒张期杂音有利于风湿性心脏病的诊断；中年人闻及肺部局限性哮鸣音并伴反复少量咯血、呛咳，抗生素治疗无效，应考虑肺癌；锁骨上淋巴结肿大，支持肿瘤转移。

（三）其他检查

注意观察血常规、凝血机制检查、痰内抗酸杆菌检查、癌细胞检查、痰培养结果、影像学检查、支气管镜检查结果。

四、护理诊断

1. 焦虑/恐惧　与咯血不止或大量咯血有关。

2. 潜在并发症　窒息、肺不张、感染、失血性休克。

思政人文案例

任务目标评价表

任务4 呼吸困难评估

案例导入

案例 4：杨某，女性，24 岁，因间断喘憋 10 余年，加重 2 小时入院。患者 10 余年前开始出现发作性喘憋，呼吸急促，伴大汗，口唇发绀，于当地医院就诊，诊断为“支气管哮喘”，具体治疗不详。曾口服氨茶碱 0.2 g，每天 2 次。每年间断发作 5～6 次。2 小时前因受凉后呕吐胃内容物 100 ml，继之出现喘憋、口唇发绀伴大汗入院。既往有过敏性鼻炎史 15 年，对花粉、尘螨等过敏。个人史和家族史无特殊。体检：T 37.3℃，P 140 次/分，R 26 次/分，BP 110/70 mmHg。神志清楚，言语不连贯，焦虑，大汗，端坐呼吸，口唇发绀明显，出现三凹征。心界无扩大，心率 140 次/分，律齐。双肺满布哮鸣音。腹平软，肝脾未及。双下肢不肿。辅助检查：血常规：WBC 12×10^9/L，N 85%，PLT（血小板计数）200×10^9/L，Hb（血红蛋白）140 g/L；尿常规（−）。

思考：(1) 对该患者应从哪些方面进行评估？

(2) 主要的护理诊断有哪些？

呼吸困难（dyspnea）是指患者主观上感到空气不足，呼吸费力，客观上表现为呼吸活动用力，同时伴有呼吸频率、节律和深度的改变，严重者可有端坐呼吸、鼻翼扇动、张口耸肩等辅助呼吸肌参与呼吸运动的表现。

一、病因与发生机制

引起呼吸困难的主要原因是呼吸系统和心血管系统疾病。

1. 呼吸系统疾病　由于气道阻塞、肺部病变、胸廓及胸膜病变、呼吸肌病变等，引起肺通气、换气功能障碍，导致缺氧和（或）二氧化碳潴留所致。

2. 心血管系统疾病　由于各种心脏疾病引起的左心或右心衰竭所致，其中以左心衰竭所致的呼吸困难更常见，更严重。左心衰竭发生呼吸困难主要原因是肺瘀血和肺泡弹性降低。右心衰竭引起的呼吸困难主要原因是体循环瘀血。

3. 中毒性疾病　尿毒症、酮症酸中毒和感染时，由于毒素或酸性代谢产物刺激呼吸中枢所致；药物中毒，由于直接抑制了呼吸中枢所致。

4. 血液系统疾病　常见于严重贫血、白血病、异常血红蛋白血症、输血反应等，因红细胞携氧减少，血氧含量下降所致。

5. 神经精神性疾病　常见于脑血管病变、颅脑外伤、脑炎及脑膜炎等，因颅内压增高，局部血流减少，刺激呼吸中枢所致。

二、临床表现

思政人文案例

（一）肺源性呼吸困难

肺源性呼吸困难常见有三种类型：

1. 吸气性呼吸困难　由于喉或大气管狭窄与阻塞所致。特点为吸气显著困难，吸气时间明显延长，可伴有干咳和喘鸣音，严重者吸气肌过度紧张，出现胸骨上窝、锁骨上窝、腹上角及肋间隙在吸气时明显凹陷，称三凹征（three depression sign）。见于急性喉炎、喉水肿、气管异物等。

2. 呼气性呼吸困难　因小支气管狭窄或肺泡弹性减弱所致。特点为呼气费力，呼气时间延长，常伴有哮鸣音。见于支气管哮喘、喘息型慢性支气管炎、慢性阻塞性肺气肿等。

3. 混合性呼吸困难　由于肺部广泛病变使换气面积减少和通气障碍。特点为吸气和呼气均感费力，呼吸频率增快，呼吸变浅。见于重症肺结核、大面积肺不张、弥漫性肺间质纤维化等。

（二）心源性呼吸困难

心源性呼吸困难的特点为活动时出现或加重，休息后减轻或缓解；仰卧时加重，半卧位或坐位时减轻，严重时患者取端坐位。

左心衰竭早期患者在轻度体力活动时出现呼吸困难，休息后缓解或减轻，称劳力性呼吸困难。病情加重时，患者常于夜间睡眠中憋醒，轻者起床后不久胸闷、气促缓解，称夜间阵发性呼吸困难；重者气喘明显，面色青紫，大汗，咳大量粉红色痰，听诊肺部有广泛湿啰音，心率增快，伴奔马律，又称为心源性哮喘（cardiac asthma）。病情严重者完全休息时也感气急，不能平卧，迫使其取半卧位或端坐位以减轻呼吸困难，称端坐呼吸（orthopnea）。

（三）中毒性呼吸困难

代谢性酸中毒时，呼吸深而规则，称为酸中毒大呼吸（Kussmaul 呼吸）；急性感染时，呼吸加快。吗啡、巴比妥类药物中毒时，呼吸浅慢。

（四）血源性呼吸困难

严重贫血、异常血红蛋白血症时，呼吸加速，同时心率加快；急性大出血或休克时，也可使呼吸急促。

（五）神经精神性呼吸困难

严重颅脑疾病引起的呼吸困难，呼吸深而慢，常有呼吸节律的改变。精神因素引起的呼吸困难，呼吸频速而浅表，常因换气过度而发生呼吸性碱中毒。

（六）呼吸困难的程度

1. 轻度　可在平地行走，登高及上楼时气急，中度或重度体力活动后出现呼吸困难。

2. 中度　平地慢步行走中途需休息，轻体力活动时出现呼吸困难，完成日常生活活动需他人帮助。

3. 重度　洗脸、穿衣甚至休息时感到呼吸困难，日常生活活动完全依赖他人帮助。

三、护理评估要点

（一）问诊

1. 注意评估患者的年龄、基础疾病及既往史　儿童的呼吸困难常见于肺炎等急性感染性疾病，突然发生者应注意是否有异物吸入。青壮年的呼吸困难多见于肺结核、肺炎等，突然发生者多见于气胸。老年人的呼吸困难多见于肺气肿、肺癌、冠心病等。呼吸困难常在原有疾病或特殊条件的基础上发生，如心脏疾病发生心力衰竭或急性肺水肿时、糖尿病发生酮症酸中毒时。近期有胸腹部手术史者发生呼吸困难，应考虑肺不张；腹部或盆腔手术后突然发生呼吸困难，应考虑肺梗死；长期卧床的老年患者易发生坠积性肺炎。

2. 主要症状特点　注意评估呼吸困难发生的缓急、诱因、表现；呼吸困难与活动、体位的关系，昼夜是否一样；呼吸困难的严重程度、对日常生活活动的影响等。

3. 伴随症状特点　呼吸困难伴胸痛，常见于大叶性肺炎、急性胸膜炎、自发性气胸、急性心肌梗死等；呼吸困难伴发热、咳嗽、咳痰，常见于呼吸道感染性疾病；呼吸困难伴咳大量泡沫痰，应考虑急性肺水肿；呼吸困难伴意识障碍或严重发绀、大汗、面色苍白、四肢厥冷、脉搏细数、血压下降等，提示病情严重。

（二）体格检查

检查呼吸运动、胸廓活动度；注意气管有无移位，有无皮下气肿；注意胸部叩诊与听诊音的变化。

（三）辅助检查

注意观察血常规检查、痰培养、X线、支气管造影检查及纤维支气管镜等检查结果。心肺疾患引起的呼吸困难均有明显的X线征象。支气管造影可协助诊断支气管扩张、支气管腺瘤和癌。对慢性阻塞性肺疾病(COPD)、支气管哮喘患者应做肺功能测定，判断肺功能损害的性质和程度。纤维支气管镜检查用于支气管肿瘤、狭窄、异物的诊断和治疗，肺穿刺活检对肺纤维化、肿瘤等意义重大。

四、护理诊断

1. 气体交换受损　与肺部广泛病变导致有效呼吸面积减少、肺弹性减弱等因素有关。

2. 低效性呼吸型态　与上呼吸道梗阻、心肺功能不全等因素有关。

3. 活动无耐力　与呼吸困难引起能量消耗增加和缺氧有关。

4. 自理能力缺陷　与呼吸困难有关。

任务目标评价表

任务5　发绀评估

案例导入

案例5：姜小宝，男性，2岁半，因发绀近2年而就诊。其母亲诉患儿出生3个月左右时，口周出现发绀并逐渐加重，直至出现全身发绀，哭闹、寒冷或屏气后气急及发绀加重。追问病史，患儿自幼在吸奶时易气急、多汗，会行走后常有蹲踞现象。体检：生命征平稳，体格发育低于正常同龄儿，全身发绀，浅表淋巴结未触及。双肺未及异常，心前区稍隆起，轻度肋缘外翻，心尖搏动位于左锁骨中线第5肋间，心界不大，肺动脉瓣听诊区第二心音减弱，胸骨左缘第2、3肋间闻及2/6级喷射性收缩期杂音。腹部无异常。指端膨大如鼓槌状。X线胸片：心脏大小正常，肺动脉段凹陷，心尖圆钝上翘，构成“靴状”心影。

思考：(1) 对该患者应从哪些方面进行评估？

(2) 主要的护理诊断有哪些？

周围血液中的还原血红蛋白增多或出现异常血红蛋白衍生物时，皮肤及黏膜呈现青紫色现象，称发绀(cyanosis)。发绀在皮肤较薄、色素较少和毛细血管丰富的部位如唇、舌、两颊、鼻尖、耳垂、甲床等处较明显。皮肤有显著色素沉着、黄疸或水肿时，可能会掩盖发绀的存在。

一、发生机制

周围血液中还原血红蛋白含量增多超过 50 g/L 时，或周围血液中含有高铁血红蛋白、硫化血红蛋白等异常血红蛋白衍生物时，部分血红蛋白丧失携氧能力，皮肤黏膜可呈青紫色。但临床所见发绀，有时并不一定能确切反映动脉血氧下降的情况，如严重贫血的患者(Hb＜60 g/L)，即使血红蛋白都处于还原状态，也不足以引起发绀。

二、病因与临床表现

(一) 还原血红蛋白增多

1. 中心性发绀　表现为全身性发绀，除四肢及颜面外，也累及躯干的皮肤和黏膜，但发绀皮肤温暖。发绀的原因一般可分为：① 肺性发绀。由于呼吸功能不全、肺氧合作用不足所致，常见于各种严重的呼吸系统疾病，如喉、气管、支气管的阻塞、阻塞性肺气肿、肺水肿、急性呼吸窘迫综合征等。② 心性发绀。由于异常通道分流，使部分静脉血未通过肺循环进行氧合作用而入体循环动脉，常见于发绀型先天性心脏病，如 Fallot 四联征等。

2. 周围性发绀　表现为肢体的末端与下垂部位发绀，发绀皮肤冷，若给予按摩或热敷，使皮肤转暖，发绀可消退。常由于周围循环血流障碍所致，可分为：① 瘀血性周围性发绀。常见于引起体循环瘀血、周围血流缓慢的疾病，如右心衰竭、心包压塞、缩窄性心包炎等。② 缺血性周围性发绀。常见于引起心排出量减少的疾病和局部血流障碍性疾病，如严重休克、长期暴露于寒冷中和血栓闭塞性脉管炎、雷诺(Raynaud)病等。

3. 混合性发绀　中心性发绀与周围性发绀同时存在，常见于心力衰竭(右心衰竭、全心衰竭)。

(二) 异常血红蛋白衍生物

1. 高铁血红蛋白血症　起病急骤，病情严重，氧疗无效，静脉血呈深棕色，接触空气不能转为鲜红，静脉滴注(静注)亚甲蓝或大量维生素 C 可使发绀消退。常见于药物或化学物质(如伯氨喹、亚硝酸盐、磺胺类、硝基苯、苯胺等)中毒。因大量进食含亚硝酸盐的变质蔬菜所致发绀称“肠源性青紫症”。先天性高铁血红蛋白血症患者自幼即有发绀，而无心、肺疾病。

2. 硫化血红蛋白血症　很少见，发绀持续时间长，可达数月或更长，血液呈蓝褐色。在便秘或服用硫化物条件下，凡能引起高铁血红蛋白血症的药物或化学物质均能引起此类发绀。

三、护理评估要点

(一) 问诊

1. 病因与诱因　了解与发绀有关的疾病史或药物、化学物品、食物摄入史，发绀起病的缓急等。

2. 主要症状特点　了解发绀的程度、持续时间、是否合并呼吸困难、经治疗后的反应等。

3. 伴随症状特点　发绀伴意识障碍多见于中毒、休克、急性肺部感染或急性心力衰竭；发绀伴呼吸困难、咳嗽、咯血及水肿多见于慢性心肺功能不全；发绀伴头晕、头痛多为缺氧所致；发绀伴蹲踞常为 Fallot 四联征的典型表现。

（二）体格检查

注意观察发绀的部位、皮肤黏膜的颜色、皮温及按摩热敷后发绀是否消失等。杵状指常见于先天性心脏病和某些慢性肺部疾病，发绀的部位、皮温对鉴别中心性发绀和周围性发绀意义重大。

（三）辅助检查

注意观察血常规检查、肺功能检查及血气分析结果。

四、护理诊断

1. 活动无耐力　与心肺功能不全、氧的供需失衡有关。
2. 低效性呼吸型态　与呼吸系统疾病所致的肺泡通气、换气、弥散功能障碍有关。
3. 气体交换障碍　与心肺功能不全所致的肺瘀血有关。

思政人文案例

任务目标评价表

任务6 黄疸评估

案例导入

案例6：张某，男性，72岁，上腹部不适、食欲不振、乏力2个月，皮肤黄染2周。2个月前无明显诱因出现上腹部不适，饭后饱胀，隐痛，食欲逐渐下降，伴恶心、乏力、消瘦。2周前发现尿色深，呈浓茶色，皮肤黄染并逐渐加重，粪色偏白。既往无肝炎或结核病史。体检：T 37℃，P80次/分，R 16次/分，BP 120/80 mmHg。神志清，皮肤巩膜黄染。心肺未见异常。腹部平坦，未见肠型和蠕动波。实验室检查：总胆红素321μmol/L，尿胆红素(－)。B超：肝内胆管轻度扩张，肝外胆总管扩张，内径1 cm，胆囊11 cm×4.6 cm，壁不厚。胰头见一3.6 cm×3.5 cm低回声包块，边界欠清。

思考：(1) 该患者黄疸的原因是什么？

(2) 主要的护理诊断有哪些？

黄疸(jaundice)是指血清胆红素浓度增高而使巩膜、皮肤黏膜乃至体液等染成黄色的现象。正常胆红素最高为17.1 μmol/L；如胆红素在17.1～34.2 μmol/L，临床不易发现皮肤黏膜黄染，称隐性黄疸；胆红素超过34.2 μmol/L时，则出现临床可见的黄疸，称显性黄疸。

一、病因与发生机制

体内的胆红素主要来源于血红蛋白。血液循环中衰老的红细胞经单核-巨噬细胞系统的破坏和分解，产生游离胆红素或非结合胆红素(UCB)，不溶于水，不能从肾小球滤出，故尿液中不出现游离胆红素。非结合胆红素经血循环到达肝脏后，经肝细胞的摄取、结合、释放出结合胆红素(CB)，水溶性，可从肾小球滤出。结合胆红素随胆汁排入肠道，经细菌作用还原为尿胆原。其中的大部分尿胆原氧化为尿胆素从粪便中排出，称粪胆素；小部分尿胆原在肠内被吸收，经肝门静脉回到肝，其中的大部分再次转变为结合胆红素，又随胆汁到达肠道，形成肠肝循环。被吸收回肝的小部分尿胆原经体循环到达肾脏，随尿液排出。

临床上依据黄疸的发生机制将其分成以下 3 种类型：

（一）溶血性黄疸

（1）大量红细胞被破坏，形成大量非结合胆红素，超过正常肝脏处理的能力，潴留在血液中使胆红素增高，出现黄疸。

（2）大量红细胞被破坏所致的贫血、缺氧和红细胞破坏产物的毒性作用，可减弱正常肝细胞对胆色素的代谢功能，致黄疸加重。

（3）此类黄疸常见于先天性溶血性贫血（如海洋性贫血）、后天获得性溶血性贫血（如自身免疫性溶血性贫血）等。

（二）肝细胞性黄疸

（1）受损的肝细胞对胆红素代谢能力减弱，致正常代谢产生的非结合胆红素在血液中存留，出现黄疸。

（2）未受损的肝细胞，仍能将部分非结合胆红素转变为结合胆红素而输入毛细胆管。

（3）部分结合胆红素可经坏死的肝细胞返流入血，也可因肝细胞肿胀、汇管区渗出性病变与水肿以及胆管内胆栓形成，使胆汁排泄通路受阻，因而较多的结合胆红素返流入血循环中，致使血中结合胆红素增多，出现黄疸。

（4）此类黄疸常见于病毒性肝炎、肝硬化、中毒性肝炎等。

（三）胆汁淤积性黄疸

（1）胆道或肝内外胆管阻塞，阻塞上方的胆管压力增高，胆管扩张，终致小胆管与毛细胆管破裂，胆汁中的胆红素返流入血中，血液中结合胆红素增高，出现黄疸。

（2）此类黄疸常见于肝内泥沙样结石、癌栓、胆总管结石、胰头癌等。

二、临床表现

1. 溶血性黄疸　皮肤黏膜轻度黄染，呈浅柠檬色，无皮肤瘙痒。在急性溶血时伴有寒战、发热、头痛、呕吐、腹痛及腰部酸痛等症状，同时尿呈酱油色（血红蛋白尿）。慢性溶血以贫血、黄疸和脾大为主要表现。

2. 肝细胞性黄疸　皮肤黏膜呈浅黄或金黄色，少数患者有皮肤瘙痒。常伴乏力、食欲减退、肝区不适等症状，严重的可有出血倾向。

3. 胆汁淤积性黄疸　皮肤呈暗黄、黄绿或绿褐色，伴皮肤瘙痒者多见，少数患者伴心动过缓。尿色深，似浓茶样，粪便颜色变浅，肝外胆道完全阻塞时粪便呈白陶土色。

三、护理评估要点

思政人文案例

（一）问诊

1. 病因　了解有无与黄疸发生相关的疾病史。

2. 主要症状特点　评估起病的缓急、黄疸的发生时间与波动情况等。

3. 伴随症状　黄疸伴发热见于急性胆管炎、肝脓肿、败血症等。病毒性肝炎或急性溶血可先有发热而后出现黄疸。黄疸伴上腹剧烈疼痛可见于胆道结石、肝脓肿或胆道蛔虫病；右上腹剧烈疼痛、寒战高热和黄疸三者同时出现为 Charcot 三联征，提示急性化脓性胆管炎。黄疸伴持续性右上腹钝痛或胀痛可见于病毒性肝炎、肝脓肿或原发性肝癌。

（二）体格检查

评估皮肤色泽深浅，是否伴有瘙痒及其程度，有无肝大。

（三）辅助检查

注意血、尿、粪常规及网织红细胞计数、肝功能、血尿胆红素检查的结果，以鉴别黄疸类型。B超、X 线检查、经皮肝穿刺胆管造影（PTC）、经十二指肠镜逆行胰胆管造影（ERCP）、CT、MRI、放射性核素检查、肝穿刺活检及腹腔镜检查有助于黄疸病因诊断。

四、护理诊断

1. 舒适度减弱　与皮肤瘙痒有关。
2. 有皮肤完整性受损的危险　与皮肤瘙痒、皮肤黏膜下出血等有关。
3. 体像紊乱　与黄疸致皮肤、黏膜和巩膜发黄有关。
4. 睡眠型态紊乱　与皮肤瘙痒有关。

任务目标评价表

任务 7 呕血与黑便评估

案例导入

案例 7：吕某，男，25 岁，反复上腹痛 4 年，呕血、黑便 2 天。患者 4 年来经常于餐后 2～3 小时出现上腹部烧灼样疼痛，夜间痛醒，进食后可缓解，伴泛酸、胃灼热，每次持续 1～2 周，自服胃药（具体不详）后可好转，未系统治疗。近 1 周来出现上腹痛，2 天前呕吐咖啡样胃内容物共 800 ml，黑便共约 200 g，出现头晕、心悸而入院。发病以来无发热，食欲正常。无烟酒嗜好，无药物过敏史。体检：T 36.5℃，P 90 次/分，R 16 次/分，BP 110/80 mmHg。神志清，浅表淋巴结未触及。眼结膜轻度苍白，巩膜无黄染，心率 95 次/分，律齐。腹软，肝脾未触及，上腹偏右轻压痛，无反跳痛，肠鸣音 7 次/分，下肢无水肿。辅助检查：血常规：WBC 10×10^9/L，N 70%，Hb 90 g/L，粪便隐血（+）。

思考：（1）该患者呕血、黑便的原因是什么？
（2）主要的护理诊断有哪些？

呕血（hematemesis）与黑便（melena）是上消化道出血的主要表现。上消化道出血是指屈氏韧带以上的胃肠道，包括食管、胃、十二指肠、胰管、胆管以及胃空肠吻合术后的空肠病变引起的出血。上消化道出血时，血液经口腔呕出，称呕血。血液进入肠道经细菌的作用，使血红蛋白所含的铁转变为硫化铁，使粪便呈黑色，称黑便；大量出血时，因其黏稠发亮似沥青，又称柏油样便。呕血应与咯血相鉴别（表 2-3-1）。

一、病因

（一）消化系统疾病

1. 食管疾病　见于食管静脉曲张破裂、食管炎、食管癌、食管异物等。

2. 胃、十二指肠疾病　最常见为消化性溃疡，其次为服用非甾体抗炎药和应激所致的急性胃黏膜病变。胃癌、胃血管异常、胃淋巴瘤、Crohn's 病等亦可引起呕血。

3. 肝、胆、胰疾病　以肝硬化门静脉高压引起的食管胃底静脉曲张破裂出血最常见；此外，肝癌、肝脓肿或肝动脉瘤破入胆管也可引起呕血。

（二）血液疾病

见于血小板减少性紫癜、白血病、再生障碍性贫血、弥散性血管内凝血等。

（三）其他

如流行性出血热、败血症、尿毒症、肝功能衰竭等。

以上病因中，最常见的是消化性溃疡，其次是食管胃底静脉曲张破裂，再次为急性胃黏膜病变。

二、临床表现

1. 出血部位　呕血与黑便的出现与出血病变的部位有关。病变在幽门以上者，当出血量较大时多出现呕血，并伴有黑便；若出血量较小且出血速度缓慢，一般仅有黑便而无呕血。病变在幽门以下者，常表现为黑便；若出血量大、血液返流入胃时，也可引起呕血。

2. 出血颜色　呕血与黑便的颜色和出血量的大小以及血液在胃肠道内停留的时间长短有关。若出血量大，血液在胃内停留时间短，呕出的血液呈鲜红或暗红色；若出血量小，血液在胃内停留时间较长，在胃酸的作用下，形成酸化正铁血红蛋白，呕出的血液呈咖啡色或褐色。大量出血时，由于肠蠕动加快，血液在肠内停留时间短，粪便可呈暗红或鲜红色，此时应注意与下消化道出血鉴别。

3. 出血量的估计　上消化道出血每日出血量在 5 ml 以上时，粪便隐血试验即可呈阳性；出血量超过 60 ml，可出现黑便；胃内储血量达 250～300 ml 时，可引起呕血。

4. 出血程度的估计　上消化道出血症状的轻重与失血量和失血速度有关，出血量的估计主要根据血容量减少所致的周围循环衰竭表现。当一次出血量不超过 400 ml 时，血容量虽有轻度减少，但可由组织间液和脾脏储血补充而不出现全身症状；一般出血量在 1 000 ml 以上，尤其是失血较快者，多有头昏、乏力、面色苍白、四肢厥冷、出冷汗、心悸、脉搏细数、血压下降等低血容量性休克的表现。

5. 出血是否停止的估计　如有下列征象，提示出血未停止：① 反复呕血或黑便次数增加，呕出物转为暗红色，肠鸣音亢进；② 经足量补充血容量，周围循环衰竭现象仍未改善；③ 外周血红细胞计数、血红蛋白测定和红细胞比积继续下降；④ 网织红细胞计数及血尿素氮持续增高。

三、护理评估要点

（一）问诊

1. 病因与诱因　了解有无与呕血、黑便相关的疾病史，有无饮食不当、饮酒史，有无服用泼尼松、吲哚美辛（消炎痛）、阿司匹林等药物史。

2. 主要症状特点　评估是否为呕血，呕血与黑便的次数、量、颜色、性状及其变化。

3. 伴随症状　呕血、黑便伴慢性反复发作的上腹部疼痛，有周期性与节律性，发生在中青年，应考虑消化性溃疡；中老年人呕血、黑便，伴无明显规律性上腹痛，并伴有厌食与消瘦，应警惕胃癌。呕血伴脾大、腹壁静脉曲张或腹水，肝功能异常，应考虑肝硬化门静脉高压症；伴肝区疼痛、肝大、质硬、表面有结节，AFP(甲胎蛋白)阳性，应考虑肝癌；伴黄疸、寒战、发热并右上腹绞痛，应考虑肝胆疾病；伴皮肤黏膜出血，应考虑血液疾病及凝血功能障碍疾病；伴有非甾体类抗炎药物服用史、大面积烧伤、颅脑手术及严重外伤者，应考虑急性胃黏膜病变。

（二）辅助检查

注意检查患者有无贫血貌，生命征、意识状态、肠鸣音等，有无肝脾淋巴结肿大，有无皮肤黏膜易出血征象、黄疸等。

（三）其他检查

注意观察血常规、网织红细胞计数、肝肾功能、血小板计数等检查结果，胃镜与肠镜及超声检查结果。

四、护理诊断

1. 外周组织灌注无效/有外周组织灌注无效的危险　与消化道出血致血容量减少有关。
2. 活动无耐力　与呕血与黑便致贫血有关。
3. 恐惧　与大量呕血和黑便有关。
4. 有误吸的危险　与呕吐物误吸入气道有关。
5. 潜在并发症　休克、急性肾衰竭、肝性脑病。

思政人文案例

任务目标评价表

任务8　疼痛评估

案例导入

案例8：侯某，男性，58岁，发作性胸痛2年，加重2个月。患者2年前因情绪激动出现胸闷，心前区有紧缩感，无放射痛，持续4～5分钟，休息后可自行缓解，无出汗、恶心、呕吐。此后又有类似发作，1～2次/月，曾多次到医院就诊，做心电图均正常，疑为“冠心病”，给予异山梨酯(消心痛)10 mg，3次/日，因服药后头痛而自行停药。近2个月来胸痛发作次数频繁，1～2次/周，症状较前加重，含服硝酸甘油可缓解。患病以来仍正常工作，睡眠差，大小便正常，无消瘦。既往无高血压、糖尿病病史，无药物过敏史，吸烟史20年，20支/日，少量饮酒。有冠心病家族史。体检：T 36.6℃，P 75次/分，R 18次/分，BP 120/80 mmHg。神志清，巩膜无黄染，睑结膜无苍白，口唇无发绀，两肺呼吸音清。心界不大，心率75次/分，律齐，未闻及杂音。腹平软，肝脾肋下未触及。双下肢无水肿。辅助检查：心电图未见异常。

思考：(1) 对该患者应从哪些方面进行评估？
(2) 主要的护理诊断有哪些？

疼痛(pain)是机体组织受到损害的警戒信号，能促使机体避开损害的刺激，对机体具有一定的保护作用。但强烈或持久的疼痛，会造成机体生理功能紊乱，甚至导致休克。值得注意的是，疼痛是一个主观叙述，由于个体的耐受性不同及所处的环境不同，疼痛的程度与原发病的病情轻重并不完全一致。

思政人文案例

一、病因

(一) 头痛(headache)

头痛是指额、顶、颞及枕部的疼痛。

1. 颅脑病变　感染、血管病变、占位性病变、颅脑外伤、偏头痛等。
2. 颅外病变　颅骨疾病、颈椎病及其他颈部疾病、神经痛、牵涉痛等。
3. 全身性疾病　急性感染、心血管疾病、中毒、尿毒症、低血糖、肺性脑病、月经期头痛等。
4. 神经官能症　癔症性头痛等。

(二) 胸痛(chest pain)

胸痛主要由胸部病变所致。

1. 胸壁疾病　皮肤、肌肉、肋骨及肋间神经的炎症和损伤。
2. 呼吸系统疾病　胸膜炎、气胸、肺炎、肺癌、肺梗死等。
3. 心血管疾病　心绞痛、心肌梗死、心包炎、心血管神经症等。
4. 食管与纵隔疾病　食管炎、食管癌、纵隔脓肿、纵隔肿瘤等。
5. 其他　膈下脓肿、肝脓肿等。

(三) 腹痛(abdominal pain)

腹痛由腹部或腹外器官疾病引起，按病程可分为急性和慢性，其中属于外科范围的急性腹痛，临床上常称“急腹症”。

1. 急性腹痛　① 腹腔脏器的急性炎症；② 腹腔内脏器急性穿孔、破裂或扭转；③ 空腔脏器梗阻或扩张；④ 腹腔内急性血管病变，如肠系膜动脉栓塞；⑤ 胸部疾病引起的牵涉痛，如心肌梗死等。

2. 慢性腹痛　① 腹腔脏器的慢性炎症或溃疡性病变；② 肿瘤性病变；③ 胃肠神经功能紊乱；④ 中毒与代谢障碍。

二、发生机制

人体的痛觉感受器位于皮肤和其他组织内的游离神经末梢。各种物理、化学刺激作用于机体达到一定程度后，受刺激部位组织释放出乙酰胆碱、5-羟色胺、组胺等致痛物质，后者作用于痛觉感受器，使其发出冲动，经神经通路上传至大脑皮质痛觉感受区，引起痛觉。

三、临床表现

1. 头痛　急性头痛见于发热、颅内出血尤其是蛛网膜下隙出血、高血压脑病、脑膜炎、脑炎、颅脑外伤、中毒、中暑等；慢性头痛见于颅内占位性病变、原发性高血压、颈椎病、眼源性头痛、鼻源性头痛等。搏动性头痛(如偏头痛)多为血管性，脑肿瘤多为强烈钝痛。剧烈头痛多见于蛛网膜下隙出血、脑膜炎、偏头痛，脑瘤、脑脓肿多为中等度头痛。

2. 胸痛　心绞痛常发生在胸骨后或心前区，且同时有左肩和左上臂的放射性疼痛。胸膜炎的疼痛常在胸廓的下侧部或前部，胸部疾病的疼痛常固定于病变局部且有明显压痛。心绞痛呈压榨、紧缩或窒息感，肺癌早期可有胸部隐痛或闷痛，肋间神经痛呈刀割样、触电样或灼痛。

3. 腹痛　急性起病并在短时间内腹痛加剧者，多见于急性腹腔内炎症、结石或肠梗阻等；若同时伴有休克，多提示腹腔内出血、消化性溃疡穿孔、出血坏死性胰腺炎、急性肠扭转等。慢性腹痛一般发生隐匿，发展缓慢，程度较轻，但疼痛可呈阵发性加剧或反复急性发作，如消化性溃疡、慢性胆囊炎等。

四、护理评估要点

（一）问诊

1. 健康史　了解有无与疼痛相关的疾病史或诱因。

2. 病因与诱因　评估疼痛部位、起病缓急、发生与持续时间、性质、程度，有无牵涉痛及其部位，加重或缓解的因素。

3. 伴随症状

（1）头痛：头痛伴剧烈呕吐提示颅内压增高，头痛在呕吐后减轻者见于偏头痛；伴眩晕见于椎-基底动脉供血不足、小脑疾病等；伴发热见于感染性疾病。慢性头痛突然加剧伴意识障碍见于脑疝，伴脑膜刺激征见于脑膜炎、蛛网膜下隙出血。

（2）胸痛：胸痛伴吞咽困难见于食管疾病，胸痛伴呼吸困难见于大叶性肺炎、自发性气胸、肺梗死等，胸痛伴咳嗽、咯血见于肺炎、肺结核、肺癌等。

（3）腹痛：腹痛伴寒战、发热见于急性胆囊炎、胆道感染、肝脓肿等；腹痛伴黄疸多见于肝、胆、胰疾病，但急性溶血性贫血也可出现腹痛与黄疸；腹痛伴休克见于腹腔脏器破裂、绞榨性肠梗阻、急性出血坏死性胰腺炎等。

（二）体格检查

对于头痛患者，应注意血压是否增高，心肺功能是否正常，体温有无升高，注意神经系统检查及眼底检查等。对于胸痛患者，应注意胸壁有无压痛，胸廓外形及心肺检查有无异常。对腹痛患者，应注意评估全身情况、生命征以及腹部检查结果，对已婚妇女疑有盆腔病变者应注意做妇科检查。

（三）辅助检查

对于头痛患者，应注意血生化、电解质及细胞学检查结果，顽固性头痛应注意脑电图、脑超声、脑血管造影、CT、MRI 等检查结果。对于胸痛患者，应注意心电图、超声心动图、胸部 X 线检查，血清心肌酶学及穿刺液的检查结果。对于腹痛患者，应注意血、尿、粪常规，血酮体及血清淀粉酶、胸腹透视、B 超检查结果；对年龄较大者，应行心电图检查，了解心肌供血情况。

五、护理诊断

1. 疼痛：头痛、胸痛、腹痛　与脑膜炎、脑外伤等引起颅内压增高，冠状动脉狭窄、阻塞导致心肌缺血，胸膜炎症，胸部损伤，胃肠平滑肌痉挛，胃酸刺激溃疡面，肝脏肿瘤迅速增大使肝包膜被牵拉等有关。

2. 睡眠型态紊乱　与疼痛有关。

3. 焦虑　与疼痛频繁发作有关或与长期慢性疼痛有关。

任务目标评价表

任务9 水肿评估

案例导入

案例9：孙某，女性，50岁，间断双下肢水肿3年，伴乏力、头晕3个月。近3年无明显诱因间断出现双下肢水肿，夜尿每日2～3次，自测血压(140～150)/(90～100)mmHg，未曾就医治疗。3个月前渐出现乏力、头晕、恶心、食欲减退。幼时患"肾炎"，有风湿性关节炎史。无高血压病家族史，无药物过敏史。体检：T 36.8℃，P 92次/分，R 19次/分，BP 150/100 mmHg。神志清，贫血貌，浅表淋巴结未触及，眼睑无水肿，巩膜无黄染，心肺未见异常。腹平软，肝、脾肋下未及，腹部未闻及血管杂音。双踝部呈凹陷性水肿。辅助检查：① 血常规：Hb 87 g/L，网织红细胞1.2%，WBC 7.8×10^9/L，PLT 190×10^9/L；② 尿常规：蛋白(++)，糖(-)，RBC(红细胞计数)4～6/HP；③ Scr(血肌酐)309.4 μmol/L，BUN(尿素氮)28.4 mmol/L；④ 空腹血糖5.7 mmol/L，总胆固醇5.8 mmol/L。

思考：(1) 对该患者应从哪些方面进行评估？

(2) 主要的护理诊断有哪些？

皮下组织的细胞内及组织间隙内液体积聚过多，称水肿(edema)。水肿可分布于全身，也可在身体某一部位出现，或发生于体腔内则称积液。通常意义下的水肿不包括脑水肿、肺水肿等内脏器官的局部水肿。

一、病因

(一) 全身性水肿

1. 心源性水肿　主要见于右心衰竭。
2. 肾源性水肿　见于各型肾炎和肾病。
3. 肝源性水肿　见于重症肝炎、肝癌、肝硬化肝功能失代偿期。
4. 营养不良性水肿　因长期热量摄入不足、蛋白质丢失过多或慢性消耗性疾病所致。
5. 其他　甲状腺功能低下所致的黏液性水肿、经前期紧张综合征、药物性水肿、特发性水肿等。

(二) 局限性水肿

局部炎症、肢体静脉血栓形成或栓塞性静脉炎、上腔或下腔静脉阻塞综合征以及由丝虫病所致的象皮肿等。

二、发生机制

产生水肿的主要因素有：① 水钠潴留，见于继发性醛固酮增多症等；② 毛细血管静水压增高，见于右心衰竭等；③ 毛细血管通透性增高，见于局部炎症或过敏等；④ 血浆胶体渗透压降低，见于肾病综合征、肝硬化等;⑤ 淋巴液或静脉回流受阻,见于丝虫病或血栓性静脉炎等。

三、临床表现

1. 心源性水肿　水肿首先发生在身体的下垂部位,具有重力性、对称性、凹陷性,严重者可发生全身性水肿并伴有胸腔积液、腹腔积液和心包积液。

2. 肾源性水肿　水肿早期出现于眼睑与颜面部,于晨起时明显,以后可发展为全身性水肿。肾病综合征患者水肿明显,多为全身性,常伴有胸腔积液和腹腔积液。

3. 肝源性水肿　以腹腔积液为主要表现,也可出现踝部水肿,逐渐向上发展,但头面部常无水肿。

4. 营养不良性水肿　水肿分布从组织疏松处开始,然后扩展至全身,以低垂部位显著。发生水肿前常有消瘦、体重下降等。

5. 其他　黏液性水肿以口唇、眼睑及胫前较为明显,为非凹陷性水肿;经前期紧张综合征为眼睑、踝部的轻度水肿,多于经前7~14日出现,行经后水肿逐渐消退;药物性水肿一般发生在肾上腺皮质激素、雄激素、雌激素、胰岛素等应用过程中;特发性水肿一般只见于女性,主要发生在身体的下垂部位,于直立或劳累后出现,休息后减轻或消失。

四、护理评估要点

(一) 问诊

1. 病因与诱因　了解患者既往的健康状况,有无心、肾、肝、内分泌等疾病史和相应的临床表现,日常用药情况(尤其是利尿剂的使用)等;有无职业接触物质、饮食的过敏现象;日常生活习惯,如摄入钠盐过多、营养状况与营养条件等;水肿是否与月经周期有关。

2. 主要症状特点　评估水肿出现的时间、缓急、部位、程度及进展情况;是全身性还是局部性,是否对称性、凹陷性,与活动及体位的关系;检查生命征、体重、腹围等。鉴别心源性水肿与肾源性水肿,见表2-9-1。

表2-9-1　心源性水肿与肾源性水肿的鉴别

鉴别点	心源性水肿	肾源性水肿
开始部位	从足部开始向上延及全身	从眼睑、颜面开始而延及全身
发展快慢	发展缓慢	发展迅速
水肿性质	比较坚实,移位性小	软而移动性大
伴随症状	伴有心功能不全表现,如心脏增大、心杂音、肝大、静脉压升高等	伴有肾脏病变表现,如高血压、蛋白尿、血尿、管型尿、眼底改变等

3. 伴随症状　水肿伴消瘦、体重减轻者可见于营养不良,伴呼吸困难、发绀者见于心脏疾病,与月经周期明显相关者见于经前期紧张综合征。

(二) 体格检查

检查生命征、体重、腹围等。注意有无心脏扩大、心脏杂音及肝脏肿大、颈静脉怒张、肝颈静脉回流征阳性等，见于心功能不全（右心衰竭）；有无腹腔积液、蜘蛛痣、肝掌、黄疸、肝脾大，见于肝病；伴高血压，常见于肾脏疾病。注意检查皮肤黏膜颜色与完整性。

（三）辅助检查

注意肝肾功能、尿常规、心肺功能、血电解质等检查结果，以明确病因，及早发现并发症。

五、护理诊断

1. 体液过多　与水钠潴留、毛细血管静水压升高、通透性增加、血浆胶体渗透压降低、淋巴或静脉回流受阻有关。

2. 皮肤完整性受损/有皮肤完整性受损的危险　与长期、严重水肿导致皮肤血供差、抵抗力下降有关。

3. 活动无耐力　与胸腔积液和（或）腹腔积液导致呼吸困难有关。

任务目标评价表

任务10　意识障碍评估

案例导入

案例10：吴某，女性，30岁，神志不清伴四肢抽搐1小时。患者1小时前与家人争吵后，服敌敌畏200 ml，家人发现时已神志不清，大小便失禁，出汗多，急送医院就诊。既往体健，无肝、肾疾病及糖尿病病史，无药物过敏史，月经史、个人史及家族史无特殊。体检：T 35.5℃，P 62次/分，R 15次/分，BP 100/60 mmHg。呼之不应，被动体位，压眶上出现皱眉、头偏向一侧，皮肤湿冷，肌肉颤动，巩膜不黄，双侧瞳孔针尖样，对光反射迟钝，口角流涎。两肺较多哮鸣音和散在湿啰音。心界不大，心率62次/分，律齐，无杂音。腹平软，肝、脾未触及。下肢无水肿。四肢肌肉强直性痉挛，Babinski征阳性。

思考：(1) 对该患者主要从哪些方面进行评估？

(2) 主要的护理诊断有哪些？

意识是大脑功能活动的综合表现，正常人意识清醒，思维活动正常，语言准确，对刺激反应敏锐，与周围能保持密切联系。意识障碍（disturbance of consciousness）是指人体对外界环境刺激缺乏反应的一种精神状态。任何原因引起中枢神经功能损害时均可出现意识障碍，表现为人体对自身及外界认知状态以及知觉、记忆、定向、情感等精神活动有不同程度的异常。

一、病因与发生机制

1. 颅内病变

(1) 颅脑外伤：见于车祸、撞击、枪伤等造成颅骨骨折或脑实质损伤，导致颅内出血、脑水肿。

(2) 急性脑血管病：见于脑出血、脑梗死、高血压脑病等。

(3) 颅内感染：见于脑炎、脑膜脑炎等。

(4) 颅内占位性病变：见于脑肿瘤、脑脓肿等。

(5) 癫痫。

2. 内分泌及代谢性疾病　见于尿毒症、肝性脑病、肺性脑病、糖尿病、低血糖、甲状腺危象、水电解质平衡失调等。

3. 中毒　见于镇静安眠药、抗精神病药、麻醉镇痛药、有机磷农药、酒精、吗啡、一氧化碳中毒等。

4. 急性感染　见于败血症、中毒性菌痢、中毒性肺炎等。

5. 缺血、缺氧性脑病　见于高山病、窒息、休克、阿-斯综合征、弥散性血管内凝血(DIC)等。

6. 其他　见于体温调节功能紊乱(如中暑、高热等)、恶性肿瘤、子痫等。

以上病因可引起脑组织缺血、缺氧，导致脑细胞代谢紊乱、中枢神经活动受损，发生意识障碍。

二、临床表现

1. 嗜睡　是最轻的意识障碍，表现为一种病理性倦睡。患者呈持续性睡眠状态，易被唤醒，醒后回答问题基本正确，但刺激去除后很快又再次入睡。

2. 意识模糊　是较嗜睡为深的一种意识障碍。患者保持简单的精神活动，但对时间、地点、人物的定向能力有障碍。

3. 昏睡　是接近人事不省的意识状态。患者处于沉睡状态，不易唤醒，在压迫眶上神经、摇晃身体等强烈刺激下可唤醒，但很快又入睡，醒时回答问题含糊或答非所问。

4. 昏迷　为最严重的意识障碍。按程度不同又可分为浅昏迷和深昏迷。

(1) 浅昏迷：患者意识大部分丧失，无自主运动，对周围事物及声、光刺激全无反应，但对疼痛刺激有痛苦表情或肢体退缩等防御反应；角膜反射及瞳孔对光反射可存在，病理反射引不出。

(2) 深昏迷：患者意识完全丧失，全身肌肉松弛，对任何刺激均无反应，深、浅反射均消失，出现病理反射，生命征不稳定，大小便失禁。

5. 谵妄　一种以兴奋为主的意识障碍。患者表现为意识模糊、定向力丧失、感觉错乱(幻觉、错觉)、躁动不安、言语杂乱。常见于急性感染发热期、急性酒精中毒、肝性脑病等。

三、护理评估要点

(一) 问诊

1. 病因与诱因　了解意识障碍发生的急缓、服药和毒物接触史以及患者既往病史等。

2. 主要症状特点　了解意识障碍发生的时间、过程、缓急、表现等，观察生命征、思维、语言、定向力、情感活动，判断意识障碍程度。

3. 伴随症状

(1) 伴发热：先发热后意识障碍，可见于重症感染性疾病；先有意识障碍后发热，见于脑出血、蛛网膜下隙出血等。

(2) 伴呼吸缓慢：是呼吸中枢受抑制的表现，见于吗啡、巴比妥类、有机磷农药中毒等。

(3) 伴高血压：见于高血压脑病、脑血管意外、尿毒症等。

(4) 伴脑膜刺激征：见于脑膜炎、蛛网膜下隙出血等。

(5) 伴心动过缓：见于颅内压增高、高度房室传导阻滞、吗啡中毒等。

(二) 体格检查

重点检查神经体征和脑膜刺激征，也应注意生命征、瞳孔、巩膜、面容、唇色、口腔及耳部情况、呼气的气味等。

（三）辅助检查

注意观察血液、尿液、胃内容物检查、X 线胸透、心电图、超声波、脑脊液、头颅 CT 及 MRI 等检查结果。

四、护理诊断

1. 急性意识障碍　与脑出血、肝性脑病、糖尿病酮症酸中毒等有关。
2. 清理呼吸道无效　与意识障碍致咳嗽反射减弱或消失有关。
3. 有外伤的危险　与意识障碍致躁动不安有关。
4. 营养失调：低于机体需要量　与意识障碍不能进食有关。
5. 有皮肤完整性受损的危险　与意识障碍所致自主运动消失或排尿、排便失禁有关。
6. 有感染的危险　与意识障碍所致咳嗽、吞咽反射减弱或消失有关，与侵入性导尿装置有关。

（蔡小红　宗胜蓝）

思政人文案例

任务目标评价表

项目3 健康行为与日常生活活动能力评估

知识、能力与素质目标

1. 掌握健康行为的定义和种类。
2. 了解健康行为评估的基本方法、两种评定量表，并能用量表对模拟患者进行健康行为评估训练。
3. 掌握日常生活活动能力的定义、种类及范围，熟悉评估目的。
4. 了解两类日常生活活动能力评估的方法，能利用相关的量表对模拟患者进行日常生活活动能力评估训练。
5. 学习和训练时，体现出刻苦钻研、认真、耐心、细致的精神，表现出良好的沟通能力、团结协作精神、关爱意识及医德修养。

课件也精彩

学习难点

1. 健康行为的定义和种类，评估的基本方法，两种评估量表。
2. 日常生活活动能力的定义、种类、评估方法(评定量表)。

任务1 健康行为评估

从身心健康的角度看，人类疾病谱和死因顺位发生了重大变化，严重威胁人类健康和生命的已经不再是由生物因素所致的传染病和营养不良等，而是由于心理社会因素、人类行为方式等所致的心脑血管病、糖尿病或恶性肿瘤等。改善不良的行为方式可以预防这些疾病的发生，并有利于疾病的治疗。

Matarazo(1984 年)曾将影响健康的行为分为两类：一类是健康保护行为，也称行为免疫，对维护健康有积极的影响，如定期到医院做健康检查、系安全带等；另一类是健康损害行为，也称行为病因，对健康有消极的影响，如吸烟和高脂饮食。

健康行为是指人们为了增强体质、维持和促进身心健康和避免疾病而进行的各种活动。因此，健康行为是一种理想的行为理论模式，象征着人的行为方向，在现实生活中的每个人只能尽量地接近这种理论标准。世界卫生组织提供的四大健康行为是合理膳食、适量运动、戒烟限酒、心理平衡。

健康损害行为是指偏离个人、团体乃至社会健康期望方向的一组相对明显和确定对健康有不利影响的行为。其特点为与个人和社会的健康期望不一致，对自己、他人和社会的健康构成危害，对健康的危害有一定的强度和持续时间，一般自后天习得。归纳起来，一般有四类：① 不良生活方式和习惯，主要指不良饮食习惯和缺乏运动；② 日常健康危害行为，主要包括吸烟、酗酒、吸毒和不良性行为等；③ 不良病感行为，主要包括疑病行为、恐惧、讳疾忌医、不及时就诊、不遵从医嘱、迷信或放弃治疗、自暴自弃等；④ 致病行为模式，目前研究较多的有A型行为模式（表现为争强好胜、热衷于竞争、求成心切、有较强的事业心，个性急躁，常有时间紧迫感和匆忙感，容易对人产生戒心和敌意）与冠心病发病的关系及C型行为模式（退缩防御、心情不够开朗、容易压抑克制）与癌症发病的关系。

健康行为的评估可以通过会谈、观察和评定量表测评等方法进行。

一、会谈

通过询问下列问题，了解患者是否存在不良的生活方式与习惯，是否有危害健康的行为和在疾病过程中的行为，是否存在危害健康的行为模式等。

1. 生活方式与习惯

(1) 你的饮食是否规律？

(2) 你是否有饮食过度的情况？

(3) 你是否喜欢高盐或高脂肪的饮食？

(4) 你是否喜欢油炸食品？

(5) 你每天进食多少蔬菜和水果？

(6) 你经常运动吗？ 每周多少次？ 每次多少时间？

2. 日常健康危害行为

(1) 你是否吸烟？ 若是，每天的量是多少？

(2) 你是否饮酒？ 若是，每年的量是多少？

(3) 你是否有吸毒行为？ 若是，何时开始的？

(4) 你有过不洁性行为吗？ 何时？ 频度如何？

3. 病感行为

(1) 你是否经常怀疑自己患有疾病？

(2) 你是否害怕到医院看病？

(3) 你身体不舒服时是否及时就医？

(4) 你是否遵从医生的治疗方案？

(5) 你是否想放弃治疗？

4. 致病行为模式

(1) 你做事是否有耐心？

(2) 你喜欢做富有竞争性的事情吗？

(3) 你是否经常觉得时间紧张？

(4) 你是否觉得压力很大？

二、观察

观察内容包括患者的健康行为或损害健康行为发生的频率、强度和持续时间等，如饮食的量与种类、有无节食和暴食行为；日常运动类型、频次；就诊过程中出现的行为；有无吸烟、酗酒、吸毒行为或皮肤注射痕迹、瘢痕；是否存在致病行为模式等。

三、评定量表测评

1. 健康促进生活方式问卷（Health-promoting life profile，HPLP） 由Walkerd等编制和修

订,用于测量健康促进行为(表 3-1-1)。问卷共有 52 个条目,包括健康责任、自我实现、营养、人际关系、压力应对和运动等六个方面内容。采用 1~4 级评分,总分为 52~208 分,得分越高,表示健康促进生活水平越高。得分在 52~126 分,表示生活方式不健康;得分在 126 分以上,表示生活方式健康。

表 3-1-1 健康促进生活方式问卷

指导语:这份问卷的内容是关于你目前的生活情况。请尽可能回答所有问题,并勾出你所选择的答案。

项目	从来不会	有时会	通常会	一定会
1. 你会不会与亲密好友谈及自己的问题,同时也关心他们	□	□	□	□
2. 你会不会选择低脂肪、低饱和脂肪酸和低胆固醇的食物	□	□	□	□
3. 当你出现任何不寻常的症状时,你会告诉医生护士等专业人士吗	□	□	□	□
4. 你会不会实行已定好的运动计划	□	□	□	□
5. 你有充足的睡眠吗	□	□	□	□
6. 你是不是觉得自己仍然持续好的成长及向好的方向改变	□	□	□	□
7. 你是不是乐于称赞其他人的成就	□	□	□	□
8. 你会不会刻意减少吸取糖分及糖类食物(例如甜食)	□	□	□	□
9. 你会不会阅读或收看关于健康促进的书籍或电视节目	□	□	□	□
10. 你会不会积极从事运动,每周至少 3 次,每次至少 20 分钟(例如快步走、骑单车、爬楼梯等)	□	□	□	□
11. 你会不会每天都安排好时间,给自己休息	□	□	□	□
12. 你有没有生活目标	□	□	□	□
13. 你会不会令你的人际关系持续和更美好	□	□	□	□
14. 你会不会每天都吃足够的淀粉类食物,例如 6~11 块面包、3~5 碗燕麦片、半碗到 3 碗饭或 3~5 碗面条等	□	□	□	□
15. 你会不会详细询问医护人员给你的意见,以求明白	□	□	□	□
16. 你会不会从事轻度至中度的体力运动(例如每周运动 5 次以上,每次持续步行 30~40 分钟)	□	□	□	□
17. 你会不会勇于面对自己无法改变的事实	□	□	□	□
18. 你会不会对未来的日子有所期待	□	□	□	□
19. 你会不会拨出时间,与亲朋好友相处	□	□	□	□
20. 你会不会每天都吃水果	□	□	□	□
21. 当你对医护人员的建议有疑问时,你会不会寻求第二位专家的意见	□	□	□	□
22. 你会不会参加休闲性或娱乐性的运动(例如游泳、跳舞、骑脚踏车等)	□	□	□	□
23. 每晚睡觉前,你会不会回想一些令你开心的事情	□	□	□	□
24. 你会不会常常感到内心的满足与平和	□	□	□	□

续 表

项目	从来不会	有时会	通常会	一定会
25. 你会不会很容易地表达出你对他人的关怀爱心	□	□	□	□
26. 你会不会每天都吃蔬菜(例如 1～3 碗生菜或 1～3 碗茄子等)	□	□	□	□
27. 你会不会和医护人员讨论自己的健康问题	□	□	□	□
28. 你会不会每周至少做 3 次伸展运动(例如拉筋、压腿等)	□	□	□	□
29. 你会不会找方法来舒缓自己的压力	□	□	□	□
30. 你会不会为追求人生的长远目标而努力	□	□	□	□
31. 你会不会与你所关心的人保持紧密的联系	□	□	□	□
32. 你会不会每天都饮用 1～2 盒鲜牛奶(240 ml)	□	□	□	□
33. 你会不会每月自我检查身体一次，留意身体有没有变化或发生危险征兆	□	□	□	□
34. 在日常生活中，你会不会找机会做运动	□	□	□	□
35. 你会不会设法在工作和娱乐之间取得平衡	□	□	□	□
36. 你会不会感到每天的生活都是充满趣味及具有挑战性的	□	□	□	□
37. 你会不会找方法去满足自己精神和性的需要	□	□	□	□
38. 你会不会每天都吃 100～150 g 瘦肉或鸡或鱼或 2～3 个蛋、豆类或坚果类	□	□	□	□
39. 你会不会向专业的医护人员请教如何自我照顾的方法	□	□	□	□
40. 你会不会在运动时测量自己的脉搏	□	□	□	□
41. 你会不会每天用 15～20 分钟的时间去练习放松和冥想	□	□	□	□
42. 你会不会思考在自己的生命中什么是最重要的	□	□	□	□
43. 你会不会从关怀你的亲朋好友中得到支持	□	□	□	□
44. 你会不会留意食品包装上有关营养的成分、脂肪含量和钠含量的卷标	□	□	□	□
45. 你会不会参加促进个人健康的教育课程	□	□	□	□
46. 运动时，你会不会达到自己的目标心率	□	□	□	□
47. 你会不会自我调节，以免过分疲劳	□	□	□	□
48. 你会不会感觉到有某种超过自我的力量在身旁	□	□	□	□
49. 你会不会用讨论和折中的办法来解决和别人的冲突	□	□	□	□
50. 你会不会每天都吃早餐	□	□	□	□
51. 你会不会在有需要时寻求辅导、咨询和协助	□	□	□	□
52. 你会不会乐于接受新的体验、新的挑战(例如做一些从未做过的事、到一个陌生的地方等)	□	□	□	□

2. A 型行为评定量表(type A behavior pattern，TAPP)　A 型行为评定量表(表 3-1-2)共有 60 个项目，其测量内容包括三部分：①“TH”量表，有 25 项，反映时间紧迫感等行为特征；②“CH”量表，有 25 项，反映争强好胜、怀有敌意或戒心等行为特征；③“L”量表，有 10 项，为真实性校正，若 L≥7 分，考虑问卷无效。TH+CH 的得分用于 A 型行为类型的评定。一般以常人得分的中间数 27 分为极端中间型，36 分以上者为 A 型，18 分以下者为 B 型，28～35 分者为中间偏 A 型，19～26 分者为中间偏 B 型。

表 3-1-2　A 型行为评定量表

指导语：请根据你的情况回答下列问题。凡是符合你情况的就将代表“是”的□涂黑；凡是不符合你情况的就将代表“否”的□涂黑。每个问题必须回答，答案无所谓对与不对、好与不好。请尽快回答，不要在每道题上思索太多，回答时不要考虑“应该怎样”，只要你平时“是怎样”就行了。

项目	是	否
1. 我总是力图说服别人同意我的意见	□	□
2. 即使没有什么要紧的事，我走路也很快	□	□
3. 我经常感到应该做的事太多，有压力	□	□
4. 我自己决定的事，别人很难让我改变主意	□	□
5. 有些人和事常常使我十分恼火	□	□
6. 有急需买东西但又要排长队时，我宁愿不买	□	□
7. 有些工作我根本安排不过来，只能临时挤时间去做	□	□
8. 上班或赴约会时，我从来不迟到	□	□
9. 当我正在做事时，谁要是打扰我，不管有意无意，我总是感到恼火	□	□
10. 我总看不惯那些慢条斯理、不紧不慢的人	□	□
11. 我常常忙得透不过气来，因为该做的事情太多了	□	□
12. 即使跟别人合作，我也总想单独完成一些更重要的部分	□	□
13. 有时我真想骂人	□	□
14. 我做事总是喜欢慢慢来，而且思前想后，拿不定主意	□	□
15. 排队买东西，要是有人加塞，我就忍不住要指责或出来干涉	□	□
16. 我觉得自己是一个无忧无虑、悠闲自在的人	□	□
17. 有时连我自己都觉得，我所操心的事远远超过我应该操心的范围	□	□
18. 无论做什么事，即使比别人差，我也无所谓	□	□
19. 做什么事我也不着急，着急也没用，不着急也误不了事	□	□
20. 我从来没想过要按自己的想法办事	□	□
21. 每天的事情都使我精神十分紧张	□	□
22. 就是逛公园、赏花、观鱼等，我也总是先看完，等着同来的人	□	□

续 表

项目	是	否
23. 我常常不能宽容别人的缺点与毛病	□	□
24. 在我认识的人里，个个我都喜欢	□	□
25. 听到别人发表不正确的见解，我总想立即就去纠正他	□	□
26. 无论做什么，我都比别人快一些	□	□
27. 别人对我无礼时，我对他也不客气	□	□
28. 我觉得我有能力把一切事情办好	□	□
29. 聊天时，我也总是急于说出自己的想法，甚至打断别人的话	□	□
30. 人们认为我是安静、沉着、有耐性的人	□	□
31. 我觉得在我认识的人当中值得信任和佩服的人实在不多	□	□
32. 对未来我有许多想法和打算，并总想能尽快实现	□	□
33. 有时我也会说人家的闲话	□	□
34. 即使时间很宽裕，我吃饭也快	□	□
35. 听别人讲话或做报告，如讲得不好，我就非常着急，总想还不如我来讲	□	□
36. 即使有人欺负我，我也不在乎	□	□
37. 我有时会把今天该做的事拖到明天去做	□	□
38. 人们认为我是一个干脆、利落、高效率的人	□	□
39. 若有人对我或我的工作吹毛求疵，则很容易挫伤我的积极性	□	□
40. 我常常感到时间已经晚了，可一看表还早呢	□	□
41. 我觉得我是一个非常敏感的人	□	□
42. 我做事总是匆匆忙忙的，力图用最少的时间办尽量多的事情	□	□
43. 如果犯有错误，不管大小，我全都主动承认	□	□
44. 坐公共汽车时，我常常感到车开得太慢	□	□
45. 无论做什么事，即使看着别人做不好，我也不想替他做	□	□
46. 我常常因为工作没做完一天就过去了而感到忧虑	□	□
47. 很多事情如果由我来负责，情况要比现在好很多	□	□
48. 有时我会想到一些说不出口的坏念头	□	□
49. 即使领导我的人能力差、水平低、不怎么样，我也能服从和合作	□	□
50. 必须等待什么的时候，我总是心急如焚，缺乏耐心	□	□
51. 我常常感到自己能力不够，所以在做事遇到不顺利时就想放弃不干了	□	□
52. 我每天都看电视，也看电影，不然心里就不舒服	□	□

续 表

项目	是	否
53. 别人托我办的事，只要答应了，我从不拖延	□	□
54. 人们都说我很有耐心，干什么事都不着急	□	□
55. 外出乘车或跟人约时间办事，我很少迟到，如对方迟到，我就会恼火	□	□
56. 偶尔我也说一两句假话	□	□
57. 许多事本来可以大家分担，可我喜欢一个人去干	□	□
58. 我觉得别人对我的话理解太慢，甚至理解不了我的意思似的	□	□
59. 我是一个性子急躁的人	□	□
60. 我常常容易看到别人的短处而忽视别人的长处	□	□

任务2 日常生活活动能力评估

日常生活活动能力(activities of daily living ,ADL)反映了人们在家庭、社区中最基本的能力，直接影响患者的心理、整个家庭及与社会的联系，因此是护士健康评估中最基本、重要的内容之一。

ADL 最早由 Dearier 于 1945 年提出。ADL 当时是指躯体损伤后为满足日常生活活动需要的一种最基本、最具有共性的生活能力，包括进食、穿衣、大小便控制、洗澡和行走，即通常所说的衣、食、住、行和个人卫生。随着人们生活质量的提高，这种狭义的 ADL 概念已不够全面，逐渐被广义的 ADL 概念所取代。

一、ADL 的定义、范围及评定目的

(一) 定义

ADL 是指人们在每天生活中，为了照料自己的衣、食、住、行，保持个人卫生整洁和进行独立的社区活动所必需的一系列的基本活动，是人们为了维持生存及适应生存环境而每天必须反复进行的、最基本、最具有共性的活动。ADL 包括以下两大类：

1. 基本日常生活活动能力(basic or physical ADL，BADL or PADL)　指日常生活中最基本的活动，如穿衣、进食、保持个人卫生等自理活动和坐、站、行走等身体活动。一般为比较粗大的、无须利用工具的活动。

2. 工具性日常生活活动能力(instrumental ADL，IADL)　指为了在家庭和社区中独立生活所需的关键的、较高级的技能，如操作卫生和炊事用具、使用家庭电器、骑车或驾车、处理个人事务等。大多为需要借助工具的、较精细的活动。

(二) 范围

ADL 包括运动、自理、交流及家务活动等。

1. 运动方面　包括床上运动和转移、轮椅上运动和转移、借助或不借助辅助工具的室内外行走、公共或私人交通工具的使用。

2. 自理方面 包括更衣、进食、如厕、洗漱、修饰(梳头、刮脸、化妆、修剪指甲等)。

3. 交流方面 包括打电话,阅读,书写,使用计算器、录音机和电脑,识别环境标记等。

4. 家务劳动方面 包括上街购物、备餐、洗衣、照顾孩子,使用家用器具和环境控制器(电源开关、水龙头和钥匙等)、收支预算等。

(三) 评估目的

(1) 确定在日常生活活动方面是否能够独立及独立的程度。

(2) 拟定合适的治疗目标,确定适当的治疗方案。

(3) 评价治疗效果,修正治疗方案或重新制订治疗方案。

(4) 比较治疗方案的优劣,促进训练成果的交流。

(5) 判断预后。

二、ADL 评估方法

ADL 的评估方法很多,常用的标准化 PADL 评估方法有 Barthel 指数、Katz 指数和 PULSES 等。常用的 IADL 评估方法有功能活动问卷(the functional activities questionary,FAQ)、快速残疾评定量表(rapid disability rating scale,RORS)等。

(一) 标准化 PADL 评定量表

1. Barthel 指数评定(the Barthel index of ADL) 该方法产生于 20 世纪 50 年代中期,由美国 Florence Mahoney 和 Dorothy Barthel 设计并应用于临床,是国际康复医学界常用的方法(表 3-2-1)。Barthel 指数包括 10 项内容,根据是否需要帮助及其程度分为 0、5、10、15 四个功能等级,总分为 100 分。得分越高,独立性越强,依赖性越小。若达到 100 分,也不意味着能完全独立生活,也许不能烹饪、料理家务和与他人接触,但不需要照顾,可以自理。Barthel 指数评定简单,可信度高,灵敏性也高,是临床应用最广、研究最多的一种 ADL 评定方法,不仅可以用来评定治疗前后的功能状况,而且可以预测治疗效果、住院时间及愈后。评分标准:20 分以下,生活完全依赖他人;20~40 分,生活需要很大帮助,依赖明显;40~60 分,生活需要帮助;60 分以上,生活基本自理;100 分,正常。Barthel 指数 40 分以上者康复治疗效益最大。1987 年修订后的改良 Barthel 指数评定表(modified Barthel index,MBI)更具有临床可操作性和实用性(表 3-2-2)。

表 3-2-1 Barthel 指数评定量表

项目	分类和评分	
大便	0 分	失禁,或无失禁但有昏迷
	5 分	偶尔失禁(每周≤1 次),或需要在帮助下使用灌肠剂或栓剂,或需要器具帮助
	10 分	能控制;如果需要,能使用灌肠剂或栓剂
小便	0 分	失禁,或需由他人导尿,或无失禁但有昏迷
	5 分	偶尔失禁(每 24 小时≤1 次,每周>1 次),或需要器具帮助
	10 分	能控制;如果需要,能使用集尿器或其他用具,并清洗;如无须帮助,自行导尿,并清洗导尿管,视为能控制
修饰(个人卫生)	0 分	依赖或需要帮助
	5 分	自理:在提供器具的情况下,可独立完成洗脸、刷牙、梳头、剃须(如需用电,则应会用插头)

续　表

项目		分类和评分
用厕	0 分	依赖
	5 分	需部分帮助：指在穿脱衣裤、使用卫生纸擦净会阴、保持平衡或便后清洁时需要帮助
	10 分	自理：指能独立地进出厕所，使用厕所或便盆，并能穿脱衣裤、使用卫生纸擦净会阴和冲洗排泄物，或倒掉并清洗便盆
进食	0 分	依赖
	5 分	需部分帮助：指能吃任何正常食物，但在切割、搅拌食物或夹菜、盛饭时需要帮助，或较长时间才能完成
	10 分	自理：指能使用任何必要的装置，在适当的时间内独立地完成包括夹菜、盛饭在内的进食过程
转移	0 分	依赖：不能坐起，需两人以上帮助，或用提升机
	5 分	需大量帮助：能坐，需两个人或一个强壮且动作娴熟的人帮助
	10 分	需小量帮助：为保安全，需一人搀扶或语言指导、监督
	15 分	自理：指能独立地从床上转移到椅子上并返回。独立地从轮椅到床，再从床回到轮椅，包括从床上坐起、刹住轮椅、抬起脚踏板
平地步行	0 分	依赖：不能步行
	5 分	需大量帮助：如果不能行走，能使用轮椅行走 45 米，并能向各方向移动以及进出厕所
	10 分	需小量帮助：指在一人帮助下行走 45 米以上，帮助可以是体力或语言指导、监督。如坐轮椅，必须是无须帮助，能使用轮椅行走 45 米以上，并能拐弯。任何帮助都应由未经特殊训练者提供
	15 分	自理：指能在家中或病房周围水平路面上独自行走 45 米以上，可以用辅助装置，但不包括带轮的助行器
穿衣	0 分	依赖
	5 分	需要帮助：指在适当的时间内至少做完一半的工作
	10 分	自理：指在无人指导的情况下能独立穿脱适合自己身体的各类衣裤，包括穿鞋、系鞋带、系扣、解纽扣、开关拉链、穿脱矫形器和各类护具等
上楼梯	0 分	依赖：不能上下楼
	5 分	需要帮助：在体力帮助或语言指导与监督下上、下一层楼
	10 分	自理（包括使用辅助器）：指能独立地上、下一层楼，可以使用扶手或用手杖、腋杖等辅助用具
洗澡（池浴、盆浴或淋浴）	0 分	依赖或需要帮助
	5 分	自理：指无须指导和他人帮助，能安全地进出浴池，并完成洗澡全过程

注：评分标准最高分 100 分。① ＞60 分：良，生活基本自理；② 41～60 分：中度残疾，日常生活需要帮助；③ 21～40 分：重度残疾，日常生活明显依赖；④ ≤20 分：完全残疾，日常生活完全依赖。

表 3-2-2 改良 Barthel 指数(MBI)评定内容及评分

项目		评分级			
		独立	较少依赖	中等依赖	完全依赖
进食		10	5	2.5	0
洗澡		5	2.5	1.25	0
修饰		5	2.5	1.25	0
穿衣		10	5	2.5	0
上厕所		10	5	2.5	0
床椅转移		15	7.5	3.75	0
行走	步行	15	7.5	3.75	0
	用轮椅	5	2.5	1.25	0
上下楼梯		10	5	2.5	0
		无失禁	失禁 1～2 次/天		失禁≥3 次/天
大便		10	5		0
小便		10	5		0

评价标准:① 良:> 60 分,有轻度功能障碍,能独立完成部分日常活动,需部分帮助;② 中:41～60 分,有中度功能障碍,需要极大帮助才能完成日常活动;③ 差:<40 分,有重度功能障碍,多数日常活动不能完成或需人照料。

2. Katz 指数评定(又称 ADL 指数) 20 世纪 60 年代 Katz 等人研究发现,ADL 能力的下降或丧失通常是按照一定的顺序发生,这个顺序正好与儿童的个体功能发育顺序相反,复杂的功能最先受到影响。Katz 评定方法将 ADL 由难到易分为六项,即洗澡、穿衣、上厕所、转移、大小便控制和进食,并将功能状况分为 A、B、C、D、E、F、G 七个等级,A 级完全自理,G 级完全依赖。Katz 指数分级评定见表 3-2-3。评定标准:按表 3-2-3 中标准对六项内容进行评定,统计出无须帮助(即能独立完成)的项目数,然后按下述标准评级。A 级:全部项目均能独立完成。B 级:只有一项依赖。C 级:只有洗澡和其余五项之一依赖。D 级:洗澡、穿着和其余四项之一依赖。E 级:洗澡、穿着、上厕所和其余三项之一依赖。F 级:洗澡、穿着、上厕所、转移和其余两项之一依赖。G 级:所有项目均依赖。

表 3-2-3 Katz 指数评分标准

	完全独立	需要帮助	依赖
洗澡: 包括海绵擦浴、盆浴或淋浴	无须帮助,能自己进出澡盆或浴室洗澡	只需帮助洗身体的一个部位(如背部或腿),或进出澡盆时需要帮助	需要帮助洗身体的一个以上的部位,或不能洗澡
穿着: 包括从衣柜或抽屉里取出衣服(包括内衣、外套),使用扣件(包括穿戴支具)	无须帮助,能自己取衣服、穿衣服(包括使用扣件)	除系鞋带需要帮助外,取衣服和穿衣服不需要帮助	取衣服或穿衣服需要帮助,或只能穿部分衣服,或完全不能穿衣

续 表

	完全独立	需要帮助	依 赖
上厕所： 包括进厕所，解大小便，便后自我清洁，整理衣裤	进厕所，解大小便，自我清洁和整理衣裤的所有动作，无须帮助(可以用支持物如拐杖、步行器，或轮椅)，夜里可以用便盆或便桶，早上倒干净	进厕所，或便后自我清洁，或整理衣裤，或夜里用便盆、便桶时需要帮助	不能走进厕所解大小便或不能便后自我清洁，或不能整理衣裤，或夜间用便盆、便桶时需要帮助
转移： 包括上下床和进出轮椅	上下床及进出轮椅无须帮助(可以用支持物如拐杖和步行器)	上下床及进出轮椅时需要帮助	不能下床
控制大小便	大小便完全自控	大小便偶有失禁	大小便完全失禁，需要监护，或使用导尿管、灌肠及有规律地使用尿壶或便盆来管理大小便
进食	自我进食，无须帮助	能自我进食，但夹菜、盛饭、切肉、给面包涂黄油等准备性活动需要帮助	需帮助进食，部分地或完全地依赖鼻饲或静脉输液补充营养

3. PULSES评定　该法产生于1957年，由Moskowitz和Mclann参考美国和加拿大征兵体检方法修订而成，是一种总体的功能评定方法。有六项内容：身体状况(physical condition，P)、上肢功能(upper extremity，U)、下肢功能(lower extremity，L)、感觉功能(sensory component，S)、排泄功能(excretory，E)、精神和情感状况(psychosocial，S)，简称PULSES。每一项又分四个功能等级：1级为正常，无功能障碍；2级为轻度功能障碍；3级为中度功能障碍；4级为重度功能障碍。总分为6分(即六项均为1级)者功能最佳，24分(即六项均为4级)者功能最差。此表主要用于评定慢性疾病、老年人和住院患者的ADL能力(表3-2-4)。评分标准：按表3-2-4中各项评出分数后相加，得出总分。6分为功能最佳，>12分表示独立自理生活严重受限，>16分表示有严重残疾。

表3-2-4　改良PULSES评分标准

P	身体状况：指内脏器官如心血管、呼吸、消化、泌尿、内分泌和神经系统疾患情况
1分	内科情况稳定，只需每隔3个月复查一次
2分	内科情况尚属稳定，需每隔2～10周复查一次
3分	内科情况不太稳定，最低限度需每周复查一次
4分	内科情况不稳定，每日需严密进行医疗监护
U	上肢功能及日常生活自理情况：指进食、穿衣、穿戴假肢或矫形器、梳洗等
1分	生活自理，上肢无残损
2分	生活自理，但上肢有一定残损
3分	生活不能自理，需别人扶助或指导，上肢有残损或无残损

续 表

4分	生活完全不能自理，上肢有明显残损
L	下肢功能及行动：指步行、上下楼梯、使用轮椅、床椅转移、用厕情况
1分	独立步行、转移，下肢无残损
2分	基本上能独立行动，下肢有一定残损，需使用步行辅助器械、矫形器或假肢，或利用轮椅能在无梯级的地方充分行动
3分	在扶助或指导下才能行动，下肢有残损或无残损，利用轮椅能做部分活动
4分	完全不能独立行动，下肢有严重残损
S	感官功能：包括语言、听觉和视觉
1分	能独自进行语言交流，视力无残损
2分	基本上能进行语言交流，视力基本无碍，但感官及语言交流功能有一定缺陷，例如轻度构音障碍、轻度失语，要戴眼镜或助听器，或经常要用药物治疗
3分	在别人帮助或指导下能进行语言交流，视力严重障碍
4分	聋、盲、哑，不能进行语言交流，无有用的视力
E	排泄功能：指大小便自理和控制程度
1分	大小便完全能自控
2分	基本上能控制膀胱及肛门括约肌，虽然有尿急或急于解便，但尚能控制，因此可参加社交活动或工作；或虽需插导尿管，但能自理
3分	在别人帮助下，能处理好大小便排泄问题，偶尔有尿床或溢粪
4分	大小便失禁，常有尿床或溢粪
S	精神和情绪状况
1分	能完成日常任务，并能尽家庭和社会职责
2分	基本上适应，但需在环境上、工作性质和要求上稍做调整和改变
3分	适应程度差，需在别人指导、帮助和鼓励下才稍能适应集体和社会环境，进行极小量力所能及的家务或工作
4分	完全不适应家庭和社会环境，需长期住院治疗或休养

（二）IADL评定量表

1. 功能活动问卷(functional activities questionnaire，FAQ) 原用于研究社区老年人独立性和轻症老年痴呆，后经修订，内容见表3-2-5。FAQ评定分值越高，表明障碍程度越重，正常标准为小于5分，大于或等于5分为异常。FAQ是目前IADL量表中效度最高的，而且项目较全面，建议首先使用。

表 3-2-5 社会功能活动问卷(FAQ)

项 目	正常或从未做过,但能做(0分)	困难,但可单独完成或从未做过(1分)	需要帮助(2分)	完全依赖他人(3分)
1. 每月平衡收支的能力、算账的能力				
2. 患者的工作能力				
3. 能否到商店买衣服、杂货和家庭用品				
4. 有无爱好,会不会下棋和打扑克				
5. 会不会做简单的事情,如点炉子、泡茶等				
6. 会不会准备饭菜				
7. 能否了解最近发生的事件(时事)				
8. 能否参加讨论和了解电视、书和杂志的内容				
9. 能否记住约会时间、家庭节日和吃药				
10. 能否拜访邻居、自己乘公共汽车				
总分				

2. 快速残疾评定量表(RDRS) 由 Linn 于 1967 年提出,后经过修订。用于住院和在社区中生活的患者,对老年患者尤为合适。RDRS 项目包括以下三大项内容:

(1) 日常生活需要帮助程度:包括进食、行走、活动、洗澡、穿衣、用厕、整洁修饰、适应性项目(财产处理、用电话等)。

(2) 残疾程度:包括言语交流、听力、视力、饮食不正常、大小便失禁、白天卧床、用药。

(3) 特殊问题程度:包括精神错乱、不合作(对医疗持敌视态度)、抑郁。

RDRS 共有项目 18 项,每项最高 3 分,最高分值为 54 分。分值越高,表示残疾程度越重,完全正常为 0 分。

三、ADL 评定的注意事项

(1) 评定前应与患者交谈,讲明评定的目的,以取得患者的理解与合作。

(2) 评定前应了解患者的基本情况,如肌力、肌张力、关节活动范围、平衡性、协调性、感觉等,以确定其残存的功能和缺陷以及是否需要专门的设备。

(3) 给予的指令应详细、具体,不要让患者无所适从。除非评定表中有说明,否则使用支具或采取替代的方法，均认为是独立完成活动，但应注明。

（4）如不能顺利完成某一项活动，可给予一定的帮助，然后继续评定下一个项目。评定期间不要让患者失败，也不要提供太多的帮助。如果某项活动显然是挣扎着完成，则可暂停，或换下一项活动。

（5）评定可分期进行。但应首选 ADL 评定表中较简单和安全的项目进行，然后选用较困难和复杂的项目。

（6）评定可在实际生活环境中进行，也可在 ADL 专项评定中进行。不便和不易完成的动作，可通过询问患者或家属的方式取得结果。

（闻彩芬）

思政人文案例

任务目标评价表

项目4 体格检查

任务1 全身状态检查

知识、能力与素质目标

1. 掌握全身状态检查的内容、相关体征的概念。
2. 掌握全身状态检查的基本方法，以视诊为主对学生标准化患者（student as standardized patient，SSP）进行全身状态检查。
3. 学习和训练时，体现出刻苦钻研、认真细致的精神，表现出良好的沟通能力、团结协作精神，尊重患者，保护其隐私。

学习难点

1. 全身状态检查的内容，相关体征的概念。
2. 全身状态检查的基本方法。

课件也精彩

一、性别

性别（sex）通过性征来判断，性征的正常发育，在女性与雌激素和雄激素有关，在男性仅与雄激素有关。女性受雄激素的影响，出现大阴唇与阴蒂的发育，腋毛、阴毛的生长，可出现痤疮；受雌激素的影响，出现乳房、阴道、子宫及卵巢的发育。男性受雄激素的影响，出现睾丸、阴茎的发育，腋毛多，阴毛呈菱形分布，声音低而洪亮，皮脂腺分泌多，可出现痤疮。疾病的发生与性别有一定的关系，如系统性红斑狼疮多见于女性，某些疾病和药物也可引起性征发生改变。

思政人文案例

二、年龄

随着年龄（age）的增长，机体出现生长发育、成熟、衰老等一系列改变。年龄与疾病的发生及预后有密切的关系，如佝偻病、麻疹、白喉等多发生于幼儿及儿童；结核病、风湿热多发生于少年与青年；动脉硬化性疾病和某些癌肿多发生于老年。年龄大小一般通过问诊即可得知，但在某些情况下如昏迷、死亡或隐瞒年龄时，则需通过观察进行判断。

三、生命征

生命征（vital sign）是评价生命活动存在与否及其质量的指标，包括体温、脉搏、呼吸和血压，为体格检查时必须检查的项目之一。其检查方法、正常范围及临床意义详见护理基本理论与技术课程相关内容。

四、发育与体型

（一）发育

发育(development)应通过观察年龄、智力、体格成长状态之间的关系进行综合评价。发育正常者，上述三者处于均衡一致。成年以前，随年龄的增长，体格不断成长，在青春期可出现一段急速成长期，属于正常发育状态。

机体的发育受种族遗传、内分泌、营养代谢、生活条件及体育锻炼等多种因素的影响。成人发育正常的指标包括：① 头部的长度为身高的 1/8～1/7；② 胸围为身高的 1/2；③ 双上肢展开后，左右指端的距离约等于身高；④ 坐高等于下肢的长度。正常人各年龄组的身高与体重之间存在一定的对应关系。

临床上的病态发育与内分泌的改变密切相关。在发育成熟前，如出现垂体前叶功能亢进，可致体格异常高大，称为巨人症(gigantism)；如发生垂体功能减退，可致体格异常矮小，称为垂体性侏儒症(pituitary dwarfism)。甲状腺对体格发育具有促进作用。在发育成熟前，如发生甲状腺功能减退，可导致体格矮小和智力低下，称为呆小病(cretinism)。

性激素决定第二性征的发育，当性激素分泌受损，可导致第二性征的改变。男性患者出现“阉人”征(eunuchism)，表现为上、下肢过长，骨盆宽大，无胡须、毛发稀少，皮下脂肪丰满，外生殖器发育不良，发音女声；女性患者出现乳房发育不良、闭经、体格男性化、多毛、皮下脂肪减少、发音男声。性激素对体格亦具有一定的影响，性早熟儿童，患病初期可较同龄儿童体格发育快，但常因骨骺过早闭合，限制其后期的体格发育。

（二）体型

体型(habitus)是身体各部发育的外观表现，包括骨骼、肌肉的生长与脂肪分布的状态等。成年人的体型可分为以下 3 种：

1. 无力型（瘦长型） 表现为体高肌瘦、颈细长、肩窄下垂、胸廓扁平、腹上角小于 90°。
2. 正力型（匀称型） 表现为身体各个部分结构匀称适中，腹上角 90°左右，见于多数正常成人。
3. 超力型（矮胖型） 表现为体格粗壮、颈粗短、面红、肩宽平、胸围大、腹上角大于 90°。

五、营养状态

营养状态(state of nutrition)与食物的摄入、消化、吸收和代谢等因素密切相关，其状态可作为判断患者是否存在营养失调的重要依据。

（一）检查方法

可通过视诊、体重与体重指数的测量来评价营养状态。

1. 视诊 观察皮肤、毛发、皮下脂肪、肌肉的发育情况进行综合判断。临床上通常用良好、中等、不良三个等级对营养状态进行描述。

(1) 良好：黏膜红润、皮肤光泽、弹性良好，皮下脂肪丰满而有弹性，肌肉结实，指甲、毛发润泽，肋间隙及锁骨上窝深浅适中，肩胛部和股部肌肉丰满。

(2) 不良：皮肤黏膜干燥、弹性降低，皮下脂肪菲薄，肌肉松弛无力，指甲粗糙无光泽、毛发稀疏,肋间隙及锁骨上窝凹陷,肩胛骨和髂骨嶙峋突出。

(3) 中等:介于上述两者之间。

2. 测量体重　体重亦可反映机体的营养状态。标准体重(kg)=身高(cm)-105。女性按此式所得再减 2～3 kg。体重在标准体重±10%范围内为正常。当体重低于标准体重达 10%为消瘦,超过标准体重 10%为超重,超过标准体重达 20%为肥胖。

3. 体重指数(BMI)　BMI=体重(kg)/身高$(m)^2$。我国采用亚太地区判定标准,BMI 的正常范围是 18.5～23.9,小于 18.5 为消瘦,24～27.9 为超重,大于 28 为肥胖。

(二) 营养状态异常

临床上常见的营养状态异常包括营养不良和营养过度两个方面。

1. 营养不良　由摄食不足、消化吸收障碍或(和)消耗增多引起,表现为消瘦或极度消瘦(恶病质)。一般轻微或短期的疾病不易导致营养状态的异常,故营养不良多见于长期或严重的疾病,常见原因有以下几个方面:

(1) 摄食障碍:多见于食管、胃肠道疾病,神经系统疾病及肝、肾等内脏疾病引起的严重恶心、呕吐等。

(2) 消化吸收障碍:见于胃、肠、胰腺、肝脏及胆道疾病引起消化液或酶的合成和分泌减少,影响消化和吸收。

(3) 消耗增多:由于慢性消耗性疾病和严重神经精神因素的影响,如长期活动性肺结核、恶性肿瘤、代谢性疾病、内分泌疾病,出现糖、脂肪和蛋白质的消耗过多。

2. 营养过度　体内脂肪积聚过多,表现为超重或肥胖。肥胖最常见的原因为热量摄入过多,超过消耗量,常与内分泌、遗传、生活方式、运动和精神因素有关。按其病因可将肥胖分为:

(1) 外源性肥胖:为摄入热量过多所致,表现为全身脂肪分布均匀,身体各个部位无异常改变,常有一定的遗传倾向。儿童期患者表现为生长较快,青少年患者可有外生殖器发育迟缓。

(2) 内源性肥胖:主要为某些内分泌疾病所致,如肥胖性生殖无能综合征、肾上腺皮质功能亢进、甲状腺功能低下等可引起具有一定特征的肥胖和性功能障碍。

六、意识状态

意识(consciousness)是大脑功能活动的综合表现,即对环境的知觉状态。正常人意识清晰,定向力正常,反应敏锐精确,思维和情感活动正常,语言流畅、准确,表达能力良好。凡能影响大脑功能活动的疾病均可引起程度不等的意识改变,称为意识障碍。可通过体格检查、量表评定等方式进行判断。

1. 体格检查　通过生命征、痛觉试验、瞳孔对光反射、角膜反射、咽反射和咳嗽反射等检查来判断意识障碍的程度,可分为嗜睡、意识模糊、谵妄、昏睡及昏迷(详见项目 2 任务 10)。

2. 格拉斯哥昏迷评分表(Glasgow coma scale,GCS)　评估项目包括睁眼反应、最佳运动反应及最佳语言反应 3 个项目,再将各个项目所测的分值相加求其总和,即可得到患者意识障碍水平的客观评分,见表 4-1-1。GCS 总分范围为 3～15 分,14～15 分为正常,8～13 分表示患者已有程度不等的意识障碍,总分低于 7 分表示患者已呈现轻度昏迷状态,总分低于 3 分表示患者呈现深度昏迷。评估中注意运动反应的刺激部位应以上肢为主,以其最佳反应计分,并通过动态的 GCS 评分和记录了解意识障碍的演变情况。

表 4-1-1　Glasgow 昏迷评分量表

评分项目	反　　应	得　分
睁眼反应	正常睁眼	4
	对声音刺激有睁眼反应	3
	对疼痛刺激有睁眼反应	2
	对任何刺激无睁眼反应	1
最佳运动反应	可按指令动作	6
	对疼痛刺激能定位	5
	对疼痛刺激有肢体退缩反应	4
	疼痛刺激时肢体过屈(去皮质强直)	3
	疼痛刺激时肢体过伸(去大脑强直)	2
	对疼痛刺激无反应	1
最佳语言反应	能准确回答时间、地点、人物等定向问题	5
	能说话,但不能准确回答时间、地点、人物等定向问题	4
	言语不当,但字意可辨	3
	言语模糊不清,字意难辨	2
	任何刺激无语言反应	1

七、语调与语态

语调(tone)指言语过程中的音调。神经和发音器官的病变可使音调发生改变,如喉部炎症、结核和肿瘤可引起声音嘶哑,脑血管意外可引起音调变浊和发音困难,喉返神经麻痹可引起音调降低和语言共鸣消失。语音障碍可分为失音(不能发音)、失语(不能言语,包括运动性失语和感觉性失语)和口吃。

语态(voice)指言语过程中的节奏。语态异常指语言节奏紊乱,出现语言不畅、快慢不均、音节不清,见于帕金森病(震颤麻痹)、舞蹈症、手足徐动症等。

八、面容与表情

面容(facial features)是指面部呈现的状态,表情(expression)是在面部或姿态上思想感情的表现。健康人表情自然,神态安怡。患病后因病痛困扰,常出现痛苦、忧虑或疲惫的面容与表情。某些疾病发展到一定程度时,可出现特征性的面容与表情,患者出现自我形象的紊乱,影响社交等。一般通过视诊即可确定。临床上常见的典型面容改变有以下几种:

1. 急性病容　面色潮红,兴奋不安,鼻翼扇动,口唇疱疹,表情痛苦。多见于急性感染性疾病,如肺炎球菌肺炎、疟疾、流行性脑脊髓膜炎等。

2. 慢性病容　面容憔悴,面色晦暗或苍白无华,目光暗淡。见于慢性消耗性疾病,如恶性肿瘤、肝硬化、严重结核病等。

3. 贫血面容　面色苍白，唇舌色淡，表情疲惫。见于各种原因所致的贫血。

4. 肝病面容　面色晦暗，额部、鼻背、双颊有褐色色素沉着。见于慢性肝脏疾病。

5. 肾病面容　面色苍白，眼睑、颜面水肿，舌色淡、舌缘有齿痕。见于慢性肾脏疾病。

6. 甲状腺功能亢进症面容　面容惊愕，眼裂增宽，眼球凸出，目光炯炯，兴奋不安，烦躁易怒。见于甲状腺功能亢进症(图4-1-1a)。

7. 黏液性水肿面容　面色苍黄，颜面水肿，睑厚面宽，目光呆滞，反应迟钝，眉毛、头发稀疏，舌色淡、肥大。见于甲状腺功能减退症(图4-1-1b)。

8. 二尖瓣面容　面色晦暗、双颊紫红、口唇轻度发绀。见于风湿性心瓣膜病二尖瓣狭窄(图4-1-1c)。

9. 肢端肥大症面容　头颅增大，面部变长，下颌增大、向前突出，眉弓及两颧隆起，唇舌肥厚，耳鼻增大。见于肢端肥大症(图4-1-1d)。

10. 伤寒面容　表情淡漠，反应迟钝呈无欲状态。见于肠伤寒、脑脊髓膜炎、脑炎等高热衰竭患者。

11. 苦笑面容　牙关紧闭，面肌痉挛，呈苦笑状。见于破伤风。

12. 满月面容　面圆如满月，皮肤发红，常伴痤疮和胡须生长。见于Cushing综合征及长期应用糖皮质激素者(图4-1-1e)。

13. 面具面容　面部呆板、无表情，似面具样。见于帕金森病、脑炎等。

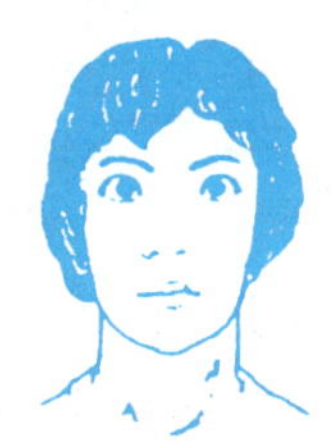
a. 甲状腺功能亢进面容

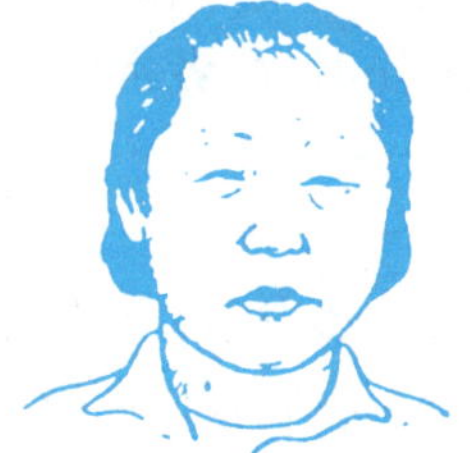
b. 黏液性水肿面容

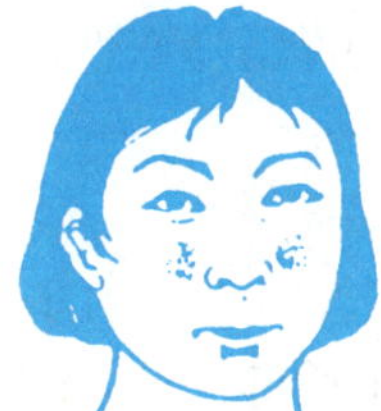
c. 二尖瓣面容

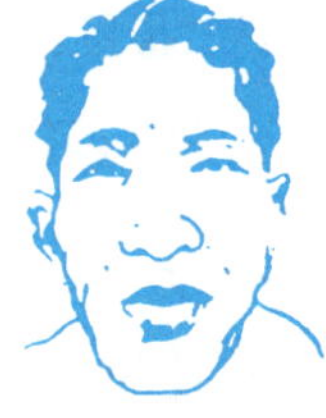
d. 肢端肥大症面容

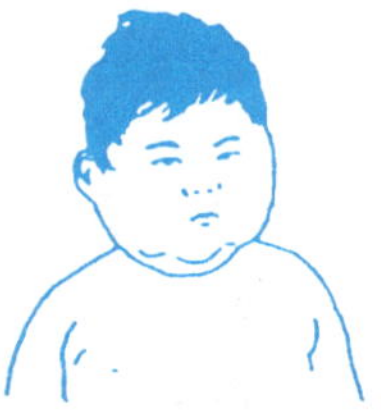
e. 满月面容

图4-1-1　常见异常面容

九、体位

体位(position)是指患者身体所处的状态。体位的改变对某些疾病的诊断具有一定的意义。常见的体位有以下几种：

1. 自主体位(active position)　身体活动自如，不受限制。见于正常人、轻症和疾病早期患者。

2. 被动体位(passive position)　患者不能自己调整或变换身体的位置。见于极度衰竭瘫痪或意识丧失者。

3. 强迫体位(compulsive position)　患者为减轻痛苦，被迫采取某种特殊的体位。临床上常见的强迫体位可分为以下几种：

(1) 强迫仰卧位：患者仰卧，双腿蜷曲，借以减轻腹部肌肉的紧张程度。见于急性腹膜炎等患者。

(2) 强迫侧卧位：有胸膜疾病的患者多采取患侧卧位，可限制患侧胸廓活动而减轻疼痛和有利于健侧代偿呼吸。见于一侧胸膜炎和大量胸腔积液的患者。

(3) 强迫俯卧位：俯卧位可减轻脊背肌肉的紧张程度。见于脊柱疾病患者。

(4) 强迫坐位：亦称端坐呼吸(orthopnea)，患者坐于床沿上，以两手置于膝盖或扶持床边。该体位便于辅助呼吸肌参与呼吸运动，加大膈肌活动度，增加肺通气量，并减少回心血量和减轻心脏负担。见于心、肺功能不全患者。

(5) 强迫蹲位：患者在活动过程中，因呼吸困难和心悸而停止活动，并采用蹲踞位或膝胸位以缓解症状。见于先天性发绀型心脏病患者。

(6) 强迫停立位：在行走时心前区疼痛突然发作，患者常被迫立刻站住，并以手按抚心前部位，待症状稍缓解后才继续行走。见于心绞痛患者。

(7) 辗转体位：患者辗转反侧，坐卧不安。见于胆石症、胆道蛔虫症、肾绞痛等患者。

(8) 角弓反张位：患者颈及脊背肌肉强直，出现头向后仰，胸腹前凸，背过伸，躯干呈弓形。见于破伤风及小儿脑膜炎患者。

十、姿势

姿势(posture)是指举止的状态。健康成人躯干端正，肢体活动灵活适度。正常的姿势主要依靠骨骼结构和各部分肌肉的紧张度来保持，但亦受机体健康状况及精神状态的影响，如疲劳和情绪低沉时可出现肩垂、弯背、拖拉蹒跚的步态。患者因疾病的影响，可出现姿势的改变。颈部活动受限提示颈椎疾病；充血性心力衰竭患者多愿采取坐位，当其后仰时可出现呼吸困难；腹部疼痛时可有躯干制动或弯曲，胃、十二指肠溃疡或胃肠痉挛性疼痛发作时，患者常捧腹而行。

十一、步态

步态(gait)是指走动时所表现的姿态。健康人的步态因年龄、机体状态和所受训练的影响而有不同表现，如小儿喜急行或小跑，青壮年矫健快速，老年人则常为小步慢行。当患某些疾病时可导致步态发生特征性改变，有助于疾病的诊断，同时也存在意外跌倒的可能。常见的典型异常步态有以下几种：

1. 醉酒步态(drunken man gait)　行走时躯干重心不稳，步态紊乱不准确如醉酒状。见于小脑疾病、酒精及巴比妥中毒。

2. 蹒跚步态(waddling gait)　走路时身体左右摇摆似鸭行。见于佝偻病、大骨节病、进行性肌营养不良或先天性双侧髋关节脱位等。

3. 共济失调步态(ataxic gait)　起步时一脚高抬，骤然垂落，且双目向下注视，两脚间距很宽，以防身体倾斜，闭目时则不能保持平衡。见于脊髓结核患者。

4. 慌张步态(festinating gait)　起步后小步急速前行，身体前倾，有难以止步之势。见于帕金森病患者(图 4-1-2a)。

5. 跨阈步态(steppage gait)　踝部肌腱、肌肉弛缓，患足下垂，行走时必须抬高下肢才能起步。见于腓总神经麻痹患者(图 4-1-2b)。

6. 剪刀步态(scissors gait)　双下肢肌张力增高，尤以伸肌和内收肌张力增高明显，移步时下肢内收过度，两腿交叉呈剪刀状。见于脑性瘫痪与截瘫患者(图 4-1-2c)。

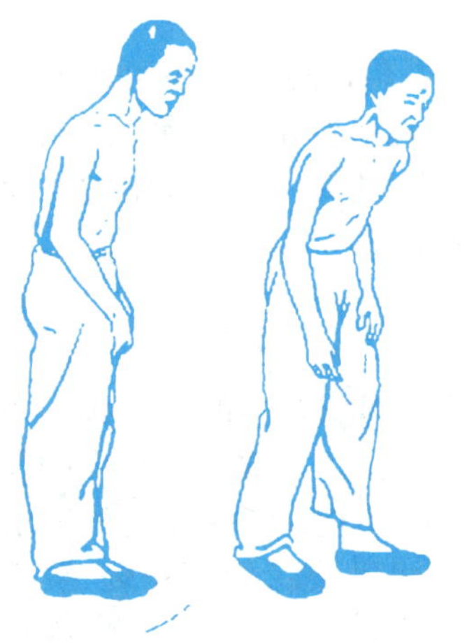

a. 慌张步态

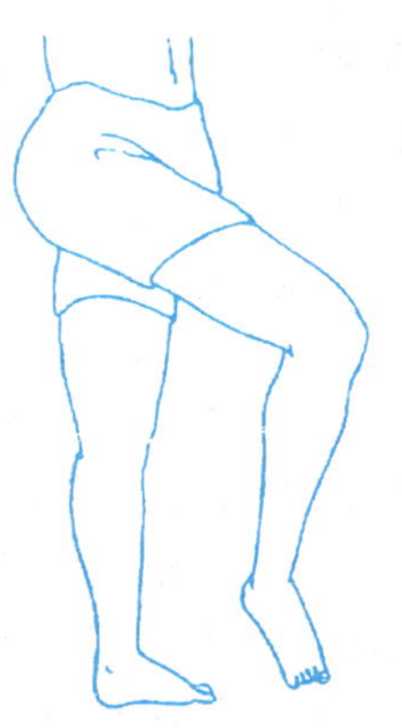

b. 跨阈步态

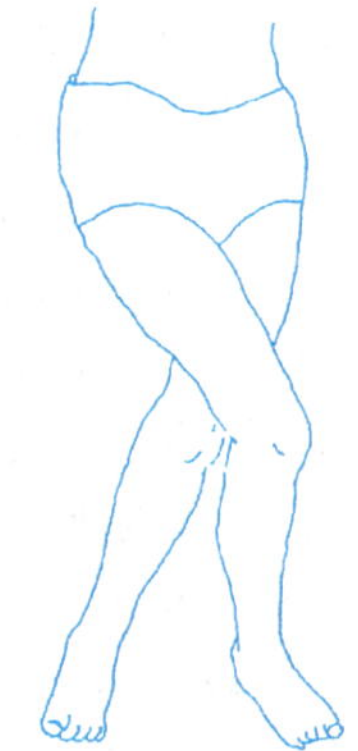

c. 剪刀步态

任务目标评价表

图4-1-2 常见异常步态

思政人文案例

任务2 皮肤检查

知识、能力与素质目标

1. 掌握皮肤检查的内容，熟悉蜘蛛痣、玫瑰疹等常见体征的临床意义。
2. 掌握皮肤检查的基本方法，以触诊为主对SSP进行皮肤检查。
3. 学习和训练时，体现出刻苦钻研、认真细致的精神，表现出良好的沟通能力、团结协作精神，尊重患者，保护其隐私。

学习难点

1. 皮肤检查的内容，熟悉蜘蛛痣、玫瑰疹等常见体征的临床意义。
2. 皮肤检查的基本方法。

皮肤检查是判断皮肤完整性是否受损的最重要的方法，局部或全身皮肤的颜色、温度、湿度及水肿等是影响皮肤完整性最重要的因素。检查方法一般采用视诊，有时尚需配合触诊。

一、颜色

皮肤的颜色(skin color)与毛细血管的分布、血液的充盈度、色素量的多少、皮下脂肪的厚薄有关。

1. 苍白(pallor) 皮肤苍白可由贫血、末梢毛细血管痉挛或充盈不足所致，如寒冷、惊恐、休克、虚脱以及主动脉瓣关闭不全等。仅见肢端苍白，可能与肢体动脉痉挛或阻塞有关，如雷诺(Raynaud)病、血栓闭塞性脉管炎等。

2. 发红(redness) 由毛细血管扩张充血、血流加速、血量增加以及红细胞量增多所致，在生理情况下见于运动、饮酒后；病理情况下见于发热性疾病，阿托品及一氧化碳中毒等。

3. 发绀(cyanosis) 皮肤黏膜呈青紫色，主要由血液中还原血红蛋白量增多(超过 50 g/L)引起。见于各种严重的呼吸系统疾病、大量胸腔积液、气胸、心功能不全、严重休克等。也可由血液中异常血红蛋白衍生物引起，当血液中高铁血红蛋白含量达 30 g/L 或硫化血红蛋白含量达 5 g/L 均可出现发绀。如某些药物或化学物质（伯氨喹、磺胺类、亚硝酸盐、苯胺）中毒、进食大量含有亚硝酸盐的变质蔬菜等。发绀在皮肤较薄、色素较少和毛细血管丰富的部位如唇、舌、鼻尖、面颊、耳垂和甲床等处较明显，易于观察。

4. 黄染（stained yellow） 皮肤黏膜发黄称为黄染。常见的原因有：

（1）黄疸：由于血清内胆红素浓度增高而使皮肤黏膜乃至体液及其他组织黄染的现象称为黄疸。血清总胆红素浓度超过 34.2 μmol/L 时，可出现黄疸（详见项目 2 任务 6）。黄疸引起皮肤黏膜黄染的特点是：① 黄疸首先出现于巩膜、硬腭后部及软腭黏膜上，随着血中胆红素浓度的继续增高，黏膜黄染更明显时，才会出现皮肤黄染；② 巩膜黄染是连续的，近角巩膜缘处黄染轻、黄色淡，远角巩膜缘处黄染重、黄色深。

（2）胡萝卜素增高：过多食用胡萝卜、南瓜、橘子、橘子汁等可引起血中胡萝卜素增高，当超过 2.5 g/L 时，也可使皮肤黄染。其特点是：① 黄染首先出现于手掌、足底、前额及鼻部皮肤；② 一般不出现巩膜和口腔黏膜黄染；③ 血中胆红素不高；④ 停止食用富含胡萝卜素的蔬菜或果汁后，皮肤黄染逐渐消退。

（3）长期服用含有黄色素的药物：如米帕林（阿的平）、呋喃类等药物也可引起皮肤黄染。其特点是：① 黄染首先出现于皮肤，严重者也可出现于巩膜；② 巩膜黄染的特点是近角巩膜缘处黄染重、黄色深；离角巩膜缘越远，黄染越轻、黄色越淡，这一点是与黄疸的重要区别。

5. 色素沉着（pigmentation） 色素沉着是由于表皮基底层的黑色素增多所致的部分或全身皮肤色泽加深。生理情况下，身体的外露部分以及乳头、腋窝、生殖器官、关节、肛门周围等处皮肤色素较深。如果这些部位的色素明显加深，或其他皮肤色素较浅部位出现色素沉着，则为病理征象。常见于慢性肾上腺皮质功能减退，也见于肝硬化、晚期肝癌。妇女妊娠期间，面部、额部可出现棕褐色对称性色素斑，称为妊娠斑；老年人也可出现全身或面部的散在色素斑，称为老年斑。

6. 色素脱失（depigmentation） 正常皮肤均含有一定量的色素，当缺乏酪氨酸酶致体内酪氨酸不能转化为多巴而形成黑色素时，即可发生色素脱失。临床上常见的色素脱失有白癜风、白斑及白化症。

二、湿度

皮肤湿度（skin moisture）与汗腺分泌功能有关，出汗多者皮肤比较湿润，出汗少者皮肤比较干燥。在气温高、湿度大的环境中出汗增多是生理的调节功能。在病理情况下，发生出汗增多或无汗，具有一定的诊断价值。风湿病、结核病和布氏杆菌病出汗较多；甲状腺功能亢进症、佝偻病、脑炎后遗症亦经常伴有多汗。夜间睡后出汗称为盗汗，多见于结核病。手足皮肤发凉而大汗淋漓称为冷汗，见于休克和虚脱患者。

三、弹性

皮肤弹性（skin elasticity）与年龄、营养状态、皮下脂肪及组织间隙所含液体量有关。儿童及青年人皮肤紧致富有弹性；中年以后皮肤组织逐渐松弛，弹性减弱；老年人皮肤组织萎缩，皮下脂肪减少，弹性减退。检查皮肤弹性时，常选择手背或上臂内侧部位，以拇指和食指将皮肤提起，松手后如皮肤皱褶迅速平复为弹性正常，如皱褶平复缓慢为弹性减弱，后者见于长期消耗性疾病或严重脱水者。

四、皮疹

皮疹(skin eruption)多为全身性疾病的表现之一，是临床上诊断某些疾病的重要依据。皮疹的种类很多，常见于传染病、皮肤病、药物及其他物质所致的过敏反应等。其出现的规律和形态有一定的特异性，发现皮疹时应仔细观察和记录其出现与消失的时间、发展顺序、分布部位、形态大小、颜色及压之是否褪色、平坦或隆起、有无瘙痒及脱屑等。临床上常见的皮疹有以下几种：

1. 斑疹(macula) 局部皮肤发红，一般不凸出皮肤表面，见于斑疹伤寒、丹毒、风湿性多形性红斑等。玫瑰疹(roseola)是一种鲜红色圆形斑疹，直径 2～3 mm，为病灶周围血管扩张所致。以手指按压可使皮疹消退，松开时又复出现，多出现于胸腹部。为伤寒和副伤寒的特征性皮疹。

2. 丘疹(papules) 除局部颜色改变外，病灶凸出皮肤表面，见于药物疹、麻疹及湿疹等。

3. 斑丘疹(maculopapule) 丘疹周围有皮肤发红的底盘称斑丘疹，见于猩红热和药物疹等。

4. 荨麻疹(urticaria) 又称风团，为稍隆起皮肤表面的苍白色或红色的局限性水肿，大小可不一，有瘙痒，为速发性皮肤变态反应所致，见于各种过敏反应。

5. 疱疹(herpes) 为局限性高出皮面的腔性皮损，内为血清、淋巴液或脓液，可见于水痘、单纯疱疹、烫伤等。

五、皮下出血

皮下出血(subcutaneous bleeding)根据其直径大小及伴随情况分为以下几种：小于 2 mm 称为瘀点(petechia)；3～5 mm 称为紫癜(purpura)，大于 5 mm 称为瘀斑(ecchymosis)；片状出血并伴有皮肤显著隆起称为血肿(hematoma)。检查时，较大面积的皮下出血易于诊断，对于较小的瘀点应注意与红色的皮疹或小红痣进行鉴别，皮疹受压时一般可褪色或消失，瘀点和小红痣受压后不褪色。皮下出血常见于造血系统疾病、重症感染、某些血管损害性疾病以及毒物或药物中毒等。

六、蜘蛛痣与肝掌

皮肤小动脉末端分支性扩张所形成的血管痣形似蜘蛛，称为蜘蛛痣(spider angioma)(图 4-2-1)。多出现于上腔静脉分布的区域内，如面、颈、手背、上臂、前胸和肩部等处，其大小不等。检查时用棉签或火柴杆压迫蜘蛛痣的中心，其辐射状小血管网立即消失，去除压力后又复出现。一般认为蜘蛛痣的出现与肝脏对雌激素的灭活作用减弱有关，常见于急、慢性肝炎或肝硬化。慢性肝病患者手掌大、小鱼际处常发红，加压后褪色，称为肝掌(liver palms)(图 4-2-2)，发生机制与蜘蛛痣相同。

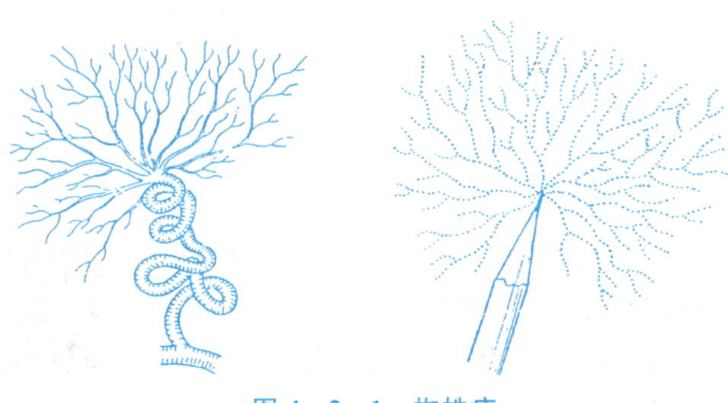

图 4-2-1 蜘蛛痣

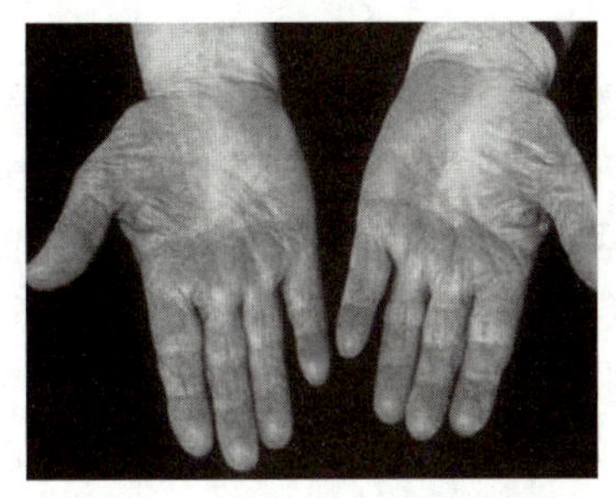

图 4-2-2 肝掌

七、水肿

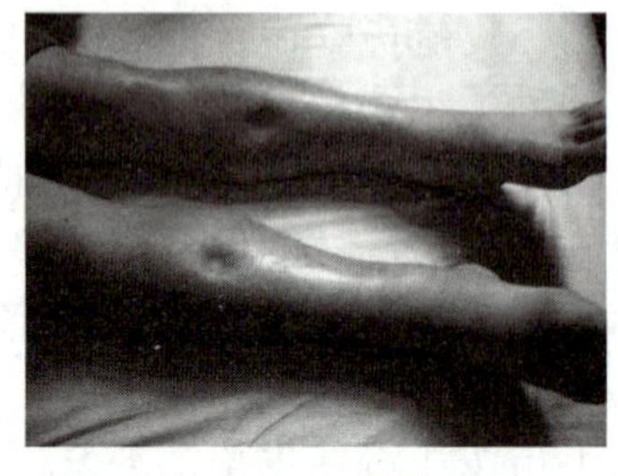
图 4-2-3　凹陷性水肿

皮下组织的细胞内及组织间隙内液体积聚过多，称为水肿（详见项目 2 任务 9）。水肿的检查应以视诊和触诊甚至体重监测相结合，仅凭视诊虽可诊断明显水肿，但不易发现轻度水肿。凹陷性水肿局部受压后可出现凹陷（图 4-2-3），而黏液性水肿及象皮肿（丝虫病）尽管组织肿胀明显，但受压后并无组织凹陷。根据水肿的轻重，可分为轻、中、重三度。

（1）轻度：仅见于眼睑、眶下软组织、胫骨前、踝部皮下组织，指压后可见组织轻度下陷，平复较快。

（2）中度：全身组织均见明显水肿，指压后可出现明显的或较深的组织下陷，平复缓慢。

（3）重度：全身组织严重水肿，身体低位皮肤张紧发亮，甚至有液体渗出。此外，胸腔、腹腔等浆膜腔内可见积液，外阴部亦可见严重水肿。

八、压疮

压疮（pressure sore）又称压力性溃疡（pressure ulcer），为局部组织长期受压，发生持续性缺血、缺氧、营养不良所致的皮肤损害。易发生于受压的骨突部位，如枕部、耳郭、肩胛部、脊柱、肘部、髋部、骶尾部、膝关节内外侧、内外踝、足跟等。检查压疮应包括：① 有无导致压疮的危险因素存在，如感觉或运动障碍、局部受潮湿或摩擦压迫、心功能不全、休克、营养不良、年老、消瘦、水肿；② 是否缺乏自我保护意识，他人照护不力；③ 对已发生压疮的患者，应检查压疮发生的部位、大小、数目，并根据组织损伤的程度对其正确分期；④ 影响愈合的因素，持续存在的危险因素是影响压疮愈合的最主要因素。压疮临床分期见表 4-2-1。

表 4-2-1　压疮临床分期

分　期	临　床　表　现
瘀血红润期	红、肿、热、麻或有触痛
炎性浸润期	局部红肿向外浸润、扩大、变硬，皮肤变为紫红色，常有水疱形成，有疼痛感
溃疡期	轻者，浅层组织感染，脓液流出溃疡形成；重者，坏死组织发黑，脓性分泌物增多、有臭味，感染向周围及深部扩展，可达骨骼，甚至可引起败血症

九、毛发

健康人毛发（hair）的多少存在差异，一般男性体毛较多，女性体毛较少，检查体毛要注意分布、疏密和色泽。生理情况下毛发的多少、分布与颜色可随年龄发生变化，自中年以后由于毛发根部的血运和细胞代谢减退，头发可逐渐减少或色素脱失，形成秃顶或白发，并与家族遗传有关。另外，营养和精神状态都可使头发发生改变。某些病理情况下，如脂溢性皮炎、斑秃、黏液性水肿、垂体前叶功能减退、过量放射线照射、某些抗癌药物（如环磷酰胺）等可引起脱发；而肾上腺皮质功能亢进或长期使用糖皮质激素的患者，毛发可异常增多，女性患者除一般体毛增多外，还可出现小须；性早熟者阴毛常过早出现；无阴毛者则提示可能有内分泌功能障碍。

任务目标评价表

任务3 浅表淋巴结检查

知识、能力与素质目标

1. 掌握浅表淋巴结检查的内容，熟悉浅表淋巴结肿大的临床意义。
2. 掌握浅表淋巴结检查的基本方法，以触诊为主对SSP进行浅表淋巴结检查。
3. 学习和训练时，体现出刻苦钻研、认真细致的精神，表现出良好的沟通能力、团结协作精神，尊重患者，保护其隐私。

学习难点

1. 浅表淋巴结检查的内容，淋巴结肿大的临床意义。
2. 浅表淋巴结检查的基本方法。

淋巴结分布于全身，一般体格检查仅能检查身体各部浅表的淋巴结。正常情况下，淋巴结较小，直径多在0.2～0.5 cm之间，质地柔软，表面光滑，与毗邻组织无粘连，不易触及，无压痛。

一、浅表淋巴结分布

浅表淋巴结呈组群分布，如枕后和耳后淋巴结群、颌下淋巴结群、颏下淋巴结群、颈部淋巴结群、腋窝淋巴结群及腹股沟淋巴结群等(图4-3-1)。

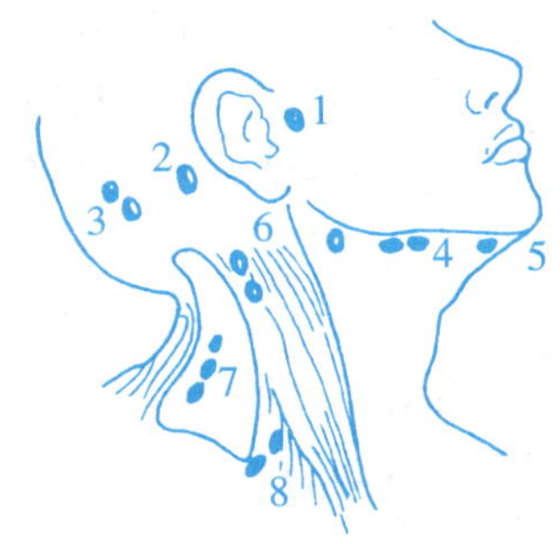

a. 头颈部淋巴结分布示意图

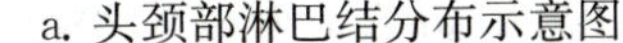

1—耳前淋巴结　2—耳后淋巴结
3—枕后淋巴结　4—颌下淋巴结
5—颏下淋巴结　6—颈前淋巴结
7—颈后淋巴结　8—锁骨上淋巴结

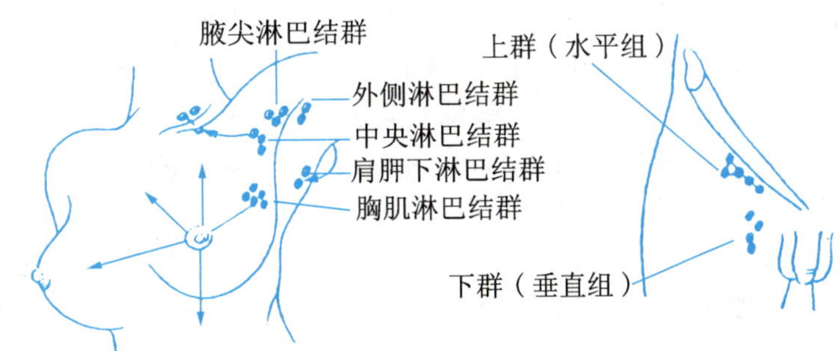

b. 腋窝淋巴结分布示意图　c. 腹股沟淋巴结分布示意图

图4-3-1　浅表淋巴结分布示意图

二、检查方法

检查浅表淋巴结时，主要采用滑行触诊法。按照耳前、耳后、乳突区、颌下、颏下、枕骨下区、颈后三角、颈前三角、锁骨上窝、腋窝、滑车上、腹股沟及腘窝的顺序进行触摸：① 检查颈部淋巴结时，患者最好取坐位，护士可站在患者对面或背面，嘱患者头稍低，偏向检查侧，护士手指四指并拢，紧贴被检部位，由浅入深进行滑动触摸；② 检查锁骨上窝淋巴结时，患者取坐位或仰卧位，头部稍向前屈，护士用双手进行触诊，左手触诊右侧，右手触诊左侧，食指与中指并拢，由浅入深逐渐摸至锁骨后部；③ 检查腋窝淋巴结时，应以手扶患者前臂稍外展，护士手指并拢微屈，以右手检查左侧，以左手检查右侧，触诊时由浅入深至腋窝顶部；④ 检查滑车上淋巴结时，以左(右)手扶托患者左(右)前臂，以右(左)手触诊左(右)滑车上，由浅入深。当浅表淋巴结肿大时可被触及，应注意其出现部位、大小、数目、硬度、压痛、活动度、有无粘连，局部皮肤有无红肿、瘢痕及瘘管等。

三、淋巴结肿大的临床意义

（一）局部淋巴结肿大

引起局部淋巴结肿大的原因有：

1. 非特异性淋巴结炎　由引流区域的急、慢性炎症所引起，如急性化脓性扁桃体炎、齿龈炎可引起颈部淋巴结肿大。急性炎症初始，肿大的淋巴结柔软、有压痛，表面光滑、无粘连，肿大至一定程度即停止。

2. 淋巴结结核　肿大的淋巴结常发生于颈部血管周围，多发性，质地稍硬，大小不等，可相互粘连或与周围组织粘连，如发生干酪性坏死，则可触及波动感。晚期破溃后形成瘘管，愈合后可形成瘢痕。

3. 恶性肿瘤淋巴结转移　恶性肿瘤转移所致肿大的淋巴结，质地坚硬或有橡皮样感，表面可光滑或突起，与周围组织粘连，不易推动，一般无压痛。胸部肿瘤如肺癌可向右侧锁骨上窝或腋窝淋巴结群转移；胃癌多向左侧锁骨上窝淋巴结群转移，因此处系胸导管进颈静脉的入口，这种肿大的淋巴结称为 Virchow 淋巴结，常为胃癌、食管癌转移的标志。

（二）全身性淋巴结肿大

1. 感染性疾病　病毒感染见于传染性单核细胞增多症、艾滋病等，细菌感染见于布氏杆菌病、血行播散型肺结核、麻风等，螺旋体感染见于梅毒、鼠咬热、钩端螺旋体病等，原虫与寄生虫感染见于黑热病、丝虫病等。

2. 非感染性疾病　结缔组织疾病如系统性红斑狼疮、干燥综合征、结节病等。血液系统疾病如急、慢性白血病，淋巴瘤，恶性组织细胞病等。

任务目标评价表

任务4 ▶ 头部、面部与颈部检查

知识、能力与素质目标

1. 掌握头部、面部与颈部检查的内容，熟悉麻疹黏膜斑、颈静脉怒张等常见体征的概念和临床意义。
2. 掌握头部、面部与颈部检查的基本顺序与方法，通过视、触、叩、听诊等方法，对SSP进行头部、面部与颈部检查。
3. 学习和训练时，体现出刻苦钻研、认真细致的精神，表现出良好的沟通能力、团结协作精神，尊重患者，保护其隐私。

学习难点

1. 头部、面部与颈部检查的内容，麻疹黏膜斑、颈静脉怒张等常见体征的概念和临床意义。
2. 头部、面部与颈部检查的基本顺序与方法。

头部及头面部器官是人体最重要的外形特征之一，检查时安排患者采取舒适的坐位，以视诊为主，必要时配合触诊等。

一、头部

（一）头发

头发（hair）可反映个体的生理、心理、社会情况，应观察头发的颜色、数量、分布、质地，注意有无脱发，有无头虱与虱卵。脱发可见于伤寒、甲状腺功能减退症、斑秃、放射治疗和抗癌药物治疗的患者，停止治疗后头发会再生。

（二）头皮

头皮（scalp）检查时将头发梳成几区，分区检查有无头皮屑、头癣、疥疮、外伤、血肿和瘢痕等异常，必要时触诊有无压痛、结节等。

（三）头颅

头颅（skull）检查应从前向后，检查头颅的大小、形状、对称性，有无畸形、肿块和压痛。头颅的大小以头围来衡量，测量时用软尺，测自眉间绕到颅后经过枕骨粗隆一周的长度。新生儿头围约34 cm，到18岁可达53 cm以上，此后基本无变化。常见异常颅形有：

1. 小颅（microcephalia）　小儿囟门一般在12～18个月内闭合，闭合过早即形成小颅，常伴有脑发育障碍。

2. 方颅（squared skull）　前额左右突出，头顶平坦呈方形，见于小儿佝偻病。

3. 巨颅（large skull）　头颅明显增大，相比之下颜面比例减小，头面颈部静脉充盈，伴双目下视，巩膜外露，称落日征，见于脑积水（图4-4-1）。

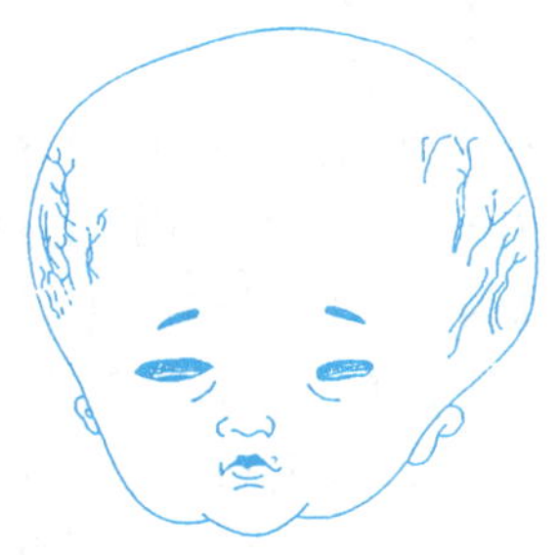

图4-4-1　巨颅

二、面部

面部(face)为头部前面不被头发遮盖的部分，一般可概括为三种类型：即椭圆形、方形及三角形。面部肌群很多，有丰富的血管和神经分布，是构成表情的基础，各种面容和表情的临床意义已如前述。除面部器官本身的疾病外，许多全身性疾病在面部及其器官上有特征性改变，检查面部及其器官对某些疾病的诊断具有重要意义。

(一) 眼

检查应按从外向内、先左后右的顺序进行。

1. 眼眉　眉外侧 1/3 过分稀疏脱落见于黏液性水肿、垂体前叶功能减退。

2. 眼睑(eyelids)　眼睑皮下组织疏松，轻度或初发水肿常出现眼睑水肿，见于肾炎、慢性肝病、营养不良、血管神经性水肿等。双侧眼睑闭合障碍，眼球突出，眼裂增宽，见于甲状腺功能亢进症良性突眼。单侧眼睑闭合障碍见于同侧面神经麻痹、恶性突眼。双侧上睑下垂见于先天性上睑下垂、重症肌无力。单侧上睑下垂见于蛛网膜下隙出血、脑炎、脑脓肿、外伤等引起的动眼神经麻痹。单侧上睑下垂，眼球内陷，瞳孔缩小及同侧面部无汗，称为何纳综合征(Horner syndrome)，见于颈和胸部交感神经麻痹，多因肺尖部肺癌压迫颈交感神经所致。

3. 结膜(conjunctiva)　包括睑结膜和球结膜。检查上睑结膜时，先嘱患者向下看，再用食指和拇指捏住上睑中外 1/3 交界处的边缘，轻轻向前下方牵拉，然后食指向下压迫睑板上缘，并与拇指配合将睑缘向上捻转即可将上睑翻开。检查下睑结膜时，嘱患者向上看，用食指将下眼睑向下翻开即可。眼睑充血见于结膜炎，出血见于亚急性感染性心内膜炎，颗粒与滤泡见于沙眼，苍白见于贫血。

4. 巩膜(sclera)　呈瓷白色、不透明。巩膜是黄疸最早出现的部位。

5. 角膜(cornea)　视诊时注意角膜的透明度，有无白斑、云翳、软化、溃疡和新生血管等。角膜干燥或软化见于维生素 A 缺乏。角膜周围血管增生见于严重沙眼。角膜边缘黄色或棕褐色色素环见于肝豆状核变性。

6. 眼球(eyeball)　检查时注意眼球的外形与运动。

(1) 眼球突出：双侧眼球突出可见于甲状腺功能亢进症。单侧眼球突出多由于局部炎症或眶内占位性病变所致。

(2) 眼球下陷：双侧眼球下陷见于严重脱水。单侧眼球下陷见于 Horner 综合征和眶尖骨折。

(3) 眼球运动(图 4-4-2)：嘱被检查者眼球随检查者手指按“左—左上—左下、右—右上—右下”的方向移动。当动眼、滑车、外展三对脑神经中的任意一对发生病变时，可出现不同程度的斜视并伴有复视。让患者眼球跟随目标水平或垂直方向运动几次后，如双侧眼球出现有规律的快速往返运动，称眼球震颤(nystagmus)，见于耳源性眩晕、小脑病变等患者。

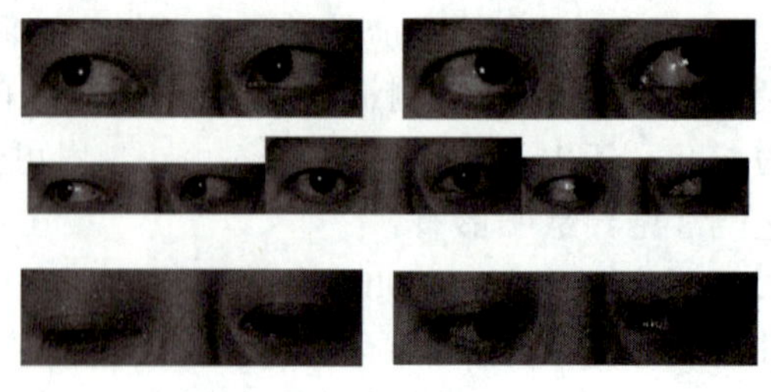

图 4-4-2　眼球运动的检查方法

7. 瞳孔(pupil)　瞳孔是虹膜中央的孔洞，检查时注意瞳孔的大小、形状，双侧是否等大等圆，对光反射、调节反射和辐辏反射是否存在。

(1) 瞳孔的大小：正常人两侧瞳孔等大，自然光线下直径 3～4 mm。直径大于 6 mm 为瞳孔扩大，直径小于 2 mm 为瞳孔缩小。瞳孔扩大见于外伤、青光眼、视神经萎缩或阿托品、可卡因、颠茄类等药物反应。瞳孔缩小见于虹膜炎症、有机磷中毒、毒蕈中毒或吗啡、毛果芸香碱等药物反应。双侧瞳孔大小不等提示颅内病变，见于脑外伤、脑肿瘤等发生脑疝时。

(2) 瞳孔的形状：正常人瞳孔呈圆形，两侧等大等圆，青光眼或眼内肿瘤时可呈椭圆形，虹膜粘连可导致形状不规则。

(3) 瞳孔对光反射(light reflex)(图 4-4-3)：以电筒光线照射被检者一侧瞳孔，该侧瞳孔立即缩小，称为直接对光反射。检查时，电筒光线照射一侧瞳孔，以一手挡住光线，以防光线照射到另一侧眼，另一侧瞳孔也缩小，称为间接对光反射。瞳孔对光反射迟钝或消失见于深昏迷患者，双侧瞳孔散大、对光反射消失为濒死状态特征。

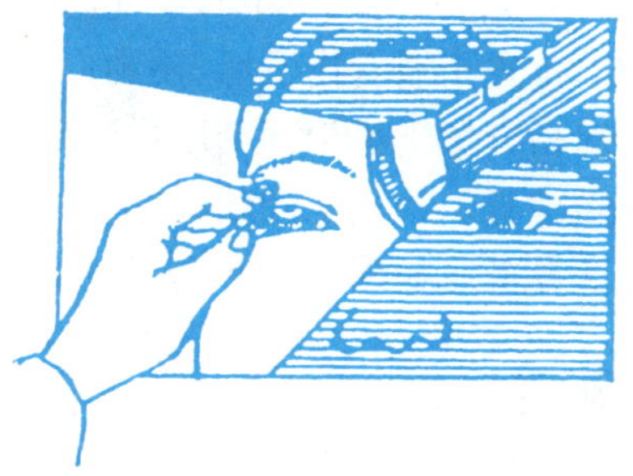

图 4-4-3　瞳孔对光反射检查法

8. 眼功能检查

(1) 视力 (visual acuity)：可以用视力表检测，检查远视力用远距离视力表，在距视力表 5 m 处，能看清"1.0"行视标者为正常视力。检查近视力用近距离视力表，在距视力表 33 cm 处，能看清"1.0"行视标者为正常视力。

(2) 色觉(color sensation)：色觉异常分为色弱和色盲 2 种。色弱为对某种颜色的识别能力减低；色盲为对某种颜色的识别能力丧失。色觉检查应在适宜的光线下，让受检者在 50 cm 距离处读色盲表上的数字或图像，如 5～10 秒内不能读出，则可判断为色盲或色弱。

9. 眼底　需用检眼镜观察。视神经盘见于颅内压增高。视网膜动脉痉挛变细，反光增强，有动静脉交叉压迫现象，见于原发性高血压、糖尿病、慢性肾炎及白血病等。

(二) 耳

1. 外耳、乳突　注意外耳有无畸形、分泌物，乳突有无压痛。痛风患者可在耳郭上触及小而硬的白色结节，有痛感，为尿酸钠沉积的结果，称痛风结节。外耳道内有局部红、肿、疼痛并有耳郭牵拉痛，为疖肿。外耳道如有脓性分泌物，为中耳炎；如有血液或脑脊液，提示颅底骨折。

2. 听力　在静室内患者闭目坐于椅上，堵塞非检查侧耳，用摩擦手指、耳语、表声于 1 m 以外逐渐向耳部移动，直到听到为止。正常人约在 1 m 处即可听到滴答声或捻指声，必要时可使用规定频率的音叉或电测听器进行测试，结果更为精确。听力减退见于外耳道耵聍或异物、局部或全身血管硬化、听神经损害等。

(三) 鼻

检查鼻部皮肤颜色、外形、鼻翼扇动，鼻道是否通畅，有无脓、血性分泌物，鼻窦有无压痛。

1. 鼻外形(nasal form)　鼻梁部皮肤出现红色水肿斑块，并向两侧面颊部扩展，呈蝶状，称蝶形红斑，见于系统性红斑狼疮。鼻尖和鼻翼皮肤发红，伴毛细血管扩张和组织肥厚，称酒糟鼻，见于螨虫感染。鼻腔部分或完全阻塞，外鼻变形，鼻梁宽平，称蛙状鼻，见于鼻息肉。鼻梁塌陷，称马鞍鼻，见于鼻骨骨折或先天性梅毒患者。

2. 鼻翼扇动(nosewing fan)　吸气时鼻孔开大，呼气时回缩，称鼻翼扇动。见于重度呼吸困难者，如支气管哮喘、心源性哮喘和小儿肺炎等。

3. 鼻呼吸通畅性　压住一侧鼻孔，正常人另一侧鼻孔通畅。呼吸不畅见于鼻中隔重度偏曲、鼻息肉、鼻炎及鼻黏膜肿胀等。

4. 鼻腔分泌物(nasal secretion)　鼻腔内有清稀无色的分泌物为卡他性炎症，见于急性上呼吸道感染。黏稠发黄的脓性分泌物见于鼻及鼻窦化脓性炎症。

5. 鼻出血(epistaxis)　常见于外伤、鼻腔感染、高血压、出血性疾病、鼻内恶性肿瘤、某些发热性传染病如流行性出血热等。

6. 鼻窦(nasal sinus)　包括额窦、蝶窦、筛窦和上颌窦4对(图4-4-4)。检查额窦时，护士双手拇指置于眉骨内下缘，用力向后向上按压，其余四指固定在头颅颞侧作为支点。检查筛窦时，双侧拇指分置于鼻根部与眼内眦之间向后按压，其余四指固定在两侧耳后。蝶窦位置较深，无法在体表检查。检查上颌窦时，双手拇指置于鼻侧颧骨下缘向后向上按压，其余四指固定在两侧耳后。出现鼻窦压痛多伴有鼻塞、流涕、头痛，见于鼻窦炎。

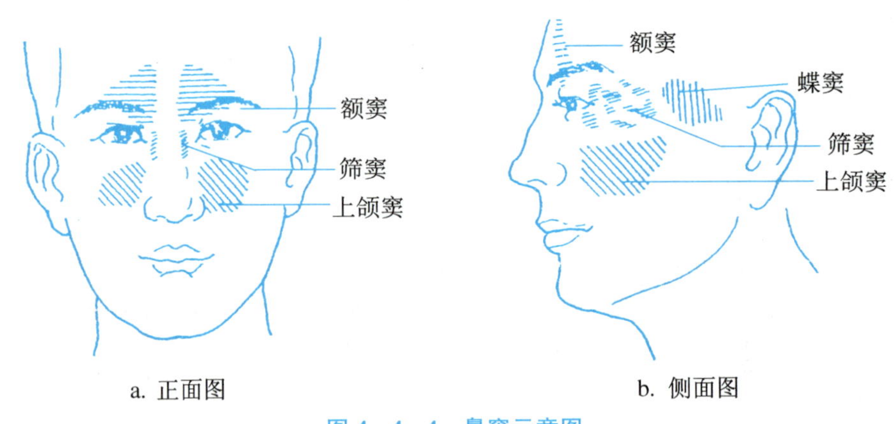

a. 正面图　　b. 侧面图

图4-4-4　鼻窦示意图

(四) 口

1. 口唇(lip)　正常人口唇红润、光泽。检查时注意口唇颜色，有无疱疹、口角糜烂或歪斜，有无肿胀和唇裂。口唇苍白见于贫血、虚脱。口唇发绀多为血液中还原血红蛋白增多所致，可见于心肺功能不全。口唇樱桃红色见于一氧化碳中毒。口唇疱疹为口唇黏膜与皮肤交界处发生的成簇小水疱，伴痒痛感，1周左右结痂，愈合不留瘢痕，见于单纯疱疹病毒感染。口角糜烂见于核黄素缺乏。口角向一侧歪斜见于对侧面神经瘫痪。唇裂也称兔唇，见于先天性发育畸形。

2. 口腔黏膜(oral mucosa)　检查时注意颜色，有无出血点、斑点、溃疡及真菌感染。正常口腔黏膜光洁呈粉红色。黏膜斑片状蓝黑色色素沉着见于肾上腺皮质功能减退症。黏膜瘀点、瘀斑、血泡见于出血性疾病。在相当于第二磨牙的颊黏膜处出现针尖大小白色斑点，称为麻疹黏膜斑(Koplik斑)，为麻疹早期体征。黏膜溃疡见于口腔炎症。黏膜上有白色或灰白色凝乳块状物，称为鹅口疮(thrush)，为白色念珠菌感染所引起，多见于重病衰弱者或长期使用广谱抗生素和抗肿瘤药物的患者。

3. 牙齿(teeth)　注意牙齿颜色，有无龋齿、缺齿、义齿或残根。正常牙齿呈瓷白色，黄褐色牙称斑釉牙，为长期饮用含氟量较高的水所致。单纯性齿间隙过宽多见于肢端肥大症患者。

4. 牙龈(gum)　注意颜色，有无肿胀、溢脓、溃疡及出血。正常牙龈呈粉红色。牙龈游离缘蓝黑色点状线称铅线，是铅中毒的体征。牙龈肿胀、溢脓见于慢性牙周炎。牙龈出血见于牙石或出血性疾病。

5. 舌(tongue) 嘱患者伸出舌头,舌尖翘起,左右侧移,以观察舌质、舌苔及舌的运动状态。正常人舌质淡红,表面湿润,覆有薄白苔,伸出居中,活动自如无颤动。舌面光滑、舌质淡为光滑舌,见于贫血或营养不良。舌紫见于心、肺功能不全。舌鲜红伴舌乳头肿胀凸起,称草莓舌(strawberry tongue),见于猩红热或长期发热患者。舌面干燥、舌体缩小,称干燥舌,见于严重脱水、阿托品作用或放射治疗后。伸舌有细微震颤,见于甲状腺功能亢进症。舌偏斜见于舌下神经麻痹。

6. 口咽(oropharynx) 患者坐于椅上,面向光源,头稍后仰,张口发"啊"声,同时检查者用压舌板迅速下压其舌前2/3与后1/3交界处,可见软腭、腭垂、扁桃体、咽后壁、咽腭弓和舌腭弓。检查时注意口咽部黏膜颜色、对称性,有无充血、肿胀、分泌物及扁桃体大小。急性咽炎时,咽部黏膜充血、红肿、黏液分泌增多。慢性咽炎时,咽部发红,表面粗糙,可见淋巴滤泡呈簇状增生。急性扁桃体炎时,腺体肿大,扁桃体隐窝内有黄白色分泌物形成苔状假膜,但易于拭去,不留创面,此可与咽白喉相鉴别。扁桃体肿大分为三度:未超出咽腭弓者为Ⅰ度,超出咽腭弓者为Ⅱ度,达到或超出咽后壁中线者为Ⅲ度(图4-4-5)。

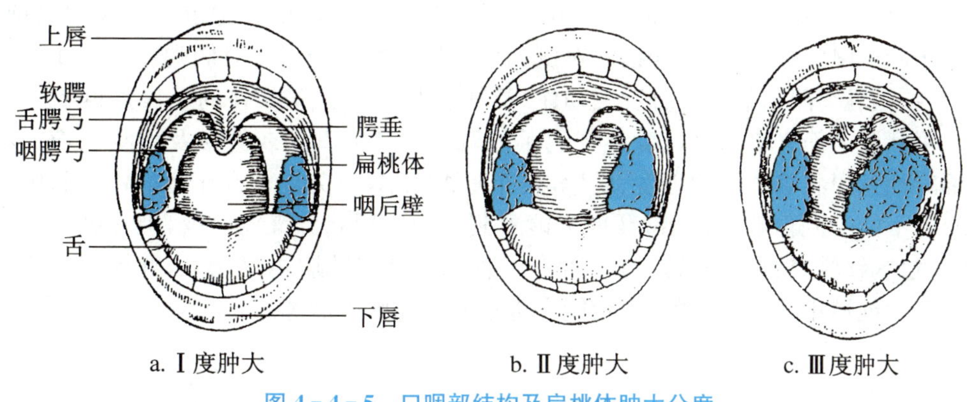

图4-4-5 口咽部结构及扁桃体肿大分度

7. 口腔气味 牙龈炎、牙周炎、龋齿、消化不良可致口臭。其他疾病可致特殊气味,如糖尿病酮症酸中毒者有烂苹果味,尿毒症者有尿味,肝性脑病者有肝臭味,有机磷农药中毒者有蒜味。

8. 腮腺(parotid gland) 腮腺位于耳屏、下颌角、颧弓所构成的三角区内,正常时腺体薄软,不能触及其轮廓,开口位于上颌第二磨牙相对的颊黏膜上。腮腺肿大,视诊可见以耳垂为中心的隆起,有压痛,腮腺导管口可有红肿,见于急性腮腺炎。腮腺质韧呈结节状,边界清楚,可移动,见于腮腺混合瘤。

三、颈部

体检时患者取舒适坐位或卧位,头向后仰,充分暴露颈部,以视诊和触诊为主,必要时配合听诊。

(一) 颈部外形与活动

正常人颈部两侧对称,活动自如,以胸锁乳突肌为界分为颈前和颈后三角。颈部向一侧偏斜称斜颈,见于先天性颈肌挛缩或斜颈。颈向前倾,甚至头不能抬起,见于重度消耗性疾病晚期、重症肌无力等。颈部活动受限伴疼痛,见于颈椎病变、软组织炎症和颈肌扭伤等。颈项强直为脑膜刺激征，见于脑膜炎、蛛网膜下隙出血等。

（二）颈部血管

重点观察有无颈静脉怒张、颈动脉搏动和颈静脉搏动。

1. 颈静脉　正常人立位或坐位时，颈外静脉不显露。平卧位时，稍见充盈，但仅限于锁骨上缘中点至下颌角连线的下 2/3 内。若取 45°角半卧位，颈静脉充盈超过正常水平，或坐位、立位时见颈静脉充盈，称为颈静脉怒张（jugular vein distention），提示静脉压增高，见于右心衰竭、心包积液、缩窄性心包炎、上腔静脉阻塞综合征。

2. 颈动脉　正常人静息状态下看不见颈动脉搏动。如在静息状态下出现明显的颈动脉搏动（carotid pulse），提示脉压增高，见于高血压、主动脉瓣关闭不全、甲状腺功能亢进及严重贫血等。

（三）甲状腺

1. 视诊　观察甲状腺有无肿大及是否对称。

2. 触诊　有两种方法（图 4－4－6）：① 护士位于患者背后，一只手食指、中指施压于一侧甲状软骨，将气管推向对侧；另一只手拇指在对侧胸锁乳突肌后缘向前推挤甲状腺，食指、中指在其前缘触诊甲状腺，配合吞咽动作，重复检查。用同法检查另一侧甲状腺。② 护士位于患者前面，一只手拇指施压于同侧甲状软骨，将气管推向对侧，另一只手食指、中指在对侧胸锁乳突肌向前推挤甲状腺，拇指在胸锁乳突肌前触诊配合吞咽动作，重复检查，可触及被推挤的甲状腺侧叶。

正常时甲状腺表面光滑、柔软，看不到也不能触及。凡能看到或能触及甲状腺均提示甲状腺肿大。触诊时注意甲状腺肿大的程度、质地，表面是否光滑，有无震颤及压痛。甲状腺肿大可分为三度：Ⅰ度为不能看到但能触及者；Ⅱ度为能看到肿大的甲状腺又能触及，但在胸锁乳突肌以内者；Ⅲ度为超过胸锁乳突肌外缘者。有些青春发育期女性甲状腺可略增大，此属正常现象。病理情况下常见于单纯性甲状腺肿、甲状腺功能亢进症或甲状腺肿瘤等。

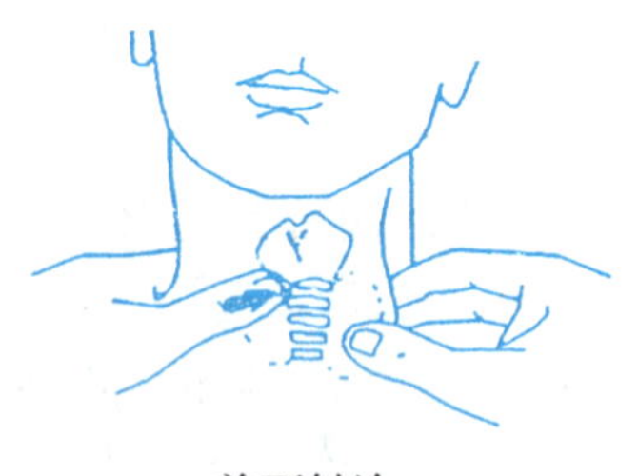

a. 前面触诊

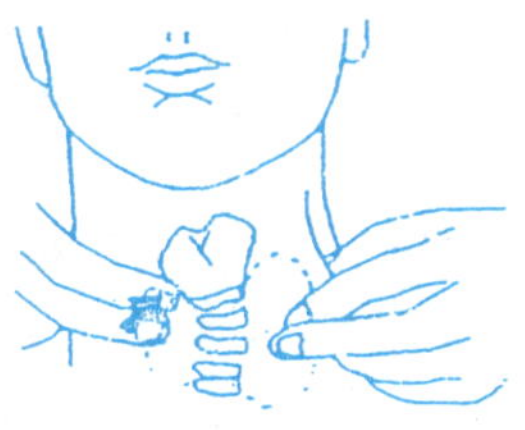

b. 后面触诊

图 4－4－6　甲状腺触诊法

3. 听诊　触及肿大甲状腺时应以钟形听诊器置于甲状腺上听诊有无血管杂音。甲状腺功能亢进时可闻及血管杂音。

（四）气管

将右手食指和无名指分置于两侧胸锁关节上，中指于胸骨上窝触到气管，观察中指与食指、无名指间的距离。正常人两侧距离相等，说明气管居中。两侧距离不等提示气管移位，一侧胸腔积液、积气、纵隔肿瘤时，气管向健侧移位。肺不张、肺纤维化、胸膜增厚粘连时气管向患侧移位。

任务目标评价表

（闻彩芬）

任务5 胸部检查

知识、能力与素质目标

1. 了解胸壁、肺和胸膜、心脏、血管检查的内容，掌握桶状胸、干啰音、湿啰音、管状呼吸音、舒张期奔马律、心脏杂音等常见体征的临床意义。
2. 掌握胸壁、肺和胸膜、心脏、血管检查的基本顺序与方法，通过视、触、叩、听诊等方法，对 SSP 进行胸壁、肺和胸膜、心脏、血管检查。
3. 学习和训练时，体现出刻苦钻研、认真细致的精神，表现出良好的沟通能力、团结协作精神，尊重患者，保护其隐私。

学习难点

1. 胸壁、肺和胸膜、心脏、血管检查的内容，桶状胸、干啰音、湿啰音、管状呼吸音、舒张期奔马律、心脏杂音等常见体征的临床意义。
2. 胸壁、肺和胸膜、心脏、血管检查的基本顺序与方法。

胸部是指颈部以下和腹部以上的区域。检查时应注意环境温暖、安静，光线充足，被检查者取坐位或卧位，充分暴露胸廓，按视、触、叩、听顺序检查，先检查前胸和侧胸部，后检查背部，左右两侧对称部位应注意对比。

一、胸部体表标志

胸部体表标志包括骨骼标志、自然陷窝、人工画线及分区，在检查胸部时用于标记正常胸部脏器的轮廓和位置，也用于描述胸部体征所在部位及范围或治疗、穿刺部位的标记等(图 4-5-1)。

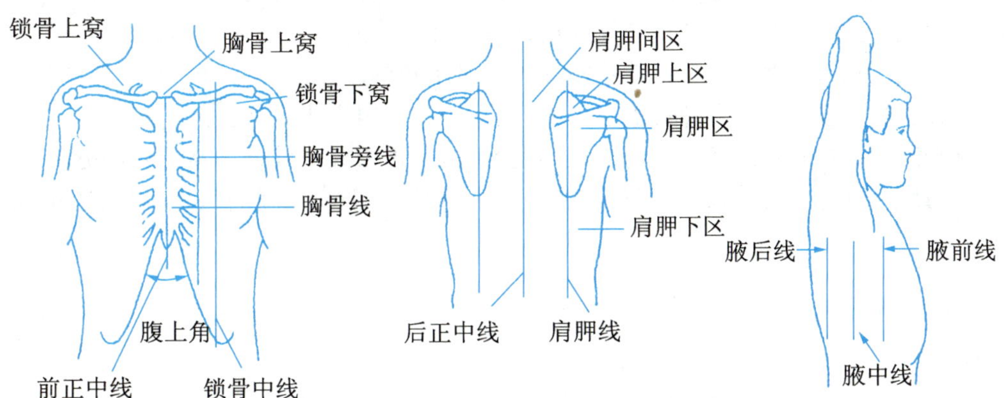

图 4-5-1 胸部体表标志与分区

1. 骨骼标志

(1) 胸骨角(sternal angle)：为胸骨柄和胸骨体的连接处向前的突起，又称路易斯(louis)角，两侧分别与左右第2肋软骨相连，为计数肋骨的重要标志。也相当于支气管分叉、主动脉弓和第5胸椎水平。

(2) 剑突(xiphoid process)：位于胸骨体下端，呈三角形，其底部与胸骨体相连接。

(3) 腹上角(epigastric angle)：为左右肋弓在胸骨下端会合所形成的夹角。正常为70°～110°，体型瘦长者角度较小，矮胖者角度较大，深吸气时可稍增宽。

(4) 脊柱棘突(spinous process)：为后正中线的标志，最突出的为第7颈椎棘突，是计数胸椎的重要标志。

(5) 肩胛下角(subscapular angle)：肩胛骨的最下端称肩胛下角。当人体直立，两上肢自然下垂时，肩胛下角相当于第7后肋水平(或第7肋间隙)，或相当于第8胸椎水平。

(6) 肋脊角(costovertebral angle)：第12肋骨与脊柱构成的夹角称肋脊角。肾和输尿管上端在其前方区域。

2. 自然陷窝

(1) 胸骨上窝(suprasternal fossae)(左右)：为胸骨柄上方凹陷的部位，正常气管位于其后正中。

(2) 锁骨上窝(supraclavicular fossa)(左右)：为左、右锁骨上方凹陷的部位，相当于两肺尖上方。

(3) 锁骨下窝(infraclavicular fossa)(左右)：为左、右锁骨下方凹陷的部位，相当于两肺尖下方。

(4) 腋窝(axillary fossa)(左右)：为上肢内侧与胸壁相连的凹陷部。

3. 人工画线及分区

(1) 前正中线：为通过胸骨正中的垂直线。

(2) 后正中线：为通过椎骨棘突或沿脊柱正中下行的垂直线。

(3) 锁骨中线(左右)：为通过锁骨的肩峰端与胸骨端两者中点的垂直线。

(4) 腋前线(左右)：为通过腋窝前皱襞沿前侧胸壁延伸向下的垂直线。

(5) 腋后线(左右)：为通过腋窝后皱襞沿后侧胸壁延伸向下的垂直线。

(6) 腋中线(左右)：为自腋窝顶端于腋前线和腋后线之间向下的垂直线。

(7) 肩胛线(左右)：为两上臂自然下垂通过肩胛下角的垂直线。

(8) 肩胛上区(左右)：为肩胛骨上方区域，其外上方为斜方肌上缘。

(9) 肩胛间区(左右)：两肩胛骨内缘之间的区域，后正中线将其分为左右两部分。

(10) 肩胛下区(左右)：两肩胛下角连线至第12胸椎水平线之间的区域，以后正中线为界，分为左右两部。

二、胸壁、胸廓与乳房

(一) 胸壁(chest wall)

1. 胸壁静脉　正常胸壁静脉一般不显露，当上、下腔静脉阻塞，有侧支循环形成时，可见胸壁静脉充盈或曲张。

判断血液来源的方法：选择一段无分支的曲张静脉，检查者将一只手的食指和中指并拢压在该静脉上以阻断血流，然后一手指紧压静脉向外滑动，挤出该段静脉血液，至一定距离后放松该手指，另一手指仍压紧不动，观察静脉是否充盈。如不充盈，再按压原处，以另一手指挤空一段静脉后放松该手指，观察是否快速充盈，以此即可判断静脉血流的方向(图 4-5-2)。

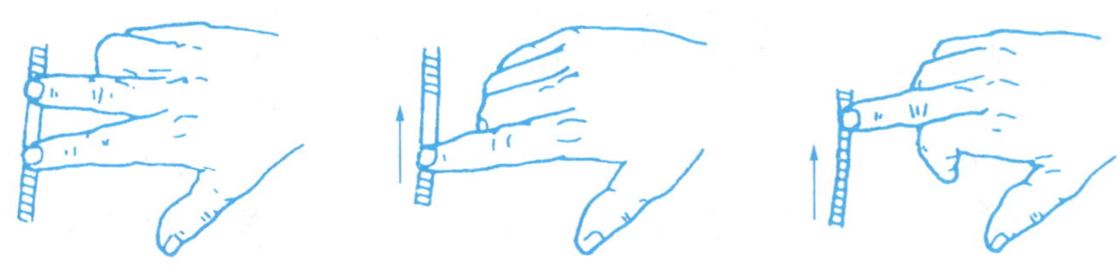

图 4-5-2　判定静脉血流方向示意图

胸壁静脉曲张提示上腔静脉或下腔静脉阻塞，前者血流自上而下，后者自下而上。

2. 皮下气肿(subcutaneous emphysema)　气体积存于胸部皮下组织，称皮下气肿。检查时，以手按压皮下气肿的皮肤，可出现捻发感或握雪感，用听诊器按压皮下气肿部位时可闻及类似捻发音。常见于自发性气胸、纵隔气肿、食管破裂及局部皮下产气杆菌感染。

3. 胸壁压痛　正常人胸壁无压痛。在肋骨骨折、肋间神经炎、肋软骨炎、胸壁软组织炎时，局部胸壁可有压痛。骨髓异常增生者胸骨下端常有压痛和叩击痛，见于白血病患者。

(二) 胸廓

正常胸廓两侧大致对称，成人胸廓前后径较左右径短，前后径与左右径的比例约为 1∶1.5，近乎椭圆形。小儿和老年人前后径略小于或等于左右径，可呈圆柱形。常见异常胸廓有以下几种(图 4-5-3)：

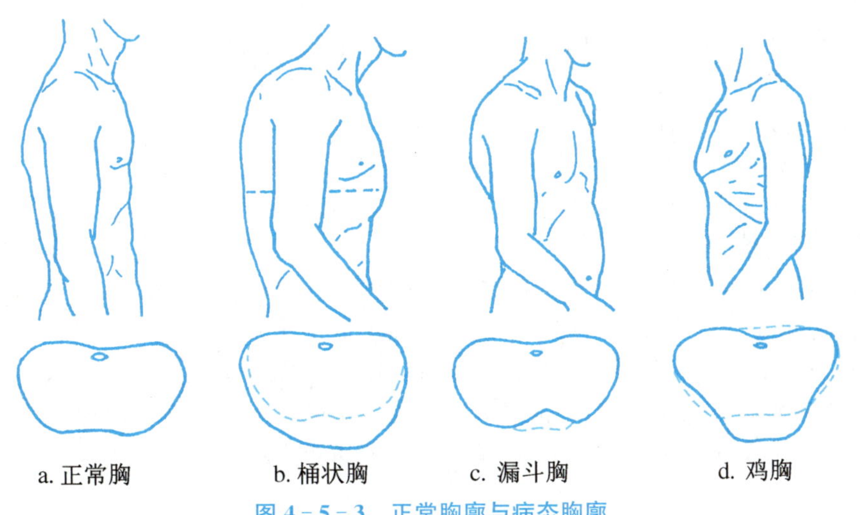

图 4-5-3　正常胸廓与病态胸廓

1. 扁平胸(flat chest)　胸廓前后径不及左右径的一半，呈扁平形，见于瘦长体型者，亦见于慢性消耗性疾病如肺结核、恶性肿瘤晚期等。

2. 桶状胸(barrel chest)　胸廓的前后径增大与左右径几乎相等，甚至超过左右径，呈圆桶状，肋间隙增宽饱满，腹上角增大。见于肺气肿患者，也可见于部分老年人或矮胖体型者。

3. 佝偻病胸(rachitic chest)　为佝偻病所致的胸廓改变多见于儿童。胸骨特别是其下部显著前突，胸廓前后径增大，略大于左右径，上下距离较短，胸骨下端前突，左右两侧塌陷，形状似鸡胸部，称鸡胸(pigeon chest)。各肋软骨与肋骨交界处隆起，形成串珠状，称佝偻病串珠(rachitic rosary)。胸部前下肋骨向外突出，自胸骨剑突沿膈肌附着处向内凹陷形成的沟，称肋膈沟(Harrison's groove)。胸骨下部剑突处显著内陷，形似漏斗状，称漏斗胸(funnel chest)。

4. 胸廓隆起　单侧隆起见于一侧大量胸腔积液、气胸或胸内巨大肿瘤等。局限性隆起见于心脏扩大、心包积液、主动脉瘤等。

5. 胸廓凹陷　胸廓凹陷见于肺不张、肺纤维化、胸膜增厚粘连、肺毁损等。

6. 脊柱畸形(rachiterata)　常见脊柱前凸、后凸或侧凸，导致胸廓两侧不对称或畸形。见于脊椎结核、外伤、肿瘤等。

(三) 乳房

检查乳房(breast)时，应有良好的照明，患者取坐位或半卧位，暴露胸部，先视诊，再触诊。

1. 视诊　正常儿童及男子乳房多不明显，乳头位于锁骨中线第 4 肋间隙。女性乳房在青春期逐渐增大呈半球形，乳头也逐渐增大呈圆柱状，乳头和乳晕色泽较深。乳房视诊应注意以下内容：

(1) 对称性：正常女性两侧乳房基本对称，如若两侧不对称，可见于先天畸形、发育不全、囊肿形成、炎症、肿瘤等。

(2) 乳房皮肤：乳房皮肤颜色发红伴局部肿、热、痛，提示局部炎症；癌性淋巴管炎使皮肤呈深红色，不伴热、痛，因乳癌累及浅表淋巴管引起毛囊和毛囊孔明显下陷，局部皮肤外观呈"橘皮样"改变。还应注意乳房皮肤有无溃疡、瘢痕、色素沉着等。

(3) 乳头：注意位置、大小，两侧是否对称，有无回缩、分泌物等。乳头回缩如系自幼发生，为发育异常；如为近期发生，则可能为乳腺癌。乳头出现血性分泌物最常见于肿瘤，出现黄色分泌物常见于慢性囊性乳腺炎等。

2. 触诊　患者取坐位或卧位，两臂下垂或双手高举过头或双手叉腰。一般先查健侧，再查患侧。检查者的手指或手掌平放在乳房上，用指腹轻施压力，由浅入深地做旋转式来回滑动。通常以乳头为中心分别作一垂直线和水平线，将乳房分为 4 个象限(图 4-5-4)，检查左侧乳房时从外上象限开始顺时针方向进行，检查右侧乳房时则沿逆时针方向进行。检查时应注意：

(1) 质地：正常青年女性乳房柔软有弹性，质地均匀一致，呈模糊的颗粒感，老年女性乳房多呈纤维结节感。月经期乳房小叶充血，触诊有紧张感。妊娠期乳房增大饱满有柔韧感，哺乳期乳房呈结节感。乳房炎症和新生物浸润时局部硬度增加，弹性消失。

(2) 压痛：乳房局部压痛提示有炎症，乳腺恶性肿瘤较少出现压痛。

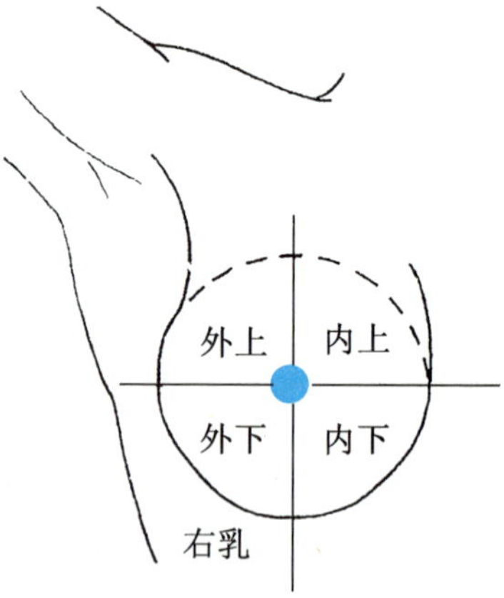

图 4-5-4　乳房分区示意图

(3) 包块：当触及包块时，应注意其部位、大小、数目、外形、质地、压痛、活动度。乳房触诊后还应常规检查双侧腋窝、锁骨上窝及颈部的淋巴结有无肿大。

三、肺和胸膜

检查时患者取坐位或仰卧位，充分暴露胸部。检查一般包括视、触、叩、听四个部分。

(一) 视诊

视诊内容包括呼吸运动、呼吸频率、呼吸节律及深度的变化(图 4-5-5)。

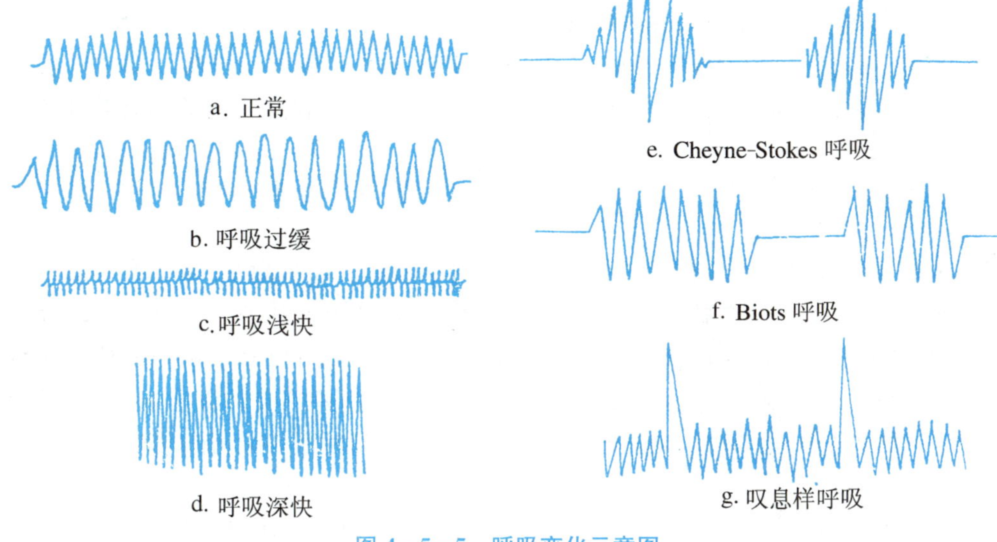

图 4-5-5　呼吸变化示意图

1. 呼吸运动(respiratory movement)　是由于膈肌和肋间肌的收缩和舒张使胸廓扩张和回缩,而带动肺的扩张和回缩。吸气时,呼吸肌收缩,胸廓扩张,胸膜腔负压上升,肺扩张,空气由口鼻经气管进入肺内;呼气时,呼吸肌舒张,胸廓回缩,胸膜腔负压下降,肺泡弹性回缩,气体呼出。视诊呼吸运动时应注意:

(1) 呼吸运动形式:健康人胸式呼吸与腹式呼吸并存,正常男性和儿童以腹式呼吸为主,女性以胸式呼吸为主。肺和胸膜、胸壁病变如肺炎、严重肺结核、胸膜炎等可使胸式呼吸减弱,腹式呼吸运动相对增强;急性腹膜炎、大量腹水、腹腔内巨大肿瘤等限制了腹式呼吸,使胸式呼吸相对增强。

(2) 呼吸困难类型:① 吸气性呼吸困难。喉及气管部分阻塞时出现吸气困难,表现为吸气费力,吸气时间延长,严重时吸气肌收缩,造成肺内负压极度增高,出现胸骨上窝、锁骨上窝及肋间隙明显凹陷,称三凹征(three depressions sign),见于喉痉挛、喉结核、喉癌、气管肿瘤、气管异物等。② 呼气性呼吸困难。以呼气费力、呼气时间延长伴哮鸣音为特征。主要由肺组织弹性减弱,小支气管痉挛或狭窄引起,常见于支气管哮喘、慢性支气管炎、阻塞性肺气肿等。③ 混合性呼吸困难。由肺部广泛病变使有效呼吸面积减少,影响换气功能,表现吸气与呼气均费力,呼吸频率浅快,见于重症肺炎、大面积肺梗死、肺不张、弥散性肺间质纤维化、大量胸腔积液和气胸。

2. 呼吸频率及深度　健康人平静呼吸时呼吸频率为 16～20 次/分,均匀整齐。呼吸与脉搏之比为 1∶4,节律均匀整齐,深浅适宜。新生儿呼吸频率约为 44 次/分,随着年龄的增长而逐渐减慢。

(1) 呼吸过速(tachypnea):是指呼吸频率超过 24 次/分。见于剧烈运动、强体力劳动、情绪激动、发热、疼痛、贫血、甲状腺功能亢进、心力衰竭、胸腔积液、气胸等。一般体温每升高 1℃,呼吸频率约增加 4 次/分。

(2) 呼吸过缓(bradypnea):是指呼吸频率低于 12 次/分。见于麻醉剂或镇静剂过量和颅内压增高等。

(3) 呼吸深度的变化:正常人呼吸幅度适中,双侧对称。严重代谢性酸中毒时,呼吸深大、频率加快,称酸中毒深大呼吸或库氏(Kussmaul)呼吸,见于糖尿病酮症酸中毒和尿毒症酸中毒等。

3. 呼吸节律的变化　健康人平静呼吸时节律规则。病理状态下，可出现下列节律变化：

(1) 潮式呼吸(陈-施呼吸，Cheyne-Stokes respiration)：是一种由浅慢逐渐变为深快，然后再由深快转为浅慢，随之出现一段呼吸暂停，后又开始上述变化的周期性呼吸。潮式呼吸周期可长达 30 秒至 2 分钟，暂停期可持续 5～30 秒，所以要较长时间仔细观察才能了解周期性节律变化的全过程。

(2) 间停呼吸(毕奥呼吸，Biot's respiration)：表现为有规律呼吸几次后突然停止一段时间，又开始呼吸，如此周而复始。

以上两种周期性呼吸节律变化的发生机制是呼吸中枢的兴奋性降低，使调节呼吸的反馈系统失常。只有当缺氧严重，二氧化碳潴留到一定程度，才能刺激兴奋呼吸中枢，使呼吸恢复和加强；当积聚的二氧化碳呼出后，呼吸中枢又失去有效的兴奋，使呼吸再次减弱进而暂停。多见于中枢神经系统病变，如脑炎、脑膜炎、颅内压增高及某些中毒等。间停呼吸较潮式呼吸更为严重，常在临终前发生。必须注意的是，有些老年人深睡时亦可出现潮式呼吸，多为脑动脉硬化、中枢神经供血不足的表现。

(3) 叹气样呼吸(sighing respiration)：在一段正常呼吸节律中出现一次深大呼吸，并常伴有叹息声。多为功能性改变，常见于神经衰弱、精神紧张或忧郁症。

(二) 触诊

1. 胸廓扩张度　护士两手置于患者胸廓下部两侧对称部位，拇指尖在前正中线两侧对称部位，左右拇指分别沿两侧肋缘指向剑突，嘱患者做深呼吸运动，观察比较两手的活动度是否一致，正常两侧活动度对称(图 4-5-6)。一侧活动度减弱见于大量胸腔积液、气胸、肺不张或大叶性肺炎等，两侧活动度减弱见于肺气肿、双侧胸腔积液。

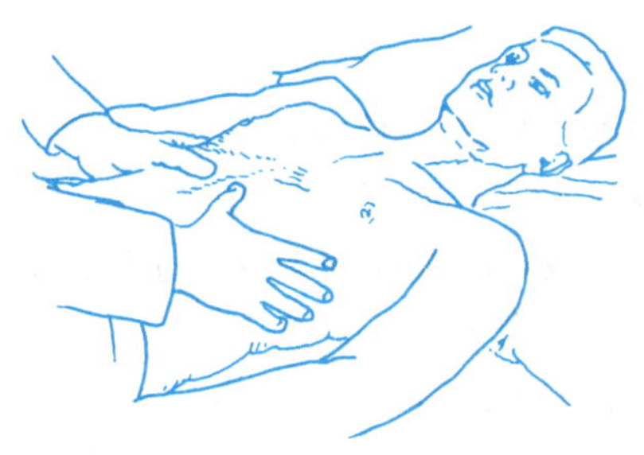

图 4-5-6　胸廓扩张度检查

2. 语音震颤　是指患者发出语音时的声波震动沿气管、支气管及肺泡传到胸壁，引起共鸣振动，被护士用手触及，称为语音震颤(vocal fremitus)。检查方法：护士将两手掌或手掌的尺侧缘贴于患者胸部两侧的对称部位，嘱患者低音调重复发“一”的长音，护士自上而下、先前胸后背部，比较患者胸部两侧对称部位语音震颤是否对称，有无增强或减弱(图 4-5-7)。

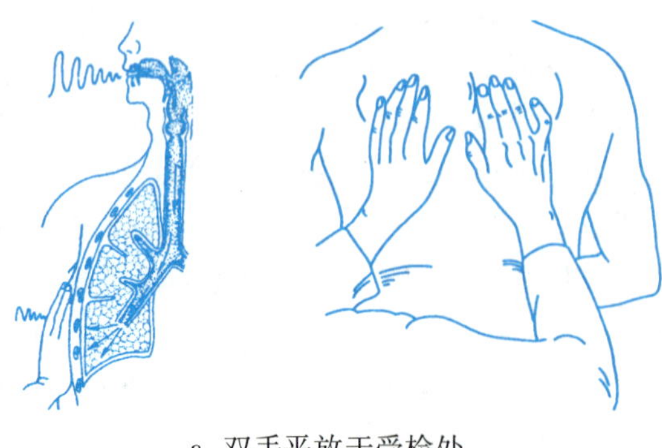

a. 双手平放于受检处

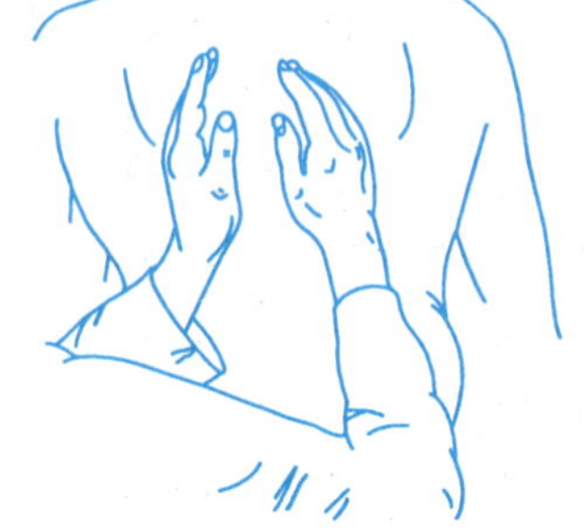

b. 双手尺侧放于受检处

图 4-5-7　语音震颤检查

语音震颤的强弱取决于发音的强弱、音调的高低、胸壁的厚薄以及支气管至胸壁的距离。语音震颤一般男性强于女性，成人强于儿童，消瘦者强于肥胖者，右侧胸部强于左侧胸部，前胸壁胸骨角附近及背部肩胛间区最强。

语音震颤病理性减弱或消失见于：① 支气管阻塞，如阻塞性肺不张；② 肺泡内含气量过多，如肺气肿；③ 胸膜高度增厚粘连；④ 大量胸腔积液或气胸；⑤ 胸壁皮下气肿。

语音震颤病理性增强见于：① 肺泡内有炎症浸润，如大叶性肺炎实变期、肺梗死等；② 接近胸膜的巨大肺空腔，如空洞型肺结核、肺脓肿等。

3. 胸膜摩擦感　急性胸膜炎症时，纤维蛋白沉积于脏、壁两层胸膜，使其表面变得粗糙，呼吸运动时胸膜相互摩擦，触诊时有皮革相互摩擦的感觉，称为胸膜摩擦感(pleural friction fremitus)。通常呼气、吸气均可触及，但吸气末更明显，下胸部腋前线处最易触及，屏住呼吸，摩擦感消失。

（三）叩诊

1. 叩诊方法　可用间接叩诊法或直接叩诊法，临床上多采用前者。

(1) 间接叩诊法：患者取坐位或仰卧位，肌肉放松，姿势对称，呼吸均匀。

叩诊顺序与方法：板指与肋骨平行并平贴于肋间隙，检查前胸时，胸部前挺，叩诊由锁骨上窝第1肋间隙开始，自上而下、由外向内，逐一肋间进行叩诊。检查侧胸时，嘱患者举起上臂置于头部，自腋窝开始叩诊，向下检查至肋缘。最后检查背部，可采用两手抱枕部或双手交叉放在肩部，胸部前弯，由肺尖叩至肺底。但叩诊肩胛间区时，板指与脊柱平行，而肩胛角以下板指仍应保持与肋骨平行，叩击力度要均匀，轻重适宜，每次叩击2～3下，叩诊时前臂尽量不动，以腕及掌指关节运动叩击。叩诊顺序由上而下，由前到后，注意左右、上下、内外对称部位的比较，仔细判别叩诊音的变化。

(2) 直接叩诊法：患者体位与间接叩诊法时相同，护士以右手指并拢绷紧，以指腹直接拍击胸壁，每次叩击2～3次，注意判断叩诊音。主要用于胸部大面积病变的检查。

2. 胸部叩诊音的分类　5种叩诊音及分布见项目1任务2。

3. 胸部异常叩诊音　在正常肺的清音区范围内叩及浊音、实音、过清音或鼓音，称异常叩诊音。

(1) 异常浊音或实音：① 肺组织含气量减少，如肺炎、肺结核、肺梗死、肺不张、肺水肿等；② 肺内不含气的病变，如肺肿瘤、肺包囊虫病等；③ 胸腔积液、胸膜肥厚粘连等；④ 胸壁疾病，如胸壁水肿等。

(2) 异常鼓音：见于气胸、靠近胸壁直径大于3～4 cm的浅表肺空洞，如空洞型肺结核、液化破溃了的肺脓肿等。

(3) 过清音：正常肺部无过清音，过清音见于肺内含气量增加且肺泡弹性减退者，如肺气肿、支气管哮喘发作。

（四）听诊

肺部听诊时，患者取坐位或卧位，微张口做均匀呼吸，必要时配合做深呼吸或咳嗽后听诊。听诊顺序一般从肺尖开始，自上而下、左右交替，分别听诊前胸部、侧胸部和背部，听诊前胸部应沿锁骨中线和腋前线，听诊侧胸部应沿腋中线和腋后线，听诊背部应沿肩胛间区、肩胛线。每一听诊部位至少听1～2个呼吸周期，注意上下、左右对称部位的对比，必要时请患者做深呼吸或咳嗽。听诊内容主要包括正常呼吸音、异常呼吸音、啰音等。

1. 正常呼吸音(normal breath sound)　有支气管呼吸音、肺泡呼吸音、支气管肺泡呼吸音3种(图4-5-8)。

（1）支气管呼吸音（bronchial breath sound）：为吸入或呼出的气流在声门、气管或主支气管形成湍流所产生的音响，颇似将舌抬高后经口腔呼气时所发出的“哈……”音。呼气时音响较强，音调较高，时间较长。正常支气管呼吸音分布于喉部、胸骨上窝、背部第 6、7 颈椎及第 1、2 胸椎附近。

（2）支气管肺泡呼吸音（bronchovesicular breath sound）：是一种兼有支气管呼吸音和肺泡呼吸音特点的混合性呼吸音。表现为吸气音与肺泡呼吸音相似，但音调较高且较响亮，呼气音与支气管呼吸音相似，但强度较弱，音调较低，时间较短。正常支气管肺泡呼吸音分布于胸骨两侧第 1、2 肋间隙，肩胛间区第 3、4 胸椎水平及肺尖前后部。

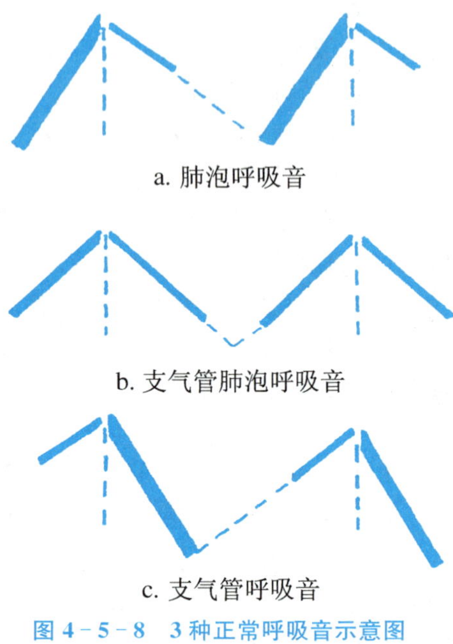

图 4-5-8　3 种正常呼吸音示意图

（3）肺泡呼吸音（vesicular breath sound）：呼吸时气流进出肺泡，肺泡壁在吸气时由弛缓变为紧张，呼气时由紧张变为弛缓，这种弹性变化及气流的振动所产生的音响为肺泡呼吸音。肺泡呼吸音为一种柔和的吹风样性质声音，类似上齿咬住下唇吸气时发出的“夫……”音。吸气时音响较强，音调较高，时间较长。正常人肺泡呼吸音分布于除支气管呼吸音和支气管肺泡呼吸音区域以外的大部分肺野。男性较女性强，儿童较成人强，呼吸运动愈深、愈快时愈强，乳房下及肩胛下部最强。

2. 异常呼吸音（abnormal breath sound）　包括异常肺泡呼吸音（abnormal vesicular breath sound）、异常支气管呼吸音（abnormal bronchovesicular breath sounds）、异常支气管肺泡呼吸音（abnormal bronchovesicular breath sound）3 种。

（1）异常肺泡呼吸音：

1）肺泡呼吸音减弱或消失：因肺泡通气减少、气体流速减慢或呼吸音传导障碍所致。见于① 呼吸中枢功能障碍，如颅内高压、脑疝；② 呼吸肌疾病，如重症肌无力、全身衰竭肌无力、膈肌麻痹；③ 胸廓活动受限，如肋骨骨折、肋软骨骨化等；④ 支气管阻塞，如慢性支气管炎、支气管哮喘、阻塞性肺气肿；⑤ 胸膜腔病变，如胸腔积液、气胸、胸膜肥厚等；⑥ 腹部疾病，如气腹、大量腹水、腹部巨大肿瘤等。

2）肺泡呼吸音增强：主要由于肺泡通气功能增强，气体流速加快所致。① 双侧肺泡呼吸音增强，见于剧烈运动、发热、缺氧、酸中毒等；② 单侧肺泡呼吸音增强，见于一侧肺部或胸膜腔病变引起单侧或局部肺泡通气量下降，呼吸音减弱，健侧或无病变的肺组织代偿性通气量增加。

（2）异常支气管呼吸音：指在正常肺泡呼吸音的区域听到支气管呼吸音，又称管状呼吸音（tubular breath sound）。① 肺组织实变。实变肺组织致密，该部分音响传导较好，支气管呼吸音可以通过致密的实变组织传到胸壁体表而易于听到。实变组织范围越大、越浅表，则异常支气管呼吸音越强，反之则较弱，如大叶性肺炎实变期、肺梗死。② 肺内大空腔。当肺内大空腔与支气管相通，空腔周围组织又有实变时，有利于音响传导，且音响在空腔内形成共鸣而增强，因此可听到异常支气管呼吸音，如肺脓肿、肺结核所致空洞。③ 压迫性肺不张。胸腔积液时，积液上方肺受压膨胀不全，肺组织致密，有利于支气管呼吸音的传导，可听到支气管呼吸音。

(3) 异常支气管肺泡呼吸音：是指在正常肺泡呼吸音的区域听到支气管肺泡呼吸音。为实变肺组织范围较小且与正常肺组织掺杂存在，或实变肺组织部位较深被正常肺组织覆盖所致。见于支气管肺炎、大叶性肺炎初期、肺结核等。

3. 啰音(rale) 是呼吸音以外的一种附加音，可分为干性啰音和湿性啰音2种。正常人肺部听诊无啰音。啰音分类及发生部位见图4-5-9。

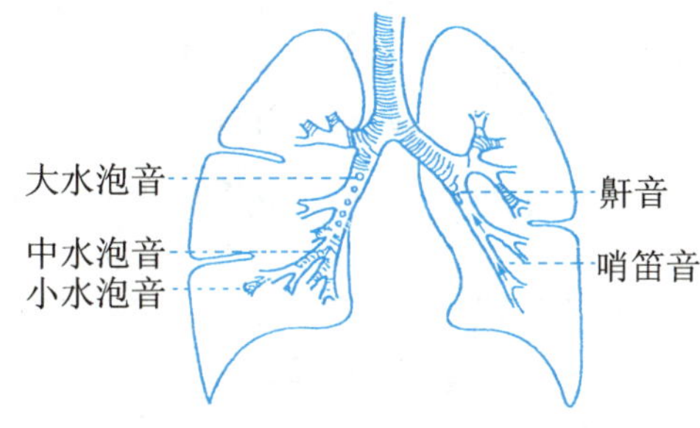

图4-5-9 啰音分类及发生部位

(1) 干啰音(rhonchi)：是由于呼吸时气流通过狭窄的气道发生湍流振动的音响。见于：① 支气管平滑肌痉挛；② 气道炎症引起黏膜水肿、分泌物增多；③ 管腔内有肿瘤或异物阻塞；④ 腔外肿大的淋巴结或肿瘤挤压、压迫。

干啰音听诊特点：① 音调较高，持续时间长；② 呼气末最明显，吸气期也可听到；③其强度和性质易变性大，短时间内可增多或减少。

干啰音的分类和临床意义：① 鼾音(sonorous rhonchi)。是一种低调而响亮的干性啰音，类似人在熟睡时打呼噜的鼾声，多发生于气管和主支气管，见于昏迷患者。② 哨笛音(sibilant rhonchi)。是一种高音调的干啰音，类似吹笛或射箭所发出的声音，常描述为鸟鸣音、哮鸣音等，多发生于小支气管或细小支气管。持续存在于同一部位的局限性干啰音常见于支气管内膜结核、支气管肿瘤。广泛分布于双侧肺部的哨笛音见于慢性喘息型支气管炎、支气管哮喘发作、心源性哮喘等。

(2) 湿啰音(moist rales)：指呼吸时气流通过支气管或空洞中稀薄的液体而形成的水泡破裂后所产生的音响，又称水泡音(bubble sound)。

湿啰音听诊特点：① 断续而短暂，一次常连续多个出现；② 吸气明显，呼气也可听到；③ 听诊部位较固定，性质较恒定；④ 大、中、小水泡音可并存；⑤ 咳嗽后可减轻或消失。

湿啰音的分类和临床意义：因支气管管腔的直径或空洞大小不同、液体量多少不同，湿啰音可分为大、中、小水泡音和捻发音。① 大水泡音，亦称粗湿啰音(coarse rales)，发生于气管、主支气管或空洞部位，多出现在吸气早期。见于肺内大空洞、肺水肿，危重患者无力排痰等。昏迷或濒死者无力咳出呼吸道分泌物，可在气管处闻及大水泡音，有时不同听诊器亦可闻及，称痰鸣音(wheezy phlegm)。② 中水泡音，亦称中湿啰音(medium rales)，发生于中等大小支气管，多出现在吸气期。见于支气管炎、支气管肺炎等。③ 小水泡音，亦称细湿啰音(fine rales)，发生于细支气管，在吸气后期出现。见于细支气管肺炎、肺结核、肺瘀血等。④ 捻发音(crepitus)，是一种极细而均匀的声音，在吸气末易闻及，类似耳旁用手捻搓一束头发所发生的音响。一般认为捻发音是由于液体分泌增多使细支气管壁或肺泡壁相互黏着陷闭，在吸气时被气流冲开复张而产生的细小破裂音响，持续存在见于肺炎早期、肺瘀血、肺结核等。老年人或长期卧床者初次深呼吸时，可在肺底闻及捻发音，经数次深呼吸后或咳嗽后消失，一般无临床意义。局限性湿啰音，见于该处局部病变，如支气管扩张、肺结核或肺炎等；两肺底部湿啰音，多见于左心功能不全所致的肺瘀血、两肺底部支气管肺炎等；两肺满布湿啰音，多见于急性肺水肿、两肺严重支气管肺炎等。

4. 语音共振 又称听觉语音(vocal resonance)，其产生机制及检查方法与语音震颤基本相似。嘱患者重复发“一”的长音，喉部发音产生的振动经气管、支气管和肺泡传至胸壁，用听诊器听取语音，正常人可闻及含糊难辨的语音。检查时应注意两侧比较，发现有无语音共振增强或减弱。其临床意义同语音震颤。

5. 胸膜摩擦音　胸膜炎症时，胸膜脏层和壁层上有纤维素沉积而变得粗糙，呼吸时胸膜脏、壁两层互相摩擦而发出的振动音响，称胸膜摩擦音(pleural friction rub)。听诊特点为：颇似用一手掩耳，用另一手指在其手背上摩擦所产生的声音。十分近耳，呼气吸气均可听到，但吸气末或呼气初较明显，听诊器加压、深呼吸时，摩擦音增强，屏气消失为其特征性表现。胸膜摩擦音可发生于胸部任何部位，以腋前线下部胸壁最易闻及；发生胸腔积液时，脏、壁两层胸膜被分开，胸膜摩擦音消失。

肺与胸膜常见疾病的胸部体征如表 4-5-1 所示。

表 4-5-1　肺与胸膜常见疾病的胸部体征

	视诊	触诊	叩诊	听诊
肺实变	患侧呼吸运动减弱	病变区语颤增强、气管居中	病变区浊音、实音	患侧肺泡呼吸音消失、出现病理性支气管呼吸音、听觉语音增强、湿性啰音
阻塞性肺不张	患侧胸廓下陷、呼吸运动减弱或消失	气管移向患侧、病变区语颤减弱或消失	病变区浊音	患侧肺泡呼吸音消失、听觉语音减弱或消失
肺气肿	桶状胸、双侧呼吸运动减弱	气管居中、两侧语颤减弱	两肺过清音	两肺肺泡呼吸音减弱、呼气延长、听觉语音减弱或消失
胸腔积液	患侧胸廓饱满、呼吸运动减弱或消失	气管移向健侧、病变区语颤减弱或消失	病变区浊音、实音	患侧肺泡呼吸音消失、听觉语音减弱或消失
气胸	患侧胸廓饱满、呼吸运动减弱或消失	气管移向健侧、病变区语颤减弱或消失	病变区鼓音	患侧肺泡呼吸音消失、听觉语音减弱或消失
支气管哮喘	胸廓饱满、呈呼气性呼吸困难	气管居中、两肺语颤减弱	发作时两肺呈过清音	两肺哮鸣音、吸气音尖锐、呼气音延长

（蔡小红）

四、心脏

尽管目前心血管疾病的诊断技术日新月异，但是心脏的视、触、叩、听诊仍是诊断心血管疾病的基本手段。检查时根据患者病情可取仰卧位或坐位，充分暴露胸部，环境应安静、温暖，光线最好源于左侧。

（一）视诊

护士站在患者右侧，两眼与患者胸廓同高，以便观察心前区异常搏动和隆起。视诊心尖搏动时，双眼视线与心前区呈切线位置。

1. 心前区　正常人心前区与右侧相应部位基本对称，无隆起。心前区隆起可见于某些先天性心脏病或儿童期风湿性心脏病引起的心脏肥大。大量心包积液时,心前区饱满。

2. 心尖搏动　在心脏收缩时,心尖右内侧的一部分(即未被肺覆盖的左心室的一部分)冲击胸壁,引起局部向外搏动,称为心尖搏动(apical impulse)。正常成人坐位时,心尖搏动位于第5肋间左锁骨中线内0.5～1.0 cm处,距前正中线7.0～9.0 cm,搏动范围直径为2.0～2.5 cm。25%～50%的正常人如体态丰满或女性乳房下垂者,不易看清心尖搏动,需要结合触诊共同判断。

(二) 触诊

心脏触诊可证实视诊所见,还可发现视诊未能察觉的体征。可用全掌、手掌尺侧或指尖进行触诊,一般用食指和中指指腹并拢触诊法确定心尖搏动的准确位置、强度和范围,用手掌或手掌尺侧触诊法触诊有无震颤和心包摩擦感,确定位置、判断心脏搏动时期。检查时力度要适当,否则会影响检查结果。

1. 心尖搏动　应注意其位置、强度、范围、节律及频率有无异常。

(1) 心尖搏动移位:心尖搏动位置的改变受多种因素的影响。

生理状态下,体型及体位对心尖搏动位置有一定影响。小儿、肥胖体型及妊娠者心脏常呈横位,心尖搏动向外上方移动;瘦长体型者心脏呈悬垂位,心尖搏动向下移位;仰卧位时心尖搏动上移;左侧卧位时心尖搏动左移;右侧卧位时心尖搏动右移。

病理状态下心尖搏动移位见于:① 心脏疾病。左心室增大时,心尖搏动向左下移位;右心室增大时,左心室被推向左后,心尖搏动向左移位;左、右心室增大时,心尖搏动向左下移位;先天性右位心时,心尖搏动则位于胸部右侧相应位置。② 胸部疾病。凡能使纵隔及气管移位的胸部疾病,均可使心脏及心尖搏动移位。如一侧胸腔积液或气胸,心尖搏动移向健侧;一侧肺不张或胸膜粘连,心尖搏动移向患侧。③ 腹部疾病。凡能增加腹压而影响膈肌位置的疾病,均可影响心尖搏动位置。如大量腹腔积液或腹腔巨大肿瘤使横膈抬高,心尖搏动向上移位;严重肺气肿等使膈下移,心尖搏动向内下移位。

(2) 心尖搏动强弱和范围的改变:心尖搏动的强弱与胸壁的厚薄、血流速度及心脏收缩力的强弱有关。胸壁厚如体态丰满或肋间隙窄,心尖搏动弱且搏动范围小;胸壁薄如消瘦或肋间隙宽,心尖搏动强且搏动范围大。剧烈运动或精神紧张时,心尖搏动增强。病理状态下,如高血压等使左心室肥大时,心尖搏动增强,搏动范围亦增大。甲状腺功能亢进、发热和严重贫血时,心尖搏动增强。心肌炎、心肌梗死等使左心室扩张且收缩力下降,心尖搏动减弱且弥散;心包积液、左侧大量胸腔积液或肺气肿,心尖搏动可减弱或消失。左心室肥大时心尖搏动增强,用手指触诊,可使指端抬起片刻,称抬举样心尖搏动(heaving apex impulse),为左心室肥厚的可靠体征。由于心尖搏动冲击胸壁时的凸起标志着心室收缩期的开始,与第一心音同步,故触诊心尖搏动有助于判断心脏杂音及震颤出现的时期。另外,通过触诊也可了解心率与心律。

2. 心脏震颤　震颤(thrill)是指在心脏跳动时用手触诊心前区感觉到的一种微细震动感,与在猫颈部摸到的呼吸震颤类似,故又称猫喘。震颤的发生系血液经口径较狭窄的部位或沿着异常方向流动形成湍流,造成瓣膜、血管或心脏壁震动传至胸壁所致,为器质性心血管病的特征性体征之一,多见于某些先天性心脏病或狭窄性瓣膜病变。

3. 心包摩擦感　心包摩擦感(pericardial friction feeling)是在心前区触及的摩擦震动感,见于急性心包炎。在胸骨左缘第4肋间较易触及;心脏收缩期和舒张期均能触及,屏气时不消失,但以收缩期较明显;坐位时或深呼气的末期更易触及;心包积液较多时消失。

（三）叩诊

心脏叩诊的目的是确定心脏的大小、形状及其在胸腔内的位置。

1. 方法　采用间接叩诊法，患者一般取仰卧位，平静呼吸，叩诊板指与肋间平行，沿肋间按先左后右、从外向内、自下而上的顺序叩诊。叩诊心左界时，在心尖搏动的肋间开始，从心尖搏动外2～3 cm处由外向内叩诊，依次上移，叩到第2肋间。当沿肋间隙依次由外向内叩诊时，叩诊音由清音变为相对浊音时，表示已达心脏边界，此界称为心脏的相对浊音界，相当于心脏在前胸壁的投影，反映心脏的实际大小和形状。叩诊越过相对浊音界，继续向内侧叩，叩诊音变为实音时，表示已达心脏不被肺边缘遮盖的部分，此界称为心脏的绝对浊音界。叩诊心脏的右界时，自肝浊音界的上一肋间开始，依次按肋间上移至第2肋间为止；在每一肋间由清音变为相对浊音时做一标记，将所做的标记连成线，即为心脏在体表的投影，用硬尺测量左右各肋间的边界距前正中线的距离，以表示心脏的大小。

2. 正常心浊音界(normal dullness of heart borders)　临床上所指的心界即为心脏的相对浊音界。正常人的心右界几乎与胸骨右缘相合，但第4肋间处可在胸骨右缘稍外方。正常人的心左界在第2肋间几乎与胸骨左缘相合，其下方则逐渐左移并继续向左下形成向外凸起的弧形。正常人心脏左右相对浊音界与前正中线的平均距离见表4-5-2。

表4-5-2　正常成人心脏相对浊音界

右(cm)	肋间	左(cm)
2～3	Ⅱ	2～3
2～3	Ⅲ	3.5～4.5
3～4	Ⅳ	5～6
—	Ⅴ	7～9

注：正常人左锁骨中线至前正中线的距离为8～10 cm。

3. 心浊音界改变的临床意义　心浊音界的大小、形态、位置可因不同因素的影响而改变。

(1) 心脏本身因素：

1) 左心室增大：心浊音界向左、向下扩大，心腰部由正常的钝角变为近似直角，使心浊音区呈靴形，称靴形心。因最常见于主动脉瓣关闭不全，故又称为主动脉型心(图4-5-10)。

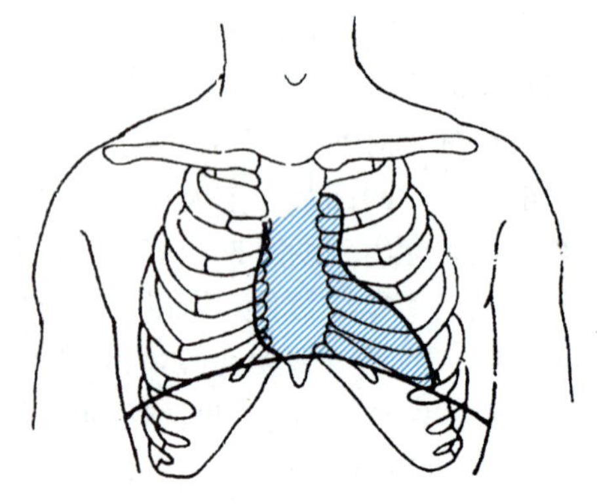

图4-5-10　主动脉型心浊音界

2) 右心室增大：右心室显著增大时，相对浊音界向左扩大较显著。常见于肺源性心脏病。

3) 左右心室增大：心浊音界向两侧扩大，且左界向左下增大，称普大心。见于心肌病(扩张型心肌病)、先天性心脏病等。

4) 心包积液：心界向两侧增大，其相对浊音界与绝对浊音界几乎相同；同时心浊音界也随体位改变而变化，坐位时心脏浊音界呈三角烧瓶形，卧位时心底部浊音增宽，为心包积液的特征性体征(图4-5-11)。

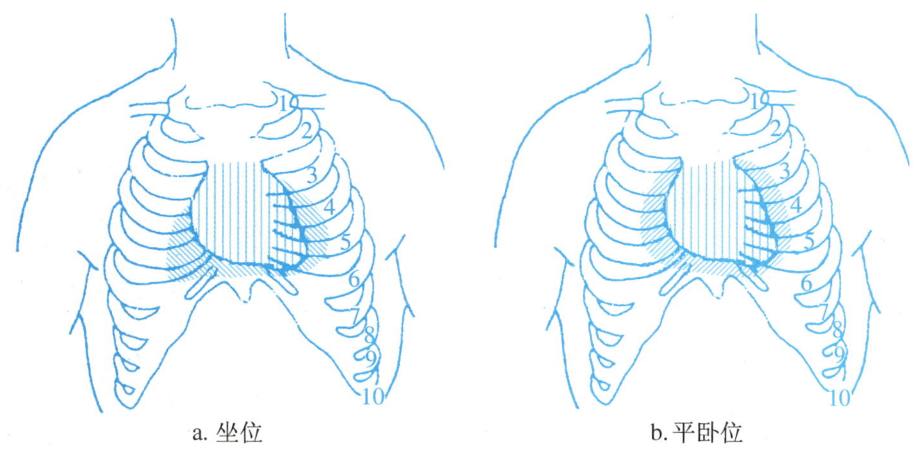

a. 坐位　　b. 平卧位

图 4-5-11　心包积液时心浊音界

5）左心房与肺动脉扩大：心腰部饱满或膨出（即胸骨左缘第 3 肋间处增大，心腰消失），心浊音界呈梨形，称梨形心。常见于二尖瓣狭窄，故又称为二尖瓣型心（图 4-5-12）。

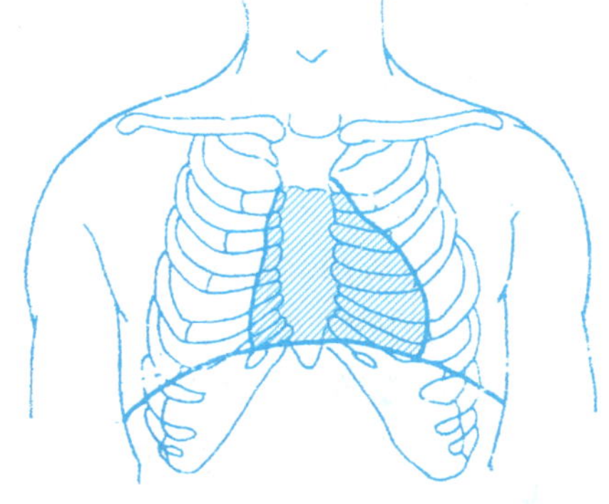

图 4-5-12　二尖瓣型心浊音界

（2）心外因素：肺及胸膜病变使纵隔移位。大量胸腔积液、气胸时，心界移向健侧；肺不张、胸膜增厚，心界移向患侧。腹腔病变使膈肌抬高，心脏呈横位，如腹腔大量积液、巨大肿瘤、妊娠末期等可使心浊音界向左扩大。

（四）听诊

心脏听诊是心脏检查最重要的方法，也是较难掌握的技能之一。其目的是听取心脏正常或病理性音响。

1. 方法　听诊时患者取仰卧位或坐位，呼吸应平静自如，必要时可变换体位进行听诊，以便发现心杂音。对疑有二尖瓣狭窄者，宜嘱患者取左侧卧位；对疑有主动脉瓣关闭不全者，宜取坐位且上半身前倾。

2. 心脏瓣膜听诊区（location of heart auscultation）　心脏收缩和舒张时，各瓣膜开放与关闭所产生的音响，沿血流方向传导到前胸壁的不同部位，于体表听诊最清楚的部位即为该瓣膜听诊区。因此，瓣膜听诊区与瓣膜在胸壁的投影部位并不完全一致。各瓣膜听诊区的位置如图 4-5-13 所示。

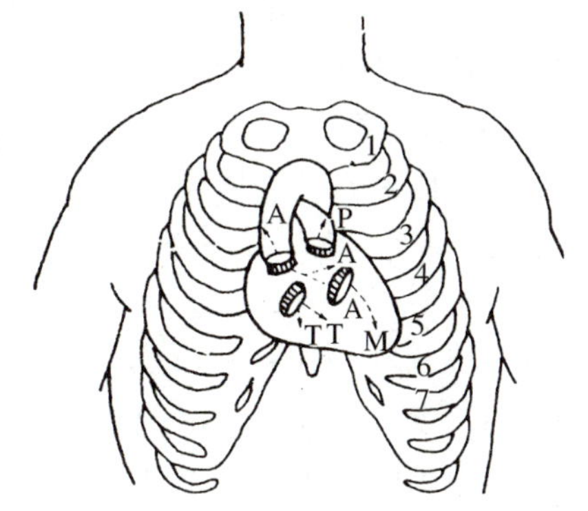

图 4-5-13　心脏瓣膜解剖部位及瓣膜听诊区

（1）二尖瓣听诊区（mitral area）：位于心尖搏动最强点，即心尖区。正常成人坐位时，位于第 5 肋间左锁骨中线交点稍内侧处。

（2）肺动脉瓣听诊区（pulmonic area）：在胸骨左缘第 2 肋间。由肺动脉瓣病变所产生的杂音在该处听得最清楚。

（3）主动脉瓣听诊区（aortic area）：有两个听诊区，即胸骨右缘第 2 肋间隙及胸骨左缘第 3、4 肋间隙，后者通常称为主动脉瓣第二听诊区（the second aortic valve area）。主动脉瓣关闭不全的早期舒张期杂音常在主动脉瓣第二听诊区最响亮。

(4) 三尖瓣听诊区(tricuspid area)：在胸骨体近剑突稍偏右或稍偏左处。

心脏听诊顺序一般自二尖瓣听诊区开始，沿逆时针方向依次为肺动脉瓣听诊区、主动脉瓣听诊区、主动脉瓣第二听诊区、三尖瓣听诊区，按一定的顺序听诊可避免遗漏(图 4－5－14)。对疑有心脏病的患者除在上述各个瓣膜听诊区进行听诊外，还应在心前区、颈部、腋下等处进行听诊。

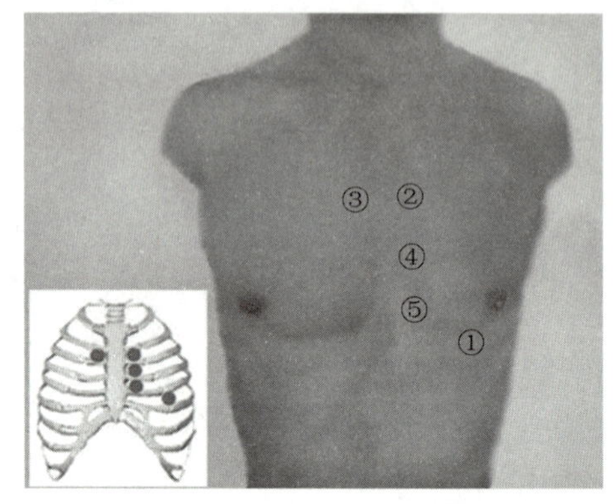

① 二尖瓣听诊区　② 肺动脉瓣听诊区
③ 主动脉瓣听诊区　④ 主动脉瓣第二听诊区
⑤ 三尖瓣听诊区

图 4－5－14　心脏听诊顺序示意图

3. 听诊的内容　包括心率、心律、心音、额外心音、心脏杂音及心包摩擦音等。

(1) 心率(heart rate)：为每分钟心脏搏动的次数。以第一心音为准计数，一般在心尖部进行听诊，计数 1 分钟。正常心脏激动发自窦房结，成人心率为 60～100 次/分，大多数为 60～80 次/分，女性稍快；3 岁以下儿童多在 100 次/分以上；老年人多偏慢。

(2) 心律(cardiac rhythm)：是指心脏跳动的节律。正常人心律规则，部分青年人可出现随呼吸而改变的节律，一般无临床意义。听诊所能发现的心律失常最常见的有期前收缩和心房颤动。

1) 期前收缩(premature beat)：又称过早搏动，简称早搏，是由于窦房结以外的异位起搏点过早发出冲动控制心脏收缩所致，是最常见的心律失常。听诊时可听到在规则的心律中出现提前的心跳，其后有一较长的间歇(代偿间歇)。期前收缩的第一心音增强，第二心音减弱，脉搏可减弱或消失，后者可形成脉搏短绌。若期前收缩有规律地出现，如每一个正常搏动后出现一个期前收缩，称为二联律；若每个正常心搏后连续出现两个期前收缩，或每两个正常心搏后出现一个期前收缩，称为三联律。期前收缩偶尔出现多无临床意义，但若发作频繁或形成二联律、三联律，则应进一步检查有无器质性病变。可见于冠状动脉粥样硬化性心脏病、风湿性心脏病、心肌炎及药物(洋地黄、锑剂)中毒等。

2) 心房颤动(atrial fibrillation)：简称房颤，指心房内异位起搏点发出快速(350～600 次/分)而不规则的冲动，引起心房肌的快速颤动。临床特点为：① 心律绝对不规则；② 心音强弱不等；③ 心率与脉率不等，称为脉搏短绌(pulse deficit)，简称绌脉，产生的原因是过早的心室收缩不能将足够的血液输送到周围血管所致，故脉率常少于心率。心房颤动常见于风湿性心脏病、冠状动脉硬化性心脏病、甲状腺功能亢进症等。

(3) 心音(cardiac sound)：正常生理情况下每一心动周期有 4 个心音，按其出现的先后顺序称为第一心音(the first sound, S_1)、第二心音(the second sound, S_2)、第三心音(the third sound, S_3)和第四心音(the forth sound, S_4)。听诊正常成人可听到第一心音、第二心音，在部分健康儿童及青少年中可听到第三心音，而第四心音听不到。听诊心音时应按顺序听诊各个瓣膜区，边听边比较、分析和判断。

1) 心音的发生机制及其临床意义：① 第一心音(S_1)，主要由二尖瓣、三尖瓣关闭，瓣叶紧张度突然增强所致，标志着心室收缩的开始。② 第二心音(S_2)，主要由半月瓣的突然关闭引起瓣膜振动所致，标志着心室舒张的开始。第一心音与第二心音之间的时间为心脏的收缩期，第二心音与下一心动周期的第一心音之间的时间为心脏的舒张期。③ 第三心音(S_3)，系血液自心房急速流入心室，冲击室壁产生振动发生音响所致。第三心音的特点为音调低而柔和，在第二心音之后通常在心尖部的右上方听得较清楚。④ 第四心音(S_4)，出现在第一心音开始前 0.1 秒，由心房收缩的振动所产生。第四心音正常情况下很弱听不到，如能听到，则为病理性第四心音，称房性或收缩期前奔马律。

2) 第一、二心音的区别：听心音时，应首先区分第一心音和第二心音。因为只有这样，才能正确地判定心室的收缩期和舒张期，继而判定异常心音和杂音出现的时期。两者的区别见表 4-5-3。

表 4-5-3 第一心音与第二心音的区别

区别点	第一心音(S_1)	第二心音(S_2)
音调	较低	较高
强度	较响	较 S_1 低
性质	较钝	较 S_1 清脆
所占时间	较长，持续约 0.1 秒	较短，持续 0.08 秒
与心尖搏动的关系	同时出现	之后出现
听诊部位	心尖部最清晰	心底部最响

(4) 额外心音(extra cardiac sound)：又称三音律，是指在原有第一心音和第二心音之外额外出现的病理性附加音，大部分出现在舒张期。舒张早期的额外心音即病理性 S_3，听诊在 S_2 之后与原有的 S_1、S_2 组成的节律，在心率>100 次/分时犹如马奔跑的蹄声，称舒张早期奔马律(protodiastolic gallop)。其发生是由于舒张期心室负荷过重，心肌张力减低，心室壁顺应性减退，在舒张早期心房血液快速注入心室时，引起已过度充盈的心室壁产生的振动所致，是心功能不全的表现。心尖部闻及舒张早期奔马律是心肌严重受损的重要体征，多见于心肌炎、心肌病等患者发生左心衰竭时。

(5) 心脏杂音(cardiac murmurs)：是正常心音和额外心音之外的附加音，由心室壁、瓣膜或血管壁振动所产生。其特点是持续时间较长，性质特异，可与心音分开或连续，甚至完全遮盖心音，对心脏病的诊断有重要意义。

1) 杂音产生机制(图 4-5-15)：任何原因使心脏血管内血流加速或血流紊乱致层流变成湍流，产生漩涡，心壁或血管壁发生振动即产生杂音。主要包括：① 血流加速，如运动后、贫血、甲状腺功能亢进症等；② 血液黏稠度降低；③ 瓣膜口狭窄及关闭不全；④ 心腔或大血管间有异常通道(如室间隔缺损、动脉导管未闭、动-静脉瘘等)；⑤ 心腔内有漂浮物(如心内膜炎)；⑥ 血管腔扩大(如动脉瘤)或狭窄等。

2) 杂音听诊的要点：听诊杂音要根据其最响部位、出现的时期及持续时间、性质、强度、传导方向以及杂音与呼吸、运动和体位的关系等综合判断其临床意义。

最响部位：杂音最响部位往往提示病变所在部位。如二尖瓣病变，杂音在心尖部最响；主动脉瓣病变，杂音在主动脉瓣听诊区最响；室间隔缺损，杂音在胸骨左缘第 3、4 肋间最响；房间隔缺损及动脉导管未闭，杂音在胸骨左缘第 2 肋间最响。生理性杂音多在肺动脉瓣区与心尖区出现。

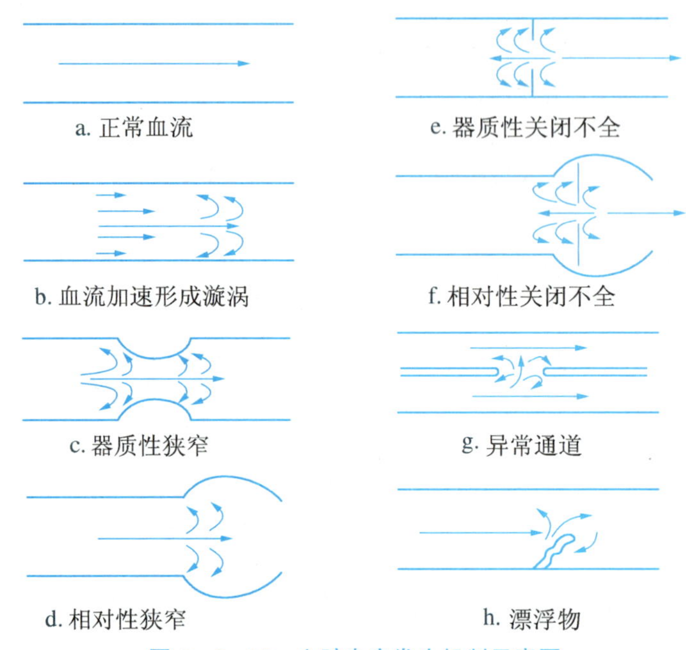

图 4-5-15　心脏杂音发生机制示意图

出现时期和持续时间：判断此可帮助诊断瓣膜病变的性质。收缩期杂音(systolic murmur, SM)发生于第一心音至第二心音之间，舒张期杂音(diastolic murmur, DM)发生于第二心音至下一个心动周期的第一心音之间，连续性杂音(continuous murmur)为杂音在收缩期及舒张期连续出现。一般认为，舒张期和连续性杂音为器质性杂音，收缩期杂音有功能性和器质性 2 种。

杂音性质：心脏杂音的性质主要取决于杂音的音调与强度。按性质将杂音分为吹风样杂音、隆隆样杂音(二尖瓣狭窄)、叹气样杂音(主动脉瓣关闭不全)、乐音样杂音(亚急性感染性心内膜炎)、机器音样杂音(动脉导管未闭)等。杂音按音调高低分为柔和、粗糙 2 种，功能性杂音较柔和，器质性杂音多较粗糙。

杂音强度：一般来说狭窄愈重，血流速度愈快，推动血流的压力愈大，杂音愈强。收缩期杂音强度通常采用 Levine 6 级分级法(表 4-5-4)。记录杂音强度时以 6 级分类法为分母，以杂音级别为分子，如响度为 4 级，记为 4/6 级杂音。舒张期杂音一般不分级，如分级也可参照此标准。

表 4-5-4　杂音强度分级

级别	响度	听诊特点	震颤
1	最轻	很弱，需在安静环境下仔细听诊才能听到，易被忽略	无
2	轻度	较易听到，杂音柔和	无
3	中度	明显的杂音	无
4	响亮	杂音响亮	有
5	很响	杂音很强，向周围甚至背部传导	明显
6	最响	杂音震耳，即使听诊器稍离开胸壁也能听到	强烈

杂音的传导：病理性杂音常沿着产生杂音的血流方向传导，并可借周围组织向四周扩散。功能性杂音一般比较局限，但有些病理性杂音也较局限。

3）各瓣膜区杂音的临床意义：临床常见器质性心脏杂音特点见表4-5-5。

表4-5-5 临床常见器质性心脏杂音特点

时期	病变	最响部位	性质	传导方向
收缩期	二尖瓣关闭不全	心尖部	吹风样	左腋下
	主动脉瓣狭窄	主动脉瓣听诊区	喷射性	颈部
	肺动脉瓣狭窄	肺动脉瓣区	喷射性	上下肋间
	室间隔缺损	胸骨左缘第3、4肋间	粗糙吹风样	心前区
舒张期	二尖瓣狭窄	心尖部	隆隆样	无
	主动脉瓣关闭不全	主动脉瓣第二听诊区	叹气样	心尖区
连续性	动脉导管未闭	胸骨左缘第2肋间	机器样	上胸部及肩胛区

（6）心包摩擦音(Pericardial friction sound)：脏壁两层心包膜因炎症致纤维蛋白沉积而变得粗糙，当心脏收缩或舒张时发生摩擦形成心包摩擦音，犹如手指擦耳郭声。常在胸骨左缘第3、4肋间心脏绝对浊音界以内最清楚，前倾坐位明显，听诊器体件向胸壁加压可使其增强。当心包积液增多时，心包摩擦音可减弱甚至消失。常见于风湿性、结核性和化脓性心包炎，也可发生于急性心肌梗死及尿毒症患者。

五、血管

血管检查包括动脉、静脉及毛细血管的检查，检查方法主要有视诊、触诊和听诊。

（一）脉搏

检查脉搏(pulse)主要用触诊。可选择桡动脉、肱动脉及足背动脉等。主要检查脉率、脉律、紧张度、动脉壁弹性强弱和脉搏的波形。检查时需做两侧脉搏对比，正常人两侧差异很小。触诊两侧脉搏明显不对称，见于缩窄性大动脉炎或无脉症。

1. 脉率(pulse rate) 脉率受年龄、性别、运动、情绪等因素的影响。脉率少于心率，称绌脉，见于心房颤动、期前收缩。

2. 脉律(pulse rhythm) 正常人脉律规则，窦性心律不齐者脉搏可随呼吸改变，吸气时增快，呼气时减慢。某些心律失常可影响脉律，如心房颤动时脉律绝对不规则，房室传导阻滞可有脉搏脱落，称脱落脉。

3. 紧张度、强弱与动脉壁状态 与心搏出量、脉压、外周血管阻力相关。① 洪脉。脉搏强而振幅大，见于高热、甲状腺功能亢进症、主动脉瓣关闭不全。② 细脉。脉搏弱而振幅小，见于心力衰竭、主动脉瓣狭窄、休克等。

4. 常见异常波形

（1）水冲脉(water hammer pulse)：脉搏骤起骤落，急促而有力，犹如潮水涨落。由于周围血管扩张或存在分流、反流所致。见于主动脉瓣关闭不全、甲状腺功能亢进症、动脉导管未闭和严重贫血。

（2）交替脉（pulsus alternans）：脉搏一强一弱交替出现，节律规整。为左心室收缩力强弱交替所致，是左心衰竭的重要体征之一。

（3）奇脉（paradoxical pulse）：吸气时脉搏明显减弱，甚至消失。见于缩窄性心包炎和大量心包积液。由于心包压塞或心包缩窄，吸气时右心舒张受限，回心血量减少，使左心排血量降低所致，又称吸停脉。

（4）无脉（pulseless）：即脉搏消失。见于严重休克及多发性大动脉炎。

（二）末梢循环状况

临床上常用检查微血管再充血时间来判断末梢循环状况。检查时护士先按压患者的甲床，使指甲变成未充血的白色状态，接着护士放开按压的手指，观察甲床再变回充血状况的红色需多长时间，如再充血的时间需要 2 秒以上，就表示末梢循环状况不良，见于休克患者。临床常通过综合的方法判断末梢循环状况，具体见表 4-5-6。

思政人文案例

表 4-5-6　末梢循环状况的判断

项　　目	正　　常	不　　足
皮肤颜色	红润	苍白、发绀或紫花斑
皮肤湿度	温暖	厥冷
简易甲皱试验	苍白区消失快、转红	苍白区消失慢、转紫
胸骨部位指压	再充盈时间<2 秒	再充盈时间>2 秒
尿量	平均>30 ml/h	平均<20 ml/h
脉压	>30 mmHg	<20 mmHg

（三）周围血管征

脉压增大时可出现周围血管征，包括水冲脉、毛细血管搏动征、枪击音与 Duroziez 双重杂音，主要见于主动脉瓣重度关闭不全、甲状腺功能亢进症和严重贫血。

1. 毛细血管搏动征　用手指轻压患者指甲末端或以清洁玻片轻压患者口唇，受压局部边缘出现有规律的红白交替改变，即为毛细血管搏动征（capillary pulsation）。

2. 枪击音　将听诊器膜型体件放在患者浅表大动脉（一般采用股动脉或肱动脉）处，若听到“Ta-Ta”音，称为枪击音（pistol shot sound）。

3. Duroziez 双重杂音　将听诊器膜型体件稍加压力于股动脉，可听到收缩期与舒张期非连续性双重杂音，称为杜柔双重杂音（Duroziez sign）。

（四）血压（blood pressure）

血压通常指动脉血压。血压变动的临床意义有：

1. 高血压（hypertension）　WHO 建议，在安静状态下，取坐位测量右臂肱动脉至少 3 次非同日血压的平均值，若收缩压（systolic pressure）≥140 mmHg 和（或）舒张压（diastolic pressure）≥90 mmHg，称为高血压。常见于原发性高血压（占 95%），也可见于继发性高血压，如肾脏疾病、肾上腺皮质和髓质肿瘤、颅内压增高等所致高血压。

2. 低血压　血压低于 90/60 mmHg，称为低血压。常见于周围循环衰竭、心肌梗死、急性心功能不全、急性心包压塞、肾上腺皮质功能减退症等。

3. 双上肢血压差别显著　见于多发性大动脉炎或先天性动脉畸形。

4. 上、下肢血压异常　上、下肢血压明显差异时，应考虑主动脉缩窄或胸腹主动脉炎。

任务目标评价表

5. 脉压变化　正常脉压为30～40 mmHg，脉压增高见于主动脉瓣关闭不全、高血压、主动脉硬化、甲状腺功能亢进症、严重贫血等，脉压降低见于低血压、心包积液、缩窄性心包炎、严重二尖瓣狭窄、主动脉瓣狭窄、重度心功能不全等。

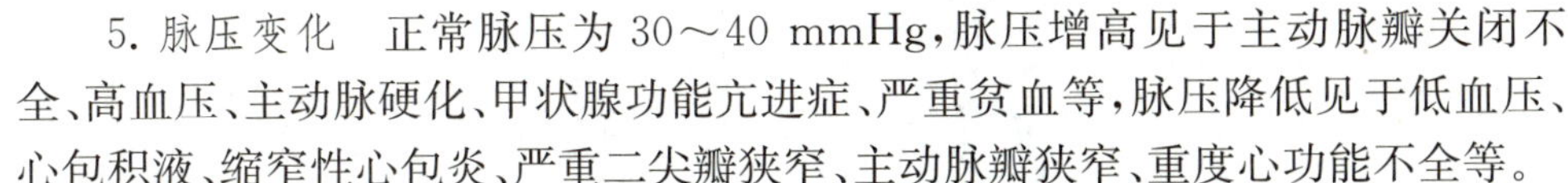

（闻彩芬）

思政人文案例

任务6　腹部检查

知识、能力与素质目标

1. 了解腹部检查的内容，掌握蛙腹、肠鸣音亢进、移动性浊音、板状腹、反跳痛等常见体征的临床意义。
2. 掌握腹部检查的基本顺序与方法，通过视、听、叩、触诊等方法，对SSP进行腹部检查。
3. 学习和训练时，体现出刻苦钻研、认真细致的精神，表现出良好的沟通能力、团结协作精神，尊重患者，保护其隐私。

学习难点

1. 腹部检查的内容，蛙腹、肠鸣音亢进、移动性浊音、板状腹、反跳痛等常见体征的临床意义。
2. 腹部检查的基本顺序与方法。

腹部的范围上起横膈，下至骨盆入口，前面及侧面为腹壁，后面为脊柱及腰肌，其内为腹膜腔及腹腔脏器等。腹部与消化、泌尿、内分泌、血液、心血管等系统均有关联。

一、腹部体表标志及分区

（一）常用腹部体表标志

腹部体表标志主要用于描述体征的具体部位。常用体表标志见图4-6-1。

1. 腹上角（upper abdominal angle）　为两侧肋弓下缘的夹角，常用于体型的判断和肝的测量。

2. 脐（umbilicus）　位于腹部的中心，平对第3～4腰椎间隙，为腹部四区分法、阑尾压痛点的定位标志。

3. 腹中线（midabdominal line）　为前正中线的延续，为腹部四区分法的垂直线。

4. 腹直肌外缘（lateral border of rectus muscles）　相当于锁骨中线的延续。

5. 髂前上棘（anterior superior iliac spine）　髂嵴前方的突出点，为腹部九区分法、骨髓穿刺常用部位及阑尾压痛点的定位标志。

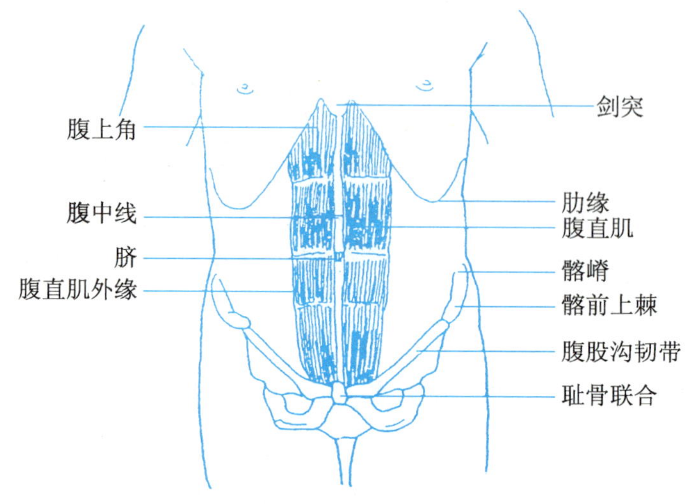

图 4-6-1 腹部体表标志

6. 耻骨联合(pubic symphysis) 为腹中线最下部的骨性标志。

7. 腹股沟韧带(inguinal ligament) 构成腹部体表的下界,为寻找股动、静脉的标志,为腹股沟疝的通过部位。

8. 肋脊角(costovertebral angle) 背部两侧第 12 肋与脊柱的交角,是肾区叩击痛的位置。

(二) 腹部分区

借助体表标志可将腹部划分为若干区域,便于检查和记录病变部位。常用的腹部分区法有四区分法和九区分法。

1. 四区分法 通过脐画一水平线和一垂直线,将腹部分为右上腹、右下腹、左上腹和左下腹四区(图 4-6-2)。

2. 九区分法 由两条水平线和两条垂直线构成的“井”字形分区(图 4-6-3)。水平线分别为两肋弓下缘连线与两侧髂前上棘连线,两条垂直线为锁骨中线至腹股沟韧带中点的连线,相当于腹直肌外缘。四线相交将腹部分为左右上腹部(季肋部)、左右腰部(侧腹部)、左右下腹部(髂部)、上腹部、中腹部、下腹部。各区的主要脏器分布如下:

(1) 右上腹部:肝右叶、胆囊、结肠肝曲、右肾及右肾上腺。

(2) 右腰部:升结肠、右肾及部分空肠。

(3) 右下腹部:盲肠、阑尾、回肠下段、女性右侧卵巢及输卵管、男性右侧精索。

(4) 上腹部:胃、肝左叶、十二指肠、胰头及胰体、横结肠、腹主动脉、大网膜。

(5) 中腹部:十二指肠下段、空肠及回肠、下垂的胃或横结肠、肠系膜、输尿管、腹主动脉、大网膜。

(6) 下腹部:回肠、乙状结肠、输尿管、胀大的膀胱或增大的子宫。

(7) 左上腹部:胃、脾、胰尾、结肠脾曲、左肾及左肾上腺。

(8) 左腰部:降结肠、左肾、空肠或回肠。

(9) 左下腹部:乙状结肠、女性左侧卵巢及输卵管、男性左侧精索。

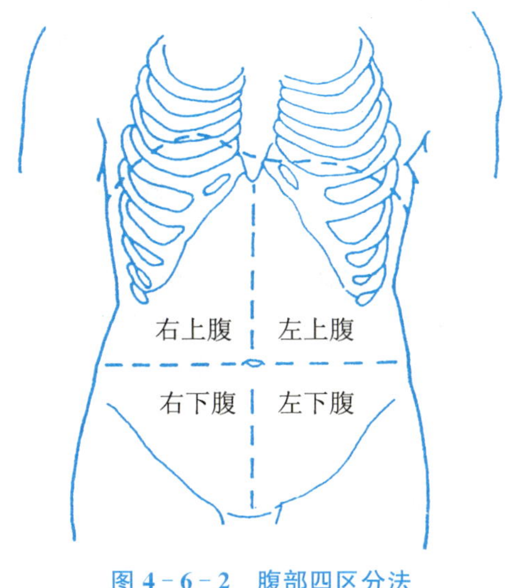

图 4-6-2 腹部四区分法

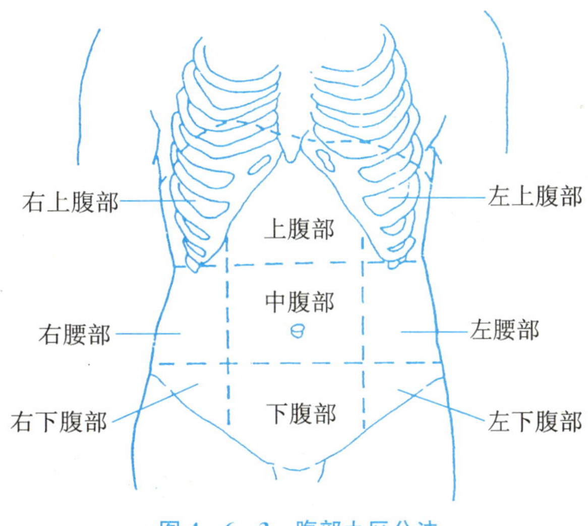

图 4-6-3 腹部九区分法

二、腹部检查的方法及内容

因为叩诊与触诊易刺激肠蠕动而影响听诊结果，所以腹部检查应按视、听、叩、触的顺序进行，其中以触诊最重要。

（一）视诊

腹部视诊时，室内需温暖，嘱患者排空膀胱，取低枕仰卧位，两手自然置于身体两侧，充分暴露全腹，上至剑突、下至耻骨联合，躯体其他部分应遮盖，暴露时间不宜过长。光线以充足而柔和的自然光线为宜，从前侧方射入视野。检查者应站立于患者右侧，按一定顺序自上而下地观察腹部，必要时护士需俯身或蹲下，将视线降低至腹平面，检查腹部细小隆起或蠕动波。腹部视诊内容如下：

1. 腹部外形　应注意腹部外形是否对称，有无全腹或局部的膨隆或凹陷，有腹水或腹部肿块时，还应测量腹围。

健康成年人平卧时，前腹壁大致处于肋缘至耻骨联合所在平面，称腹部平坦；肥胖者前腹壁明显高于肋缘至耻骨联合所在平面，称腹部饱满；消瘦者前腹部下凹，称腹部低平，这些都属于正常腹部外形。腹部明显膨隆或凹陷具有病理意义。

(1) 腹部膨隆：平卧时前腹壁明显高于肋缘与耻骨联合的平面，外观呈凸起状，称腹部膨隆(abdominal distension)，可表现为全腹膨隆与局部膨隆。

全腹膨隆为腹部弥漫性隆起，呈球形或扁圆形。常见于：① 肥胖、腹壁皮下脂肪过多者，脐部多凹陷。② 腹腔内有大量积液称腹水(ascites)。平卧位时腹壁松弛，液体下沉于腹腔两侧，致侧腹部明显膨出扁而宽，称为蛙腹(frog belly)。侧卧或坐位时，因液体移动而使腹下部膨出。常见于肝硬化门静脉高压症、心力衰竭、缩窄性心包炎、腹膜癌转移、肾病综合征、结核性腹膜炎等。腹膜有炎症或肿瘤浸润时，腹部常呈尖凸型，称为尖腹(apical belly)。③ 腹腔内大量积气，使腹部呈球形，外形不随体位改变而改变，可由胃肠道内积气或胃肠道穿孔、人工气腹等所致。④ 腹内巨大包块，如足月妊娠、巨大卵巢囊肿、畸胎瘤等，亦可引起全腹膨隆。

局部膨隆常因为脏器肿大，腹内肿瘤或炎性肿块、胃或肠胀气，以及腹壁上的肿物和疝等所致。视诊时应注意膨隆的部位、外形，是否随呼吸而移位或随体位而改变，有无搏动等。脏器肿大一般都在该脏器所在部位，并保持该脏器的外形特征。

有时局部膨隆是由于腹壁上的肿块而非腹腔内病变。其鉴别方法是嘱患者仰卧位做屈颈抬肩动作，使腹壁肌肉紧张，如肿块更加明显，说明肿块位于腹壁上。反之如变得不明显或消失，说明肿块在腹腔内。

(2) 腹部凹陷：仰卧时前腹壁明显低于肋缘与耻骨联合的平面，称腹部凹陷(abdominal concavity)。凹陷亦分全腹和局部，但以前者意义更为重要。全腹凹陷主要见于脱水和消瘦者。严重时，前腹壁凹陷几乎贴近脊柱，肋弓、髂嵴和耻骨联合显露，腹外形如舟状，称舟状腹(scaphoid)，多见于慢性消耗性疾病晚期如恶性肿瘤、糖尿病及晚期甲状腺功能亢进症患者。局部凹陷多见于手术后腹壁瘢痕收缩。

2. 腹壁运动　腹式呼吸减弱常因腹膜炎症、腹水、急性腹痛、腹腔内巨大肿物或妊娠等。腹式呼吸消失常见于胃肠穿孔所致急性腹膜炎或膈肌麻痹等。腹式呼吸增强不多见，常为癔症性呼吸或胸腔疾病(大量积液等)。

3. 腹壁静脉　正常人腹壁静脉一般不显露，较瘦或皮肤白皙者可隐约看到细小静脉网，无扩张及迂曲。门静脉高压或上、下腔静脉回流受阻时，腹壁静脉可显而易见或迂曲变粗，称为腹壁静脉曲张。门静脉高压显著时，腹壁静脉曲张以脐为中心，脐水平线以上的血流方向向上，脐水平线以下的血流方向向下，呈放射状，如水母头(caput medusae)，常在此处听到静脉血管杂音。上腔静脉阻塞时，上腹壁及胸壁浅静脉曲张，脐上、下腹壁静脉血流方向均向下；下腔静脉阻塞时，曲张静脉多分布于腹壁两侧，脐上、下腹壁静脉血流方向均向上。腹壁静脉曲张表现见图 4-6-4。

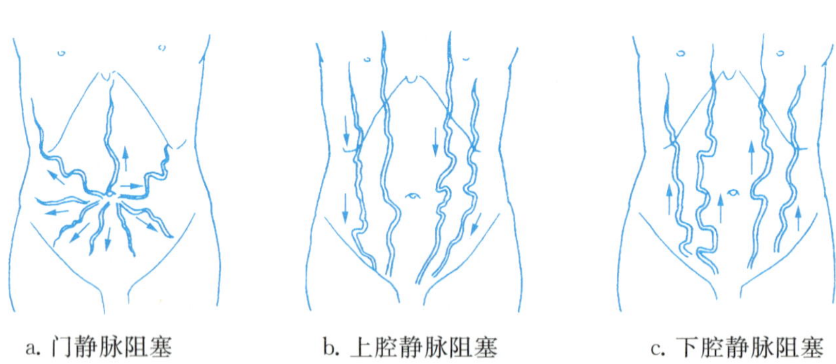

图 4-6-4　腹壁静脉曲张示意图

4. 胃肠型及蠕动波　除腹壁菲薄或松弛的老年人和极度消瘦者外，正常人腹部一般看不到胃和肠的轮廓及蠕动波。幽门梗阻和机械性肠梗阻时，梗阻近端的胃或肠段饱满而隆起，可显出各自的轮廓，称为胃型或肠型(gastral or intestinal pattern)，伴有该部位的蠕动加强，可以见到蠕动波(peristalsis)。

5. 疝(hernia)　疝是指任何脏器或组织离开正常解剖部位，通过先天或后天形成的薄弱点、缺损或孔隙进入另一部位者。腹部疝可分为腹内疝和腹外疝两大类，前者少见，后者较多见。腹外疝为腹腔内容物经腹壁或骨盆壁的间隙或薄弱部分向体表突出而形成。脐疝多见于婴幼儿，成人则可见于经产妇或有大量腹水的患者；先天性腹直肌两侧闭合不良者可有白线疝；手术瘢痕愈合不良处可有切口疝；股疝位于腹股沟韧带中部，多见于女性；腹股沟疝则偏于内侧。男性腹股沟斜疝可下降至阴囊，该疝在直立位或咳嗽用力时明显，至卧位时可缩小或消失，亦可以手法还纳，如有嵌顿则可引起急性腹痛。

6. 其他　腹部视诊时还应观察脐部有无异常，腹部皮肤有无皮疹、腹纹、瘢痕及皮肤色素的改变等。

（二）听诊

全腹各区均要听诊，尤其注意上腹部、中腹部、腹部两侧及肝、脾各区。听诊的主要内容有：肠鸣音、振水音及血管杂音等。妊娠5个月以上的妇女可在脐的下方听到胎心音（130～160次/分）。

1. 肠鸣音　肠蠕动时，肠腔内的气体和液体流动而产生一种断断续续的咕噜声或气过水声，称肠鸣音（bowel sound）。听诊时全腹均可听到，通常选择右下腹的某一部位听诊至少1分钟。正常情况下，肠鸣音每分钟4～5次，餐后频繁而明显，平时稀疏而微弱。肠蠕动增强时，肠鸣音达每分钟10次以上，但音调不特别高亢，称肠鸣音活跃，见于急性胃肠炎、服泻药后或胃肠道大出血时。若伴有声音响亮、音调高亢，甚至呈叮当声或金属声，称肠鸣音亢进，为机械性肠梗阻的表现。若肠蠕动减弱，肠鸣音明显少于正常，甚至数分钟才能听到1次，称肠鸣音减弱，见于便秘、腹膜炎、低钾血症、胃肠动力低下等。如持续听诊3～5分钟仍未听到肠鸣音，称肠鸣音消失，主要见于急性腹膜炎、麻痹性肠梗阻或腹部大手术后。

2. 振水音　在胃内有多量液体及气体存留时可出现振水音（succussion splash）。检查时患者取仰卧位，护士将听诊器体件放于左上腹部，或以一耳凑近上腹部，同时以冲击触诊法振动胃部，即可听到气、液撞击的声音。正常人在餐后或饮进多量液体时可有上腹部振水音。但若在清晨空腹或餐后6～8小时以上仍有振水音，则提示幽门梗阻或胃扩张。

3. 血管杂音　正常腹部无血管杂音。中腹部闻及收缩期喷射性杂音，见于主动脉瘤或腹主动脉狭窄。上腹部闻及收缩期喷射性杂音可见于肾动脉狭窄。

（三）叩诊

腹部叩诊主要用于检查某些脏器的大小和叩击痛，腹腔内有无积气、积液和肿块等。可使用直接叩诊法和间接叩诊法，一般多采用间接叩诊法。叩诊可从左下腹开始逆时针方向至右下腹部，再至脐部。

1. 腹部叩诊音　正常情况下，腹部叩诊大部分区域均为鼓音，仅在肝、脾所在部位，充盈的膀胱和增大的子宫部位，以及两侧腹部近腰肌处叩诊为浊音。当肝、脾或其他脏器极度肿大，腹腔内肿瘤或大量腹水时，病变部位叩诊呈浊音或实音。当胃肠高度胀气和胃肠穿孔致气腹时，则鼓音范围明显增大。

2. 移动性浊音　腹腔内游离腹水若超过1 000 ml，患者在直立位时，液体多潴积于腹腔的低处，故在此处叩诊呈浊音。患者在仰卧位时，两侧腹部叩诊呈浊音，中腹部叩诊呈鼓音。检查者自腹中部脐水平面开始向患者左侧叩诊，发现浊音时，板指固定不动，嘱患者右侧卧，再度叩诊，呈鼓音，表明浊音移动。同样方法向右侧叩诊，也出现浊音移动的现象。这种因体位不同而出现腹部浊音区变动的现象，称移动性浊音（shifting dullness）。

3. 肝脏叩诊

（1）肝浊音界：叩诊肝上界时，患者平卧，平静呼吸，沿右锁骨中线、右腋中线和右肩胛线，由肺区向下叩向腹部，当由清音转为浊音时，即为肝上界，又称肝相对浊音界。因肝下界与胃、结肠等重叠，很难叩准，故多用触诊确定。

匀称体型者的正常肝脏在右锁骨中线上，其上界在第5肋间，下界位于右季肋下缘。两者之间的距离为肝上下径，为9～11 cm；在右腋中线上，其上界为第7肋间，下界在第10肋骨水平；在右肩胛线上，其上界为第10肋间。矮胖体型者肝上下界均可高一个肋间，瘦长体型者则可低一个肋间。

肝浊音界扩大见于肝癌、肝脓肿、肝炎、肝瘀血和多囊肝等。肝浊音界缩小见于急性重型肝炎、肝硬化和胃肠胀气等。肝浊音界消失代之以鼓音者，可见于急性胃肠道穿孔，也可见于腹部大手术后数日内及人工气腹等。肝浊音界向上移位见于右肺纤维化、右下肺不张、气腹及鼓肠等。肝浊音界向下移位见于肺气肿、右侧张力性气胸等。

(2) 肝区叩击痛：左手掌平放于患者的肝区所在部位，右手握拳，以轻至中等力量叩击左手手背。正常人肝区无叩击痛。肝区叩击痛阳性者见于肝炎、肝脓肿、肝瘀血、肝癌等。

4. 膀胱叩诊　在膀胱触诊不满意时，可由叩诊判断膀胱的充盈程度。膀胱叩诊在耻骨联合上方进行，膀胱空虚时叩诊呈鼓音。膀胱充盈时，可在耻骨联合上方叩得圆形浊音区。排尿或导尿后，则浊音区转为鼓音，借此可与妊娠子宫或卵巢囊肿等形成的浊音区相鉴别。

5. 脊肋角叩诊　患者取坐位或侧卧位，护士用左手掌平放在患者的脊肋角处，右手握拳以轻至中等的力量向左手手背进行叩击。正常人脊肋角处无叩击痛，当有肾炎、肾盂肾炎、肾结石、肾结核及肾周围炎时，肾区可有不同程度的叩击痛。

6. 胆囊叩诊　临床上不能用叩诊检查胆囊的大小，仅能检查胆囊区有无叩击痛，胆囊区叩击痛阳性为胆囊炎的重要体征。

(四) 触诊

触诊是腹部检查的主要方法。患者应排尿后取低枕仰卧位，两手自然置于身体两侧，两腿屈起稍分开，做张口缓慢腹式呼吸，护士手要温暖，剪短指甲，站立于患者右侧，面对被检查者，前臂应与腹部表面在同一水平，先以全手掌放于腹壁上部，使患者适应片刻，并感受腹肌紧张度。然后以轻柔动作按顺序触诊，一般自左下腹开始逆时针方向至右下腹，再至脐部，依次检查腹部各区。若已有病痛部位，则应由健处逐渐移向患处。触诊时应同时观察被检查者的反应与表情，并与被检查者交谈，以转移其注意力而减少腹肌紧张。

腹部触诊需应用到各种触诊手法。浅部触诊使腹壁压陷约1 cm，用于检查腹壁的紧张度、表浅的压痛、肿块、搏动和腹壁上的肿物等。深部触诊使腹壁压陷至少2 cm以上，有时可达4～5 cm，以了解腹腔内脏器情况，检查压痛、反跳痛和腹内肿物等。滑动触诊在被触及脏器或肿块上做上下、左右的滑动触摸，以探知脏器或肿块的形态和大小。双手触诊常用于肝、脾、肾和腹腔内肿块的检查。腹部触诊的主要内容如下：

1. 腹壁紧张度　正常人腹壁有一定张力，但触之柔软，较易压陷，称腹壁柔软。有某些病理情况可使全腹或局部腹肌紧张度增加或减弱。

(1) 腹壁紧张度增加：急性胃肠穿孔或脏器破裂所致急性弥漫性腹膜炎，腹膜受刺激而引起腹肌痉挛、腹壁明显紧张，触之硬如木板，称板状腹(board-like rigidity)；结核性腹膜炎、癌性腹膜炎或其他慢性病变，由于炎症刺激缓慢，导致腹膜增厚，并与肠管、肠系膜粘连，触诊时腹壁柔韧而具抵抗力，不易压陷，称揉面感(dough kneading sensation)。

局限性腹壁紧张多因局部脏器炎症波及腹膜所致，如急性胆囊炎可致右上腹肌紧张，急性阑尾炎可致右下腹肌紧张。年老体弱、腹肌发育不良、大量腹水或过度肥胖者，虽有腹膜炎症，但腹肌紧张可不明显。

(2) 腹壁紧张度减弱：多因腹肌张力减低或消失所致，表现为按压时腹壁松弛，无弹性，可见于慢性消耗性疾病、大量放腹水后、严重脱水、经产妇或年老体弱者。

2. 压痛和反跳痛　正常腹部触压时无疼痛，重按时仅有一种压迫感。压痛(tenderness)可因腹壁或腹腔内病变引起，常见于腹部炎症、肿瘤、脏器瘀血、破裂、扭转等。有压痛时，可抓捏腹壁或嘱患者仰卧抬头抬肩，若病变来自腹壁，则压痛依旧或加剧。若病变来自腹腔内，则压痛明显减轻或消失。压痛部位常为病变所在的部位，某些位置较固定的压痛点常反映特定的疾病，如位于右锁骨中线与肋缘交界处的胆囊点压痛为胆囊病变的标志，位于脐与右髂前上棘连线中、外 1/3 交界处的麦氏(McBurney)点压痛为阑尾病变的标志。在触诊压痛处稍停片刻，使压痛感觉趋于稳定，然后将手指迅速抬起，若患者感觉疼痛骤然加剧，并伴有痛苦表情或呻吟，称为反跳痛(rebound tenderness)。反跳痛为壁腹膜受到炎症累及所致，见于腹膜炎。腹膜炎患者常有腹肌紧张、压痛与反跳痛，称腹膜刺激征(peritoneal irritation sign)，亦称腹膜炎三联征。

3. 肝脏触诊　通过肝脏触诊(图 4-6-5)可了解肝下缘的位置、肝脏的质地、表面及边缘情况、有无压痛等。触诊时，患者取屈膝仰卧位，使腹壁放松，并做较深腹式呼吸动作以使肝脏在膈下上下移动。检查者立于被检查者右侧，用单手或双手深部滑行触诊。

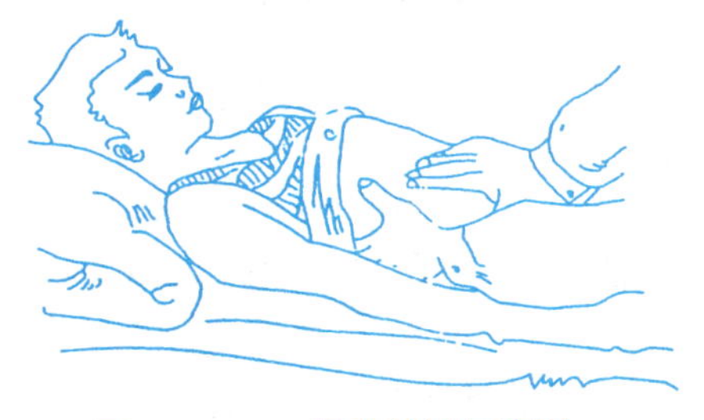
图 4-6-5　肝脏触诊示意图

(1) 单手触诊法：检查时护士将右手四指并拢，掌指关节伸直，与肋缘大致平行地放在右上腹部(或脐右侧)估计肝下缘的下方，随患者呼气时，手指压向腹壁深部，吸气时，手指缓慢抬起朝肋缘向上迎触下移的肝缘，如此反复进行，手指逐渐向肋缘移动，直到触到肝缘或肋缘为止。需在右锁骨中线及前正中线上分别触诊肝缘并测量肝缘至肋缘及剑突根部的距离，并以厘米(cm)表示。

(2) 双手触诊法：护士右手位置同单手法，而用左手托住患者右腰部，拇指张开置于肋部，向上推，限制右侧胸廓扩张，以增加膈下移的幅度，这样吸气时下移的肝脏就更易碰到右手指，可以提高触诊的效果。

(3) 肝触诊内容：① 大小。正常人在右锁骨中线上不能触及肝下缘，少数瘦长体型可触及，但应在 1 cm 以内。剑突下可触及肝下缘，多在 3 cm 以内，不超过剑突根部至脐距离的中、上 1/3 交界处。肝下缘超过上述标准，如肝上界正常或升高，提示肝大。弥漫性肝大见于肝炎、肝瘀血、脂肪肝等。局限性肝大，局部隆起，见于肝脓肿、肝肿瘤及肝囊肿等。② 质地。肝质地分为质软、质韧和质硬 3 级。质软者如触口唇，见于正常肝；质韧者如触鼻尖，见于急性肝炎、脂肪肝、慢性肝炎、肝瘀血；质硬者触之如前额，见于肝硬化和肝癌。③ 表面及边缘。正常肝脏边缘整齐且厚薄一致、表面光滑。肝边缘圆钝常见于脂肪肝或肝瘀血。肝边缘锐利，表面扪及细小结节，多见于肝硬化。肝边缘不规则，表面不光滑，呈不均匀的结节状，见于肝癌、多囊肝和肝包虫病。肝表面呈大块状隆起者，见于巨块型肝癌或肝脓肿。④ 压痛。肝包膜有炎症反应或受到牵拉可致肝区压痛，见于肝炎或肝瘀血。

常见肝脏疾病触诊特征：① 急性肝炎。轻度肝大，表面光滑，边缘钝，质稍韧。② 肝瘀血。明显肝大，表面光滑，边缘圆钝，质韧，有压痛。当右心功能不全引起肝脏淤血肿大时，按压肿大肝脏可使颈静脉怒张更加明显称肝颈静脉回流征阳性。③ 肝硬化。早期肝大，晚期缩小，质较硬，表面不光滑，边缘锐而不整齐，无压痛。④ 肝癌。肝大，表面高低不平，有大小不等的结节或巨块，边缘不整，有不同程度的压痛。⑤ 肝脓肿。触诊有囊性感，压痛明显。

4. 脾脏触诊　脾脏位于左季肋区，左侧腋中线第 9～11 肋，前缘不超过腋前线，一般不能触及。内脏下垂、胸腔积液等可致膈肌下降，脾脏随之向下移位，深吸气时可在左肋缘下触及脾脏边缘。触到脾脏后除注意大小外，还要注意它的质地、边缘和表面情况，有无压痛及摩擦感。

(1) 触诊方法(图 4－6－6)：脾脏明显肿大而位置又较表浅时，用右手单手稍用力触诊即可查到。如果肿大的脾脏位置较深，应用双手触诊法进行检查，患者仰卧，两腿稍屈曲，护士左手绕过患者腹前方，手掌置于其左胸下部第 9～11 肋处，将脾脏从后向前托起，如同触诊肝脏一样，迎触脾尖，直至触到脾缘或左肋缘为止。在脾脏轻度肿大而仰卧位不易触到时，可嘱患者取右侧卧位，左下肢屈曲，右下肢伸直，护士进行双手触诊较易触及。

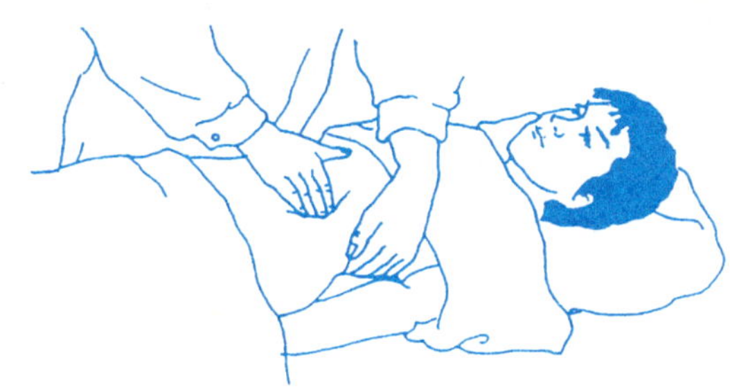

图 4－6－6　脾脏双手触诊示意图

(2) 脾大分度及临床意义：① 深吸气时，脾在肋缘下触及但不超过 3 cm 者为轻度脾大，见于肝炎、伤寒、粟粒型结核、急性疟疾、感染性心内膜炎及败血症等，质地一般较柔软。② 脾下缘超过肋下 3 cm，但在脐水平线以上者为中度脾大，常见于肝硬化、疟疾后遗症、慢性淋巴细胞性白血病、慢性溶血性黄疸、淋巴瘤、系统性红斑狼疮等，质地一般较硬。③ 脾下缘超过脐水平线或向右超过前正中线者为高度脾大。表面光滑者可见于慢性粒细胞性白血病、疟疾等。表面不光滑而有结节者见于淋巴瘤和恶性组织细胞病。

(3) 脾脏压痛见于脾脓肿、脾周围炎和脾梗死等。

5. 胆囊触诊　正常情况下，胆囊隐藏于肝下面的胆囊窝内，不能被触及，肿大时可超过肝缘及肋缘，此时可在右肋缘下、腹直肌外缘处触到。胆囊有炎症时，有时触诊不能查到胆囊，但可探测胆囊触痛。方法为护士将左手掌平放在患者的右肋缘，拇指指腹以中等度压力置于右肋缘与腹直肌外缘交界(胆囊压痛点)处，然后嘱患者缓慢深吸气，正常无痛感，在吸气过程中，有炎症的胆囊下移碰到检查者用力按压的拇指，即可引起疼痛或因剧烈疼痛而突然屏气，称为墨菲征(Murphy sign)阳性。常见于急性胆囊炎或慢性胆囊炎急性发作。

6. 膀胱触诊　膀胱触诊多采用单手滑动触诊法。患者仰卧，双下肢屈曲，护士以左手自脐开始向耻骨联合方向触摸。正常膀胱空虚时隐于盆腔内，不易触及，只有在膀胱充盈增大时可在下腹中部触及，呈扁圆形或圆形，有囊性感，按压有尿意，多由尿液潴留所致。可见于前列腺增生、截瘫、昏迷等。通过排尿或导尿，膀胱即缩小或消失，可以此与妊娠子宫、卵巢囊肿及直肠肿物等鉴别。

7. 腹部肿块　在腹部触及肿块时应注意肿块与腹壁和皮肤的关系、肿块的部位、大小、形状、轮廓、边缘和表面情况、质地、移动度及有无压痛、搏动等。肿块一般来源于该部位的脏器，如上腹中部触到肿块常为胃或胰腺的肿瘤、囊肿或胃内结石。右肋下肿块常与肝和胆有关。两侧腹部的肿块常为结肠的肿瘤。

任务目标评价表

（濮丽萍）

任务7 肛门、直肠和男性生殖器检查

知识、能力与素质目标

1. 了解肛门、直肠、男性生殖器检查的内容，熟悉常见体征的临床表现和意义。
2. 掌握肛门、直肠、男性生殖器的检查方法，通过视诊、触诊等方法，对模型等进行肛门、直肠检查。
3. 学习和训练时，体现出刻苦钻研、认真细致的精神，表现出良好的沟通能力、团结协作精神，尊重患者，保护其隐私。

学习难点

1. 肛门、直肠、男性生殖器检查的内容，常见体征的临床表现和意义。
2. 肛门、直肠、男性生殖器的检查方法。

肛门、直肠和生殖器检查是全身检查不可缺少的一部分。但是，目前临床上除病情特殊需要或某些专科外，护士对一般患者进行健康评估时常不做此项检查，因此本节仅对肛门、直肠和男性生殖器的检查方法及内容做简要介绍。

一、肛门与直肠

肛门与直肠的检查以视诊和触诊为主，必要时辅以内镜检查。

（一）检查前准备

1. 环境准备　应隐蔽（病房内应有屏风或在专门的诊室进行）、光线适宜。

2. 患者准备　① 心理准备，事先应向患者说明肛门、直肠和生殖器检查的目的、方法、重要性及配合注意事项；② 嘱患者排空大小便。

3. 医护人员准备　仪表、举止应端庄、稳重，尊重患者隐私权，男医护人员为女患者检查时应有女医护人员陪同。

4. 用物准备　消毒指套或手套、润滑油、玻片、细菌培养器皿等。

（二）体位

根据病情需要采取不同的体位。

1. 肘膝位　嘱患者两肘关节屈曲置于床上，胸部尽量接近床面，两膝关节屈曲成直角跪在床上，臀部抬高，也称膝胸位。此体位最常用，多用于检查前列腺、精囊、直肠疾病及乙状结肠镜检查(图4-7-1a)。

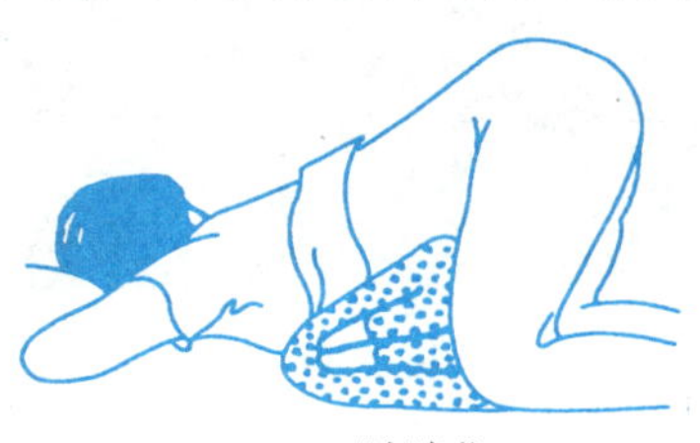

a. 肘膝位

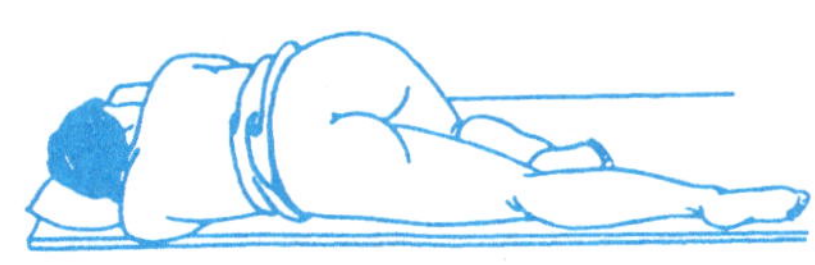

b. 左侧卧位

图4-7-1　肛门、直肠检查时的常用体位

2. 左侧卧位　患者向左侧卧于床上，左腿伸直，右腿向腹部屈曲。适用于病重、年老体弱者或女患者(图 4-7-1b)。

3. 仰卧位或截石位　患者仰卧，臀部垫高，两腿屈曲抬高并外展。适用于病重体弱患者或膀胱直肠窝检查及直肠双合诊(图 4-7-2)。

检查结果的记录方法：应按时针方向记录，如肘膝位时肛门后正中线为 12 点钟位，前正中线为 6 点钟位，而仰卧位时正好相反。

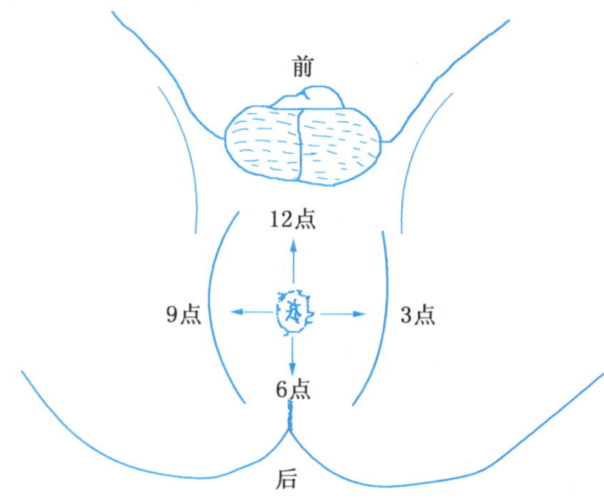

图 4-7-2　仰卧位或截石位时针方向记录方法示意图

4. 蹲位　嘱患者下蹲，屏气向下用力。适用于检查直肠脱垂、内痔及直肠息肉等。

(三) 检查方法

1. 视诊　正常人肛门颜色较深，皱褶呈放射状。用手分开患者臀部，观察肛门及其周围皮肤及皱褶，有无肛裂(齿状线以下深达皮肤全层的纵行及菱形裂口或感染性溃疡，疼痛明显)、脓血、痔(直肠下部黏膜下或肛管边缘的皮下静脉丛扩大或曲张所致的静脉团，图 4-7-3)、瘘管口或脓肿等。

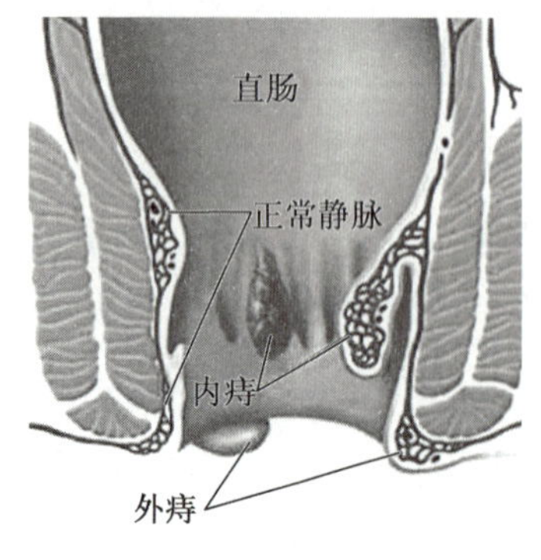

a. 痔示意图

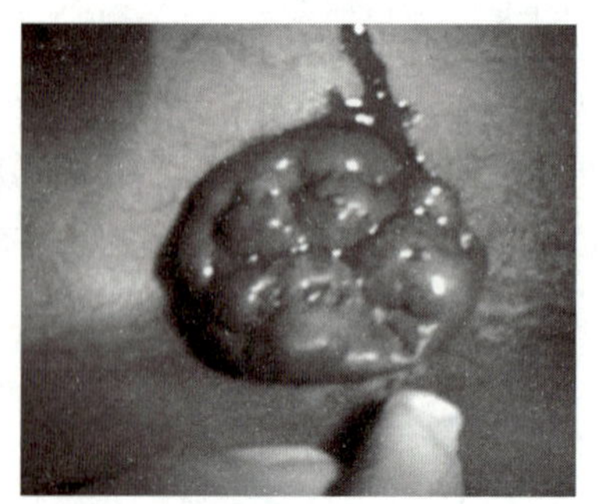

b. 内痔

图 4-7-3　痔示意图及内痔图

2. 触诊　又称肛门指诊或直肠指诊(图 4-7-4)。以右手食指戴指套或手套,涂以适量润滑油,先在肛门外轻轻按摩,再将食指缓慢插入肛门、直肠内,触摸其内壁,有无压痛和黏膜是否光滑,有无肿块及搏动感。剧烈触痛见于肛裂和感染;触及波动感,见于肛门、直肠周围脓肿;触及柔软、光滑而有弹性的包块,见于直肠息肉;触及坚硬的包块,见于直肠癌;指套上带有黏液、脓液或血液,提示有炎症、组织破坏,必要时留作涂片检查或细菌培养。

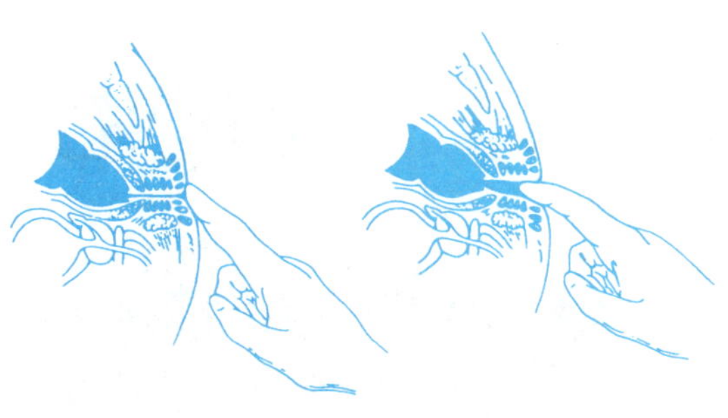

图 4-7-4　肛门指诊示意图

二、男性生殖器

男性生殖器包括外生殖器(阴茎、阴囊)及内生殖器(前列腺、精索)。检查时充分暴露下身,双下肢外展,先检查外生殖器,再检查内生殖器。

1. 阴茎　正常成年男性长 7～10 cm,过小见于垂体功能或性腺功能减退。成人阴茎松弛时包皮不应掩盖尿道口,上翻可露出阴茎头。包皮上翻不能露出阴茎头称包茎(图 4-7-5);包皮长过阴茎头但上翻后能露出尿道口和阴茎头称包皮过长。正常阴茎头表面光滑红润、质地柔软。阴茎头如有硬结并伴暗红色溃疡、易出血者应疑为阴茎癌;阴茎颈部有单个椭圆形硬质溃疡称为下疳,见于梅毒。尿道口黏膜红润、清洁,无分泌物,如发红附有分泌物并沿尿道有压痛者,见于尿道炎。

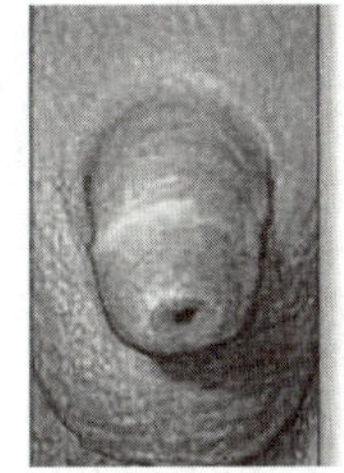
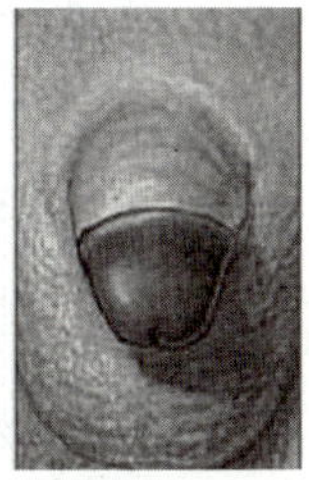

图 4-7-5　包茎(术前及术后)

2. 阴囊　患者取立位或坐位,观察阴囊皮肤颜色,有无水肿、增厚、静脉曲张、阴囊增大。两手拇指置于阴囊前面,其余四指放在阴囊后面,双手同时触诊睾丸、附睾及精索,正常时光滑柔韧。睾丸质地有结节感考虑睾丸肿瘤;附睾位于睾丸后外侧,若呈结节状并伴输精管增粗呈串珠状,见于附睾结核;精索有蚯蚓团样感时为精索静脉曲张,局部皮肤红、肿、压痛见于精索急性炎症。阴囊水肿多为局部炎症;阴囊肿大、触有囊样感,有时可推回腹腔,腹压增高时又可降入阴囊,为阴囊疝(即腹股沟斜疝,由肠管或肠系膜等腹腔内容物经腹股沟管下降至阴囊内而形成)。阴囊肿大触之有水囊样感时,可进行阴囊透光试验:用不透明纸片卷成圆筒,一端置于阴囊的肿大部位,在其对侧以手电紧贴皮肤照射,从纸筒另端观察,若透光,为透光试验阳性,提示为鞘膜腔积液,不透光则为阴囊疝或睾丸肿瘤。

3. 内生殖器　前列腺和精囊检查可在肛门指诊时向腹侧面触诊,正常前列腺质韧有弹性,叶间可触及正中沟。前列腺增生时正中沟消失,如表面光滑、质韧、无压痛,为老年良性前列腺肥大;增生伴有压痛见于急性前列腺炎,必要时留取前列腺液化验;肿大前列腺质地硬,多考虑前列腺癌。

任务目标评价表

任务8 ▶▶ 脊柱与四肢检查

知识、能力与素质目标

1. 了解脊柱、四肢检查的内容，熟悉常见体征的临床表现和意义。
2. 掌握脊柱、四肢检查的顺序和方法，通过视诊、触诊等方法，对 SSP 进行脊柱、四肢检查。
3. 学习和训练时，体现出刻苦钻研、认真细致的精神，表现出良好的沟通能力、团结协作精神，尊重患者，保护其隐私。

学习难点

1. 脊柱、四肢检查的内容，熟悉常见体征的临床表现和意义。
2. 脊柱、四肢检查的顺序与方法。

一、脊柱

(一) 脊柱弯曲度

检查方法：患者取坐位或直立位，双臂自然下垂，以手指沿脊柱棘突以适当压力自上而下划，致皮肤呈一红色充血线，观察有无侧弯；患者站立，从侧面观察 4 个生理弯曲，即颈段前凸、胸段后凸、腰段前凸、骶段后凸，并注意有无病理性弯曲(图 4-8-1)。

临床意义：脊柱后凸(驼背)见于佝偻病、脊椎结核、强直性脊柱炎、脊柱退行性变等；脊柱前凸多发生于腰椎部位，见于大量腹水、腹腔巨大肿瘤、髋关节结核、先天性髋关节脱位等；脊柱侧凸分为姿势性侧凸和器质性侧凸，前者见于儿童发育期坐姿不良、椎间盘脱出症、脊髓灰质炎后遗症等，平卧时侧凸可消失，后者见于佝偻病、脊椎损伤、慢性胸膜肥厚粘连等，改变体位不能纠正。

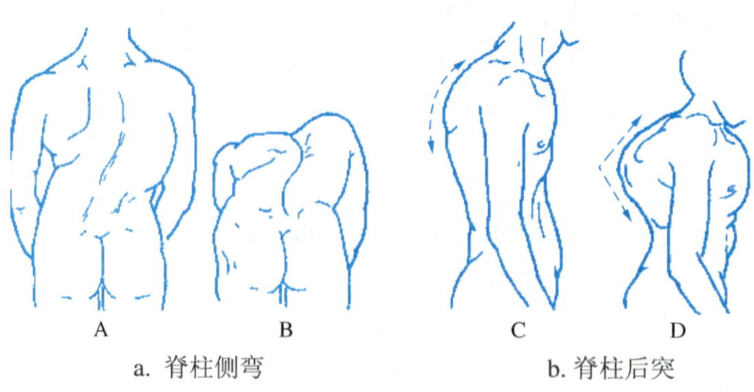

图 4-8-1 脊柱病理性弯曲

(二) 脊柱活动度

检查方法：让患者做前屈、后伸、侧弯、旋转等动作，观察其活动情况。正常人颈部活动度最大，腰段次之，胸段较小，骶段几乎不活动。

临床意义:脊柱活动度障碍见于相应脊柱节段的软组织损伤、脊椎脱位、椎间盘脱出、脊椎骨折、骨质增生与破坏、脊椎结核等。已知有脊椎骨折或脱位时应避免脊柱活动,以防损伤脊髓。

(三)脊柱压痛与叩击痛

1. 压痛　患者取端坐位,身体稍前倾。护士以右手拇指自上而下逐个按压脊椎棘突及椎旁肌肉,观察有无疼痛。

2. 叩击痛　直接叩击,用叩诊锤或手指直接叩击各脊椎棘突,观察有无疼痛;间接叩击,左手置于患者头上,右手半握拳以小鱼际部叩左手背。如有病变,相应部位有疼痛,称为传导痛,见于脊椎结核、脊椎骨折及椎间盘突出等。

二、四肢

(一)常见形态异常

1. 杵状指(acropachy)　指手指或足趾末端增生、肥厚,呈杵状膨大,指甲从根部到末端呈弧形隆起(图4-8-2a)。可能与肢端慢性缺氧、代谢障碍、中毒性损害有关。常见于支气管肺癌、支气管扩张、慢性肺脓肿、发绀型先天性心脏病、感染性心内膜炎等。

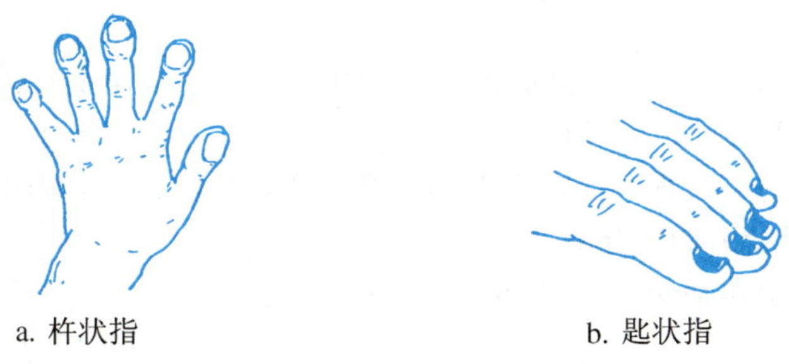

图4-8-2　常见异常手指(趾)

2. 匙状指(反甲,koilonychia)　指甲中部凹陷,边缘翘起,指甲变薄,表面有条纹呈匙状(图4-8-2b)。常见于缺铁性贫血。

3. 指关节变形　① 梭形关节:指关节呈梭形畸形,活动受限,重者手指及腕部向尺侧偏移,多为双侧性,见于类风湿关节炎。② 爪形手:手掌的骨间肌和小鱼际肌明显萎缩,手指呈鸟爪样,见于尺神经损伤、进行性肌萎缩等。

4. 足内、外翻畸形　足呈固定内翻、内收位,或外翻、外展位,见于脊髓灰质炎后遗症、先天性畸形等(图4-8-3)。

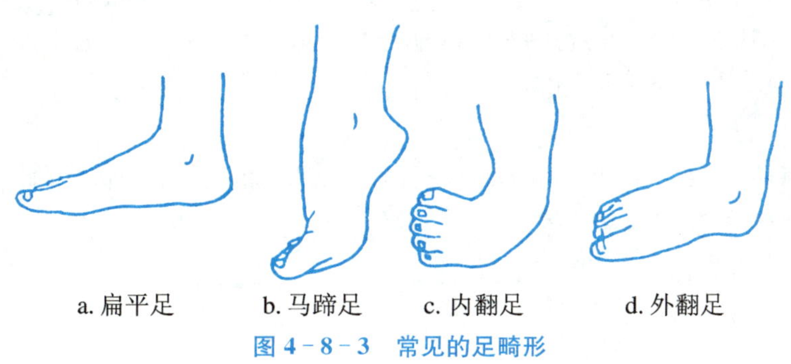

图4-8-3　常见的足畸形

5. 膝内、外翻畸形　正常人两脚并拢直立时，双膝和双踝均能靠拢。如双踝靠拢时两膝却向外分离，称膝内翻或“O”形腿畸形；两膝靠拢时双踝分离称膝外翻或“X”形腿（图 4－8－4）。两者均见于佝偻病。

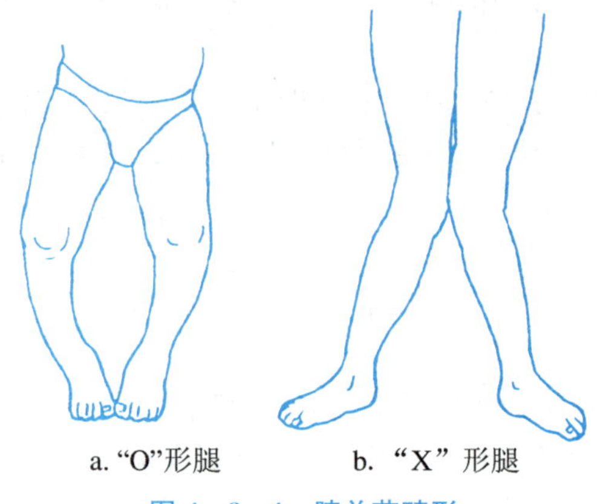

图 4－8－4　膝关节畸形

（二）运动障碍

嘱患者做四肢主动或被动运动，观察各关节的活动度。运动障碍主要见于瘫痪、骨折、关节脱位、肌腱或软组织损伤。

1. 神经肌肉组织损害　表现为不同程度的随意运动障碍，可通过对四肢的屈、伸、内收、外展、旋转及抵抗力的检查来判断。

2. 关节的损害　关节运动受限、主动或被动运动功能障碍。

任务目标评价表

（蔡小红）

任务9　神经系统检查

知识、能力与素质目标

1. 了解神经系统检查的内容，掌握偏瘫、截瘫、交叉瘫、脑膜刺激征等常见体征的临床意义。
2. 掌握神经系统检查的顺序和方法，通过触诊等方法，对 SSP 进行神经系统检查。
3. 学习和训练时，体现出刻苦钻研、认真细致的精神，表现出良好的沟通能力、团结协作精神，尊重患者，保护其隐私。

学习难点

1. 神经系统检查的内容，掌握偏瘫、截瘫、交叉瘫、脑膜刺激征等常见体征的临床意义。
2. 神经系统检查的顺序和方法。

神经系统检查应包括精神状态、脑神经、运动、感觉、反射等项目，精神状态又包括意识(参见项目2任务10及本项目任务1)、记忆、思维、情感、智能、言语(参见项目5)，本任务主要介绍运动功能、感觉功能和神经反射检查。

一、运动功能

运动功能的检查是神经系统检查的重点。运动可分为随意运动和不随意运动两种。随意运动由锥体束管理，受大脑皮层运动区支配，不随意运动由锥体外系和小脑共同支配。

(一) 随意运动与肌力

1. 随意运动　随意运动是指在意识支配下的动作。随意运动的功能减弱或丧失称为瘫痪(paralysis)。瘫痪可有三种分类方法：

(1) 根据瘫痪程度不同可分为完全性瘫痪和不完全性瘫痪。

(2) 根据瘫痪的部位不同可分为以下几种(图4-9-1)：

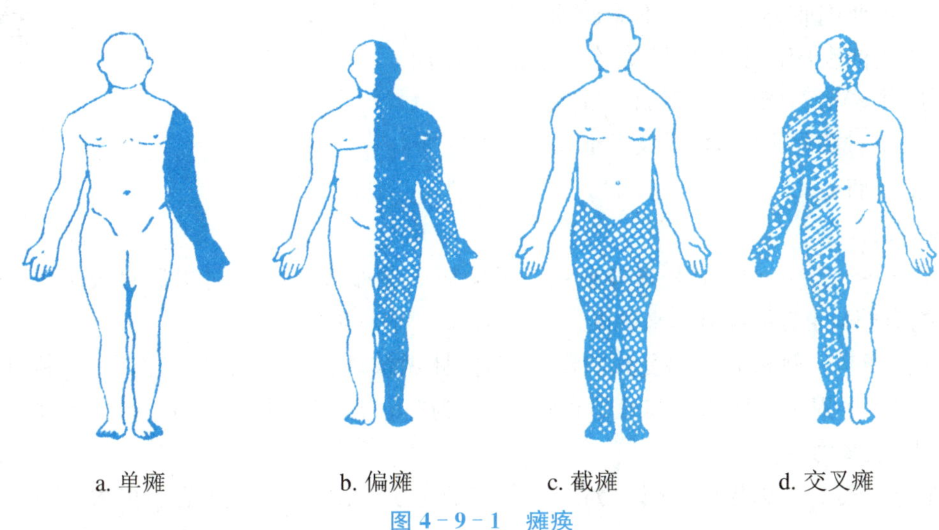

图4-9-1　瘫痪

1) 单瘫：为单一肢体瘫痪，见于大脑皮质运动区或脊髓前角的局限性损害。

2) 偏瘫：为一侧肢体瘫痪，伴有同侧中枢性面瘫及舌瘫，见于对侧大脑半球运动区或内囊部的损害，如急性脑血管病或脑肿瘤等。

3) 截瘫：为双下肢瘫痪，见于脊髓横贯性损害，如脊髓外伤、炎症、结核等。

4) 交叉性瘫痪：为一侧周围性脑神经损害及对侧肢体的中枢性瘫痪，多见于脑干病变。

(3) 根据病变部位不同将瘫痪分为上运动神经元性瘫痪(中枢性瘫痪，硬瘫)和下运动神经元性瘫痪(周围性瘫痪，软瘫)。两者的主要区别见表4-9-1。

表4-9-1　中枢性瘫痪与周围性瘫痪的鉴别

鉴　别	中枢性瘫痪	周围性瘫痪
肌张力	增强	减弱或消失
肌萎缩	无	有

续 表

鉴 别	中枢性瘫痪	周围性瘫痪
腱反射	增强或亢进	减弱或消失
病理反射	有	无
瘫痪肌群	一个以上肢体受累	个别或几个肌群受累
病变部位	脑，脊髓	周围神经

2. 肌力(muscle power) 指肌肉随意运动时的最大收缩力。检查时让患者做肢体伸屈运动，护士从相反的方向施加阻力，测试患者对阻力的克服力量，注意两侧肢体对比，两侧力量明显不等时有重要意义。

肌力通常分为6级：

0级 完全瘫痪，无肌肉收缩。

1级 可见肌肉收缩，但肢体不能运动。

2级 肢体能在床面上水平移动，但不能抬离床面。

3级 肢体能抬离床面，但不能对抗阻力。

4级 能做对抗阻力运动，但较正常差。

5级 正常肌力。

思政人文案例

(二) 肌张力

肌张力(muscular tension)是指静息状态下的肌肉紧张度。检查时根据触摸患者肌肉的硬度及被动伸屈其肢体时感受其阻力来判断。肌张力异常可表现为：

1. 肌张力增强 触诊时可感受到肌肉坚实，肢体做被动运动时阻力增加。见于锥体束及锥体外系损害。锥体系损害时肌张力呈痉挛性增高，称为“折刀式”肌张力增高。锥体外系病损时可表现为“铅管状”肌张力增高。

2. 肌张力减弱 肌肉松软，肢体做被动运动时阻力减低，关节运动范围扩大。见于周围神经病变等。

(三) 不随意运动

不随意运动又称不自主运动，是随意肌不自主收缩所产生的一些无目的的异常动作，多为锥体外系损害所致。常见表现如下：

1. 震颤(tremor) 震颤指两组拮抗肌交替收缩所引起的不自主动作。按其表现特点可分为：① 静止性震颤。静止时震颤明显，做意向性运动时可减轻，睡眠时消失，表现为手指的“搓丸”样动作，常伴有肌张力增高，见于帕金森病。② 意向性震颤。在随意运动时发生震颤，动作终末时明显，静止时消失，可伴有肌张力减低，见于小脑疾病。③ 姿势性震颤。身体在维持某一特定姿势时出现，运动及休息时消失。较静止性震颤细而快。患者闭目平伸双臂时，出现双手细微震颤，见于甲状腺功能亢进症；患者双臂向前平举时出现两手快落慢抬的动作如鸟扑翼样，称扑翼样震颤，见于肝性脑病。

2. 舞蹈样运动(choreic movement) 舞蹈样运动是面部肌肉及肢体的一种快速、不规则、无目的、不对称的运动，表现为做鬼脸、转颈、耸肩、手指间断性伸屈、摆手、伸臂等动作，精神紧张时加重，睡眠时减弱或消失。多见于儿童脑风湿病变。

3. 手足搐搦(tetany) 发作时手、足肌肉呈紧张性痉挛，上肢表现为腕关节和掌指关节屈曲，手指伸展，拇指内收靠近掌心并与小指相对；下肢表现为踝关节和趾关节屈曲(图 4-9-2)。见于低钙血症、高热或碱中毒。

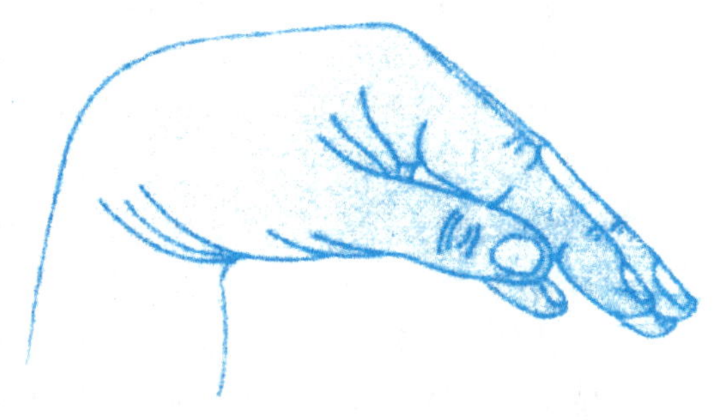
图 4-9-2 手足搐搦(手痉挛)

(四) 共济运动

共济运动是指一组肌群在小脑、前庭神经、视神经、深感觉及锥体外系的共同调节下完成协调一致的动作。当上述结构发生病变，协调动作即会出现障碍，称为共济失调(ataxia)。常用的检查方法有：

1. 指鼻试验(finger-to-nose test) 让患者手臂伸直外展，用食指触碰自己的鼻尖，先慢后快，重复数次，先睁眼后闭眼。正常人动作准确。小脑半球病变时指鼻不准并伴有震颤；如睁眼时指鼻准确、闭眼时出现障碍，则为感觉性共济失调。

2. 跟-膝-胫试验(heel-knee-shin test) 让患者仰卧，抬起一侧下肢，将足跟置于另一下肢膝盖下端，沿胫骨前缘自上往下滑行到足背。正常人能准确完成动作。小脑损害时，动作不稳；如睁眼时动作稳、闭眼时该动作障碍，提示有感觉性共济失调。

3. 轮替动作(rapid alternating test) 让患者伸直手掌，以前臂做快速的旋前旋后动作，共济失调患者动作缓慢、不协调，提示有小脑半球病变。

4. 闭目难立征(Romberg's sign) 让患者双脚并拢直立，双手向前平伸，观察其在睁眼和闭眼时是否能够保持直立姿势。如出现身体摇晃或倾斜，为阳性；仅在闭眼时站立不稳，提示感觉性共济失调；闭眼、睁眼均站立不稳，提示有小脑病变。

二、感觉功能

检查感觉功能时，必须在患者意识清晰、精神状态正常时进行。检查前应向患者说明检查的目的和方法，以取得合作。检查时嘱患者闭目，以避免主观暗示作用。注意左右两侧及远近端的比较。检查时一般应由感觉障碍区将刺激物移向正常区，但如有感觉过敏，则可由正常区移向感觉障碍区。

(一) 浅感觉

浅感觉包括皮肤及黏膜的痛觉、触觉和温度觉。

1. 痛觉 用大头针的针尖均匀地轻刺患者皮肤，询问其各处的感觉是否相同，注意两侧对比。痛觉障碍见于骨髓丘脑侧束损害。

感觉障碍的性质包括以下几方面：

(1) 感觉减退：指对感觉的敏感度低于正常。

(2) 感觉过度：指刺激必须达到很强的程度方有感觉，有刺激后需经一段时间的潜伏期才能感到强烈的、定位不明确的不适感。

(3) 感觉过敏：指患者可对轻微刺激引起强烈的感觉。

(4) 感觉异常：指在无刺激的情况下出现的蚁走感、麻木感和针刺感等。

(5) 感觉缺失：指在意识清楚的情况下对刺激不能感知。痛觉缺失常见于脊髓丘脑侧束受损。

(6) 感觉分离：指在同一区域内某种感觉存在而其他感觉缺失。例如，脊髓空洞症时触觉存在，而痛觉、温度觉缺失。

2. 触觉　用棉签轻触患者的皮肤或黏膜，让其说出感受，正常人对轻触敏感。触觉障碍见于脊髓后索病损。

3. 温度觉　分别用盛有热水(40～50℃)和冷水(5～10℃)的试管接触患者的皮肤，让其说出自身的感觉。温度觉障碍见于脊髓丘脑侧束损伤。

检查后记录感觉障碍的性质和范围。

对有浅感觉障碍的患者进行护理时应特别注意防止外伤及烫伤。

(二) 深感觉

深感觉是肌肉、肌腱、骨骼和关节等深部组织的本体感觉，包括关节觉和震动觉。

1. 关节觉　① 运动觉。检查时嘱患者闭眼，轻持患者的手指或足趾两侧做被动伸屈动作，让患者说出哪个指(趾)在动并判断移动方向。② 位置觉。将患者肢体放置于某种位置上，让其回答自己肢体所处的位置。关节觉障碍见于脊髓后索病变。

2. 震动觉　用震动着的音叉(128 Hz)柄置于患者内踝、外踝、桡尺骨茎突、髂嵴等骨隆起处，询问有无震动感及持续时间，注意两侧对比。震动觉障碍见于后索病变。

(三) 复合感觉

复合感觉包括皮肤定位觉、两点辨别觉、实体觉和体表图形觉，是大脑综合、分析、判断的结果，故也称皮质感觉。

1. 皮肤定位觉　检查触觉定位能力。嘱患者闭眼，检查者以手指轻触患者皮肤某处，让其用手指出或说出被触的部位。皮肤定位觉障碍见于皮质病变。

2. 两点辨别觉　嘱患者闭眼，检查者用分开的两脚规接触患者的皮肤，如患者感觉是两点，则逐渐缩小两脚的间距，直到患者感觉为一点时，测其实际间距，注意两侧比较。身体各部位两点辨别觉灵敏度不同，四肢近端和躯干最差，鼻尖、舌尖和手指最敏感。两点辨别觉障碍见于额叶病变。

3. 实体觉　嘱患者闭眼，将患者熟悉的物体如牙刷、钥匙、硬币等置于其手中，让患者说出物体的名称。此功能障碍见于皮质病变。

4. 体表图形觉　嘱患者闭眼，在其皮肤上画出简单图形(如正方形、圆形、三角形等)或写出简单的字(如一、二、三等)，让其辨别并回答。体表图形觉如有障碍，提示有丘脑水平以上的病变。

三、神经反射

神经反射(reflex)是神经系统活动的基本形式。反射弧包括感受器、传入神经、中枢神经、传出神经、效应器五个部分，其中任何一个环节有病变均可导致反射异常。主要表现为反射减弱或消失；整个神经反射受高级神经中枢的控制，当锥体束及以上运动神经元发生病变时，反射失去高级神经中枢的控制而出现反射亢进。神经反射包括生理反射和病理反射。根据刺激的部位不同，神经反射分为浅反射和深反射两大类。

(一) 浅反射

浅反射为刺激皮肤或黏膜引起的反射。

1. 角膜反射(corneal reflex) 检查时让患者眼睛向内上方注视，用细棉絮轻触角膜外缘，受刺激侧迅速闭眼，称为直接角膜反射；如刺激一侧角膜，对侧也出现眼睑闭合，称为间接角膜反射(图 4-9-3)。直接角膜反射消失，间接角膜反射存在，见于患侧面神经病变；直接与间接角膜反射均消失，见于患侧的三叉神经病变。深昏迷的患者角膜反射完全消失。

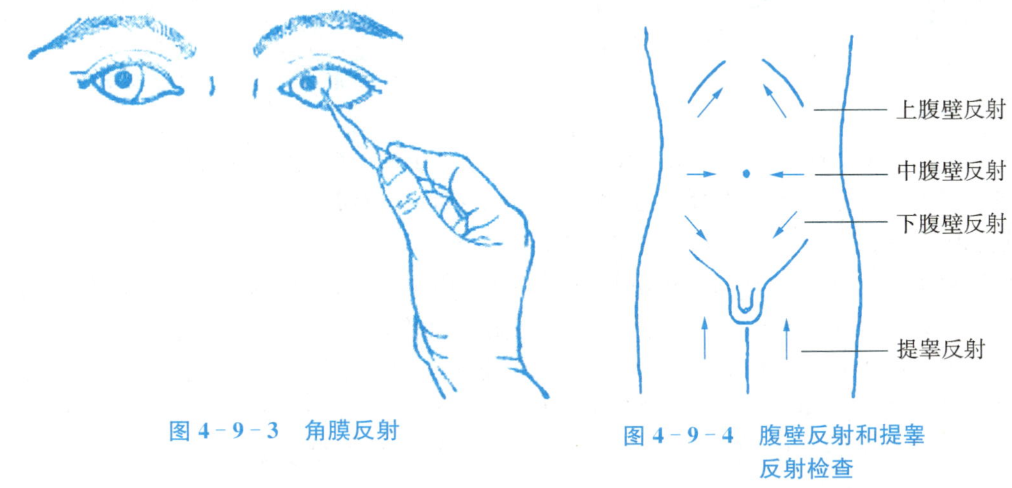

图 4-9-3 角膜反射

图 4-9-4 腹壁反射和提睾反射检查

2. 腹壁反射(abdominal reflex) 患者仰卧，双下肢稍屈曲，使腹壁放松，检查者用钝头竹签分别于患者上、中、下腹部(相当于肋缘下、脐水平处、腹股沟处)由外向内轻划腹壁皮肤(图 4-9-4)。正常可见受刺激部位腹肌收缩。上腹壁反射消失，见于胸髓 7～8 节病损；中腹壁反射消失，见于胸髓9～10 节病损；下腹壁反射消失，见于胸髓 11～12 节病损。一侧腹壁反射消失，见于同侧锥体束损害；双侧腹壁反射消失，见于昏迷和急性腹膜炎患者。此外，年老、体胖者和经产妇也可出现腹壁反射减弱或消失。

3. 提睾反射(cremasteric reflex) 患者仰卧，检查者用钝竹签由下向上轻划患者股内侧皮肤(图 4-9-4)。正常时同侧睾丸上提。一侧反射减弱或消失，见于锥体束病变或阴囊与睾丸等局部病变；双侧反射消失，见于腰髓 1～2 节病损。

4. 跖反射(plantar reflex) 患者仰卧，双下肢伸直，检查者左手握持患者踝部，右手用钝头竹签自足跟沿足底外侧向前轻划，至小趾跖关节处转向踇趾侧，正常反应为足跖屈曲。反射消失，见于骶髓 1～2 节病损。

(二) 深反射

深反射为刺激骨膜和肌腱引起的反射。

1. 肱二头肌反射(biceps tendon reflex) 患者前臂屈曲，检查者将左手拇指置于患者肘部肱二头肌腱上，其余四指托住肘关节，右手持叩诊锤叩击左手拇指指甲(图 4-9-5)。正常反应为肱二头肌收缩，前臂快速屈曲。反射中枢在颈髓 5～6 节。

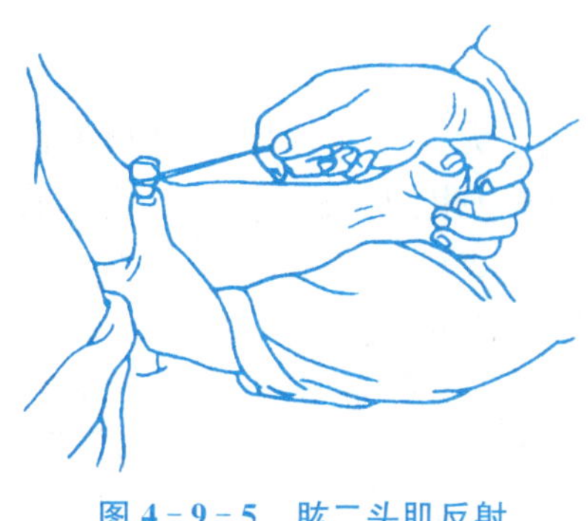
图 4-9-5　肱二头肌反射

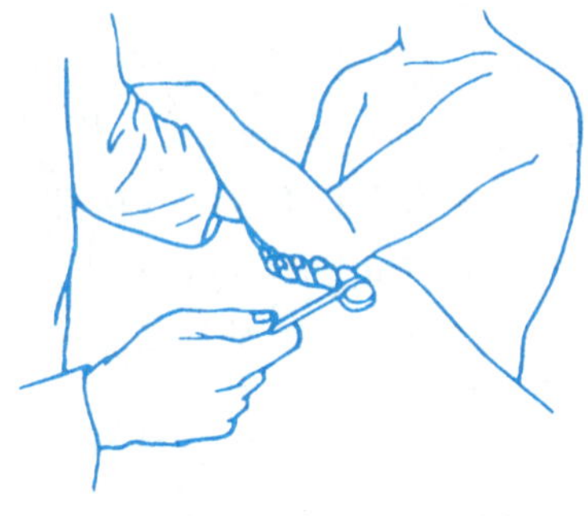
图 4-9-6　肱三头肌反射

2. 肱三头肌反射(triceps tendon reflex)　患者外展上臂，半屈肘关节，前臂搭在检查者的左臂上，检查者用左手托起患者半屈的肘部，右手持叩诊锤直接叩击鹰嘴上方的肱三头肌腱(图 4-9-6)。正常反应是肱三头肌收缩，前臂伸展。反射中枢在颈髓 6～7 节。

3. 桡骨骨膜反射(radioperiosteal reflex)　检查者用左手轻托患者腕部，右手持叩诊锤叩击桡骨茎突。正常反应为肱桡肌收缩，出现屈肘和前臂旋前动作。反射中枢在颈髓 5～6 节。

4. 膝反射(knee tendon reflex)　坐位检查时，患者小腿完全松弛下垂，膝关节屈曲；卧位检查时，检查者以左手托起患者膝关节，使之屈曲 120°左右，足跟不离开床面。检查者右手持叩诊锤叩击股四头肌腱(图 4-9-7)。正常反应为小腿前伸。反射中枢在腰髓 2～4 节。

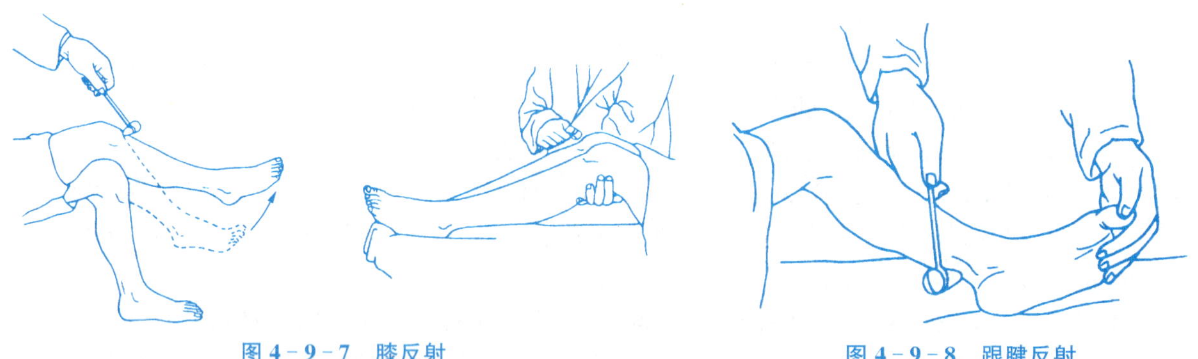
图 4-9-7　膝反射

图 4-9-8　跟腱反射

5. 跟腱反射(achilles tendon reflex)　患者取仰卧位，稍屈曲髋关节、膝关节并使下肢外旋外展，检查者以左手托起患者足掌使其呈过伸位，右手持叩诊锤叩击跟腱(图 4-9-8)。正常反应为腓肠肌收缩，足向跖面屈曲。反射中枢在骶髓 1～2 节。

6. 霍夫曼征(Hoffmann sign)　检查者以左手托起患者的腕部，用右手食指与中指夹住患者中指并稍向上提，以拇指快速弹刮患者的中指指甲(图 4-9-9)。如出现其余四指屈曲，为阳性。该征过去被列为病理反射，实际它是一种牵张反射，提示深反射亢进，在腱反射活跃的正常人也可出现。

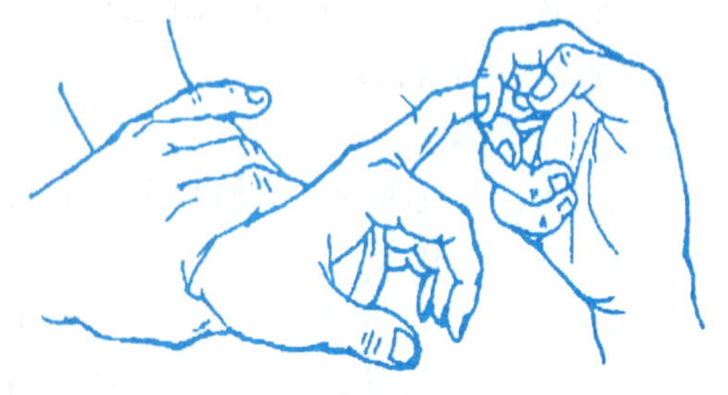
图 4-9-9　霍夫曼征

深反射减弱或消失，多为器质性病变使反射弧受损所致，如末梢神经炎、脊髓前角灰质炎等。深反射亢进，多因锥体束受损，是上运动神经元瘫痪的重要体征。

(三) 病理反射

病理反射是指锥体束病损时，大脑失去了对脑干和脊髓的抑制功能而出现的踝和踇趾背伸的异常反射。

1. 巴宾斯基征(Babinski sign) 患者仰卧，髋及膝关节伸直，检查者一只手握住患者踝部，另一只手用竹签由患者足底外侧从脚跟划向小趾根部，再转向内侧。正常反应为足跖屈，即 Babinski 征阴性。阳性表现为踇趾缓缓背伸，其他四趾呈扇形展开，见于锥体束损害(图 4-9-10)。

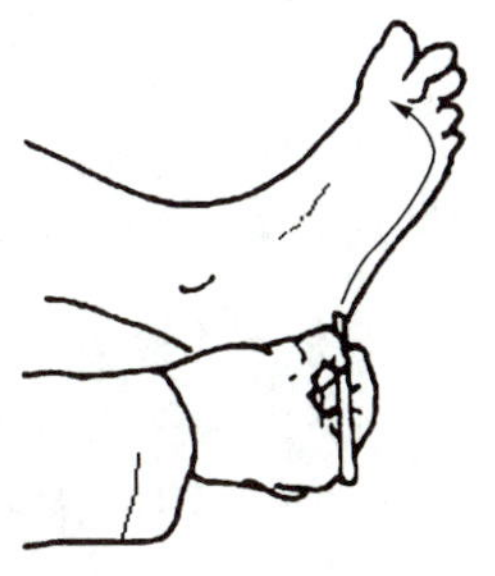

图 4-9-10 病理反射

2. 奥本海姆征(Oppenheim sign) 检查者用拇指及食指从患者膝下沿胫骨前缘向下滑压至踝部。阳性表现及临床意义同 Babinski 征。

3. 戈登征(Gordon sign) 检查者用右手拇指和其余四指以适当的力量挤压患者的腓肠肌。阳性表现和临床意义同 Babinski 征。

4. 查多克征(Chaddoch sign) 检查者用竹签划患者外踝下方及足背外缘。阳性表现及临床意义同 Babinski 征。

(四) 脑膜刺激征

脑膜刺激征(meninges irritation sign)为脑膜受激惹的表现，见于脑膜炎、蛛网膜下隙出血和颅内压增高等。

1. 颈项强直(neck rigidity) 患者去枕仰卧，双下肢伸直，检查者以右手置于患者胸前，左手托住患者枕部做屈颈动作，以测试颈肌抵抗力。如抵抗力增强，则为颈项强直。在排除颈部肌肉及颈椎的病变后，即可认为有脑膜刺激征。

2. 凯尔尼格征(Kernig sign) 患者仰卧，一侧下肢髋、膝关节屈曲呈 90°，检查者将患者小腿抬高以伸展膝部。正常人膝关节可被伸展至 135°以上，如伸展受限并伴有疼痛与肌肉痉挛，则为阳性(图 4-9-11)。

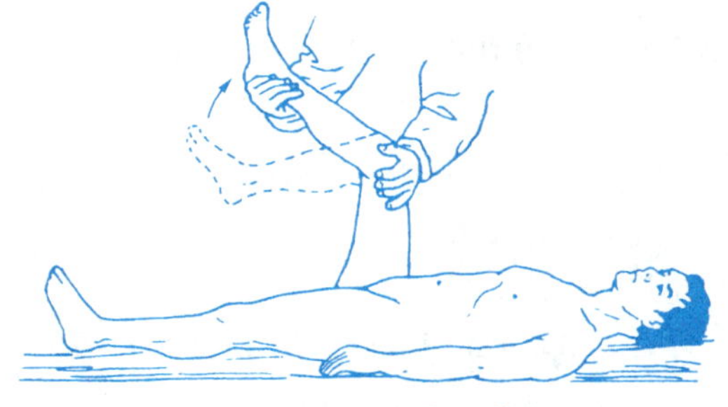

图 4-9-11 凯尔尼格征

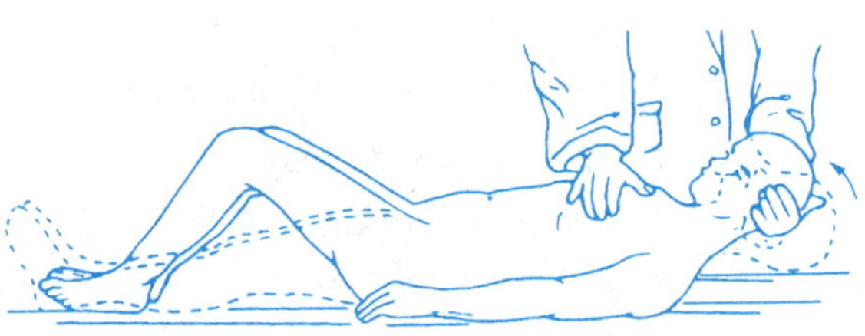

图 4-9-12 布鲁津斯基征

3. 布鲁津斯基征(Brudzinski sign) 患者仰卧，双下肢自然伸直，检查者一只手按于患者胸前，另一只手托起患者枕部并使其头颈前屈，此时若出现双侧膝、髋关节屈曲，则为阳性(图 4-9-12)。

(宗胜蓝 蔡小红)

【附 1】

体格检查注意事项

一、全身体格检查的基本要求

全身体格检查是护士必备的基本功。其基本要求如下：

(1) 内容全面并有重点：由于体格检查在问诊之后进行，护士对重点检查的内容已心中有数。因此，全身体检不是机械地重复筛查，而是在全面系统的基础上有所侧重。

(2) 检查顺序应合理、规范：形成自己的检查习惯，不仅可提高检查的效率和减少遗漏，而且可减少患者的不适和体位变动。

卧位患者的检查顺序：卧位查一般情况、生命征、头颈部、前侧胸部(心肺)；坐位查后背部；卧位查腹部、上下肢、肛门直肠、外生殖器、神经系统(最后站立位)。

(3) 在原则性的基础上注意灵活性：如急重症患者在简要体检后即开始抢救，等病情稳定后再补充体检；肛门直肠、外生殖器检查应根据病情需要确定是否进行，检查时应注意保护患者隐私。

(4) 注意时间和进度：护士应熟悉全身体检的项目和顺序，使全身性体检从容不迫、井然有序，控制节奏和时间，一般应在 20 分钟内完成。

(5) 与患者适当交流：与患者的交流不仅是建立良好护患关系的需要，而且可补充病史资料、了解患者体检中的反应，并可及时进行健康教育。体检结束时应与患者简单交谈，说明重要发现、患者应注意的事项和护理计划。但是对于体征的意义解释应慎重，以免增加患者的思想负担，给医疗护理工作造成影响。

二、全身体格检查的基本项目及检查流程

体检准备

(1) 自我介绍(姓名、职称、职责，并简短交谈以融洽护患关系)。

(2) 通知患者将对其进行体格检查，简单介绍体格检查的目的、可能有的不适，并请患者做好准备(排空大小便、穿病员服等)。

(3) 准备好体格检查的用物，如体温表、听诊器、血压计、手电筒、压舌板、叩诊锤、棉签、弯盘、治疗盘、皮尺、记录纸、笔。

(4) 护士应仪表整洁，剪短指甲，做好体检的知识准备。

(5) 准备好体检室或在病室内体检，环境应安静、舒适、光线适宜、私密性好、无对流风、温度适宜。

(6) 当着患者的面洗手，保证手的温暖，安置患者于正确的体位。

观察一般状态、生命征

(7) 观察发育、营养、面容、表情、意识、体位、姿势、步态等一般状态。

(8) 测量体温(腋温，10 分钟)。

(9) 触诊桡动脉至少30秒,注意双侧是否对称。
(10) 触诊脉搏后继续保持触诊脉搏的姿势,计数呼吸频率至少30秒。
(11) 测右上肢血压,并记录。

头、面、颈部检查

(12) 观察头部外形、头皮、毛发分布、异常运动等。
(13) 触诊头颅。
(14) 用软皮尺测量头围并记录。
(15) 视诊眉毛。
(16) 视诊上眼睑、角膜。
(17) 视诊瞳孔大小,眼球六个方向的运动。
(18) 检查瞳孔直接、间接对光反射。
(19) 检查调节辐辏反射。
(20) 翻转下睑,观察睑结膜。
(21) 观察巩膜。
(22) 检查左右眼视力(近视力表)。
(23) 翻转上睑,观察上睑结膜、球结膜。
(24) 观察耳郭、外耳道。
(25) 触诊双侧外耳有无压痛。
(26) 触诊乳突区有无压痛。
(27) 嘱患者闭眼,在患者耳边打响指或用秒表,问患者声音从何处发出。
(28) 观察外鼻。
(29) 触诊外鼻,分侧检查鼻道通气状态。
(30) 手电光辅助下观察鼻前庭、鼻中隔。
(31) 检查鼻旁窦。
(32) 观察口唇、上腭、颊黏膜、牙齿、牙龈、舌质和舌苔。
(33) 借助压舌板检查口腔黏膜、牙齿、牙龈、口咽部、扁桃体。
(34) 伸舌、露齿、鼓腮、吹口哨,检查舌下神经、面神经。
(35) 暴露颈部,观察颈静脉、肝颈静脉回流征及甲状腺。
(36) 触诊头面颈部淋巴结。
(37) 甲状腺触诊。
(38) 气管位置触诊。

胸部检查

(39) 充分暴露胸部。
(40) 视诊乳房。
(41) 触诊乳房。
(42) 触诊腋窝五群淋巴结。

(43) 视诊胸廓,有无桶状胸、扁平胸等。

(44) 触诊胸壁压痛、语音震颤。

(45) 叩诊肺部,叩出正常叩诊音,注意有无异常叩诊音。

(46) 听诊肺部,听到两种呼吸音,注意有无干、湿啰音。

(47) 视诊:心前区、心尖搏动。

(48) 触诊:触诊心尖搏动(先用手掌再用手指,二步法),触诊心脏震颤。

(49) 叩诊:心脏相对浊音界(略)。

(50) 听诊心脏,指出5个瓣膜听诊区的位置并在相应部位听诊心率(1分钟)、心律、心音、异常心音、心杂音。

(51) 说出心率。

(52) 说出心律。

(53) 说出第一、第二心音的区别,并能操作。

(54) 说出有无异常心音或心杂音。

腹部检查

(55) 正确暴露腹部。

(56) 采取合适的体位。

(57) 视诊腹部,说出视诊的内容。

(58) 听诊肠鸣音。

(59) 叩诊腹部。

(60) 叩移动性浊音。

(61) 膀胱叩诊。

(62) 触诊全腹紧张度。

(63) 压痛(全腹、压痛点)、反跳痛。

(64) 肝脏触诊。

(65) 脾脏触诊。

(66) 触诊腹股沟淋巴结。

神经系统检查

(67) 角膜反射。

(68) 直接、间接腹壁反射。

(69) 肱二头肌反射。

(70) 肱三头肌反射。

(71) 膝腱反射。

(72) 跟腱反射。

(73) 病理反射:Babinski 征。

(74) 颈项强直。

(75) Kerning 征。

(76) Brudzinski 征。

(77) 全身皮肤痛觉、触觉的检查。

(78) 双上肢、双下肢肌力的检查。

(79) 双上肢、双下肢肌张力的检查。

脊柱、四肢检查

(80) 检查双上肢外形、关节活动度、指甲,检查双下肢外形、关节活动度、趾甲。

(81) 检查脊柱外形、活动度、脊柱压痛、叩击痛。

体检结束

(82) 检查完毕向患者说明已结束,帮助患者整理衣物,扶患者下床、穿鞋。

(83) 简要解释检查结果,握手感谢患者的配合,表示将为患者提供良好的护理服务。

三、体格检查操作考核中的常见问题

(1) 考生未做自我介绍或未对环境进行评估,未与考官及模拟患者进行沟通。指甲太长。未带听诊器、记录纸和笔。

(2) 漏做瞳孔间接对光反射。

(3) 不会翻转上眼睑。

(4) 观察口腔时只会机械地报告阴性结果,对阳性体征不能正确判断。

(5) 不会触诊头面颈部淋巴结。

(6) 触诊甲状腺手法欠正确、规范。

(7) 检查语音震颤时隔着衣服,手掌未紧贴皮肤。

(8) 对两种呼吸音特征鉴别不清。听诊支气管呼吸音时未焐暖听诊器,并加压太重弄痛患者或引起患者不适。听诊器耳件佩戴方向有误。

(9) 视诊心尖搏动时考生未取下蹲位。

(10) 触诊心尖搏动(二步法)欠正确。

(11) 触诊心脏震颤时仅在一处触诊,手掌未紧贴皮肤。

(12) 指示5个瓣膜听诊区的位置与口述不符合,具体位置指不清或错误。不知道何处是心底部。

(13) 听诊心率(1分钟)时间不够。

(14) 未佩戴手表。

(15) 不知道心脏听诊的内容(心律、心音、异常心音、心杂音)或听不清。

(16) 第一、第二心音的区别方法叙述正确,但操作有误。

(17) 不懂得如何检查移动性浊音。

(18) 漏检腹部压痛(全腹、压痛点)、反跳痛。

(19) 检查生理、病理反射与脑膜刺激征时仅做了一侧,未做双侧对比。未脱袜子。

(20) 检查结束时未帮助患者整理衣物、扶持患者下床,未感谢患者的配合。

(21) 对体检结果未及时口头报告,对有的数值未及时做书面记录。

(22) 关爱意识欠缺,未预先告知患者要做体格检查及应预先做的各种准备,检查中不注意保暖。隐私部位检查完毕不注意及时掩盖衣物。

【附2】

体检示范用语

检查前准备

(1) 体检开始前:王女士,您好!我姓李,是您的床位护士,为了了解您的病情,给您提供优质的护理,需要对您的身体做一些简单的检查,请您配合一下,行吗?请您先去解一下大小便,我一会儿就来给您检查,谢谢您!

(2) 体检一开始:王女士,现在我要为您做体检,请您躺下来,好吗?检查时我可能要暴露您的检查部位,并请您配合我做一些运动或体位变化。另外,如果我检查时您感到有哪里不舒服,请及时告诉我。

生命征检查

(3) 略。

头、面、颈部检查

(4) 做眼球运动检查时:您的头不要动,眼睛看着我的手指,跟着我的手指运动。来,向左,回来,向上,回来,向下……您做得对,很好,谢谢!

(5) 做瞳孔对光反射时:现在我要检查一下您的眼睛,我要用手电照一下您的眼睛,有一点耀眼的,但是请不要闭眼。

(6) 做调节辐辏反射时:现在请您的目光跟着我的手指移动,但头不要动,呵呵,就像是小时候做斗鸡眼。对,您做得很好。

(7) 检查巩膜前:好了,现在我要观察一下您的眼睛。

(8) 检查视力前:现在请您看一下这张视力表,您能看清楚哪一排的字母和(或)数字?这一排能看得见吗……好的,谢谢!

(9) 检查睑结膜前:王女士,现在我要检查一下您的眼皮,可能会有一点点不舒服,请您跟着我做就不会太难受的。(翻转上睑时)来,请您的眼睛向下面看……好了,谢谢!有一点难受(递一张纸巾给王女士擦眼泪),一会儿就好了。

(10) 王女士问"李护士,我的眼睛有问题吗"。回答:您的右侧睑结膜略有一些充血和滤泡,但是不太严重。

(11) 检查耳郭和耳道时:我牵拉您的耳朵时有没有不适,如疼痛或其他感觉?

(12) 触诊乳突时:我按压这个地方时,您感到疼痛吗?

(13) 简易听力检查时:请闭上双眼,现在您能听到什么地方有声音吗?请您用手指指一下。好的,您听到的是一种什么样的声音?

(14) 检查鼻道通气状态时,按住患者一侧鼻孔:现在请您用力用鼻子呼气!现在换一侧再呼一下,好的,谢谢!

(15) 检查鼻腔时:现在我要观察一下您的鼻腔。

(16) 检查鼻旁窦时:现在我按的这个地方疼不疼?

(17) 检查口腔嗅诊时：现在请您哈一口气。

(18) 检查口腔黏膜时：现在请您张开嘴……

(19) 检查口腔部、扁桃体时：现在我要用压舌板压一下您的舌，请您发"啊——"音。

(20) 检查面神经、舌下神经时：现在请您用力伸一下舌，好了，现在请您跟我一起做一个动作，闭住嘴—用力鼓腮—吹气，好的，现在跟我做吹口哨的动作，好的。

(21) 检查颈静脉时：现在请您抬一下头，向右侧一点。好了，再向左侧一点，好了。

(22) 触诊和听诊甲状腺时：现在请您吞吐一口唾沫，再来一下，好了。我触摸您这里的时候您感到疼痛吗？现在请您屏住呼吸一会儿……好了，谢谢！

胸部检查

(23) 暴露胸部前：王女士，现在我要检查您的胸部，要暴露一下您的胸部，请将您的内衣解一下，谢谢！

(24) 触诊腋窝淋巴结时：现在我这样触摸时您觉得疼不疼？

(25) 触诊胸廓时：现在我这样触诊时您感到胸痛吗？现在跟我发音：一……二……三……再来一下……好了，谢谢！

(26) 叩诊胸部时：现在我要叩一下您的胸部。

(27) 听诊胸部：现在请您不要说话。

(28) 触诊心尖搏动和心脏震颤时：现在我要触诊一下您的心脏。

(29) 听诊心脏：现在我要听诊一下您的心前区，我的听诊器可能有点凉啊。

腹部、神经系统、四肢检查

(30) 暴露腹部前：王女士，现在我要检查您的腹部，请您暴露一下您的腹部，裤子稍微向下拉一点。

(31) 腹部听诊前：现在我要听一下您的腹部。

(32) 叩移动性浊音(仰卧位叩好后)：现在请您向左侧卧位，(叩好后)好了，现在再请您向右侧卧位，(叩好后)好了，现在再请您仰卧，就是朝天睡，好了，谢谢您。

(33) 膀胱叩诊：现在请您将裤子拉下一些，我要叩一下您的下腹部。

(34) 触诊全腹紧张度时：现在请您将两腿屈起来，对，我触诊您的腹部时，有没有什么地方疼痛？这里有不舒服吗……有痛的地方告诉我啊。

(35) 触压痛、反跳痛时：我手压的地方痛吗？

(36) 肝脏触诊：请吸气时肚子鼓起来，好的……我触诊时您感到疼痛吗？

(37) 脾脏触诊：请吸气时肚子鼓起来，好的……我触诊时您感到疼痛吗？现在请您向右侧睡，好了，现在再朝天睡。

(38) 触诊墨菲征(左手放在王女士右肋弓缘与锁骨中线交界处)：现在请您吸气，这里疼吗？

(39) 膝腱反射：现在请您将一条腿搁到另一条腿上面。

(40) 跟腱反射：请您脱一下袜子。

(41) Babinski 征：我要划一下您的足底，有点痒啊。

(42) 颈项强直：请您将头睡在我的手上，不要用力。

(43) Kerning 征：我抬您的腿的时候另一条腿疼吗？

(44) 皮肤痛觉(触觉)检查：请您闭上眼睛，现在请您告诉我，在您身上什么地方有疼痛的感觉？我用一样东西碰一下您的身体，请您说出或用手指出是在哪里？

(45) 双上肢、双下肢肌力的检查：请您用力拉我的手，请您用力抬高您的下肢，抵抗我的阻力，请您翘起您这条腿的脚趾来，请将您的腿屈起来。

(46) 双上肢肌张力：现在请您一定不要用劲，我来活动您的手臂。

(47) 触诊腹股沟淋巴结：我要检查一下您的腹股沟淋巴结，请将内裤退下一点。

(48) 检查双上肢关节活动度：请您跟我做一下活动，来伸展手指，握拳，松开，屈腕关节，旋转一下，肘关节屈、伸，活动一下肩关节，手臂前伸、外展，放下。

(49) 检查双下肢关节活动度：请您跟我做一下活动，活动踝关节、屈膝下蹲、站立。

(50) 检查脊柱活动度：请您跟我做一下活动，头侧向右、居中、侧向左、居中，低头、居中、头后仰、居中，头向右侧旋转、居中、向左侧旋转、居中，身体前倾、居中、后仰、居中，向左弯腰、居中，向右弯腰、居中，腰向右侧旋转、居中、向左侧旋转、居中，好了。

(51) 检查脊柱压痛、叩击痛：请问被我手指压(叩)到的地方痛不痛？

结束语

(52) 检查结束语：王女士，现在我已检查好了，您的身体是有一些问题……医生可能还会给您做一些检查，并会给您进行认真治疗的，请不要太担心，现在您先休息，一会儿我们会来帮您做有关的护理，谢谢您的合作！

(蔡小红)

任务目标评价表

项目 5 心理评估

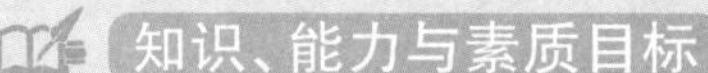

知识、能力与素质目标

1. 了解心理评估的目的、意义。
2. 掌握心理评估的基本方法，熟悉认知、情绪与情感、压力与压力应对、自我概念的定义及评估方法，熟悉焦虑、抑郁、压力评估量表、自尊量表及自我概念紊乱高危人群。
3. 通过会谈、观察、量表等方法，对 SSP 进行心理评估训练。
4. 学习和训练时，体现出认真细致的精神，表现出良好的沟通能力、团结协作精神，尊重患者，保护其隐私。

课件也精彩

学习难点

1. 心理评估的基本方法。
2. 认知、情绪与情感、压力与压力应对、自我概念的定义及评估方法。
3. 焦虑、抑郁、压力评估量表、自尊量表及自我概念紊乱高危人群。

为了更好地说明问题，请阅读下列案例：

案例导入

约翰先生，已婚，48 岁，有 3 个处在青少年期的孩子。48 小时以前，因为汽车在冰上打滑发生车祸受伤而被送入医院。由于双小腿挤压伤，他从家附近的乡村医院转入本院矫形外科病房。右腿已使用了外固定装置，今天上午将行切开复位术和左胫骨内固定术，术中还将进行受伤部位的皮肤移植术。

手术前由于伤势严重和疼痛，约翰先生除了不能移动，还完全丧失了自理能力，为缓解剧烈的疼痛，曾间断地使用过吗啡。因伤势严重、范围较大，可能会影响将来的下肢功能，手术难度相当大，医生甚至做出截肢的考虑。

但约翰先生根本不考虑在术中接受血液制品，医护人员与他反复强调手术中不使用血制品可能出现的严重后果，劝说他改变主意，但都被他有礼貌地拒绝了，并坚持将这一点写进手术协议书中。

从上述的案例中，我们不难发现，当生理功能发生改变时，会出现一系列的心理适应方面的问题，而心理问题也会影响疾病的治疗、护理及康复。本项目重点描述心理评估的内容与方法。

任务1 了解心理评估的目的、意义与方法

人的心理现象非常复杂，表现形式多种多样，通过对患者的心理过程、个性心理及患者所面临的压力与采取的应对方式的评估，可了解患者的心理状态。

一、心理评估的目的与意义

(1) 评估个体的心理过程，特别是疾病发展过程中的心理过程，包括自我概念、认知、情绪情感等方面现存的或潜在的健康问题。

(2) 评估个体的个性心理特征，使护士对患者的心理特征形成印象，作为心理护理与选择护患沟通方式的依据。

(3) 评估个体面临的压力源、发生的压力反应及其应对方式，为采取有针对性的干预措施提供依据。

二、心理评估的方法

护士可通过多种途径获得患者的心理资料，主要包括患者自身的报告、周围人的报告、心理测量、专业咨询师的评估等。同时通过了解患者的社会功能恢复状况来了解患者目前的心理状况。具体的评估方法包括：

(一) 会谈法

会谈法是心理评估最基本、最重要的方法，是一种有目的的会话，可分为正式和非正式会谈。正式会谈又称晤谈法。其特殊之处在于谈话时有很强的目的性，并在特定情景下对谈话的内容、气氛等进行驾驭。非正式会谈是日常生活或工作中两人间的自然交谈。通过交谈可建立交谈双方相互合作和信任的关系。

(二) 观察法

通过有目的的直接观察和记录个体或团体的行为活动，了解事实、发现问题的方法称观察法，是科学研究中最为古老、应用最广泛的一种方法。

1. 自然观察法　是在不加任何人为干预的自然情景中对患者进行观察的方法。其优点是方法简便，不使患者产生紧张等反应，材料来源贴近生活实际，缺点是费时、费力，得到的结果具有偶然性。在日常工作中对个体行为与心理反应的观察就是一种自然观察。

2. 控制观察法　是在预先控制的观察情境与条件下进行观察，其结果带有一定的规律性与必然性，具有较强的可比性与科学性。其缺点是易对患者产生影响，有时不易获得真实情况。就护士对患者的心理评估而言，自然观察法更适宜。

(三) 心理测量方法

心理测量方法是心理评估常用的标准化手段之一，所得到的结果比较客观、科学。

1. 心理测量法　是在标准情形下，用统一的测量手段(如器材)测试个体对测量项目所做出的反应。

2. 评定量表法　是用一套预先已标准化的测试项目(量表)来测量某种心理品质。

（四）医学检测法

医学检测法包括各种体格检查和实验室检查，如测血压、心率、血浆肾上腺皮质激素水平等，可为心理评估提供辅助的客观资料。

任务2 心理评估

一、认知

（一）认知的定义

认知(cognition)是人们获得知识或应用知识的过程，也就是信息加工的过程。认知活动包括思维、语言、定向。它受教育水平、生活经历、文化背景的影响，并随年龄的改变而改变，从出生到成人期逐渐增强，到老年期逐渐减退。

1. 思维（thinking） 是人脑对客观现实间接的概括和反应，是认识事物本质特征及内部规律的理性认知过程。人类思维具有现实性、目的性、实际性、逻辑性和实践性。当某一个特性丧失时，即可出现思维障碍，大致可分为思维形式障碍和思维内容障碍。

2. 语言(language) 是人们进行思维的工具，是思维的物质外壳。思维的抽象与概括总是借助语言得以实现，所以思维与语言不可分割，共同反映人的认知水平。语言可分为接受性语言和表达性语言，前者指理解语句的能力，后者为传递思想、观点、情感的能力。言语障碍分为失语症和构音障碍。

3. 定向(direction) 是人们对现实的感觉，对过去、现在、将来的察觉以及对自我存在的意识，包括时间定向、地点定向、空间定向以及人物定向等。

（二）认知的评估

1. 思维能力评估 可通过抽象思维功能、洞察力和判断力三方面进行评估。

(1) 抽象思维功能评估：抽象思维功能涉及个体的记忆、注意、概念、理解和推理能力，应逐项评估。

1) 记忆：记忆是过去经验在人脑中的反映。人们感知过的事物、思考过的问题、体验过的情感、从事过的活动，都不同程度地被保留在头脑中，在一定条件下能够恢复，这就是记忆。记忆可进一步分为短时记忆与长时记忆。评估短时记忆时可让患者重复一句话或一组由5～7个数字组成的数字串。长时记忆的牢固与否主要取决于记忆信息的意义重大与否，评估时可让患者说出其家人的名字、当天进食的食物或叙述孩童时代的事件等。

2) 注意：注意是心理活动对一定对象的指向与集中。根据有无预定目的以及是否需要意志努力，可把注意分成不随意注意、随意注意和随意后注意。① 不随意注意，是没有预定目的的也不需要意志努力的注意。如学生正在听课，突然一声巨响，引起大家不由自主地警觉起来。可通过观察患者对周围环境的变化有无反应等进行判断。② 随意注意，是有预定目的的并且需要意志努力的注意。如学生听课、工人劳动等，评估时可指派一些任务让患者完成，同时观察其执行任务时的专注程度。对儿童或老年人，应重点观察其能否有意识地将注意力集中于某一具体事物。③ 随意后注意，是有预定目的的但无须意志努力就能维持的注意。如熟练地阅读课文、骑自行车、织毛衣等活动中的注意就是随意后注意。随意后注意是在随意注意的基础上发展起来的，人们从事一件生疏的工作，往往需要一定的意志努力才能保持注意，但经过一段时间，对这种工作熟练了，就可以不需要意志努力而继续保持注意，这时随意注意就转化为随意后注意了。

3）概念：概念是人脑反映客观事物本质特性的思维形式。它通过抽象、概括，舍弃事物次要的、非本质的特性，把事物的本质特性呈现出来，并据此将同类事物联系起来，就形成了该类事物的概念。评估患者概念化能力可在许多护理活动中进行，如数次健康教育后，让患者概括总结其所患疾病的特征、所需的护理知识等，从中判断患者概念化的能力。

4）推理：推理是由已知判断推出新判断的思维过程，包括演绎、归纳两种。评估推理能力时，必须根据患者的年龄特征提出问题。如对 6～7 岁的儿童可问“一块木头做的东西丢在水中会浮起来，现在这个东西在水里浮不起来，这个东西是什么做的”。如果儿童能回答“不是木头做的”，表明他的演绎推理能力已初步具备；如果儿童回答“是铁或石头”，表明他的思维尚不具备演绎推理能力。

（2）洞察力评估：洞察力是识别与理解客观事物真实性的能力。可让患者描述所处情形，如让患者描述其对病房环境的观察，再与实际情形做比较看有无差异；也可让患者解释格言、谚语或比喻。

（3）判断力评估：判断力是比较和评价客观事物及其相互关系并做出结论的能力。评估时，可展示实物让患者说出其属性，也可通过评价患者对将来打算的现实性与可行性进行。判断力常受个体的情绪、智力、受教育程度、社会经济状况、文化背景、年龄等的影响，评估时应尽量考虑和排除这些因素的干扰。

2. 语言能力评估　语言能力是个人认知水平的重要标志，对判断认知很有价值。评估时，要注意：① 量，如是否爱说话或比较沉默，是否会主动提问或仅对提问作答；② 速度与节奏；③ 音量；④ 质，如是否流畅，有无音调变化，咬字是否清晰，用字是否会犹豫不决或用错字，是否会用替换字，是否会用婉转曲折的言语方式，是否有失语。

3. 定向力评估　评估时间定向力时，可问患者“现在是几点”“今天是几号”等。评估地点定向力时，可问“您现在住在什么地方”。评估空间定向力时，可问“床旁桌放在床的左边还是右边”“呼叫器在哪里”等。评估人物定向力时，可问“您叫什么名字”“我是谁”等。定向障碍者不能将自己与时间、地点、空间等联系起来。定向力障碍出现的先后顺序是时间、地点、空间和人物。

二、情绪与情感

（一）情绪与情感的定义

情绪与情感(emotion and feeling)是个体对客观事物是否符合其需要而产生的主观体验。体验是情绪与情感的基本特征，需要是情绪与情感产生的基础。通常需求得到满足就会产生积极的情绪与情感；反之则会产生消极的情绪与情感。

（二）情绪与情感的种类

1. 基本的情绪与情感　包括快乐、愤怒、恐惧和悲哀四种，在此基础上可以派生出许多复杂的情绪，如满意、愉快、狂喜，不满、狂怒，惊讶、害怕，失望、难过等。

2. 情绪状态(emotional state)　人类有心境、激情和应激三种情绪状态。

（1）心境(mood)：是一种微弱而持久的情绪状态。例如，人在心情舒畅时，觉得一切都是美好的，花儿在笑，鸟儿在唱；而在灰心丧气时，一切都黯然失色，见花落泪，对月伤怀。这就是心境。它具有弥散性，不是指向特定的对象，而是作为一种心理背景，使人的一切活动都带有一定的感情色彩，少则持续几天，长则数周、数月。心境对人的学习、工作和身体健康有很大影响。积极乐观的心境，可以提高活动效率，增强信心和希望，有益于身心健康；消极悲观的心境，会降低活动效率，使人丧失信心和希望，有害于身心健康。

(2) 激情(passion)：是一种强烈而短促的情绪状态。这种情绪状态通常是由具有重大意义的事件引起的。例如，重大成功之后的狂喜，惨遭失败之后的绝望，亲人突然死亡引起的极度悲痛等。由于激情是由突然的、剧烈的、重大的变化所引起的，所以激情具有强烈、爆发式、为时短暂的特点。积极的激情能激励人们战胜困难，是鼓舞人们行动的巨大动力；消极的激情则易使人冲昏头脑，做出一些不理智的冲动行为，对身心健康和人际关系起到不良作用。

(3) 应激(stress)：是由出乎意料的紧急情况所引起的高度紧张的情绪状态。应激状态下，机体会发生一系列的非特异性的生理反应。一般应激能使机体具有防御、排险功能，使人精力旺盛、思维清晰、动作机敏，从而化险为夷。但强烈的应激会产生全身兴奋，使知觉范围缩小，语言不规则，行为动作紊乱。

3. 社会情感(social affection) 包括道德感、理智感和美感。

(1) 道德感：是根据一定的道德标准在评价自我的思想和行为时所产生的主观体验。例如，自己的言行符合道德标准，就会产生幸福感、自豪感、荣誉感等；自己的言行不符合道德标准，就会感到不安、自责、内疚等。

(2) 理智感：是在智力活动过程中所产生的情感体验。例如，人们对新对象表现出的新奇感和好奇心，在探索未知世界时的求知欲，在解决问题过程中出现的迟疑、惊恐、焦躁，在有所发现、有所发明、有所创造时的喜悦与振奋，在评价事物时坚持自己见解的自信，为真理献身时感到的幸福与自豪；对科学的热爱和追求，对偏见、谬误、迷信的蔑视和憎恨等。

(3) 美感：是根据一定的审美标准评价事物时所产生的情感体验。

(三) 常见情绪

虽然人类的情绪纷繁复杂，但就患者而言，焦虑和抑郁是患者最常见的也是最需要护理干预的情绪状态。

1. 焦虑(anxiety) 为人对环境中即将来临、可能会造成危险和灾难而难以应付的情况产生的一种不愉快的情绪状态，由紧张、不安、焦虑和恐惧等主观感受交织而成。当生存需求得不到保证(如担心手术、疾病困扰)，自我表现与发展受到干扰，家庭与社会责任无法履行，爱的需要受挫等情境因素，只要使人预感到无力避免或应对，使人感受到严重的、无法摆脱的威胁，就可产生焦虑。焦虑表现为生理和心理两方面的变化。生理变化主要有心悸、食欲下降、睡眠障碍等，心理变化表现为注意力不集中、易激惹等。人们常以语言与非语言形式表达内心的焦虑。前者为直接诉说忧虑事件和原因及一些自觉症状，如心慌、出汗、头痛、胃痛、注意力无法集中等；后者有心跳与呼吸加快、姿势与面部表情紧张，神经质动作，望着固定位置如天花板以及肢端颤抖、快语、无法平静等。

2. 抑郁(depression) 是在个体失去某种其重视或追求的东西时产生的情绪体验。处于抑郁状态者可有情感、认知、行为及生理等方面的改变。情感方面主要表现为情绪低落、心境悲观、自我感觉低沉、生活枯燥无味、哭泣、无助感，认知方面表现为注意力不集中、思维缓慢、不能做出决定，行为方面表现为过分依赖、生活懒散、逃避现实甚至想自杀，生理方面表现为易疲劳、食欲减退、体重下降、睡眠障碍、运动迟缓以及机体其他功能减退。

3. 恐惧(phobia) 指面临不利或危险处境时出现的情感反应，常伴有避开不利或危险处境的形为，表现为紧张、害怕，伴有自主神经功能紊乱。

（四）情绪与情感的评估方法

1. 会谈法　可收集有关情绪、情感的主观资料，可询问问题，如“您如何描述您此时和平时的情绪”“有什么事情使您感到特别高兴、忧虑或沮丧”“这样的情绪存在多久了”，并应与和患者关系密切的他人如患者的父母、配偶、同事、朋友等核实。

2. 观察与测量　观察和测量情绪的外部表现与生理变化，以获得情绪或情感的客观资料，并对会谈所获得的主观资料进行验证。

（1）情绪的外部表现：情绪的外部表现又叫表情，人类的表情有面部表情、身段表情和言语表情。

1）面部表情：是情绪在面部肌肉上的表现。人的眼睛是最善于传情的，不同的眼神可以表达不同的情绪，如高兴时眉开眼笑，忧愁时双眉紧锁，气愤时怒目而视，惊恐时目瞪口呆等。口部肌肉的变化也是表现情绪的重要线索，如憎恨时咬牙切齿，紧张时张口结舌，嬉笑时口角向上翘，哭泣时口角向下弯。整个面部肌肉的协调活动能显示出人类丰富多彩的情绪状态。

2）身段表情：是情绪在身体动作上的表现。人在不同的情绪状态下身体姿势会发生不同的变化，如得意时摇头晃脑，紧张时坐立不安，悔恨时捶胸顿足，讨好时卑躬屈膝，骄傲时趾高气扬。在身段表情中，手势最为重要，手势与语言一起使用，更富于表现力；手势也可以单独使用表达某种情绪，如着急时摩拳擦掌，惊慌时手足无措。

3）言语表情：是情绪在语言的音调、速度和节奏等方面的表现。言语不仅是交流思想的工具，也是表达情绪信息的载体，如喜悦时音调高亢，速度较快，语音高低差别很大；悲哀时音调低沉，速度缓慢，语音差别较小。

（2）情绪的生理变化：情绪过程总伴随着一系列的生理变化，主要有呼吸系统、循环系统、内外腺体分泌和脑电波与皮肤电的变化。

1）呼吸系统的变化：在不同情绪状态下，呼吸的频率、深浅、均匀度等都会发生变化，这些变化可作为情绪变化的客观指标之一。如人在平静状态下呼吸频率大约为 20 次/分，在惊恐时呼吸频率可达 40～50 次/分，而在悲伤时呼吸频率不到 10 次/分。

2）循环系统的变化：人在平静状态下心跳正常，在愤怒或恐惧时心率加速，血管收缩，血压升高，血糖增高。心电图等可反映相应的变化。

3）内外腺体的变化：如人在悲伤时会流泪；恐惧紧张时会出冷汗；焦虑不安时会抑制消化腺分泌和胃肠蠕动，因而食欲减退；心情愉快时消化腺和胃肠的活动会增加，食欲旺盛。情绪紧张时肾上腺的活动增强，促进肾上腺素的分泌，引起机体一系列的变化，提高适应能力。

4）脑电波与皮肤电的变化：人处在安静、闭目状态时脑电波呈现 α 波；在紧张焦虑状态下，出现高频率、低振幅的 β 波；在熟睡时则出现低频率、高振幅的 δ 波。紧张时皮肤电阻下降。

3. 量表评定法　是判断情绪情感较为客观的方法。常用的有 Avillo 的情绪情感形容词量表，见表 5-2-1。

表 5-2-1　Avillo 情绪情感形容词量表

	1	2	3	4	5	6	7	
变化的								稳定的
举棋不定的								自信的
沮丧的								高兴的
孤立的								合群的

续 表

	1	2	3	4	5	6	7	
混乱的								有条理的
漠不关心的								关切的
冷淡的								热情的
被动的								主动的
淡漠的								有兴趣的
孤僻的								友好的
不适的								舒适的
神经质的								冷静的

此表共有12对意思相反的形容词，让患者从每一组形容词中选出符合其目前情绪与情感的词，并给予相应得分。总分84分以上，提示情绪情感积极，否则，提示情绪情感消极。该表特别适合于不能用语言表达自己的情绪情感或对自己的情绪情感定位不明者。

（五）常见情绪评估

1. 焦虑　应首先明确患者有无焦虑，再判断其程度及原因。评估有无焦虑及程度有3种方法：

(1) 交谈与观察：询问并观察患者有无焦虑的症状及其程度。

(2) 采用Zung的焦虑状态自评量表(表5-2-2)：请患者仔细阅读每一个项目，将意思理解后根据最近一周的实际情况在适当的地方打钩。如果患者文化程度太低以致看不懂问题内容，可由护士逐项念给他听，然后由患者自己做出评定。每一项目按1、2、3、4四级评分。将20项评分相加后乘以1.25，取其整数部分，即得到总分。正常标准总分值为50分以下，50～59分为轻度焦虑，60～69分为中度焦虑，70～79分为重度焦虑。

表5-2-2　焦虑状态自评量表

	偶尔 1	有时 2	经常 3	持续 4
1. 您觉得最近比平常容易紧张、着急吗				
2. 您无缘无故地感到害怕吗				
3. 您是否感到心烦意乱或觉得惊慌				
4. 您是否有将要发疯的感觉				
5. 您是否觉得不如意或觉得其他糟糕的事情将要发生在自己身上				
6. 您是否感到自己发抖				
7. 您是否常感到头痛或胃痛				
8. 您是否常感到疲乏无力				
9. 您是否发现自己无法静坐				

续 表

	偶尔 1	有时 2	经常 3	持续 4
10. 您是否感到心跳得很厉害				
11. 您是否常感到头晕				
12. 您是否有过晕厥或觉得要晕倒似的				
13. 您是否感到气不够用				
14. 您是否有四肢或唇周麻木				
15. 您是否感到心里难受、想吐				
16. 您是否常常要小便				
17. 您手心是否容易出汗				
18. 您是否感到脸红发烫				
19. 您是否感到无法入睡				
20. 您是否常做噩梦				

(3) 焦虑可视化标尺技术：嘱患者在焦虑可视化标尺(图 5-2-1)相应位点上标明其焦虑程度。所标位点越高，焦虑程度越重。对焦虑原因的评估可通过与患者交谈进行，如“您为什么感到焦虑，能不能告诉我是哪些事让您感到焦虑”。

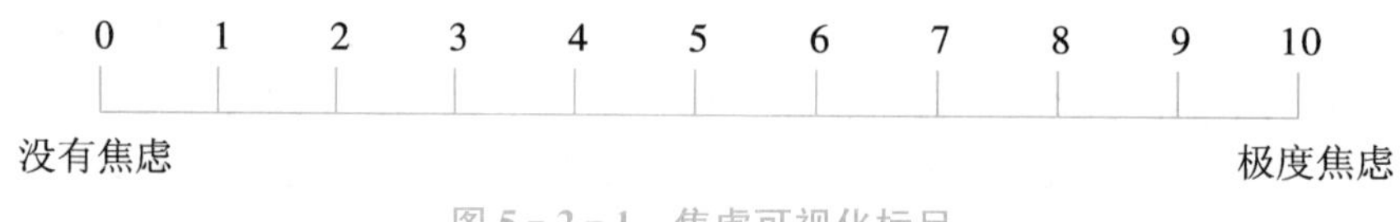

图 5-2-1 焦虑可视化标尺

2. 抑郁 应先确定有无抑郁情绪存在及其程度，再寻找原因。评估有无抑郁及其程度方法有 3 种：

(1) 交谈及对患者语言与行为进行观察，综合判断有无抑郁情绪存在。其主要内容包括有无情绪低落、哭泣、睡眠障碍、食欲减退、体重下降、心慌、易疲劳、无助感等。

(2) 采用 Zung 的抑郁自评量表(表 5-2-3)。其使用方法同焦虑状态自评量表，每个项目评分为四级评分。正常标准总分值为 50 分以下，50～59 分为轻度抑郁，60～69 分为中度抑郁，70～79 分为重度抑郁。

表 5-2-3 抑郁状态自评量表

	偶尔 1	有时 2	经常 3	持续 4
1. 您有时感到沮丧、郁闷吗				
2. 您要哭或想笑吗				
3. 您早晨醒来心情好吗				
4. 您入睡困难吗？经常早醒吗				

续 表

	偶尔 1	有时 2	经常 3	持续 4
5. 您最近饭量减少了吗				
6. 您感到体重减轻了吗				
7. 您是否对异性感兴趣				
8. 您的排便习惯有无改变,常为便秘烦恼吗				
9. 您感到心跳得厉害吗				
10. 您容易感到疲劳吗				
11. 您是不是总感到无法平静				
12. 您是否感到您做事的速度越来越慢了				
13. 您是否感到思路紊乱无法思考				
14. 您是否感到内心空荡荡的				
15. 您对未来充满希望吗				
16. 您是否感到难以做出决定				
17. 您是否容易发脾气				
18. 您对以往感兴趣的事还感兴趣吗				
19. 您是否感到自己是无用之辈				
20. 您是否有轻生的念头				

(3) 抑郁可视化标尺技术:嘱患者在可视化标尺(图 5-2-2)相应位点上标明其抑郁程度。所标位点越高,抑郁程度越重。评估抑郁原因的方法与评估焦虑原因相同,可询问患者“您为什么感到情绪低落、抑郁”“能不能告诉我是哪些事让您感到抑郁”。

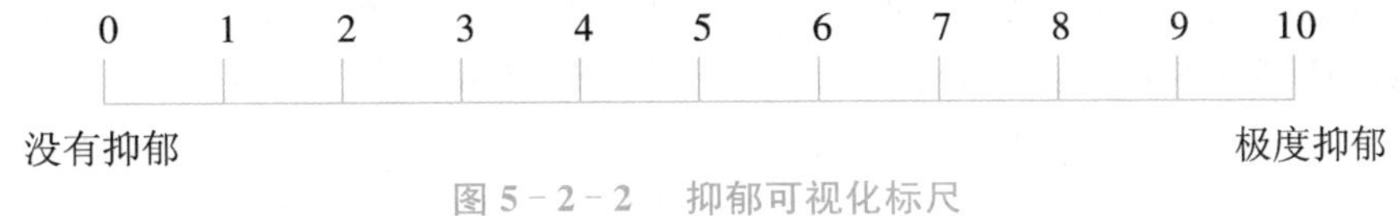

图 5-2-2 抑郁可视化标尺

三、压力与压力应对

(一) 压力

压力(stress)是指个人在面对具有威胁性的情境时,一时无法消除威胁脱离困境时的一种被压迫的感受。如果此种感受经常因某些生活事件而持续存在,即演变成为个人的生活压力。如此看来,所谓“压力”事实上是指“压力感”的意思。压力并不都是有害的,适当的压力有助于提高机体的适应能力,为一切生命生存与发展所需。但机体长期处于较强的压力之中,可以因适应不良而导致身心疾病。

1. 压力源　一切使机体发生压力反应的因素称为压力源(stressor)。包括:生理因素,如饥饿、疼痛、手术、衰老等;心理因素,如焦虑、恐惧、孤独、缺乏自信等;环境因素,如寒冷、炎热、噪声、空气污染等;社会文化因素,如经济困难、退休、语言不同、文化差异等。总之,生活中的所有事件,无论是正性的还是负性的都可成为压力源,但不同的人对同种压力源的感知可不一样,在评估时要考虑到个体差异。

2. 压力反应　个体对所受压力而产生的一系列非特异性适应反应称为压力反应(stress reaction),包括生理性适应反应、心理反应、行为反应。

(1) 生理性适应反应:分为三期。第一期是警觉期。机体的防御系统被唤醒,交感神经兴奋,肾上腺髓质分泌儿茶酚胺,心率加快、血压升高、血糖增高、胃蠕动减慢、肌张力增高、敏感性增强等。第二期是抵抗期。机体试图减少压力源所造成的不良反应,肾上腺皮质激素分泌旺盛。如果机体适应成功,则能修复被损害的部分,恢复内环境稳定,否则进入第三期。第三期是衰竭期。此时,机体再次出现警觉期的症状。如果压力源不能被消除,症状将不可逆转,甚至出现疾病或死亡。

(2) 心理反应:有情绪反应和认知反应。情绪反应包括紧张、焦虑、抑郁、过度依赖、失助感、自怜和悲愤等。认知反应有 2 种。面对轻、中度压力时,人们对事物的敏感性增强,思维能力、判断力、洞察力增强,解决问题的能力也增强;面对中度以上的压力时,可出现注意力分散、思维迟钝、记忆力下降、感知混乱、判断失误、定向障碍等,发现、分析和解决问题的能力下降。

(3) 行为反应:行为反应是人们心理活动的外在表现,压力所致的行为反应随着生理与心理活动的变化而变化。常见的行为反应有重复某一特殊动作,如来回走动、咬指甲、酗酒、抽烟以及行为与时间、场合不相适应等。

(二) 应对

当人的内外部需求难以满足或压力远远超过其所能承受的范围时,机体采用持续性的行为、思想和态度改变来处理这一特定情形的过程称为应对(coping)。例如,为减轻手术前的紧张、焦虑,患者采用与人聊天、听音乐、散步等方式转移注意力。

应对压力时可利用的资源有:① 健康与精力;② 信仰;③ 解决问题的能力;④ 社会性技巧,如沟通、表达等,以有效促进问题的解决,增加社会支持;⑤ 家庭、社会支持;⑥物质资源,如利用金钱、物质、设备等增加应对能力,减少对压力的恐惧与不确定感。

人们常用的压力应对方式可归纳为情感式和问题式两类,见表 5-2-4。情感式应对常用于处理压力所致的情感问题,问题式应对方式则多用于处理导致压力的情景本身。

表 5-2-4　压力应对方式表

情感式应对方式	问题式应对方式
希望事情会变好	努力控制局面
进食、吸烟、嚼口香糖	进一步分析研究所面临的问题
祈祷	寻求处理问题的其他办法
紧张	客观地看待问题
担心	尝试并寻找解决问题的最好方法

续 表

情感式应对方式	问题式应对方式
向朋友或家人寻求安慰或帮助	回想以往解决问题的方法
独处	试图从情景中发现新的意义
一笑了之	将问题化解
置之不理	设立解决问题的具体目标
幻想	接受现实
做最坏的打算	和相同处境的人商议解决问题的方法
疯狂、大喊大叫	努力改变当前情形
睡一觉,认为第二天事情就会变好	能做什么就做什么
不担心,任何事情到头来终会有好结果	让他人来处理这件事
回避	
干些体力活	
将注意力转移至他人或他处	
饮酒	
认为事情已经无望而听之任之	
认为自己命该如此而顺从	
埋怨他人	
沉思	
用药	

个体压力应对效果如何,受很多因素的制约:① 压力源的数量;② 家庭、社会、经济资源的丰富程度;③ 压力源的强度与持续时间;④ 压力应对的经验;⑤ 个体的人格特征。

不管采用何种应对方式,只要能提高机体对压力的应对水平和耐受性就可以说应对有效。应对有效的标准包括:压力所造成的身心反应维持在可控制的限度内,希望和勇气被激发,自我价值感得到维持,与有重要意义的他人关系改善,人际、社会以及经济处境改善,生理功能康复得以促进。

(三)压力与应对的评估

1. 压力源的评估

(1) 通过以下问题与患者交谈收集资料:“目前,让您感到有压力或紧张焦虑的事情有哪些”“住院带给您的压力有多大”“您目前的生活发生了哪些改变”“这些改变对您、对您的家庭意味着什么”。

(2) 评定量表测验法：常用的量表有住院患者压力评定量表(表5-2-5)。

表5-2-5 住院患者压力评定量表

编号	权重(%)	事件	编号	权重(%)	事件
1	13.9	和陌生人同住一室	26	24.5	担心给医护人员增添麻烦
2	15.4	不得不改变饮食习惯	27	25.9	想到住院后收入减少
3	15.9	不得不睡在陌生床上	28	26.0	对药物不能耐受
4	16.0	不得不穿患者服	29	26.4	听不懂医护人员的话
5	16.8	四周有陌生机器	30	26.4	想到要长期用药
6	16.9	夜里被护士叫醒	31	26.5	家人没来探视
7	17.0	生活上不得不依赖别人的帮助	32	26.9	不得不手术
8	17.7	不能在需要时读报、看电视、听收音机	33	27.1	因住院而不得不离开家
9	18.1	同室病友探视者太多	34	27.2	毫无预测就突然住院
10	19.1	四周气味难闻	35	27.3	按呼叫器无人应答
11	19.4	不得不整天睡在床上	36	27.4	不能支付医疗费用
12	21.2	同室病友病情严重	37	27.6	有问题得不到解决
13	21.5	排便排尿需他人帮助	38	28.4	思念家人
14	21.6	同室病友不友好	39	29.2	靠鼻饲进食
15	21.7	没有亲友探视	40	31.2	用止痛药无效
16	21.7	病房色彩太鲜艳、太刺眼	41	31.9	不清楚治疗目的和效果
17	22.7	想到外貌会改变	42	32.4	疼痛时未用止痛药
18	22.3	节日或家庭纪念日住院	43	34.0	对疾病缺乏认识
19	22.4	想到手术或其他治疗可能带来的痛苦	44	34.1	不清楚自己疾病的诊断
20	22.7	担心配偶疏远	45	34.3	想到自己可能再也不能说话
21	23.2	只能吃不合胃口的食物	46	34.5	想到可能失去听力
22	23.2	不能与家人、朋友联系	47	34.6	想到自己患了严重疾病
23	23.4	对医生、护士不熟悉	48	39.2	想到会失去肾脏或其他器官
24	23.6	因事故住院	49	39.2	想到自己可能得了癌症
25	24.2	不知晓接受治疗、护理的时间	50	40.6	想到自己可能失去视力

表5-2-5专为住院患者设计，既可评估压力源，又可明确压力源的性质与影响力，使用时嘱患者仔细阅读，在适合自己情况的项目上打钩。

2. 压力反应的评估　主要从生理反应、心理反应、行为反应三个方面进行评估。例如，有无生命征的改变，有无注意力、记忆力、判断感知等方面的改变，有无酗酒、抽烟等，有无与时间、场合不相符的行为发生。

3. 应对方式的评估

(1) 可通过下列问题与患者交谈收集资料:"通常情况下您通过何种措施减轻压力""过去碰到类似的情况时您是如何应对的,有效吗""您认为您惯用的应对压力的方式需做哪些改进,当遇到困难时您的家人、亲朋好友或其他人中谁能帮助您,在应对压力方面您觉得需要护士为您做些什么"。

(2) 评定量表测验法:常用 Jaloviee 应对方式量表(表 5-2-6)。请患者仔细阅读,选择其使用各种压力应对方式的频率。

表 5-2-6 压力应对方式量表

应对方式	从不	偶尔	有时	经常	总是
1. 担心					
2. 哭泣					
3. 干体力活					
4. 相信事情会更好					
5. 一笑了之					
6. 寻求其他解决问题的方法					
7. 从事情中学会更多的东西					
8. 祈祷					
9. 努力控制局面					
10. 紧张,有些神经质					
11. 客观、全面地看待问题					
12. 寻求解决问题的最佳办法					
13. 向家人、朋友寻求安慰和帮助					
14. 独处					
15. 回想以往解决问题的办法并分析是否仍有用					
16. 吃食物如瓜子、口香糖					
17. 努力从事情中发现新的含义					
18. 将问题暂时放在一边					
19. 将问题化解					
20. 幻想					
21. 设立解决问题的具体目标					
22. 做最坏的打算					
23. 接受事实					
24. 疯狂,如大喊大叫					

续 表

应对方式	从不	偶尔	有时	经常	总是
25. 与相同处境的人商讨解决问题的方法					
26. 睡一觉,相信第二天事情就会变好					
27. 不担心,凡事都会有好结果					
28. 主动寻求改变处境的方法					
29. 回避					
30. 能做什么就做什么,即使并无效果					
31. 让其他人来处理这件事					
32. 将注意力转移至他人或他处					
33. 饮酒					
34. 认为事情已经无望而听之任之					
35. 认为自己命该如此而顺从					
36. 埋怨他人使您自己入此困境					
37. 静思					
38. 服用药物					
39. 绝望、放弃					
40. 吸烟					

四、自我概念

(一) 自我概念的形成与变化

个体的自我概念(self-concept)是在同他人的交往中形成的。在社会化过程中,每个人都成为对方的一面“镜子”。“镜中我”包含三重含义:第一,我们所想象的我们在别人眼中的形象,这是感觉阶段;第二,我们所想象的他人对我们形象的评价,这是解释或定义阶段;第三,由上述想象中产生的某种自我感觉,这是自我反应阶段。美国早期社会学家库利认为,那种亲密无间、有面对面直接交往与合作的初级群体是人性和自我概念发展的摇篮。

自我概念的形成与变化受许多因素影响,其中个体的生活经历、环境以及与之有重要意义的他人的反应具有重要意义。通常在个体的生活经历中,特别是早期的生活经历中,得到的身心社会反馈是积极的、令人愉快的,建立的自我概念多半是良好的。生长发育过程中的正常生理变化,如青春期第二性征的出现、妊娠、衰老等均可影响个体对自己身体的感知。此外健康状况的改变,如疾病、手术、外伤等也可致自我概念的永久或暂时改变。

(二) 自我概念的分类

自我概念是人们通过对自己的内、外在特征以及他人对其的反应的感知与体验而形成的对自我的认识与评价,是个体在与其心理社会环境相互作用过程中形成的动态的、评价性的“自我肖像”。根据 Rosenberg 分类法,自我概念可分为真实自我、期望自我和表现自我。

1. 真实自我(real self)　为自我概念的核心，是人们对其身体内、外在特征及社会状况的如实感知与评价，包括社会自我、精神自我、体像等方面。

2. 期望自我(expected self)　又称理想自我，为人们对“我希望我成为一个什么样的人”的感知，既包括期望得到的外表与生理方面的特征，也包括希望具备的个性特征、心理素质以及人际交往与社会方面的属性，是人们获取成就、达到个人目标的内在动力。

3. 表现自我(expressive self)　为自我概念最富有变化的部分，指个体对真实自我的展示与暴露。由于不同的人、不同的社会团体对他人自我形象的认可标准不一样。因此，人们在不同场合，如初次见面和求职面试时，暴露自我的方法和程度也不一致。表现自我的评估较困难，其结果取决于暴露自我与真实自我的相关程度。

(三) 自我概念的组成

护理专业中自我概念这一术语应包括人的身体自我(体像)、社会自我、精神自我和自尊。

1. 体像(body image)　是个体对自身外形以及身体功能的认识与评价，如高、矮、胖、瘦、柔、弱、雄、悍等。体像又可分为客观体像与主观体像。

2. 社会自我(social self)　为个体对自己的社会人口特征，如年龄、性别、职业、政治学术团体会员资格以及社会名誉、地位的认识与估价。

3. 精神自我(spiritual self)　指个体对自己智慧、能力、性格、道德水平等的认识与判断，如我觉得我比别人能干等。

4. 自尊(self-esteem)　指个体尊重自己、维护自己的尊严与人格，不容他人任意歧视、侮辱的一种心理意识与情感体验。自尊源于对自我概念的正确认识，对自我价值、能力和成就的恰当估价。

(四) 自我概念的评估

1. 体像

(1) 会谈：可询问如下问题，如“对您来说，身体的哪一部位最重要，为什么”“您最喜欢自己身体的哪些部位，最不喜欢哪些部位”“在外表方面您希望自己什么地方有所改变，他人又希望您什么地方有所改变”“您目前面临的身体外表方面的威胁有哪些”。对健康状况和生活方式已有改变的人，可问“这些改变对您有哪些影响”“您认为这些改变是否影响他人对您的看法”。

(2) 观察：会谈可了解患者有关体像方面的主观资料，而观察患者外形、非语言行为以及与他人的互动等，可收集患者有关体像的客观资料。观察内容包括：患者的外表是否整洁，衣着是否得体，身体哪些部位有改变，是否与会谈者有目光交流，面部表情如何，是否与其主诉一致，是否有不愿见人、不愿照镜子、不愿与他人交往、不愿看身体形象有改变的部位、不愿与别人讨论伤残或不愿听到这方面的谈论等行为表现。

(3) 投射法：儿童不能很好地理解与回答问题，宜使用投射法反映他们对体像的理解与认识。方法是让儿童画自画像并对其进行解释，从中了解儿童对其体像改变的内心体验。同时，从自画像的色彩，也能反映儿童当时的情绪。

2. 社会自我　可通过交谈了解患者的姓名、年龄、职业、职务、受教育水平、经济来源，是否是政治学术团体会员，是否担任某种职务，家庭、工作单位情况如何，以了解其对目前的社会状况是否满意，最成功的地方是什么。

3. 精神自我　可询问以下问题，如“作为一个人来说，您对自己满意吗”“请描述您的心理素质、性格特征和道德品质，您对自己的这些方面感到满意吗”“与绝大多数人相比，您处理工作和生活的能力如何，是否满意，不满意在哪些地方”“您的家人、朋友、同事、领导如何评价您”。

4. 自尊　从以上与患者的交谈和观察中，已能对患者的自尊水平做大致的判断。对个体自尊的更深入评估可用 Rosenberg 自尊量表(表 5－2－7)。

表 5－2－7　Rosenberg 自尊量表

项目				
1. 总的来说，我对自己满意	非常同意	同意	不同意*	很不同意*
2. 有时，我觉得自己一点也不好	非常同意*	同意*	不同意	很不同意
3. 我觉得我有不少优点	非常同意	同意	不同意*	很不同意*
4. 我和绝大多数人一样能干	非常同意	同意	不同意*	很不同意*
5. 我觉得我没什么值得骄傲的	非常同意*	同意*	不同意	很不同意
6. 有时，我真觉得自己没用	非常同意*	同意*	不同意	很不同意
7. 我觉得我是个有价值的人	非常同意	同意	不同意*	很不同意*
8. 我能多一点自尊就好了	非常同意*	同意*	不同意	很不同意
9. 无论如何我都觉得自己是一个失败者	非常同意*	同意*	不同意	很不同意
10. 我总以积极的态度看待自己	非常同意	同意	不同意*	很不同意*

注：该量表含 10 个有关自尊的项目，回答方式为非常同意、同意、不同意、很不同意。凡选标有 * 号的答案表示自尊低下。

在评估自我概念方面，还有 Pieer-Harries 儿童自我概念量表、Tennessee 自我概念量表、Sears 自我概念量表、Coopersmith 青少年自尊量表等，每个量表都有其特定的适用范围，应用时应仔细斟酌。

(五) 自我概念紊乱高危人群

以下情况属自我概念紊乱高危人群，应详细、深入地评估其自我概念。

(1) 疾病或外伤使身体某一部分丧失：如截肢术、乳房切除术、结肠造瘘术、子宫切除术、肾切除术、喉切除术。

(2) 生理功能障碍：如脑血管疾病、冠状动脉性心脏病、癌症、瘫痪。

(3) 疾病或创伤引起体表变化：如烧伤、关节炎、红斑狼疮、眼球突出、脊柱畸形、各种皮肤病、多毛症、毁容、满月脸、脱发等。

(4) 感、知觉或沟通功能障碍：如视听觉障碍、感觉异常、口吃、孤独症等。

(5) 精神因素或精神疾病：如神经性厌食、用药成瘾、酗酒、抑郁症、精神分裂症等。

(6) 神经肌肉障碍：如帕金森病、脊髓灰质炎、多发性硬化病等。

(7) 性生殖系统疾病或功能障碍：如青春期、怀孕、不孕症、更年期、性病等。

(8) 过度肥胖或消瘦。

(9) 成熟因素或偶发事件、危机、衰老、角色改变等。

(10) 特殊治疗：如安置胃管、导尿管等。

(闻彩芬)

思政人文案例

任务目标评价表

项目6 社会评估

知识、能力与素质目标

1. 了解社会评估的目的、意义。
2. 掌握社会评估的基本方法；熟悉角色的定义、分类，患者角色的特点与失调、评估方法；熟悉家庭的定义与特征、评估方法；熟悉环境的定义、评估方法；熟悉文化的定义与特征、文化要素及其评估方法，患者文化休克的定义及评估。
3. 通过会谈、观察、量表等方法，对 SSP 进行社会评估训练。
4. 学习和训练时，体现出认真细致的精神，表现出良好的沟通能力、团结协作精神，尊重患者，保护其隐私。

课件也精彩

学习难点

1. 社会评估的基本方法。
2. 角色的定义、分类，患者角色的特点与失调、评估方法。
3. 家庭的定义与特征、评估方法。
4. 环境的定义、评估方法。
5. 文化的定义与特征、文化要素及其评估方法，患者文化休克的定义及评估。

为了更好地说明社会、文化评估的重要性，请阅读下列案例：

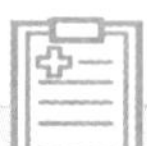

案例导入

米女士，30 岁，3 个月前被诊断为宫颈癌，3 天后将行子宫切除术。米女士既在房屋出租公司做接待员，又在护士学校上学。她非常担心自己的经济状况和祖母的健康。她有宗教信仰，偶尔会去教堂。已结婚 9 年，没有孩子。她的先生 36 岁，在国家公共安全部门工作已 8 年，最近获知他有在下一轮的裁员中被解雇的危险。他已被诊断为临界高血压。他经常沉湎于电视、战争电子游戏及饲养宠物狗和宠物猫。家庭健康保险费用由他负担。

米女士与娘家成员始终保持着联系，因为父母已离婚，并且各自都已重新结婚，她有 8 位兄弟姐妹。米女士除了工作、上学，还负责家务劳动。她是家中长女，也是兄弟姐妹中唯一一个与祖母保持联系的人。80 岁祖母的状况已越来越糟糕，她变得更健忘。由于患心脏病，祖母已基本丧失了活动能力且需要持续的照顾，因此她必须与米女士一起生活。因为祖母还有过敏性哮喘，米女士将面对如何拆除家里的那些宠物屋并重新装修一下房子的问题，以便能很好地安顿祖母。

由此可见，人不仅具有生物性，而且包含更重要的社会属性。要全面认识和衡量个体的健康水平，除生理、心理功能外，还应评估其社会状况。本项目重点讲述社会评估的内容与方法。

任务1 了解社会评估的目的、意义与方法

人是具有社会性的动物，人自出生的那一刻起便与社会建立起千丝万缕的联系。社会可小至一个家庭，大至一座城市、一个国家。人类不是孤立静止地存在于社会的，每个人都有多种社会关系，通过承担各种社会角色参与社会互动。对个体社会属性的评估应该包括其社会角色、文化、所属家庭和所处环境。

一、社会评估的目的与意义

(1) 评估个体角色功能，了解有无角色功能紊乱、角色适应不良，尤其是患者角色适应不良。

(2) 评估个体的宗教、文化背景，以便提供符合患者宗教文化需求的护理，避免在护理过程中发生文化强加。

(3) 评估个体的家庭状况，找出影响或促进患者健康的家庭因素，以制订有针对性的家庭护理计划。

(4) 评估个体所处的环境，明确存在的或潜在的环境危险因素，指导制订环境干预措施，指导合理利用有利环境因素。

二、社会评估的方法

社会评估也可采用交谈、观察、量表评定等方法。此外，家庭、环境评估时还应进行实地观察和抽样调查。

任务2 社会评估

一、角色与角色适应

(一) 角色的定义

社会心理学所指的角色(role)是用来表示与人们的某种社会地位和身份相一致的、一整套权利义务的规范与行为模式。角色包含两层意思：首先，任何一种角色都与一系列行为模式相关，一定的角色必有相应的权利义务。例如，患者既有配合医疗护理的义务，同时又有获得健康教育、治疗护理的权利。其次，角色是人们对处于一定社会位置的人的行为的期待。一个人同时承担着多个角色，如某男性，在家里是儿子、丈夫和父亲，在单位是医生。同样，一个人一生中也会先后承担多个角色。

(二) 角色的形成与分类

角色的形成经历了角色认知与角色表现两个阶段。角色认知是个体认识自己和他人的身份、地位以及各种社会角色的区别与联系的过程。模仿是角色认知的基础，先对角色产生总体的印象，然后深入角色的各个部分认识角色的权利与义务。角色表现则是个体为达到自己所认识的角色要求而采取行动的过程，也是角色成熟的过程。角色可分为三类：

1. 第一角色　也称基本角色。是决定个体的主体行为，由每个人的年龄、性别所赋予的角色，

如儿童、妇女、老人等。

2. 第二角色 又称一般角色。为人们完成每个生长发育阶段特定任务所必须承担的、由所处社会情形和职业所确定的角色，如母亲角色、护士角色等。

3. 第三角色 也称独立角色。是可自由选择的，为完成某些暂时性发展任务而临时承担的角色，如护理学会的会员。但有时是不能自由选择的，如患者角色。

上述三种角色的分类是相对的，可在不同情况下相互转化。例如患者角色，因为疾病是暂时的，可视为第三角色，然而当疾病变成慢性病时，患者角色就变成个体的第二角色了。

（三）患者角色

当个体患病时，不管是否得到医生证实，均无可选择地进入患者角色，原有的角色部分或全部被替代，以患者的行为要求来约束自己。

1. 患者角色特点 个体得病以后就脱离或部分脱离日常生活中的其他角色，免除或部分免除相应的社会责任与义务。个体对自己的病情没有直接责任，处于一种需要被照顾的状态。患者有享受治疗护理、知情同意、寻求健康保健信息、要求保密的权力，同时还有积极配合医疗护理、恢复自身健康的义务。

2. 患者角色失调

（1）患者角色冲突：指个体在适应患者角色过程中与其常态的各种角色发生心理冲突和行为矛盾。例如，一位领导住院期间担心工作不能完成而希望将工作带到病房继续进行，从而影响其休息、睡眠等患者角色的发挥，就是一种角色冲突。

（2）患者角色缺如：即没有进入患者角色，不承认自己有病或对患者角色感到厌倦，也就是对患者角色的不接纳和否认。

（3）患者角色强化：指当需要患者角色向日常角色转化时仍沉溺于患者角色，对自己的能力怀疑、失望，对原承担的角色恐惧。

（4）患者角色消退：某些原因使一个已适应了患者角色的人必须立即转入常态角色，在承担相应责任与义务时使已具有的患者角色行为退化甚至消失。

年龄、性别、家庭背景、经济状况等因素会影响患者角色的适应。

（四）角色功能评估方法

主要可通过交谈、观察两种方法收集资料。

1. 交谈 可询问问题，如“您从事什么职业及担任什么职位？目前在家庭、单位、社会中所承担的角色与任务有哪些？您觉得这些角色是否现实、合理？您是否感到角色任务过重、过多或不足，您感到太清闲还是休闲娱乐的时间不够？您对自己的角色期望有哪些，他人对您的角色期望又有哪些？住院后，您认为您的角色发生了哪些改变，对您有影响吗？是否感到期望的角色受挫？作为患者您是否安心养病，积极配合治疗、护理并努力使自己尽快康复”。

2. 观察 主要观察有无角色适应不良的身心行为反应，如失眠、疲乏、焦虑等。

二、家庭

人离不开社会，更离不开家庭，只有了解了整个家庭的背景，才能较全面地对个体做出评估。家庭的健康与个体的健康休戚相关，健全的家庭对家庭成员的身心健康、成长与发育以及疾病的康复起着举足轻重的作用，缺乏家庭关照和有家庭问题的人，其身心康复会受到不同程度的影响。

来自家庭成员恰当的情感、精神、物质及信息等方面的支持能有效减轻患者的恐惧、焦虑和抑郁，增强其自尊及自信，甚至可激活机体的免疫和防御功能。

（一）家庭的定义与特征

家庭(family)是建立在婚姻、血缘、收养关系基础上的人类共同生活的初级社会群体。根据当今家庭的发展变化，也有人对家庭进行了操作性定义，即指共同居住、共同生活和财产共享的初级社会群体。

（二）家庭评估方法

家庭的评估包括家庭基本资料、家庭类型、家庭生活周期、家庭结构与功能、家庭资源和家庭压力等方面的评估。

1. 家庭资料(family information)　基本资料包括家庭成员的姓名、性别、年龄、职业、教育程度、健康史，尤其是家族遗传史等。可通过交谈或阅读有关健康记录获得。

2. 家庭类型(family form)　又称家庭规模，主要由家庭人口结构决定。每一个家庭都有相应的人口特征，可通过询问获知。各种类型家庭的人口特征见表 6-2-1。

表 6-2-1　各种类型家庭人口特征表

家庭类型	人口特征
核心家庭	夫妻及其婚生或领养的未婚子女
主干家庭	核心家庭成员加上夫妻一方的直系亲属
单亲家庭	夫妻任何一方及其婚生或领养的未成年子女
重组家庭	再婚夫妻与前夫和(或)前妻的未成年子女以及婚生或领养的未成年子女
无子女家庭	仅夫妻俩，无子女
同居家庭	无婚姻关系而长期居住在一起的夫妻及其子女

3. 家庭生活周期(stages of the family life cycle)　如同个体的生长发育，家庭也有其成长发展周期，且每个周期都有特定的任务需家庭成员协同完成，以使家庭逐步完善成熟，参见表6-2-2。

表 6-2-2　Duvall 家庭生活周期表

周期	特征	主要任务
新婚	男女结合	沟通与彼此适应，性生活协调与计划生育
有婴幼儿	最大孩子 0～30 个月	适应父母角色，应对经济及照顾初生孩子的压力
有学龄前儿童	最大孩子 30 个月至 6 岁	孩子入托、上幼儿园，培育孩子有效的社会化技能
有学龄儿童	最大孩子 6～13 岁	孩子上学，儿童身心发展，教育问题等
有青少年	最大孩子 13～20 岁	与青少年沟通，青少年责任与义务，性、与异性交往等方面的教育

续 表

周 期	特 征	主 要 任 务
有孩子离家创业	最大孩子离家至最小孩子离家	接纳和适应孩子离家,发展夫妻共同兴趣,继续给孩子提供支持
空巢期	夫妻独处至退休	适应仅夫妻俩的生活,巩固婚姻关系,保持与新家庭成员如孙辈的接触
老年期	退休至死亡	正确对待与适应退休、衰老、丧偶、孤独、生病、死亡等

评估时先确定患者的家庭所处的生活周期。可询问如下问题:“您结婚多长时间了?你们有孩子吗?最大的孩子有多大?孩子们都还在家里吗?”确定生活周期后,再根据所得情况询问相关问题。

(1) 新婚家庭:您与配偶的关系如何?彼此适应、相处默契吗?

(2) 有婴幼儿家庭:初为人父母,感觉如何?有压力吗?在哪些方面?

(3) 有学龄前儿童、学龄儿童家庭:在培育孩子方面,作为家长,您做了哪些?是如何做的?孩子的表现如何?

(4) 有青少年家庭:孩子处在青春期,作为父母,您常常与孩子沟通吗?在性发育、与异性交往、学习、做人成材等方面有沟通吗?

(5) 有孩子离家创业及空巢期家庭:孩子离家创业,作为父母,您有哪些感受?适应吗?如感到不适应,您是如何调节的?

(6) 老年期家庭:您退休几年了?退休后生活习惯吗?平常都做些什么?老伴情况如何?

4. 家庭结构(family structure) 是指家庭成员间相互关系和相互作用的性质,包括权利结构、角色结构、沟通结构和世界观。评估时主要了解谁是家庭的主要决策者,每个家庭角色的权利、义务完成情况,家庭成员之间的沟通情况以及与健康有关的价值观。评估时可询问以下问题:家里的事情由谁做主?遇到问题时通常由谁提出意见与解决办法?作为一家人,大家有想法、要求、建议时,是直接提出来还是间接提出来,或是不敢说出来?家庭最主要的日常生活规范有哪些?家庭是否将成员健康看成头等大事?家庭成员是如何看待吸烟、酗酒等不良生活习惯的?家庭是否倡导成员间相互支持、关爱,个人利益服从家庭整体利益?

5. 家庭功能(family functioning) 家庭的主要功能是满足家庭成员衣、食、住、行、育、乐等基本生活需求;建立家庭关爱气氛,使每个成员充分享受家庭的温暖,使之有归属感、安全感和家庭幸福感等;培养家庭成员的社会责任感,初步完成人的社会化;维护家庭成员的安全与健康,并为健康状况不佳的成员提供支持与帮助。

家庭功能的健全与否与个体身心健康密切相关,为家庭评估的重点,应逐项评估,明确每项家庭功能发挥的程度、存在问题及原因,尤其应注意家庭健康照顾功能的评估。观察、交谈和量表评定是常用的评估方法。

(1) 观察:内容包括家庭居住条件、家庭成员衣着、饮食、家庭气氛、家庭成员间的亲密程度,是否彼此关心照顾,尤其对老人、小孩、患病家属的照料。

(2) 交谈:可询问患者或其家属以下问题:您觉得您家庭的收入够用吗?能否满足衣食住行等基本生活需要?您的家和睦快乐吗?您依恋您的家吗?为什么?家里有孩子吗?对孩子的培养

与成长是否满意？您所在的家庭成员之间能否彼此照应，尤其对患病的家庭成员？

(3) 量表评定：国外有不少用于家庭功能评估的量表，如 Procidano 和 Heller 的家庭支持量表较常用(表 6－2－3)。

表 6－2－3　Procidano 和 Heller 的家庭支持量表

	是	否
1. 我的家人给予我所需的精神支持		
2. 遇到棘手的问题，我的家人帮我出主意		
3. 我的家人愿意倾听我的想法		
4. 我的家人给予我情感支持		
5. 我和我的家人能够开诚布公地交谈		
6. 我的家人愿意分享我的爱好和兴趣		
7. 我的家人能时时觉察我的需求		
8. 我的家人善于帮助我解决问题		
9. 我和我的家人感情深厚		

表 6－2－3 包括 9 个测试项目，选择“是”得 1 分、“否”得 0 分。得分越高，家庭功能越健全。

6. 家庭资源(family resource)　家庭为了维持其基本功能，应对压力和危机所需的物质、精神与信息方面的支持，称为家庭资源。分内部资源与外部资源。

(1) 内部资源：① 财力支持，如住院费用的分担；② 精神与情感支持，如对家人的关心、爱护、鼓励、安慰；③ 信息支持，如提供医疗服务信息、保健知识；④ 结构支持，如改变家中设备、重新装修，以方便活动不便家人的生活。

(2) 外部资源：① 社会资源，如亲朋好友和社会团体的支持；② 文化资源，如欣赏戏剧音乐、参观文物展览等，可提高家人生活质量；③ 医疗资源，如医疗保健机构；④ 宗教资源，使家人从信仰中得到精神支持。

评估时可通过交谈法询问患者及其家人是否具备以上家庭资源及其丰富程度。例如，您觉得您家经济条件如何，能否支付您的住院费用？您的家人是否有时间和精力并乐意帮助您？您家人文化程度如何，能否提供您所需的保健知识、就医信息？您家离医院近吗？您认为您家附近的医院医疗护理水平如何？能否满足您的就医需求？除您的家人外，您觉得您还可以从哪些方面得到帮助，比如说亲戚、朋友、同事、单位等？

对结构支持的评估，最好能实地观察家庭设备、装修是否适宜，是否方便老弱病残家庭成员的生活。例如，下肢残疾者家里备有轮椅、拐杖，门厅过道的宽窄高矮是否便于轮椅通过，厕所是否方便使用等。

7. 家庭压力(family stress)　是指可引起家庭生活发生重大改变、造成家庭功能失衡的所有刺激性事件。包括：家庭成员关系的改变与终结，如离婚、分居、死亡；家庭状况的改变，如失业、搬迁、破产；家庭成员角色的改变，如初为人夫、人父，退休等；家庭成员道德颓废，如酗酒、赌博、吸毒、乱伦等；家庭成员生病、残疾、无能等。对于多数人来说，家庭既是获得支持的重要资源，也是压力的主要来源。每个家庭在不同的成长周期中或多或少、或迟或早会遇到各种压力。评估方法主要是交谈法，通过交谈明确患者的家庭最近有无以上压力事件发生，对家庭成员的影响如何，所采用的应对方式有哪些，可用于应对家庭压力的家庭资源又有哪些。

三、环境

环境、健康、护理三者的关系早在南丁格尔时代就已被认识，并被后来的护理学家不断发展。环境对健康有着正性或负性的影响，如适宜的室温可使人感到舒适、安宁，减少身体消耗。适当的声音刺激如悦耳动听的音乐可使人身心愉悦，然而声音过大却可使人感到烦躁不安、心率加快、血压升高，甚至引起头晕、头痛、耳鸣、心悸、失眠等。此外，环境中的有害化学物质、热辐射、放射线等均对人体有害。社会经济因素对健康的影响也非常明显。美国的一些研究表明，长期社会联系少、人际关系紧张的人易患心因性疾病，如高血压、癌症、精神异常；妊娠期间良好的家庭社会支持可减少妊娠并发症，缩短产程；住院期间良好的护患、医患、患患关系有利于患者角色的适应与疾病的康复。

（一）环境的定义

广义的环境(environment)是指人类赖以生存、发展的社会与物质条件的总和。狭义的环境是指环绕所辖的区域，如病室、居室等。在护理界，环境被定义为影响人的生存与发展的所有情况，并将人的环境分为内环境与外环境。人体的内环境，又称生理心理环境，包括人体所有的组织和系统以及人的内心世界。人体的外环境包括物理环境、社会环境、政治环境和文化环境。内环境不断与外环境进行物质交换、信息和能量交换，使机体能够适应外环境的变化，维持生理心理平衡。人体的内环境和文化环境的评估前面已叙述，本项目重点讲述物理环境和社会环境评估。

（二）物理环境评估

物理环境是一切存在于机体外环境的物理因素的总和，包括空间、声音、温度、湿度、采光、通风、气味、室内装饰布局以及各种与健康、安全有关的因素，如大气、水、交通等。物理环境的评估可通过实地观察、取样检测的方法收集资料。主要内容包括：

1. 社区　了解社区地质环境，有无污染源，各种配套设施是否齐全，在外出活动过程中有无各种不安全因素，哪些是应该特别注意的，有没有无障碍设施；社区文化氛围如何，有无可供选择的休闲、锻炼场所，卫生保健机构是否完善等。

2. 家庭　① 居住环境：是否整洁宽敞，寒冷地区有无取暖设施，炎热地区有无降温设施，室内空气是否流通，是否有人抽烟，供水系统是否符合卫生标准，室内有无污染如装修污染、噪声污染等，有无过敏源；② 家庭安全：电器设备使用是否安全，各种化学品如清洁剂、杀虫剂、油漆、汽油等化学物品贮存是否妥当，药品有无标记，使用者是否知道名称、剂量、用途，有无儿童活动安全地带，有无其他安全妨碍因素存在。

3. 工作场所　是否宽敞、明亮、通风，有无粉尘、化学物、石棉、烟雾等刺激物，有无废水、废气等污染源，是否存在强噪声、放射线、高温、高压电、裸露电源、电线等危害因素，有无安全作业条例及执行情况如何，有无超时疲劳工作的现象。

4. 病室　是否干净、整洁、无尘、无异味，温度、湿度适宜，地面干燥、平整、无滑等；周围有无污染源，如噪声等；用氧是否安全可靠；电源是否妥善安置及使用安全与否。

（三）社会环境评估

社会环境是个庞大的系统，包括制度、法律、经济、文化、教育、人口、民族、职业、生活方式、社会关系、社会支持等诸多方面。其中尤以经济、教育、生活方式、社会关系、社会支持等与健康直接相关。

1. 经济　社会环境中，经济对健康的影响最大，因为经济是保障人们衣、食、住、行基本需求以及享受健康服务的物质基础。

可通过向患者或家属询问以下问题来了解患者的经济状况。例如，能否告诉我您的经济来源有哪些？工资福利如何？收入够用吗？家庭经济来源有哪些？是否有失业、待业人员？医疗费用支付的形式是什么？

2. 教育水平　教育水平对健康也有明显的影响。良好的教育有助于人们认识疾病、获取健康保健信息、改变不良传统习惯以及提高卫生服务的有效利用率。通过与患者或家属交谈，了解患者及其主要家庭成员的受教育程度以及是否具有健康照顾所需的知识与技能。

3. 生活方式　指由经济、文化、政治等因素相互作用所形成的人们在衣、食、住、行、娱乐等方面的社会行为，是有关人们如何享受劳动所得的物质与精神产品以及使用自由闲暇时间的方式。生活方式因地区、民族、职业、社会阶层的不同而不同。生活方式也因个人喜好与习惯而异。吸烟、酗酒、吸毒、赌博等均为对健康有害的生活方式。评估时，不仅应明确患者的生活方式，还应了解其家人、同事、朋友的生活方式。可通过以下方法：

(1) 与患者或其亲友交谈，询问饮食、睡眠、活动、娱乐等方面的习惯与爱好，有无吸烟、酗酒等不良嗜好。

(2) 直接观察患者或其亲友的饮食、睡眠、活动、娱乐方式与习惯，有无吸烟、酗酒等。

若有不良的生活方式，应进一步了解其对患者的影响。

4. 社会关系与社会支持　个体的社会关系网包括与之有直接或间接关系的所有人或人群，如家人、邻里、朋友、同学、同事、领导、宗教团体以及成员、自救组织等，对住院患者而言，还有病友、医生、护士。个体的社会关系网越健全，人际关系越亲密融洽，越容易得到所需的信息、情感、物质等方面的支持。这些从社会关系网获得的支持称为社会支持。研究表明，社会关系网的健全程度和家庭社会支持的程度与人的身心调节与适应、自理能力、自我概念、希望、生活质量以及对治疗护理的依从性呈正相关。

可通过交谈与观察评估个体有无支持性的社会关系网络，如家庭关系是否稳定，与同事、领导的关系如何，家庭成员与朋友是否能提供患者所需的支持与帮助，患者是否有孤立无援、失望、绝望等。对住院患者，还应了解医院相关支持系统的情况，如医院提供的服务是否安全有效。

四、文化

由于价值观、信念、信仰、习俗、语言等文化因素可直接影响健康和健康保健，因此护士必须理解患者的文化背景，意识到患者与自己的文化差异并尽量克服自己的文化局限性，理解患者的思想行为，避免文化偏见与固执。

(一) 文化的定义与特征

文化(culture)是一个复杂的整体，是一个社会及其成员所特有的物质和精神财富的总和。其中包括价值观、知识、信念与信仰、艺术、道德、法律、风俗，以及人作为社会成员之一通过学习所获得的任何技巧与习惯。其特点在于它是人类后天习得的，并为人类所共有。文化作为人类社会的一个重要要素，具有民族性、继承性和累积性、获得性、共享性、复合性与双重性。

(二) 文化要素及其评估

1. 价值观(values)　指人们在长期社会化过程中通过后天学习逐步形成的共有的对于区分事

物的好坏、对错、符合或违背人的愿望、可行与否的观点、看法与准则。它是信念、态度、行为的基础。

价值观与健康关系密切，具体表现为：① 影响人们对健康问题的认识。例如，过度肥胖已被多数人群认为是一种疾病，但在南太平洋岛国汤加，人们则以肥胖为美。② 左右人们对解决健康问题的决策。例如，面对疼痛，注重绅士风度的英国人会尽量忍耐，不轻易求医；意大利人则认为疼痛影响他们的安宁，即便疼痛不重，也会立即就医。③ 影响人们对治疗手段的选择。④ 影响人们对医疗保密措施的选择。例如在美国，经常会将癌症告诉患者本人；而中国出于种种原因，常对癌症患者有所保密。⑤ 影响人们对疾病与治疗的态度。例如意志顽强、相信人可以改造、征服自然的人会正视疾病，积极配合医疗、护理，和疾病做斗争，而不是采取妥协、回避的态度。

价值观存在于潜意识中，不能直接观察，也很难言表，人们也很少意识到其行为受潜意识中价值观的直接引导。因此，价值观的评估比较困难，可通过以下问题来判断：通常情况下，什么对您最重要？遇到困难时您是如何看待的？一般从何处寻求力量和帮助？您参加什么组织吗？

2. 信念与信仰　信念(stereotyping)是自己认为可以确信的看法。信念涵盖了对世界万物的感知与见解。不同信念的人，对健康与疾病的理解大相径庭。受传统观念的影响，长期以来把无疾病作为健康与不健康的界限，将健康单纯地理解为无病、无残、无伤，很少从心理、社会等方面综合、全面地衡量自己的健康水平。

信仰(religion)则是人们对某种事物或思想、主义的极度尊崇与信服，并把它作为自己的精神寄托和行为准则。信仰的形成是一个长期的过程，人们在接受外界信息的基础上沿着认知、情感、意志、信念和行为的轨道持续发展，最终融合而成。所以，信仰是信念形成的终结和最高阶段，是认识的成熟阶段或情感化了的认识。

很多方法可用来评估信念系统，Kleinman 等人提出的评估模式应用最为广泛，包括以下问题：对您来说健康是什么？不健康又是什么？通常您在什么情况下才认为自己有病并就医？您认为导致您发生健康问题的原因是什么？您怎样、何时发现您有该健康问题的？该健康问题对您的身心造成了哪些影响？严重程度如何？发作时持续多长时间？您认为您该接受何种治疗？您希望通过治疗达到哪些效果？对这种病您最害怕什么？您的病给您带来的主要问题有哪些？

护士从中可以了解患者对自身健康的看法及患者所处文化对其健康信念的影响。

对宗教信仰的评估也可通过以下问题进行：您有宗教信仰吗？是哪一种？您经常参加哪些宗教活动？住院对您参加以上宗教活动有何影响？有无恰当地方式继续完成？您需要我们为您做些什么？您的宗教信仰对您在住院期间的检查、治疗、饮食、起居、用药等方面有何特殊要求？

3. 习俗(habitude)　又称风俗，是指一个民族的人们在物质文化生活上的共同喜好、习尚和禁忌。习俗是历代相沿、积久而成的风尚，是各民族政治、经济和文化的反映，并在一定程度上反映各民族的生活方式、历史传统和心理感情，是民族特点的一个重要方面。在文化的各要素中，习俗最易被观察到。与健康有关的习俗主要有饮食、沟通、医药、居住、婚姻与家庭等。

(1) 饮食：饮食的文化烙印最明显，是诸多民族习俗中最难以改变的一种习俗。饮食习俗表现在：① 饮食戒规。每个文化群体都有其共同认可或忌食的食物。② 主食差别。在我国以游牧业为主的民族以牛羊肉和奶制品为主食；从事农业生产的民族则以粮食为主食，肉类、蔬菜为辅食。③ 烹调方式、进餐时间。不同民族、不同地区的人在食物的烹调方法、进食时间与餐次上也有不同。例如，我国西南地区食品多以腌、熏方式制作，虽味道鲜美但亚硝酸盐含量高，食管癌发病率高。在进食时间与餐次上，拉丁美洲人习惯在早餐与午餐之间加茶点，而欧美人喜欢在中餐与晚餐之间加茶点，地中海人晚餐可推迟到晚间 10 时。④ 对饮食与健康关系的认识。饮食与健康有密切的关系，但不同文化可有不同的见解。如香蕉，中国人认为润肠、通便，美国人则认为有止泻作用。⑤ 其他。经济、宗教、心理、社会以及个人习惯与爱好等对饮食也有影响。由于食物是人最基本的生理需求，与健康关系密切，故对其评估至关重要。

通过交谈，从食物种类、烹调方式、进食时间与餐次、对饮食与健康关系的认识等方面评估个体的饮食习俗。常用于评估的问题有：您平时吃哪些食物？主食为哪些？喜欢的食物又有哪些？有何食物禁忌？您常采用的食物烹调方式有哪些？常用的调味品有哪些？每日进几餐？分别在何时进餐？您认为哪些食物对健康有益，哪些对健康有害？哪些情况会使您的食欲下降（或增加）？

此外，还可通过观察个体的饮食习俗进行评估。

（2）沟通：包括语言沟通与非语言沟通，两者都具有高度的文化含量。

1）语言沟通中的文化差异与评估：患病后的诉说和与人交流可因文化而异。护士可通过观察与交谈了解个体的语言沟通文化，包括讲何种语言、喜欢的称谓是什么、语言禁忌有哪些。

2）非语言沟通中的文化差异与评估：人们常通过自己身体某个动作表达其思想感情，并作为对口头语言的补充，肢体语言包括音调、面部表情、手势等。肢体语言也存在着文化差异，如招手，中国人掌心朝下，手上下摇动；美国人招呼某人来时则掌心朝上，食指伸出前后移动，这在中国或许会被认为是不礼貌的手势。护士可通过观察患者与人交流时的表情、眼神、手势等，对其非语言沟通文化进行评估。

（3）传统医药：与传统医药有关的习俗是所有习俗中与健康关系最密切的，包括家庭疗法、民间疗法等。这些习俗颇受该民族人们的青睐，既简便易行，又花费无几。对这些习俗的评估有助于护士在不违背医疗原则的前提下选择患者熟悉而又乐于接受的方法进行护理。

（三）患者文化休克的评估

文化休克（culture shock）是指人们生活在陌生文化环境中所产生的迷惑与失落的经历。常发生于个体从熟悉的环境到新环境，由于沟通障碍，日常活动改变，风俗习惯、态度与信仰的差异而产生的生理、心理适应不良。

对于刚入院的患者而言，医院是一个陌生的环境，对医院环境及医护人员不熟悉，对将要接受的检查、治疗很陌生，感到迷茫，此期为陌生期。接着患者开始意识到自己将住院一段时间，对疾病和治疗转为担忧，因思念家人而焦虑，因不得不改变各种习惯而产生受挫感。此时，患者文化休克表现最突出，可有失眠、焦虑、食欲下降、沮丧、绝望等反应，此期为觉醒期。慢慢地，经过调整，患者开始从生理、心理、社会上适应医院环境，此期为适应期。

通过交谈，询问患者住院感受，结合观察，通常不难发现患者有无文化休克。

（闻彩芬）

思政人文案例

任务目标评价表

项目7 常用实验室检查

知识、能力与素质目标

1. 掌握血液的一般检查、网织红细胞计数与血小板计数的目的、标本采集方法、参考值及临床意义；了解出血与凝血时间测定、血浆凝血酶原时间测定的目的、试验方法、参考值及临床意义。
2. 掌握尿液检查的标本采集方法；掌握尿液性状检查、化学检查及显微镜检查的内容、参考值及临床意义；熟悉尿液其他检查的参考值及临床意义。
3. 掌握粪便标本采集法，一般性状检查的内容、参考值及临床意义；熟悉粪便隐血试验的原理、参考值及临床意义；了解粪便细菌学检查。
4. 掌握常用肾功能检查的项目、标本采集方法、参考值及临床意义；了解其他肾功能检查的项目及临床意义。
5. 掌握肝脏病常用实验室检查的项目、标本采集方法、参考值及临床意义；熟悉甲胎蛋白测定的原理、标本采集、参考值及临床意义。
6. 熟悉临床常用生物化学检查的项目、标本采集方法、参考值及临床意义。
7. 了解脑脊液检查的适应证、禁忌证、标本采集法、检查内容、参考值及临床意义。
8. 了解浆膜腔积液检查的标本采集法，积液的分类、特点及临床意义。
9. 了解痰液检查的标本采集法、参考值及临床意义。
10. 能初步阅读血常规、尿常规、粪便常规、肾功能检查、肝功能检查、常用生化检查报告单。
11. 具有团结协作精神和刻苦钻研、严谨求实的工作态度，一定的临床评判性思维与分析问题的能力。

课件也精彩

学习难点

检查结果的判断，异常结果的临床意义。

实验室检查是运用物理学、化学、生物学、细胞学、免疫学及遗传学等实验技术和方法，对人体的血液、体液、骨髓、排泄物、分泌物及组织细胞等标本进行检测，以获得机体功能状态或相关病因、病理变化等方面的资料，用以协助诊断疾病、制订防治措施、了解治疗效果及判断预后。实验室检查与临床护理工作密切相关，收集实验室检查资料是健康评估的重要部分，可为做出护理诊断提供依据。护士必须熟悉常用实验室检查的目的、标本采集方法与要求、标本采集前患者的准备与标本运送，并能对检验结果正确判读。

思政人文案例

任务1 血液检查

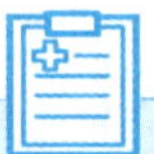

案例导入

案例1：赵先生，25岁。3天前因淋雨后受凉，出现畏寒、发热伴右侧胸痛。咳嗽，咳少量铁锈色痰。体格检查：T 39.5℃，P 112次/分，R 24次/分，BP 110/80 mmHg。神志清，急性病容。右上胸部叩诊浊音，语音震颤增强，可闻及支气管呼吸音，心率112次/分，心律齐。腹软，无肌紧张及压痛，双下肢无水肿。血液检查：WBC 18×10^9/L，N 85%。X线胸片示右上肺可见大片密度增高阴影，心膈未见明显异常。

思考：患者血液检查报告是否正常？该患者的病因可能是什么？

案例2：孙女士，18岁。头晕、乏力，活动后心悸、气短3个月。平素月经量多，偏食。体格检查：神志清，贫血貌，皮肤黏膜无出血点，全身浅表淋巴结无肿大，胸骨无压痛。心肺无明显异常，腹软，肝脾未触及。指甲呈反甲。血液检查：Hb 70 g/L，RBC 3.0×10^{12}/L，网织红细胞0.5%。

思考：该患者化验结果是否正常？可能是什么原因所致？

血液检查是临床最常用的检查，本任务主要介绍血常规检查以及出血性和血栓性疾病的实验室检查。

一、血常规检查

血常规检查是临床上最常用的检查，主要是对红细胞（red blood cell，RBC）、白细胞（white blood cell，WBC）及血小板（platelet，PLT）等外周血液细胞成分的数量和质量进行检查，主要指标包括红细胞计数、血红蛋白浓度、血细胞比容、白细胞总数及分类计数等。

（一）红细胞计数和血红蛋白浓度测定

【标本采集】 毛细血管采血；静脉采血，选择紫色帽真空采血管（EDTA抗凝管）。

【参考值】

	红细胞（$\times10^{12}$/L）	血红蛋白（g/L）
成年男性	4.0～5.5	120～160
成年女性	3.5～5.0	110～150
新生儿	6.0～7.0	170～200

【临床意义】 健康人红细胞的生成与破坏处于一种动态平衡状态。病理情况下，红细胞在数量、形态、质量等方面均发生改变。

（1）生理性变化：

1）年龄：新生儿出生前，胎儿在宫内长期处于相对性缺氧状态，促红细胞生成素分泌较多，其造血旺盛，红细胞和血红蛋白高于成人。儿童期由于生长迅速，红细胞和血红蛋白处于较低的水平，至青春期增高。老年人由于造血功能有所减退，红细胞和血红蛋白略有减少。

2）性别：雄激素有促进造血的作用，而雌激素抑制造血，加之月经、生育、哺乳等影响，因此男性红细胞和血红蛋白均高于女性。

3）妊娠：妊娠中晚期，由于血容量明显增多，导致血液稀释而引起红细胞和血红蛋白相对减少。

4）大气压：高原居民，由于氧分压低，相对缺氧，体内分泌促红细胞生成素增多，引起红细胞和血红蛋白代偿性增多。

（2）病理性变化：

1）红细胞和血红蛋白增高：指单位容积血液中红细胞数及血红蛋白量高于参考值高限。多次检查，成年男性红细胞＞6.0×10^{12}/L、血红蛋白＞170 g/L，成年女性红细胞＞5.5×10^{12}/L、血红蛋白＞160 g/L 时，即为增多。① 相对性增高，见于严重吐泻和大面积烧伤引起的脱水，由于血液浓缩而引起其增高。此时，通过输液、补充血容量，红细胞及血红蛋白可恢复。护士应注意观察红细胞和血红蛋白的变化，可作为补液是否恰当的指标。② 继发性增高，又称代偿性增高，因血氧饱和度减低所引起，见于慢性心肺疾病和发绀型先天性心脏病等。③ 原发性增高，见于肾癌、肝细胞癌、卵巢癌、肾胚胎瘤、子宫肌瘤等所致的红细胞生成素增加，以及原因不明的骨髓增殖性疾病（如真性红细胞增多症）。

2）红细胞和血红蛋白减少：单位容积的外周血液中红细胞数、血红蛋白量或红细胞比容低于正常参考值的低限称贫血。见于：① 造血物质缺乏，如缺铁性贫血和巨幼细胞贫血；② 骨髓造血功能障碍，如再生障碍性贫血；③ 红细胞丢失过多，如失血性贫血；④ 红细胞破坏增多，如溶血性贫血等。临床一般根据血红蛋白减少的程度，将贫血分为四级。

轻度贫血：男 90 g/L≤血红蛋白＜120 g/L，女 90 g/L≤血红蛋白＜110 g/L。

中度贫血：60 g/L≤血红蛋白＜90 g/L。

重度贫血：30 g/L≤血红蛋白＜60 g/L。

极度贫血：血红蛋白＜30 g/L。

（二）白细胞计数及分类计数

【标本采集】 同红细胞计数和血红蛋白浓度测定。

【参考值】

（1）白细胞计数：成人（4～10）$\times10^9$/L，6个月至2岁（11～12）$\times10^9$/L，新生儿（15～20）$\times10^9$/L。

（2）白细胞分类计数：参考值见表7－1－1。

表7－1－1 白细胞分类计数

	百分比（%）	绝对值（$\times10^9$/L）
中性粒细胞杆状核（Nst）	1～5	0.04～0.5
中性粒细胞分叶核（Nsg）	50～70	2～7
嗜酸性粒细胞（E）	0.5～5	0.05～0.5
嗜碱性粒细胞（B）	0～1	0～0.1
淋巴细胞（L）	20～40	0.8～4
单核细胞（M）	3～8	0.12～0.8

【临床意义】 临床上白细胞及其分类计数的变化具有十分重要的意义，护士应学会阅读报告，并以此判断病情，辅助制订护理计划。

（1）白细胞及中性粒细胞：中性粒细胞占白细胞总数的绝大多数，它的增减对白细胞总数影响较大。在通常情况下，白细胞的增减反映了中性粒细胞的增减。白细胞总数高于正常值（成人为

10×10^9/L)称白细胞增多,低于正常值(成人为 4×10^9/L)称白细胞减少。

1) 生理性变化:多为一过性。① 新生儿白细胞总数较高,出生后逐渐变化。② 午后高于清晨,进餐和活动后较高。③ 疼痛和情绪激动时白细胞数量可增高。④ 妊娠期和分娩时白细胞增高。

2) 白细胞和中性粒细胞病理性增多,见于:① 急性感染,为引起中性粒细胞增多最常见的原因,主要见于化脓性球菌(如金黄色葡萄球菌、溶血性链球菌、肺炎链球菌等)引起的感染,如败血症、扁桃体炎、阑尾炎等。② 严重的组织损伤或大量的血细胞破坏,如严重外伤、大手术后、大面积烧伤、急性心肌梗死、急性溶血时,白细胞和中性粒细胞计数明显增高。③ 急性大出血,急性大出血后 1~2 小时内,白细胞及中性粒细胞即明显增多,特别是内出血,白细胞计数迅速增高,可达 20×10^9/L 以上。因此护士应学会阅读血液检查报告,结合临床观察,及时发现内出血等严重病情。④ 急性中毒,如急性安眠药中毒、蛇毒、毒蕈中毒、农药中毒、糖尿病酮症酸中毒及尿毒症。⑤ 白血病、骨髓增生性疾病及恶性肿瘤。

3) 白细胞和中性粒细胞病理性减少:白细胞总数 $<4\times10^9$/L 称白细胞减少;中性粒细胞 $<1.5\times10^9$/L称粒细胞减少症,$<0.5\times10^9$/L 称粒细胞缺乏症。见于:① 某些感染,包括病毒感染如流感病毒感染,某些革兰阴性杆菌感染如伤寒、副伤寒,某些原虫感染如疟疾、黑热病等。② 血液系统疾病,如再生障碍性贫血及粒细胞减少症等。③ 理化因素损伤,如接触 X 线、γ 射线、放射性核素,化学物质如苯、铅、汞等,以及应用抗肿瘤等药物。④ 其他原因,包括自身免疫性疾病(如系统性红斑狼疮)、单核-吞噬细胞系统功能亢进(如脾功能亢进)等。

(2) 嗜酸性粒细胞:

1) 病理性增多:见于支气管哮喘、药物过敏、荨麻疹、食物过敏等过敏性疾病,蛔虫、钩虫、肝吸虫等寄生虫病,湿疹、剥脱性皮炎、银屑病等皮肤病,猩红热等传染病,血液病、恶性肿瘤、风湿性疾病等。

2) 病理性减少:见于长期使用肾上腺糖皮质激素、伤寒、副伤寒、大手术、烧伤等应激状态等。

(3) 嗜碱性粒细胞:增多可见于过敏性结肠炎、药物、食物、吸入物超敏反应、类风湿性关节炎等,以及慢性粒细胞白血病、嗜碱性粒细胞白血病、某些转移癌及骨髓纤维化、糖尿病、水痘、结核病等;减少无临床意义。

(4) 淋巴细胞:

1) 淋巴细胞增多:见于某些病毒或细菌感染性疾病,如麻疹、风疹、水痘、流行性腮腺炎、传染性单核细胞增多症、传染性淋巴细胞增多症、病毒性肝炎、流行性出血热、柯萨奇病毒、腺病毒感染等,百日咳、结核病,也可见于淋巴细胞性白血病等。

2) 淋巴细胞减少:主要见于应用肾上腺糖皮质激素、烷化剂、抗淋巴细胞球蛋白及接触放射线等。

(5) 单核细胞:增多见于某些感染,如亚急性感染性心内膜炎、疟疾、黑热病、结核活动期及急性感染的恢复期;某些血液病,如粒细胞减少或粒细胞缺乏症的恢复期,淋巴瘤、恶性组织细胞病;也可见于单核细胞性白血病。

(三) 红细胞比容 (Hematocrit, Hct) 测定

红细胞比容又称血细胞压积(packed cell volum, PCV),指抗凝血在一定条件下,经离心沉淀后,红细胞在全血标本中所占体积的比值。

【标本采集】 同红细胞计数和血红蛋白浓度测定。

【参考值】 成年男性 0.40~0.50 L/L,平均 0.45 L/L;成年女性 0.37~0.48 L/L,平

均0.40 L/L。

【临床意义】 ① 红细胞比容增高。凡能引起红细胞绝对或相对增高的病因均可引起红细胞比容增高。红细胞比容是影响全血黏度的主要因素之一，红细胞比容增高可致全血黏度增高，严重的血黏度增高，引起组织血流量不足，造成缺氧或易致血栓形成等后果。红细胞比容除了受红细胞的大小和数量影响外，也受血浆容量影响，如脱水、腹泻等血液浓缩可使红细胞比容相对增高。② 红细胞比容减低见于贫血。

（四）网织红细胞计数

网织红细胞(Reticulocyte，Ret)是晚幼红细胞脱核后的细胞。网织红细胞胞质内所含RNA在与新亚甲蓝或煌焦油蓝等碱性染料活体染色时，被染成蓝色的网点状结构，故而得名。

【标本采集】 同红细胞计数和血红蛋白浓度测定。

【参考值】 成人0.5%～1.5%，平均1%，绝对值(24～84)×10^9/L。

【临床意义】 周围血液中网织红细胞的增减可反映骨髓造血功能，对贫血的诊断、鉴别诊断及疗效判断等均具有重要的临床意义。

(1) 作为评价骨髓造血功能的指标：① 网织红细胞增多，反映骨髓造血功能活跃，如溶血性贫血、急性失血时可明显增多。② 网织红细胞减少，反映骨髓造血低下，如再生障碍性贫血时或采用放疗和化疗治疗肿瘤时，均可造成对骨髓的抑制而致网织红细胞减少。

(2) 作为贫血疗效观察的指标：凡是骨髓增生功能良好的贫血患者(如缺铁性贫血、巨幼细胞贫血)经抗贫血治疗有效时，网织红细胞增多先于红细胞和血红蛋白增多，在治疗后1～2天网织红细胞即可见升高，8～9天达高峰，随贫血的好转逐渐恢复正常。

二、出血性及血栓性疾病的实验室检验

人体在生理情况下，通过自身调节，止血、凝血与抗凝系统保持着动态平衡。如果出现平衡失调就可表现为出血或血栓形成。导致出血性疾病发生的主要相关因素有血小板、血管、凝血因子及纤维蛋白溶解等。

（一）血小板计数(Platelet count，PC或PLT)

血小板的主要功能是止血、促凝血作用。

【标本采集】 同红细胞计数和血红蛋白浓度测定。血小板接触带负电荷的表面如玻璃、胶原等物质后被激活而发生黏附、聚集和变形。在进行血小板计数检查时，采血要迅速，并立即用血小板稀释液或抗凝剂抗凝。

【参考值】 (100～300)×10^9/L。

【临床意义】

(1) 血小板增多：血小板>400×10^9/L称血小板增多。生理性增多，见于冬季、妊娠中晚期、进食和剧烈运动后等。病理性增多包括原发性增多和反应性增多，常见于慢性粒细胞白血病早期、特发性血小板增多症、真性红细胞增多症、急性感染、急性溶血等疾病。血小板增多可增加血液的黏滞性，使血液处在血栓前状态，此时应采取必要的防血栓措施，如嘱患者多饮水等。

(2) 血小板减少：血小板<100×10^9/L称血小板减少。可见于：① 血小板生成障碍，如急性白血病、再生障碍性贫血、化学物质及药物中毒等；② 血小板破坏过多或消耗亢进，如原发性血小板减少性紫癜、系统性红斑狼疮、DIC等；③ 分布异常，如脾功能亢进等。护士应注意观察患者有无出血倾向，做好防护准备。

（二）出血时间(bleeding time,BT)

BT 指皮肤微血管经刺伤引起出血到其自然停止所需的时间。BT 的长短取决于早期止血功能的好坏，与毛细血管壁的完整性、血管的舒缩功能、血小板数量和功能等因素有关。

【标本采集】 用采血针刺破指尖皮肤，从血液自然流出时开始计时，直至流血自然停止为止。注意伤口不可太大和太深，也不能挤压。

【参考值】 WHO 推荐用模板法或出血时间测定器法(template bleeding time, TBT)判定，参考值为(6.9±2.1)分钟，超过 9 分钟为异常。

【临床意义】 出血时间延长可见于血小板显著减少，如原发性和继发性血小板减少性紫癜；血小板功能异常，如血小板无力症；严重缺乏血浆某些凝血因子，如血管性血友病、DIC；血管异常，如坏血病、遗传性出血性毛细血管扩张症；其他，如应用阿司匹林、抗凝药(肝素等)和溶栓药(rt-PA 等)。

（三）凝血时间测定(clotting time,CT)

试管法：静脉血放入试管(玻璃试管、塑料试管)中，观察血液接触试管壁开始至凝固所需时间。反映由因子Ⅻ被负电荷表面(玻璃)激活到纤维蛋白形成，即反映内源性凝血系统的凝血过程。

【标本采集】 静脉采血 3 ml 后，将血沿试管壁缓慢注入 3 个试管中，每个试管 1 ml，记录采集时间后立即送检。

【参考值】 试管法，4～12 分钟；硅管法，15～32 分钟；塑料管法，10～19 分钟。

【临床意义】 凝血时间延长可见于因子Ⅷ、Ⅸ、Ⅺ明显减少，即为血友病 A、血友病 B 和因子Ⅺ缺乏症；因子Ⅴ和因子Ⅹ减少、纤维蛋白原或凝血酶原缺乏症、DIC；抗凝物质过多；纤溶亢进及应用肝素等抗凝药物。

（四）血浆凝血酶原时间测定(prothrombin time,PT)

PT 是检测外源性凝血系统的试验，在受检者血浆中加入组织因子和钙溶液后测定血浆凝固所需的时间。

【标本采集】 静脉采血 1.8 ml，注入含 3.8%枸橼酸钠溶液 0.2 ml 的蓝色帽真空采血管内充分混匀。

【参考值】

(1) 参考值为 11～13 秒，比正常对照值延长 3 秒以上为异常。

(2) 凝血酶原时间比值(prothrombin ratio, PTR)：即受检者 PT(秒)/正常对照 PT(秒)，参考值为 1±0.15。

(3) 国际正常化比值(international normalized ratio, INR)：$INR=PTR^{ISI}$。ISI 即国际灵敏度指数(international sensitivity index, ISI)，ISI 越小，组织凝血活酶的灵敏度越高。PTR 及 INR 是监测口服抗凝剂的首选指标，WHO 推荐用 INR，中国人以 2.0～2.5 为宜，一般不要大于 3.0。

【临床意义】

(1) PT 延长见于先天性凝血因子Ⅰ(纤维蛋白原)、Ⅱ(凝血酶原)、Ⅴ、Ⅶ、Ⅹ缺乏；获得性凝血因子缺乏，如严重肝病、维生素 K 缺乏、纤溶亢进、DIC、使用口服抗凝剂等。

(2) PT 缩短见于血液高凝状态，如 DIC 早期和血栓性疾病等。

（五）活化部分凝血活酶时间测定(activated partial thromboplastin time,APTT)

APTT 是检测内源性凝血系统活性的试验，在检查者血浆中加入部分凝血活酶、Ca^{2+} 及接触因子的激活剂，观察凝固的时间。

【标本采集】 同血浆凝血酶原时间测定。

【参考值】 30～45秒，超过正常对照10秒以上有临床意义。

【临床意义】

(1) APTT延长：见于先天性凝血因子异常，如血友病A和血友病B；后天性凝血因子缺乏，如严重肝病、维生素K缺乏、DIC、纤溶亢进等；循环抗凝物质增多，如系统性红斑狼疮；普通肝素抗凝治疗的监测，患者使用普通肝素治疗后APTT延长，一般维持在正常对照的1.5～2.5倍比较合适。

(2) APTT缩短：见于DIC高凝期及其他血栓性疾病。

(六) 凝血酶时间测定(thrombin time，TT)

在检查者血浆中加入标准凝血酶溶液，测定凝固时间。

【标本采集】 同血浆凝血酶原时间测定。

【参考值】 16～18秒，超过正常对照3秒以上有临床意义。

【临床意义】 TT延长见于低(无)纤维蛋白原血症、异常纤维蛋白原血症；纤溶亢进，如DIC；肝素抗凝物质增多，如严重肝病、胰腺疾病及过敏性休克等；血循环中抗凝血酶活性明显增强；普通肝素抗凝治疗及溶栓治疗的监测。

(七) 纤维蛋白(原)降解产物(fibrinogen and fibrin degradation products，FDP)、D-二聚体(D-Dimer)测定

FDP是原发性和继发性纤溶时都会升高，D-Dimer是继发性纤溶的标志。

【标本采集】 同血浆凝血酶原时间测定。

【参考值】 FDP<5 mg/L；D-Dimer<0.3 mg/L。

【临床意义】

(1) FDP增高是体内纤溶亢进的标志，但不能鉴别原发性与继发性纤溶。

(2) D-Dimer是继发性纤溶的标志物，DIC时血浆FDP和D-Dimer均显著增高，两者联合测定更有利提高DIC实验诊断的敏感性和特异性。

任务目标评价表

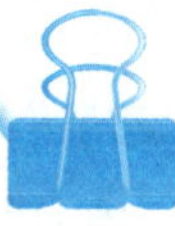

案例1检验结果判读：

(1) 血液检查结果不正常，白细胞计数增高、中性粒细胞分类计数增高。

(2) 原因以细菌感染多见，结合发热、胸痛、咳嗽及胸片肺实质的表现，可以诊断为右上肺肺炎链球菌性肺炎。

案例2检验结果判读：

(1) 患者的化验结果不正常，属于中度贫血。

(2) 患者有月经过多，有反甲，可能为失血所致的缺铁性贫血、偏食加重的缺铁性贫血，并可能有其他营养不良所致的贫血。

(蔡小红　宗胜蓝)

任务2 尿液检查

案例导入

案例3：杨女士，26岁，新婚半个月。因尿频、尿急、尿痛、排尿不适、右侧腰痛2天，发热1天就诊。体格检查：T 39.0℃，P 100次/分，R 20次/分，BP 96/70 mmHg。神志清，急性病容。双肺未闻及干、湿性啰音。心率100次/分，律齐。腹软，肝脾未触及，右侧肋脊角压痛及叩击痛，双下肢无水肿。血液检查：WBC 12×10^9/L，N 85%。尿常规检查：尿浑，蛋白(+)，白细胞15个/HP，见白细胞管型。医嘱中还需进行尿液培养及药敏试验。

思考：(1) 该患者的血液及尿液检查结果有哪些异常？最可能的病因是什么？

(2) 如何指导患者正确采集尿培养标本？

尿液是血液经肾小球滤过、肾小管和集合管重吸收和排泌所产生的终末排泄物。尿液检查可以为泌尿系统及其他系统疾病提供诊断依据，并有助于观察治疗效果及安全用药的监护，具有重要意义，是临床常用检验项目。

一、标本采集与保存方法

尿标本采集是尿液检查的关键环节，也是临床护理工作的基本内容，其采集的方法正确与否直接影响检查结果的准确性。医护人员应根据检查项目的要求指导患者正确收集尿液标本。

(1) 收集前用肥皂洗手，清洁尿道口及周围皮肤。

(2) 收集标本的容器要求为清洁、干燥、大开口、一次性使用的容器，在容器上粘贴检验单副联，注明病区、床号、姓名等。

(3) 根据不同检查的目的和患者状态，可留取随机尿、晨尿(留取清晨起床、未进早餐和运动前第一次尿液)、餐后尿(常在午餐后2小时留尿)、清洁中段尿、计时尿(3小时尿，12小时尿，24小时尿)和导管尿。

(4) 留取尿标本时，不可将粪便或其他分泌物如阴道分泌物、消毒液等混于其中，以免影响检查结果。

(5) 女性患者最好留取中段尿，避开月经期；昏迷或尿潴留患者可导尿留取标本。

(6) 做尿细菌培养，应在用药前或停药5天后留取样本，并使尿液在膀胱中停留6～8小时以上。女性采样时用肥皂水或碘附清洗外阴，再收集中段尿10～20 ml于灭菌试管内，男性清洗阴茎头后留取中段尿标本。

(7) 尿液标本采集后及时送检，夏季1小时内、冬季2小时内送检。如不能即刻送检，应置于2～4℃的冰箱冷藏，可保存6～8小时，以免发生细菌繁殖、蛋白变性、有形成分如管型等溶解。

(8) 尿标本保存时一般不加防腐剂，特殊情况下，可根据检查项目选择合适的防腐剂。① 甲苯。留取24小时尿液或12小时尿液进行某些检查时，为防止尿液变质，应加适量化学防腐剂。如尿糖、尿蛋白、尿肌酐、丙酮等的定量检验，收集24小时尿液，加入甲苯0.5～1.0 ml/100 ml尿液。

② 甲醛。如镜检用的尿液标本中每 100 ml 尿液加入 40%甲醛溶液 0.5 ml，可防止细菌生长，并固定尿液中的有形成分。③ 盐酸。尿 17-羟皮质类固醇、尿 17-酮皮质类固醇、儿茶酚胺等测定，收集 24 小时尿液，加入盐酸 5～10 ml/L 尿液。④ 麝香草酚。用于尿电解质、结核杆菌检查，用量为 1 g/L 尿液。⑤ 冰乙酸。用于醛固酮、5-羟色胺检测，用量为 10～25 ml/24 h 尿液。

二、检查内容

（一）性状检查

尿液性状检查包括尿量、气味、外观、比密等。

1. 尿量（urine volume） 一般指 24 小时排出体外的尿液总量。

【参考值】 成人在 1 000～2 000 ml/24 h，昼夜尿量之比为（3～4）：1。小儿的尿量个体差异较大，按体重计算较成人多 3～4 倍。

【临床意义】

（1）多尿（polyuria）：成人 24 小时尿量大于 2 500 ml 称为多尿。生理性多尿见于大量饮水、饮茶、饮酒过量，精神紧张，受寒等。病理性多尿常因肾小管重吸收障碍和浓缩功能减退所致。可见于：① 肾脏疾病，如急性肾损伤（急性肾衰竭）的恢复期（多尿期），慢性肾炎、慢性肾盂肾炎后期；② 内分泌疾病，如尿崩症、糖尿病等。

（2）少尿（oliguria）：成人 24 小时尿量少于 400 ml 或尿量持续少于每小时 17 ml 称为少尿。生理性少尿见于出汗过多、水分摄入不足。病理性少尿可见于：① 肾前性少尿，如严重脱水、大失血、休克、心功能不全等；② 肾性少尿，如急性肾小球肾炎、慢性肾炎急性发作、急性肾损伤的维持期（少尿期）、肾移植术后急性排异反应等；③ 肾后性少尿，如各种原因所致的尿路梗阻。

（3）无尿（anuria）：成人 24 小时尿量少于 100 ml 或 12 小时内完全无尿称为无尿。其发生原因与少尿相同，但更加严重。

2. 气味 正常尿液的气味来自尿内的挥发性酸，新鲜尿具有特殊而微弱的芳香气味。尿液放置过久可因细菌污染、繁殖，分解尿素，出现氨臭味。

【临床意义】 正常尿液气味可受到某些食物的影响。如进食葱、蒜、韭菜等食品过多时，尿液可出现相应的特殊气味。病理性异常气味可见于：① 糖尿病酮症酸中毒时尿液呈烂苹果味；② 有机磷农药中毒时尿液呈大蒜臭味；③ 慢性膀胱炎以及慢性尿潴留时刚排出的尿液就有氨臭味。

3. 外观 包括颜色及透明度。新鲜尿液为淡黄、清澈透明，放置一段时间后呈微混。

【临床意义】

（1）生理性变化：尿液颜色的深浅随尿量及尿的 pH 改变而变化。尿量越多，色越淡；尿量越少，色越深；酸性尿液色深，碱性尿液色淡。某些食物或药物也可影响尿色，如服用维生素 B_2、呋喃类药物或多食胡萝卜素者尿色加深，服用利福平者尿液呈红色。

（2）病理性变化：

1）血尿（hematuria）：尿内含有一定量的红细胞时称为血尿。每升尿内含血量超过 1 ml 即可出现肉眼血尿。可呈淡红色云雾状、洗肉水样或鲜血样，甚至混有凝血块。若尿液外观无明显变化，而离心沉淀后镜检时红细胞平均>3 个/HP，则为镜下血尿。血尿的出现提示泌尿系统有出血，如泌尿系统炎症、肾结核、肾肿瘤、肾及泌尿道结石、出血性疾病等。

2）血红蛋白尿（hemoglobinuria）及肌红蛋白尿（myoglobinuria）：尿中含有游离血红蛋白和肌红蛋白时，外观呈酱油或浓茶色。镜检无红细胞，但隐血试验阳性（正常尿液隐血试验为阴性）。

血红蛋白尿主要见于严重的血管内溶血如溶血性贫血(如急性溶血、恶性疟疾)、血型不合的输血反应、阵发性睡眠性血红蛋白尿等。肌红蛋白尿常见于挤压综合征、缺血性肌坏死等。

3) 胆红素尿(bilirubinuria):为尿中含有大量的结合胆红素,外观呈深黄色,振荡后泡沫亦呈黄色(若为正常尿或药物性深黄色尿,振荡后泡沫呈乳白色)。见于阻塞性黄疸和肝细胞性黄疸。

4) 脓尿(pyuria)或菌尿(bacteriuria):尿液中含有大量白细胞或细菌等炎性渗出物,外观呈不同程度的黄白色混浊。离心沉淀后镜检,可见大量脓细胞。脓尿放置后可见脓丝或有白色絮状沉淀;菌尿则呈云雾状,静置后不下沉。主要见于泌尿系统感染,如肾盂肾炎、膀胱炎及男性前列腺炎、精囊炎等。

5) 乳糜尿(chyluria)和脂肪尿(lipiduria):尿内混有淋巴液呈乳白色稀牛奶状称乳糜尿。若同时混有血液,称为乳糜血尿。见于晚期丝虫病或其他原因引起的肾周围淋巴管受阻时,淋巴液(含脂肪)进入尿液内。尿中出现脂肪小滴称脂肪尿,见于脂肪挤压损伤、骨折和肾病综合征等。

4. 尿液比密(urine specific gravity)　又称尿比重,是指 4℃条件下尿液与同体积纯水的重量之比。尿比密的高低随尿中水分、盐类及有机物含量的不同而异。在病理情况下,尿比密还受尿蛋白、尿糖及细胞等成分的影响。24 小时连续多次尿比密测定有助于初步了解肾小管的浓缩稀释功能。

【参考值】　成人尿比密 1.015~1.025,晨尿最高,一般大于 1.020;婴幼儿尿液比密偏低。

【临床意义】

(1) 尿比密增高:尿少而比密增高可见于高热、脱水、周围循环衰竭、心功能不全等;尿多而比密增高可见于糖尿病、蛋白尿等。

(2) 尿比密降低:尿比密降低见于大量饮水、急性肾损伤恢复期、慢性肾炎、慢性肾衰竭、尿崩症等。如尿比密低且固定在 1.010±0.003,称为等张尿,提示肾浓缩稀释功能丧失。

(二) 化学检查

化学检查主要包括尿酸碱度测定及尿蛋白、尿糖、尿酮体的检查。

1. 酸碱度测定　尿液 pH 可反映肾脏调节体液酸碱平衡的能力。

【参考值】　pH 约 6.5,波动在4.5~8.0。

【临床意义】

(1) 生理性变化:尿液酸碱性常受食物、药物的影响。例如,进食蔬菜、水果多时呈中性或弱碱性,进食高蛋白食物时呈弱酸性,服用氯化铵、维生素 C 等可使尿液酸化,服用碱性药物如碳酸氢钠等可使尿液碱化。尿液放置过久,pH 亦会增高。

(2) 病理性变化:① 尿 pH 降低,见于酸中毒、高热、糖尿病、痛风、白血病及服用氯化铵、维生素 C 等酸性药物等;② 尿 pH 升高,见于碱中毒、严重呕吐、膀胱炎、肾盂肾炎及服用碱性药物碳酸氢钠等。

2. 尿蛋白质　尿蛋白检测是尿液化学成分检查中最重要的项目。正常人的肾小球滤液中存在小分子蛋白质,在通过肾小管时绝大部分又被重吸收,因此终末尿中的蛋白质含量很少。

【参考值】

定性:阴性。

定量:0~80 mg/24 h。

【临床意义】　若尿蛋白定性试验为阳性或尿蛋白含量达 150 mg/24 h 或尿蛋白>100 mg/L,称为蛋白尿(proteinuria)。临床上用阴性(－)与阳性(＋)表示定性结果,用(＋)~(＋＋＋＋)表示尿蛋白的程度。尿蛋白定性及定量试验有一定的相关性,见表 7-2-1。

表 7-2-1 尿蛋白检测结果判断

尿蛋白定性反应结果	表示符号	尿蛋白含量(g/L)
无混浊	(一)	无
微混浊	(±)	0.1
混浊	(+)	0.1～0.5
颗粒状混浊	(+ +)	0.5～2.0
絮状混浊	(+ + +)	2.0～5.0
块状混浊	(+ + + +)	5.0 以上

(1) 生理性蛋白尿:泌尿系统无器质性病变,出现轻度、暂时性蛋白尿,一般尿蛋白定性不超过(+),尿蛋白定量<0.5 g/L。

1) 功能性蛋白尿:见于剧烈运动、发热、寒冷、精神紧张、交感神经兴奋等因素使肾血管痉挛或充血,肾小球通透性增加。

2) 直立性蛋白尿:又称体位性蛋白尿。长时间站立、行军时可出现蛋白尿,系由于立位时局部因素引起肾脏被动充血所致。多见于青少年,随年龄增长而消失。

3) 摄入性蛋白尿:输注血浆、清蛋白等或进食蛋白质过多时,偶然可出现蛋白尿。

4) 妊娠性蛋白尿:妊娠期可有蛋白尿,应注意随访。

(2) 病理性蛋白尿:指因各种肾脏及肾外疾病所致的蛋白尿,多为持续性蛋白尿。根据尿蛋白的来源可分为:

1) 肾前性蛋白尿:多为溢出性蛋白尿。血循环中出现大量低分子的蛋白质经肾小球滤出,超过肾小管重吸收能力而出现的蛋白尿,如本周蛋白(为免疫球蛋白中的轻链)、肌红蛋白、血红蛋白尿。可见于多发性骨髓瘤、巨球蛋白血症、急性溶血性疾病、挤压综合征、严重烧伤等。

2) 肾性蛋白尿:① 肾小球性蛋白尿。是最常见的一种蛋白尿,系肾小球受到炎症、毒素等的损害,引起肾小球毛细血管壁通透性增加,滤出较多的血浆蛋白,超过了肾小管重吸收能力时所形成的蛋白尿,以清蛋白增多为主。见于肾小球疾病,如急性肾炎、慢性肾炎、肾病综合征、糖尿病肾病、狼疮性肾病等。② 肾小管性蛋白尿。指肾小球滤过功能正常,由于炎症或中毒引起近曲小管对低分子蛋白质的重吸收功能减退而致的蛋白尿,尿中以 β_2、α_2 微球蛋白增多为主。见于肾盂肾炎、间质性肾炎、急性肾小管坏死、肾小管性酸中毒、重金属(汞、铋、镉)中毒、应用庆大霉素与多黏菌素 B 及肾移植术后发生排异反应等。③ 混合性蛋白尿。系肾小球及肾小管同时受损时产生的蛋白尿。在尿蛋白电泳的图谱中显示低分子量的 β_2 微球蛋白及中分子量的清蛋白同时增多。④ 组织性蛋白尿。系肾组织破坏或肾小管分泌蛋白增多所致的蛋白尿,多为低分子量蛋白尿,以 T-H 糖蛋白为主要成分。

3) 肾后性蛋白尿:也称假性蛋白尿,由于尿中混有多量脓、血、黏液等成分而导致的蛋白尿,见于泌尿道炎症、出血,前列腺炎或有阴道分泌物、精液混入尿液。

3. 尿糖　正常人尿液中可有微量葡萄糖,排出量<5 mmol/24 h,用普通定性方法检查为阴性。当血糖浓度超过肾糖阈(8.88 mmol/L)或血糖虽未升但肾糖阈降低时,尿糖增加。临床上用阴性(一)与阳性(+)表示定性试验结果,用(+)～(+ + + +)表示尿糖阳性程度。

【参考值】

定性:阴性。

定量:0.56～5.0 mmol/24 h。

【临床意义】 糖定性试验呈阳性反应,称为糖尿(glucosuria)。一般指葡萄糖尿。

(1) 生理性糖尿:① 饮食性糖尿。由于短时间内摄入大量糖类或输注葡萄糖溶液过多、过快而引起。② 精神性糖尿。由于精神过度紧张、情绪激动,使交感神经兴奋,肾上腺素分泌增多,引起一过性高血糖而致的糖尿。③ 妊娠及哺乳性糖尿。妊娠晚期由于细胞外液容量增加,近曲小管的重吸收功能受抑制,使肾糖阈下降而出现糖尿。哺乳期妇女由于乳腺产生过多的乳糖,可出现乳糖尿。④ 假性糖尿。使用某些药物,如阿司匹林、链霉素、水杨酸、异烟肼等可出现尿糖假阳性反应。

(2) 病理性糖尿:① 血糖增高性糖尿。最常见于糖尿病。尿糖测定可间接判断血糖情况,是监测糖尿病病情变化和观察疗效的重要指标之一。其次见于甲状腺功能亢进症、腺垂体功能亢进症、嗜铬细胞瘤、库欣综合征等内分泌异常所致的继发性高血糖症。② 血糖正常性糖尿。又称肾性糖尿,系肾小管对葡萄糖重吸收能力减退,肾糖阈下降而引起的糖尿。见于慢性肾炎、肾病综合征、家族性肾性糖尿等。③ 应激性糖尿。见于急性心肌梗死、颅脑外伤、脑血管意外等应激反应时,肾上腺素、胰高血糖素大量释放,出现暂时性高血糖和糖尿。

4. 尿酮体检查 酮体(ketone body)是乙酰乙酸、β-羟丁酸及丙酮的总称,为人体脂肪代谢的中间产物。正常人产生的酮体很快被利用,在血中含量极微,尿中酮体定性试验为阴性。当各种原因引起的糖代谢发生障碍或脂肪分解加速时,产生的酮体量超过组织利用能力时,血中酮体增多并从尿中排出,形成酮尿(ketonuria)。由于乙酰乙酸和丙酮在尿内出现较早,化验简便,故临床上常检测两者来判断尿中有无酮体。

【参考值】 定性:阴性。

【临床意义】 尿酮体阳性主要见于糖尿病酮症酸中毒、高热、严重呕吐、腹泻、剧烈运动、禁食或节食、饥饿、酒精性肝炎、肝硬化等。

(三) 显微镜检查

用显微镜对新鲜尿标本中的沉渣进行检验,对泌尿系统疾病的诊断、鉴别诊断、病情监测和预后判断有重要意义。

1. 红细胞

【参考值】 0～3 个/HP。

【临床意义】 若尿液外观无血色,而离心沉淀后镜检红细胞＞3 个/HP,称为镜下血尿(microscopic hematuria)。正常人在剧烈运动、冷水浴、久站或重体力劳动后,可出现一过性镜下血尿。病理性镜下血尿的意义同血尿。多形性红细胞＞80%时称肾小球源性血尿,＜50%时称非肾小球源性血尿。

2. 白细胞和脓细胞

【参考值】 0～5 个/HP。

【临床意义】 新鲜尿液离心沉淀后镜检,白细胞＞5 个/HP 则为镜下脓尿(microscopic pyuria)。多为尿路感染及男性生殖系统感染,如肾盂肾炎、膀胱炎、肾结核、前列腺炎等。女性阴道炎或宫颈炎、附件炎时,可因分泌物混入尿中,见成团脓细胞,并伴多量扁平上皮细胞。

3. 上皮细胞 正常尿液中可见少量扁平上皮细胞和移行上皮细胞。泌尿道炎症时,可出现大量上皮细胞。尿中出现肾小管上皮细胞,提示肾实质损害,见于急、慢性肾小球肾炎及肾移植后排异反应期与肾小管损伤。尿中大量出现鳞状上皮细胞及白细胞,应考虑泌尿生殖系炎症。

4. 管型　管型(cast)是蛋白质、肾小管的分泌物、细胞或碎片在肾小管与集合管中凝固而成的圆柱状蛋白聚体。它的出现或增多往往提示肾实质性损害。常见类型有(图7-2-1):

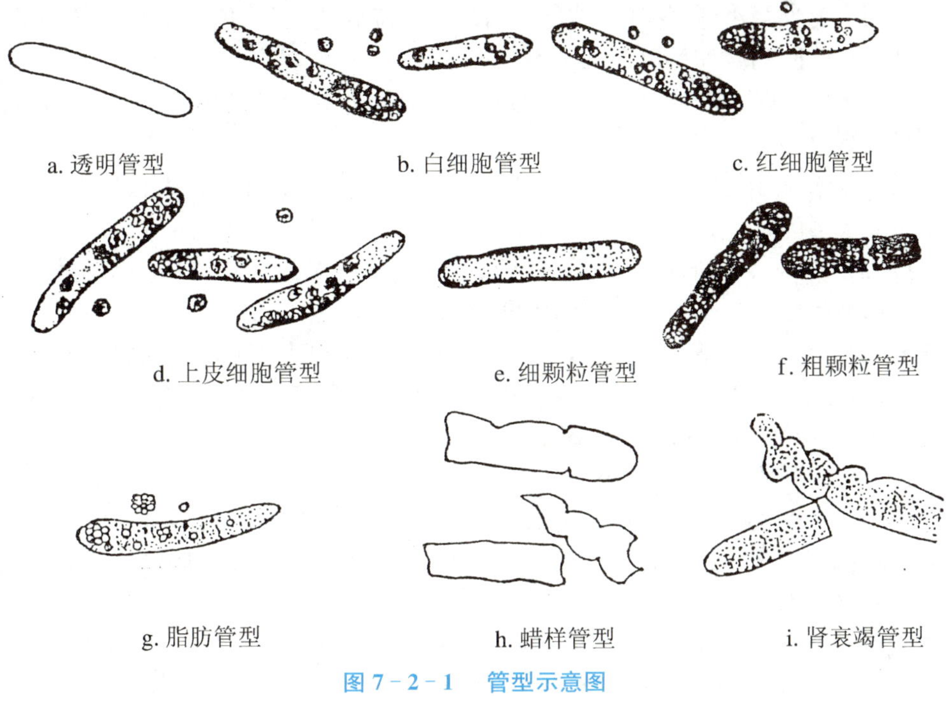

图7-2-1　管型示意图

(1) 透明管型:为无色透明的圆柱状体,正常人浓缩尿中偶见。在剧烈运动、发热、麻醉、心功能不全时,尿中可出现透明管型。透明管型明显增多见于慢性肾小球肾炎、肾病综合征、肾盂肾炎、肾瘀血、恶性高血压、肾动脉硬化等疾病。

(2) 颗粒管型:管型基质内含有粗细不一的颗粒,其量超过管型体积1/3。细颗粒管型见于慢性肾炎或急性肾炎后期,粗颗粒管型见于慢性肾炎、肾盂肾炎或肾小管损伤。

(3) 细胞管型:管型内含有细胞,其量超过管型体积1/3。按细胞类别可分:① 红细胞管型,常与肾小球性血尿同时存在,临床意义与血尿相似;② 白细胞管型,最常见于急性肾盂肾炎、间质性肾炎等,亦可见于非感染性炎症如狼疮性肾炎等;③ 上皮细胞管型,见于肾小管损伤时,如急性肾小管坏死及重金属、药物中毒等;④ 混合管型,同时含各种细胞和颗粒物质的管型,见于各种肾小球疾病。

(4) 蜡样管型:指管型的形状似受热变形的蜡烛状。它的出现提示肾小管有严重的病变,预后不良。多见于重症肾小球肾炎、慢性肾炎晚期、肾衰竭。

5. 尿液结晶　系机体产生的各种酸性产物(如硫酸、磷酸、碳酸、尿酸等)与钙、镁、铵等离子结合生成的无机盐及有机盐排入尿中形成的结晶。结晶的形成取决于该物质在尿液中的浓度、温度和酸碱度。尿液中常见的结晶体如尿酸、草酸钙、磷酸盐类多无临床意义。但若经常于新鲜尿液中出现结晶体并伴有较多红细胞时,应考虑患有肾结石的可能。服用磺胺类药物易在酸性尿中形成磺胺结晶,诱发泌尿系统结石及肾损伤,故应嘱患者多饮水并采取碱化尿液的措施。当新鲜尿液内出现大量磺胺结晶体且伴有红细胞时,应立即停药,予以积极处理,以防引起尿闭。

（四）尿液其他检查

1. 尿细胞计数

Addis 尿沉渣计数：指 12 小时尿沉渣中有形成分的数量。

【参考值】 红细胞<50 万/12 小时，白细胞<100 万/12 小时，透明管型<5 000 /12 小时。

【临床意义】 急性肾小球肾炎时，红细胞、管型、白细胞均增加，但以红细胞增多最为突出，肾盂肾炎、尿路感染和前列腺炎时，以白细胞增多更显著。

1 小时细胞排泄率测定：准确留取 3 小时的全部尿液，分别计数红细胞、白细胞及管型，再换算成 1 小时的排出数。

【参考值】 成人红细胞：男性<3 万/小时，女性<4 万/小时。成人白细胞：男性<7 万/小时，女性<14 万/小时。

【临床意义】 尿路感染（如肾盂肾炎、膀胱炎）及前列腺炎患者尿液中白细胞数量明显增多，各类肾炎患者尿液中红细胞及管型可不同程度增多。

2. 尿淀粉酶测定　淀粉酶（amylase，AMS）主要由腮腺和胰腺分泌。胰腺分泌的淀粉酶进入十二指肠参与消化过程。当胰腺有炎症或胰淀粉酶排出受阻时，胰淀粉酶由胰管或胰泡溢出，吸收入血而随尿排出，故血和尿内的淀粉酶含量增高。

【参考值】 尿淀粉酶<5 000 Somogyi U/24 h。

【临床意义】 急性胰腺炎一般在发病 12～24 小时尿 AMS 开始升高，常持续 3～10 天后恢复正常；慢性胰腺炎急性发作时尿 AMS 可呈中度升高；胰腺癌、胰腺外伤、胆石症、胆总管梗死、胆囊炎等，尿 AMS 也可轻度升高。

3. 尿液人绒毛膜促性激素检查　人绒毛膜促性激素（hCG）是由胎盘合体滋养细胞分泌的一种具有促性腺发育的激素，存在于孕妇的血液、尿液、羊水中。目前主要采取免疫学方法检测。

【参考值】

定性：阴性。

半定量：<2 ng/L。

【临床意义】 人绒毛膜促性激素增高见于：① 早期妊娠，采用高灵敏性的方法在受精卵着床 5～7 天即可检测出 hCG。② 滋养细胞疾病，葡萄胎、绒毛膜癌等患者的血清及尿液中的 hCG 浓度往往明显大于正常妊娠月份，治疗后若 hCG 不减低或不转阴，提示可能有残留病灶，应定期复查。③ 其他，如畸胎瘤、睾丸肿瘤、肺癌、肝癌、卵巢肿瘤、宫颈癌等患者血液和尿液中 hCG 也可明显增高。

任务目标评价表

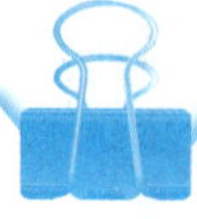

案例 3 检验结果判读：

（1）杨女士的血液检查中白细胞和中性粒细胞增多，结合有发热等表现，考虑有细菌性感染。

（2）尿液检查混浊、镜下脓尿、白细胞管型等，均支持尿路感染，结合尿频、尿急、尿痛、腰痛等表现 2 天，可诊断急性肾盂肾炎。

任务3 粪便检查

案例导入

案例4:陈先生,40岁,因在外晚餐后4小时开始腹痛、排出水样便,来医院急诊。粪便常规检查:白细胞(++),隐血阳性。随后在急诊室进行抗菌消炎、补液等治疗,后半夜症状缓解后回家,医生让其第二天下午来院复查。粪便常规检查:白细胞阴性,隐血仍然阳性。

思考:陈先生的二次粪便检查结果可能是什么原因引起的?是否还要做进一步检查?

粪便(feces)是食物在体内经消化的最终产物,由食物残渣、消化道分泌物、细菌、无机盐及水等组成。粪便检查是临床最常用的检查之一,有助于诊断肠道感染性疾病和肠道寄生虫病,作为消化吸收功能、消化道肿瘤的过筛试验,并有助于黄疸的鉴别诊断。

一、标本采集法

(1) 留取新鲜粪便标本于清洁干燥、不渗漏的容器内。通常用自然排出的粪便,必要时可以肛门指诊采集粪便,防止尿液、消毒剂、污水等混入。灌肠或服油类泻剂后的粪便不宜作检查标本。

(2) 采集标本时应用干净的竹签选取黏液、脓血处的粪便。如粪便外观无异常,可多点取样,其量至少为指头大小(一般5 g),稀便约取5 ml。如孵化寄生虫虫卵,应留取鸡蛋大小的量(不少于30 g);孵化血吸虫毛蚴,需留取一次排出的全部粪便并及时送检。

(3) 一般检查于采集标本后1小时内送检。做细菌学检查应将标本盛于加盖无菌容器内,立即送检。检阿米巴滋养体等原虫标本应注意保温,并在30分钟内送检。检蛲虫卵需用透明薄膜拭子于清晨排便前自肛门周围的皱襞处拭取标本并立即送检。某些病菌、寄生虫及虫卵的检测要"三送三检"。

(4) 隐血试验标本留取前3天应素食;禁食动物血、肝、瘦肉、绿色蔬菜等食物;禁服铁剂及维生素C;牙龈出血时切勿咽下,以免出现假阳性。

二、检查内容

(一) 一般性状检查

1. 量

【参考值】 正常成人大多每天排便1次,量100～300 g,随食物种类、食量及消化器官功能状态而异。

【临床意义】 大量进食粗纤维食物,胃肠、胰腺功能紊乱或炎症时排便量增加。

2. 颜色和性状

【参考值】 正常成人粪便为黄褐色圆柱状软便,婴儿粪便呈金黄色。

【临床意义】 病理情况下,粪便颜色和性状可有以下改变,在健康史中应详细询问。

(1) 鲜血便:见于肠道下段出血的疾病。如痔疮、肛裂、直肠癌、直肠息肉破溃等。

(2) 柏油样便:粪便黑色、稀薄、富有光泽,形似柏油。见于各种原因引起的上消化道出血,如消化性溃疡活动期、胃癌等。系因血红蛋白的铁和肠道内的硫化物结合成硫化铁呈黑色,并刺激小肠分泌黏液使粪便富有光泽。如食用动物血、肝或口服铁剂等也可使粪便呈黑色,应注意鉴别。

(3) 黏液脓血便:见于细菌性痢疾、阿米巴痢疾、溃疡性结肠炎、直肠癌等。细菌性痢疾以黏液、脓液为主,脓中带血。阿米巴痢疾呈暗红色果酱样便,血中带脓,有特殊臭味。

(4) 食糊样或水样便:见于各种感染或非感染性腹泻,最常见于急性肠炎,也可见于消化不良、甲状腺功能亢进症等。

(5) 胨状便:过敏性结肠炎患者常于腹部绞痛之后,排出黏胨状便。某些慢性菌痢患者也可排出类似的粪便。

(6) 白陶土样便:是由于胆汁缺乏导致粪胆红素减少,使粪便呈白陶土样。见于各种原因引起的胆管阻塞患者。

(7) 米泔样便:粪便呈白色淘米水样,内含黏液片块,量多。见于重症霍乱、副霍乱。

(8) 细条状便:排出细条状或扁条状粪便,提示直肠狭窄,多见于直肠癌。

(9) 硬结便:粪便干结坚硬呈圆球状,多见于便秘者,可伴肛裂出血。

(10) 乳凝块:乳儿粪便中有黄白色乳凝块或呈蛋花汤样,见于婴儿消化不良、婴儿腹泻。

3. 气味

【正常值】 正常粪便因含吲哚、粪臭素、硫醇、硫化氢等,故有臭味。

【临床意义】 慢性胰腺炎、慢性肠炎、直肠癌溃烂时可有恶臭。阿米巴肠炎粪便呈血腥臭味。

4. 寄生虫体

【正常值】 正常粪便内无虫体。

【临床意义】 肉眼见到粪便内有蛔虫、蛲虫、绦虫节片等大虫体,见于寄生虫病。

(二) 显微镜检查

【参考值】 正常人粪便中无人体细胞或偶见白细胞,无肿瘤细胞。食物残渣系已消化的无定形细小颗粒,偶见淀粉颗粒和脂肪小滴。无寄生虫卵及原虫。

【临床意义】

(1) 细胞:

1) 白细胞:肠炎患者白细胞增多,小肠炎症一般白细胞<15 个/HP,细菌性痢疾可见大量白细胞和脓细胞。

2) 红细胞:粪便镜检见红细胞,见于下消化道出血、痢疾、溃疡性结肠炎、结肠和直肠癌、痔疮等。

3) 巨噬细胞:为一种吞噬较大异物的单核细胞,含有吞噬颗粒及细胞碎屑。见于细菌性痢疾和溃疡性结肠炎。

4) 肠黏膜上皮细胞:见于结肠炎、假膜性肠炎。

5) 肿瘤细胞:涂片找到癌细胞,可确诊乙状结肠癌、直肠癌。

(2) 食物残渣:腹泻者粪便中可见淀粉颗粒、肌纤维、植物细胞。胰腺炎或胰腺功能不全时可见淀粉颗粒、脂肪小滴增多。

(3) 寄生虫卵及原虫:粪便中查及寄生虫卵及原虫,对寄生虫病和原虫感染有确诊价值。

（三）化学和免疫学检查

当上消化道出血量较少时，红细胞被消化破坏，粪便外观可无异常改变，肉眼和显微镜均不能证实出血，称隐血。检测此种上消化道少量出血的方法称粪便隐血试验（fecal occult blood test，FOBT）。通常用联苯胺作试剂，因血红蛋白中的铁有过氧化酶的作用，能催化过氧化氢分解、释放出氧，将联苯胺氧化为联苯胺蓝而呈蓝色，即为阳性。根据颜色出现的速度和深度，可将阳性结果分为弱阳性、阳性、强阳性。

【参考值】 正常人粪便隐血试验为阴性。

【临床意义】 隐血试验对消化道出血的鉴别诊断有一定意义。消化性溃疡活动期隐血试验阳性率为40%～70%，呈间歇性阳性；消化道恶性肿瘤如胃癌、结肠癌，阳性率可达95%，呈持续性阳性。其他各种疾病所致的消化道出血，如急性胃黏膜病变、肠结核、克罗恩（Crohn）病、溃疡性结肠炎、钩虫病、流行性出血热等，隐血试验均可呈阳性。

（四）细菌学检测

粪便中细菌占干重的1/3，主要为大肠埃希菌、厌氧菌和肠球菌，也可有产气杆菌、变形杆菌、铜绿假单胞菌及少量芽孢菌、酵母菌，出现均无临床意义。肠道致病菌检测有粪便直接涂片和细菌培养两种方法，可见葡萄球菌、念珠菌、弧菌、分枝杆菌等，有助于确诊。

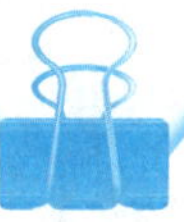

案例4检验结果判读：

第一次粪便检查结果：提示患者患有急性肠胃炎，由于肠胃炎时隐血阳性不常见，因此医生建议还需复查。

第二次检查结果：说明患者的肠胃炎症已经控制，但隐血阳性说明还是有问题，并建议患者做进一步检查。但患者自认为身体健康，炎症减退就没有问题了，拒绝做其他检查，回家了。

病情跟踪：

十多天后陈先生又来医院就诊，主诉大便呈暗黑色，有里急后重感，且体重下降。医生又为其做粪便隐血检查，结果仍为阳性。患者无腹痛，无消化不良，此时医生坚持为其进一步做肿瘤标志物CA199、AFP、CEA等检查，均有不同程度的升高；又行纤维结肠镜检查，发现为结肠癌，后经手术取结肠组织做病理检查，确诊为结肠癌。

（蔡小红）

思政人文案例

任务目标评价表

任务4 肾功能检查

案例导入

案例5：沈先生，45岁，近半年来无明显诱因出现食欲不振、恶心、呕吐，以晨起为著。近1个月来出现胸闷、气短、夜间阵发性呼吸困难，夜尿增多，3天前受凉后出现鼻塞、流鼻涕、咳嗽和发热，原来不适症状加重。20年前曾有慢性肾炎史，当时有蛋白尿。查体：血压170/110mmHg。贫血貌，面色深而萎黄，轻度水肿。血液检查：Hb 80 g/L。尿液检查：蛋白尿(++)。镜检有较多蜡样管型。肾功能检查：血清肌酐(Scr)695 μmol/L，血清尿素氮(BUN)19 mmol/L，血清钾7.2 mmol/L。

思考：沈先生的化验结果是否正常？病情是否危急？可能是什么病所致？本次病情加重的诱因是什么？

肾脏是维持机体内环境稳定的重要器官。肾脏的基本功能是生成尿液，排出代谢产物，以维持体内水、电解质、蛋白质和酸碱代谢平衡，同时还能产生肾素、促红细胞生成素、活性维生素D等，具有调节血压、钙磷代谢和促进红细胞生成的重要功能。肾功能检查的目的在于判断肾脏损害的程度及发展速度，这对于肾脏疾病及可导致肾脏病变的全身性疾病的诊断、治疗方案的制定和判断预后都有重要意义。肾功能检查包括肾小球滤过功能检查和肾小管功能检查。

一、肾小球功能检查

（一）内生肌酐清除率

内生肌酐清除率(endogenous creatinine clearance rate，Ccr)是肾在单位时间内把若干毫升血液中内生肌酐全部清除出去的能力，是测定肾小球滤过功能最常用的方法。

【原理】 肌酐是肌酸的代谢产物。人体血液中肌酐的生成可有外源性和内生性两种途径，外源性肌酐主要来自肉类食物的摄入，内生性肌酐主要来自肌肉的分解。在严格控制饮食条件和肌肉活动相对稳定的情况下，血浆肌酐的生成量和尿排除量较恒定，其含量变化主要受内生性肌酐的影响，且肌酐大部分从肾小球滤过，不被肾小管吸收，也很少由肾小管排泌，故Ccr能较好地反映肾小球滤过率。

【标本采集】

(1) 准备：试验前连续3天摄低蛋白饮食(＜40 g/d)并禁食肉食(无肌酐饮食)，避免剧烈运动。

(2) 标准24小时留尿法：第4天晨8时将尿排净，然后收集至次晨8时的24小时尿液于标本瓶内，并加入甲苯4～5 ml防腐(注意：4小时留尿改良法是指收集严格控制饮食的第4天晨6～10时的尿液)。

(3) 抽血：第5天晨抽取静脉血2～3 ml(抗凝或不抗凝均可)，将血标本、24小时尿液标本同时送验，并注明患者身高体重。

（4）注意事项：避免干扰尿肌酐测定的因素有：尿量小于 0.5 ml/min、糖尿病酮症酸中毒及服用某些药物（如甲基多巴、洋地黄类、头孢类抗生素、维生素 C）等。

【参考值】 成人 80～120 ml/min。老年人随年龄有自然下降趋势。服用西咪替丁、甲苄嘧啶及长期限制剧烈运动均使 Ccr 下降。

【临床意义】

（1）判断肾小球损害的敏感指标：当肾小球滤过率（GFR）降低到正常值的 50%时，Ccr 测定值可降低至 50 ml/min，而血肌酐、尿素氮测定仍可在正常范围。故 Ccr 是较早反映肾小球滤过率的灵敏指标。

（2）评估肾功能：根据 Ccr，一般将肾功能分为 4 期：第 1 期为肾衰竭代偿期，Ccr 80～51 ml/min；第 2 期为肾衰竭失代偿期，Ccr 50～20 ml/min；第 3 期为肾衰竭期、尿毒症前期，Ccr＜20 ml/min；第 4 期为尿毒症期或终末期肾衰竭，Ccr＜10 ml/min。

（3）指导治疗和护理：慢性肾衰竭患者，当 Ccr＜40 ml/min 时，应限制蛋白质摄入；Ccr＜30 ml/min，氢氯噻嗪等利尿剂治疗常无效，不宜应用；Ccr＜10 ml/min，应结合临床进行肾替代治疗。此外，肾衰竭时，凡由肾代谢或从肾排出的药物均应根据 Ccr 降低的程度调节药物剂量和决定用药时间。

（4）动态观察肾移植术是否成功：肾移植术后 Ccr 应回升，若回升后又下降，提示可能有急性排斥反应。

（二）血清尿素氮和血清肌酐测定

【原理】 血清尿素氮（blood urea nitrogen，BUN）和血清肌酐（serum creatinine，Scr）均为蛋白质代谢产物，主要经肾小球滤过从肾脏排出。当肾小球功能受损，尤其是肾小球滤过率下降至正常人的 50%以下时，可致血尿素氮升高；肾小球滤过率降至正常人的 1/3 时，则血肌酐升高。因此，血尿素氮和肌酐升高是反映肾功能损害的中、晚期指标。此外，血尿素氮的生成量还取决于蛋白质的摄入量、组织蛋白质的分解代谢及肝功能状况。

【标本采集】 取空腹静脉血，选择黄色或红色管帽真空采血管，不抗凝。

【参考值】 血清尿素氮测定：1.8～7.1 mmol/L（成人，尿素酶法）。

血清肌酐测定：男性 44～132 μmol/L，女性 70～106 μmol/L。

【临床意义】

（1）血清尿素氮和血清肌酐同时增高：提示肾功能严重受损，见于肾衰竭。Scr 的敏感性高于血尿素氮。急性肾衰竭时，Scr 明显且进行性升高，但肾小球滤过率下降至 50%以下时，BUN 才升高。慢性肾衰竭时，Scr 及 BUN 升高的程度与病变严重性一致。肾衰竭代偿期，Scr＜178 μmol/L，BUN＜9 mmol/L；肾衰竭失代偿期，Scr＞178 μmol/L，BUN＞9 mmol/L；肾衰竭期，Scr＞445 μmol/L，BUN＞20 mmol/L；尿毒症期，Scr＞707 μmol/L。

（2）仅有血清尿素氮增高而血清肌酐正常或升高不明显：见于蛋白质分解或摄入过多、肾前性少尿，如上消化道大出血、大面积烧伤、严重脱水、腹水、肝肾综合征、心力衰竭、休克等。

（三）血 β_2-微球蛋白测定

β_2-微球蛋白（β_2-microglobulin，β_2-MG）是体内有核细胞包括淋巴细胞、血小板、多形核白细胞产生的小型球蛋白，正常人血液中 β_2-MG 浓度很低，可自由通过肾小球，然后在近端肾小管内几乎全部被重吸收。

【标本采集】 清晨空腹静脉血 3 ml，立即分离血清。

【参考值】 成人血清 1～2 mg/L。

【临床意义】 当肾小球滤过功能受损时，血 β_2 - MG 升高，比肌酐更灵敏，出现升高更早（Ccr<80 ml/min 时即可升高）。此外，恶性肿瘤、肝炎、类风湿等使 β_2 - MG 生成增多时也可增高。

二、肾小管功能检查

（一）尿 β_2 -微球蛋白测定

正常人 β_2 - MG 生成量恒定，为 150～200 mg/d。由于分子量小且不和血浆蛋白结合，可自由经肾小球滤入原尿，但原尿中 99.9%的 β - MG 在近端肾小管被重吸收，并在肾小管上皮细胞中分解破坏，仅微量自尿中排出。

【标本采集】 晨尿或随机尿，取中段尿 10～50 ml 及时送检。因 β_2 - MG 在酸性尿中极易分解破坏，故尿标本收集后应及时送检。若不能及时检测，应将酸性尿调至 pH 为 7 左右冷冻保存。

【参考值】 成人尿 β_2 - MG<0.3 mg/L，或尿肌酐校正<0.2 mg/g 肌酐。

【临床意义】 尿 β_2 - MG 增高可较灵敏地反映近端肾小管重吸收功能受损，见于肾小管-间质性疾病、药物或毒物所致早期肾小管损伤及肾移植后急性排斥反应早期。但需同时检测血 β_2 - MG，只有血 β_2 - MG<5 mg/L 时，尿 β_2 - MG 升高才反映肾小管损伤。

（二）α_1 -微球蛋白测定

α_1 -微球蛋白（α_1-microglobulin，α_1 - MG）为肝细胞和淋巴细胞产生的一种糖蛋白，可以游离形式或与 IgG、白蛋白结合形式存在于血浆中，游离 α_1 - MG 可自由透过肾小球，但原尿中 99%的 α_1 - MG 被近曲小管上皮细胞重吸收并分解，仅微量自尿中排出。

【标本采集】 同 β_2 - MG。

【参考值】 成人尿 α_1 - MG<15 mg/24 h，或<10 mg/g 肌酐；血清游离 α_1 - MG 为 10～30 mg/L。

【临床意义】

(1) 近端肾小管功能损害：尿 α_1 - MG 升高，是反映各种原因所致早期近端肾小管功能损伤的特异性、灵敏性指标，比β_2 - MG更可靠。

(2) 评估肾小球滤过功能：血 α_1 - MG 升高，提示肾小球滤过功能受损，比血 Cr 和血 β_2 - MG 更灵敏，在 Ccr<100 ml/min 时，血清 α_1 - MG 即升高。血清和尿 α_1 - MG 均升高，表明肾小球滤过功能和肾小管重吸收功能均受损。

(3) 其他：血清 α_1 - MG 降低，见于严重肝损伤，如重症肝炎、肝坏死等。

（三）尿浓缩稀释试验

通过观察患者尿量和尿比密的变化，判断肾浓缩与稀释功能的改变。

【标本采集】

(1) 准备：试验日正常进食，每餐含水量控制在 500～600 ml，此外不再进任何液体。

(2) 昼夜尿比密试验法：又称莫氏试验（Mosenthal test），试验日晨 8 时排尿弃去，上午 10 时、12 时，下午 2 时、4 时、6 时、8 时，晚 8 时至次晨 8 时的全量尿液（共 7 次）分别置于有标记的清洁标本瓶内，分别测定尿量和比密。

(3) 3小时尿比密试验法：试验日晨8时排空膀胱后每3小时收集1次尿液，至晨8时止共8次，测定每次尿量和比密。

(4) 注意事项：排尿间隔时间必须准确，尿需排净，并收集全部尿液。

【参考值】

(1) 尿量：一般在1 000～2 000 ml/24 h，其中夜尿量(晚8时至晨8时)不应超过750 ml，昼尿量与夜尿量之比不应小于(3～4)∶1。

(2) 尿比密：夜尿或昼尿中至少1次尿液比密应大于1.018，最高比密与最低比密之差不应小于0.009。

【临床意义】

(1) 多尿(即24小时内尿量>2 500 ml)、夜尿增多>750 ml，而尿比密值及变化率同正常人，为浓缩功能受损的早期表现；若夜尿增多及尿比密无一次高于1.018或昼夜尿比密差低于0.009，表明肾小管稀释-浓缩功能严重受损，见于间质性肾炎、慢性肾小球肾炎、高血压肾病等。若每次尿比密均固定在1.010～1.012，称等渗尿，表明稀释-浓缩功能完全丧失。尿量明显增多(>4 000 ml/24 h)，而尿比密均低于1.006，为尿崩症的典型表现。

(2) 尿少而比密增高、固定在1.018左右(差值<0.009)，见于急性肾炎及血容量不足引起的肾前性少尿。

(四) 尿渗量(尿渗透压)测定

尿渗量(osmolality，Osm)指尿液中具有渗透活性的全部溶质微粒总数量，与颗粒大小及所带电荷无关，反映溶质和水的相对排泄速度。蛋白质和葡萄糖等大分子物质对其影响较小，是评价肾脏浓缩功能较好的指标。

【标本采集】 禁水8小时，次晨空腹收集尿液，并采静脉血，肝素抗凝，分离血浆，用冰点渗透压计测定尿液和血浆渗量。

【参考值】 禁饮后尿渗量为600～1 000 mOsm/(kg·H_2O)，平均800 mOsm/(kg·H_2O)；血浆渗量为275～305 mOsm/(kg·H_2O)，平均300 mOsm/(kg·H_2O)；尿/血浆渗量比值为(3～4.5)∶1。

【临床意义】

(1) 判断肾浓缩功能：禁饮后尿渗量在300 mOsm/(kg·H_2O)左右时，与正常血浆渗量相等，称为等渗尿；若尿渗量<300 mOsm/(kg·H_2O)，称低渗尿。正常人禁水8小时后尿渗量<600 mOsm/(kg·H_2O)，如同时尿/血浆渗量比值等于或小于1，表明肾脏浓缩功能障碍，见于慢性肾盂肾炎、多囊肾、尿酸性肾病等慢性间质性病变，也可见于慢性肾炎后期，以及急、慢性肾衰竭累及肾小管和肾间质。

(2) 一次性尿渗量检测：用于鉴别肾前性、肾性少尿。肾前性少尿时，肾小管浓缩功能完好，故尿渗量较高，常大于450 mOsm/(kg·H_2O)；肾小管坏死致肾性少尿时，尿渗量降低，常小于350 mOsm/(kg·H_2O)。

(五) 血尿酸测定

尿酸(uric acid，UA)为核蛋白和核酸中嘌呤的代谢产物，既可来自体内，也可来自食物中嘌呤的分解代谢。肝脏是尿酸的主要生成场所，除小部分尿酸可在肝脏进一步分解或随胆汁排泄外，余下的均从肾脏排泄。尿酸可自由通过肾小球，也可经肾小管排泌，但进入原尿的尿酸90%左右在肾小管重吸收回到血液中。因此，血尿酸浓度受肾小球滤过功能和在肾小管重吸收功能的影响。

【标本采集】 检测前3天禁食含中、高嘌呤的食物（肉类、豆类、海鲜等），排除外源性尿酸干扰后静脉采血，肝素抗凝。

【参考值】 血清尿酸浓度（成人酶法）：男性150～416 μmol/L，女性89～357 μmol/L。

【临床意义】

(1) 血尿酸浓度增高：① 肾小球滤过功能受损，比血肌酐和尿素氮检测更敏感；②尿酸生成异常增多，常见于各种原因所致高尿酸血症及长期使用利尿剂、抗结核药、慢性铅中毒、长期禁食者。

任务目标评价表

(2) 血尿酸浓度降低：见于各种原因致肾小管重吸收尿酸功能损害，尿中尿酸大量丢失；或严重肝脏损害致尿酸生成减少，如Fanconi综合征、急性重型肝炎、肝豆状核变性等。

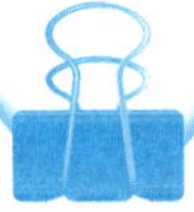

案例5检验结果判读：

沈先生的化验结果不正常。化验可见其血红蛋白降低（中度贫血），血清肌酐、尿素氮升高，尿内有较多蜡样管型及高血钾，综合判断符合慢性肾衰竭（肾衰竭期）。由于血清钾过高，血清肌酐、尿素氮升高，病情十分严重，系为慢性肾炎逐步发展所致。本次加重的诱因是急性上呼吸道感染。

（蔡小红　吴　蓓）

任务5 肝脏病常用实验室检查

案例导入

案例6：张女士，50岁，2周前开始出现乏力、食欲下降，今晨恶心、呕出咖啡色胃内容物200 ml，无腹泻、心慌、头晕等。12年前曾因乏力、食欲下降被当地医院诊断为“乙型病毒性肝炎”而住院治疗，当时化验结果为ALT 240 U/L。一个月后症状消失，后正常工作生活。查体：T 36.7℃、P 88次/分、R 18次/分、BP 110/70 mmHg。意识清楚，巩膜黄染，双肺呼吸音清，腹部膨隆，移动性浊音(＋)，肝未触及，脾左肋下4 cm，双下肢轻度水肿。化验结果：A/G＝1∶1、ALT 350 U/L。

思考：张女士的化验结果是否正常？可能是什么病因所致？目前病情是否严重？

肝脏是人体最大的实质性腺体器官。其最主要的功能是参与糖、蛋白质、脂肪、维生素、激素等物质的代谢，同时，肝脏还有分泌、排泄、生物转化及胆红素代谢等方面的功能。

一、血清蛋白质代谢测定

肝脏是蛋白质代谢的重要场所。人体每天合成的蛋白质中40%以上在肝脏合成。肝脏病变时，合成蛋白质的功能下降。

测定血清蛋白有助于了解肝脏合成蛋白质的功能，对肝脏疾病的诊断和预后判断有重要意义。清蛋白(albumin，A)，又称白蛋白，是正常人体血清中的主要蛋白质组分，当肝脏受损时，清蛋白减少，导致低蛋白血症，临床上可出现水肿，甚至腹水和胸水。球蛋白(globulin，G)是多种蛋白质的混合物，其中包含免疫球蛋白和补体、多种糖蛋白、金属结合蛋白、脂蛋白及酶类。当肝脏受损，尤其是有慢性炎症时，刺激单核-吞噬细胞系统，球蛋白生成增加。根据清蛋白与球蛋白的量，可计算出清蛋白与球蛋白的比值(A/G)。

（一）血清总蛋白和清蛋白、球蛋白比值测定

血清总蛋白(serum total protein，STP)是各种蛋白的总和，包括清蛋白(A)和球蛋白(G)。

【标本采集】 抽取空腹静脉血2 ml，注入黄色或红色管帽真空采血管中送检，不抗凝。

【参考值】 血清总蛋白60～80 g/L，清蛋白40～55 g/L，球蛋白20～30 g/L，清蛋白与球蛋白的比值(A/G)(1.5～2.5)∶1。

【临床意义】 肝脏代偿能力强，而清蛋白半衰期较长(20天)，因此，只有当肝脏损害达到一定程度后，才出现总蛋白和清蛋白的变化，故它常用于检测慢性肝损伤。

(1) 按检测结果分析：

1) 血清STP和A降低：血清STP＜60 g/L或A＜25 g/L称为低蛋白血症。常见于慢性肝炎、肝硬化、亚急性重症肝炎、肝癌等，以及缺血性肝损伤、毒素诱导性肝损伤，也可见于蛋白质摄入不足、消耗增加、丢失过多(如营养不良、慢性消耗性疾病、肾病综合征、血液稀释等)。

2) 血清STP及G增高：血清STP＞80 g/L或G＞35 g/L，称为高蛋白血症或高球蛋白血症。见于慢性肝脏疾病、慢性感染性疾病、自身免疫性疾病、多发性骨髓瘤、淋巴瘤。

3) A/G降低或倒置：最常见于严重肝功能损害，如慢性持续性肝炎、肝硬化、原发性肝癌、多发性骨髓瘤等。

(2) 按疾病特征分析：

1) 急性肝损伤：早期清蛋白可正常或轻度下降，球蛋白可轻度升高，STP和A/G均可正常。急性、亚急性重症肝炎早期STP多明显下降，r-球蛋白增加；晚期发生肝坏死，STP明显下降。

2) 慢性肝病：如慢性肝炎、肝硬化及肝癌时，常见清蛋白减少和r-球蛋白增加，A/G比值下降。随病情加重，出现A/G比值倒置，提示肝功能严重损害。

3) 肝外疾病：清总蛋白或清蛋白减少，可见于蛋白质丢失过多，如肾病综合征、大面积烧伤等；蛋白质分解旺盛，如恶性肿瘤、甲状腺功能亢进等；蛋白质摄入不良，如慢性营养障碍等。球蛋白增加可见于系统性红斑狼疮、多发性骨髓瘤等。

*（二）血清蛋白电泳

各种血清蛋白分子量、等电点、带电量不同，在同一电场中泳动速度也不相同。醋酸纤维膜电泳时被分成5个区带，自正极端依次为清蛋白、α_1球蛋白、α_2球蛋白、β球蛋白、γ球蛋白。

【标本采集】 抽取空腹静脉血 2 ml，注入黄色或红色管帽真空采血管中送检，不抗凝。

【参考值】 醋酸纤维膜电泳法：清蛋白 62%～71%，α_1 球蛋白 3%～4%，α_2 球蛋白 6%～10%，β 球蛋白 7%～11%，γ 球蛋白 9%～18%。

【临床意义】 清蛋白比例减少的意义同血清清蛋白测定。α_1 球蛋白比例增高见于发热、恶性肿瘤等。α_2 球蛋白及 β 球蛋白比例增高见于肾病综合征、糖尿病肾病。γ 球蛋白比例增高见于慢性肝病、骨髓瘤等。

二、血清胆红素测定

肝脏是胆红素代谢的重要场所。80%～85%的胆红素是血液循环中衰老红细胞的分解代谢产物，其余部分来自含有亚铁血红素非血红蛋白物质（肌红蛋白等）以及骨髓无效造血的血红蛋白。这些胆红素称为游离胆红素。在血液中与清蛋白结合形成的复合体称为非结合胆红素，不能由肾脏滤过，只能转运至肝脏处理。胆红素被肝摄取后与葡萄糖醛酸结合成为结合胆红素，然后排泌到胆管，随胆汁排入肠道，在肠道细菌的作用下还原成尿胆素原（urobilinogen）和尿胆原（urobilin），大部分随粪便排出体外。20%的尿胆原经肠道重吸收入门静脉，在肝脏重新转变为结合胆红素，再随胆汁排到肠腔，形成胆红素的肠肝循环，极小部分尿胆原逸入体循环，从尿中排出。

当肝细胞损伤、胆管阻塞、红细胞破坏增加或寿命缩短时，血中结合或非结合胆红素增高，可出现黄疸。

（一）血清总胆红素（serum total bilirubin，STB）、血清结合胆红素（conjugated bilirubin，CB）和血清非结合胆红素（unconjugated bilirubin，UCB）测定

总胆红素为血清结合胆红素和非结合胆红素的总量。

【标本采集】 抽取空腹静脉血 2 ml，注入黄色或红色管帽真空采血管中送检，不抗凝。注意，标本切勿溶血，避免光线照射（胆红素受光照后分解）。

【参考值】 血清总胆红素 3.4～17.1 μmol/L，血清结合胆红素 0～6.8 μmol/L，血清非结合胆红素 1.7～10.2 μmol/L，血清结合胆红素/血清非结合胆红素 0.2～0.4。

【临床意义】

（1）判断有无黄疸及黄疸的程度：血清总胆红素在 17.1～34.2 μmol/L 时，患者皮肤巩膜尚未见黄染，称为隐性黄疸。超过 34.2 μmol/L 时，出现显性黄疸。显性黄疸分为三度：34.2～171 μmol/L为轻度黄疸，171～342 μmol/L 为中度黄疸，大于 342 μmol/L 为重度黄疸。

（2）判断黄疸的类型及病因：参见表 7-5-1。

表 7-5-1 正常人及不同类型黄疸的血清胆红素测定

黄疸类型	STB(μmol/L)	UCB(μmol/L)	CB(μmol/L)	CB/STB
正常人	3.4～17.1	1.7～10.2	0～6.8	0.2～0.4
溶血性黄疸	增高，但<85.5	明显增高	轻度增高	<0.2
阻塞性黄疸	增高，>171	轻度增高	明显增高	>0.5
肝细胞性黄疸	增高，但<171	中度增高	中度增高	0.2～0.5

（二）尿内胆红素及尿胆原

非结合胆红素是脂溶性的，不能透过肾小球屏障，因此不能在尿中出现；结合胆红素属于水溶性的，能够从肾小球滤过，在尿中出现。血清中结合胆红素浓度超过肾阈值（>342 μmol/L）时，即可随尿排出，称尿内胆红素（bilirubin of urine，Bil）。在胆红素的肠肝循环中小部分尿胆原从门静脉入体循环，经肾自尿中排出。

【标本采集】

（1）留取新鲜尿液 20～30 ml，置于清洁干燥的棕色加盖容器中立即送检。尿胆原检查最好取晨尿，定量检测则需留取 24 小时尿液。

（2）避免使用磺胺类、普鲁卡因、苯唑西林（苯唑青霉素）等可使试验呈假阳性反应的药物。

（3）避免饱餐、饥饿、运动等，以免引起尿胆原轻度增高。

【参考值】 正常人尿内胆红素定性呈阴性反应，定量≤2 mg/L；尿胆原定性呈阴性或弱阳性反应，定量≤10 mg/L。

【临床意义】

（1）尿内胆红素：阳性主要见于阻塞性黄疸、肝细胞性黄疸患者。

（2）尿胆原：尿胆原增多（阳性）主要见于溶血性黄疸、肝细胞性黄疸患者，也可见于内出血、肝瘀血、肠梗阻等，在饥饿、饭后、运动时稍有增加。尿胆原减少或缺如见于胆管梗阻、严重肾衰竭、新生儿及长期服用抑制肠道细菌的广谱抗生素。

（3）鉴别黄疸类型：① 溶血性黄疸：尿中尿胆原明显增加，尿胆红素阴性。② 阻塞性黄疸：尿胆红素强阳性，尿胆原减少或缺如。③ 肝细胞性黄疸：尿中尿胆原可正常或轻度增加，尿胆红素阳性。

（4）观察病情变化：溶血性黄疸时，红细胞破坏程度与尿中尿胆原含量成正比。阻塞性黄疸时，尿胆原及尿胆红素呈间歇阳性，提示梗阻为间歇性，胆管结石的可能性大。尿胆红素持续强阳性伴尿胆原含量进行性减少，则可能为压迫性梗阻如肿瘤等病变。肝细胞性黄疸时，尿胆原早期即增加。当肝脏破坏严重时，结合胆红素下降，尿胆原的排出也降低。

三、血清酶测定

肝含酶量丰富，约占肝总蛋白含量的 2/3。当肝有实质性损伤时，有些酶从受损的肝细胞中大量逸出，有些酶因肝功能不良而被淤滞，因而这些酶在血清中活力升高。但因肝外也有多种酶广泛存在，故对检测结果应结合临床做全面分析。

（一）血清氨基转移酶测定

血清中的氨基转移酶简称转氨酶，有二十多种。丙氨酸氨基转移酶（alanine aminotransferase，ALT）广泛存在于肝、骨骼肌、肾脏、心肌、脑等组织细胞内，肝细胞浆中含量最高，肝细胞稍有损伤，血清中 ALT 即增高。天门冬酸氨基转移酶（aspartate aminotransferase，AST）在心肌中含量最高，其次是肝（80%存在于线粒体内）、骨骼肌、肾脏等组织。轻至中度肝细胞损伤时，释放入血的 ALT 远高于 AST。因此，ALT 是最敏感的肝功能检测指标，有助于肝病的早期诊断，血清中 ALT/AST 比值可升高，但在严重肝细胞损伤时，线粒体膜也损伤，可导致线粒体内的 AST 释放。

【标本采集】 抽取空腹静脉血 1 ml，注入黄色或红色管帽真空采血管中送检，不抗凝。注意，标本切勿溶血，采血前避免剧烈运动。

【参考值】

ALT 速率法(37℃):10～40 U/L。

AST 速率法(37℃):10～40 U/L。

DeRitis 比值(AST/ALT)为 1.15。

【临床意义】

(1) 肝实质损害:ALT 和 AST 活力是反映肝细胞受损的灵敏指标,ALT 更敏感。① 急性病毒性肝炎时转氨酶均可增高,以 ALT 最明显。通常 ALT＞300 U/L、AST＞200 U/L,DeRitis 比值＜1,是诊断急性病毒性肝炎重要的检测手段。急性肝炎恢复期,如血清转氨酶活性不能降至正常或下降后又上升,DeRitis 比值升高倾向,提示转为慢性。急性重症肝炎,症状恶化时黄疸进行性加重而转氨酶活性降低,出现"胆-酶分离"现象,提示肝细胞严重坏死,预后不佳。② 慢性病毒性肝炎时血清转氨酶轻度增高或正常,DeRitis 比值＜1。若 DeRitis 比值＞1,提示慢性肝炎进入活动期。③ 酒精性肝病、药物性肝炎、脂肪肝、肝硬化、肝癌、肝内外胆汁淤积时转氨酶可轻度升高。

(2) 肝外病变:急性心肌梗死时 AST 显著增高,常在发病 6～8 小时开始升高,18～24 小时达高峰,4～5 日降至正常;骨骼肌疾患、肺梗死、肾梗死、胰梗死时 AST 可暂时增高。

(二) 血清碱性磷酸酶测定

血清碱性磷酸酶(alkaline phosphatase,ALP)大部分来自肝脏、骨骼,小部分来自肾脏、乳腺、小肠。胆管梗阻、毛细胆管内压力增高时,可诱发 ALP 产生增加或排泄障碍,从而导致血中 ALP 升高。

【标本采集】 与 ALT 采集方法相同。

【参考值】 速率法(37℃):男性 25 岁以上、女性 15 岁以上为 40～150 U/L。

【临床意义】 血清 ALP 增高见于:① 阻塞性黄疸,其增高程度与梗阻程度、持续时间成正比,且先于黄疸出现;② 原发性或转移性肝癌;③ 骨骼疾病与癌症。

(三) 血清 γ-谷氨酰转移酶测定

γ-谷氨酰转移酶(γ-glutamyl transferase,GGT 或 γ-GT)存在于肾、肝、胰等组织中。在肝脏中主要分布在胆管。当有肝、胆疾病时,因肝细胞合成亢进或胆管排出受阻,γ-GT 可升高,常用于胆汁淤滞及肝占位性病变的诊断。

【标本采集】 抽取空腹静脉血 2 ml,注入黄色或红色管帽真空采血管中送检,不抗凝。注意点同 ALP 检验。

【参考值】 速率法(37℃):男性 11～50 U/L,女性 7～32 U/L。

【临床意义】

(1) 胆管梗阻:临床意义与 ALP 基本一致。γ-GT 升高幅度与梗阻程度、持续时间成正比。

(2) 原发性或继发性肝癌:γ-GT 显著升高,阳性率达 95%以上,升高幅度与癌组织大小呈正相关。由于 γ-GT 具有部分癌胚抗原的特性,临床可作为早期发现肝癌、判断病情发展变化及预后的指标。

(3) 肝炎及肝硬化:急性肝炎 γ-GT 呈中等度升高;慢性肝炎、肝硬化者 γ-GT 持续升高,提示病变活动或病情恶化。

(4) 酒精性肝炎:γ-GT 升高幅度大于 AST 和 ALT 的升高。

(四) 单胺氧化酶测定

单胺氧化酶(monoaminoxidase,MAO)大部分存在于肝细胞线粒体内,能促进结缔组织形成,其增高程度与肝脏结缔组织增生呈正相关，常用此酶活性测定来观察肝脏纤维化程度。

【标本采集】 与γ-GT标本采集方法相同。

【参考值】 速率法（37℃）：0～3 U/L。

【临床意义】

（1）肝脏病变：急性肝炎时MAO多正常，重症肝炎时MAO增高，慢性迁延性肝炎MAO基本正常。50%以上活动性肝炎病例MAO活性增高。80%以上重症肝硬化及伴有肝硬化的肝癌患者MAO活性升高。

（2）肝外病变：慢性心力衰竭、甲状腺功能亢进症、糖尿病及系统硬化症等MAO亦可升高。

四、血清甲胎蛋白测定

甲胎蛋白（α-fetoprotein，AFP）是在胎儿早期由肝和卵黄囊合成的一种血清糖蛋白，出生后AFP合成很快受抑制。在原发性肝癌或生殖腺胚胎组织恶变时AFP又恢复合成。因此，测定AFP的血浓度对肝癌、睾丸癌及卵巢癌等有重要意义。

【标本采集】 抽取静脉血3 ml，注入黄色或红色管帽真空采血管中送检，不抗凝。注意点同ALP检验。

【参考值】

定性：阴性。

定量：成人＜25 μg/L，3周至6个月婴儿＜39 μg/L。

【临床意义】

（1）原发性肝细胞癌患者，血清AFP增高，50%的患者AFP＞300 μg/L。甲胎蛋白（AFP）≥500 μg/L持续4周或AFP≥200 μg/L持续8周，或由低逐渐升高不降，排除肝病活动、妊娠和生殖腺胚胎癌，可诊断为原发性肝癌。AFP是目前最好的早期诊断原发性肝癌的方法。

任务目标评价表

（2）急性或慢性活动性肝炎、肝硬化、妊娠、睾丸癌、卵巢癌、畸胎瘤、胃癌、胰腺癌患者，AFP可升高，但多在300 μg/L以下。

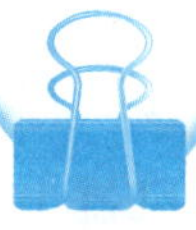

案例6检验结果判读：

张女士的化验结果不正常。肝功能中ALT增高，白/球比例偏低，说明已有慢性肝损害，乙型病毒性肝炎正在慢性化。患者有乏力、食欲下降、恶心、呕出咖啡色胃内容物、黄疸，脾大、腹水、双下肢水肿，说明已进入肝硬化肝功能失代偿期。目前张女士的病情较为严重。

（吴　蓓　宗胜蓝　蔡小红）

任务6 临床常用生物化学检查

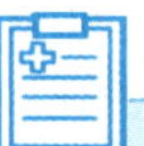

案例导入

案例7：杨先生，体重60 kg，反复呕吐。测得血清钠125 mmol/L，血清钾3 mmol/L。

思考：杨先生的化验结果是否正常？如果不正常，是什么性质的问题？

一、血清电解质测定

（一）血清钾(K^+)、钠(Na^+)、氯化物测定

血清钾、钠、氯化物测定为临床上常用的生物化学检测项目，可为补充电解质维持体内渗透压及酸碱平衡提供依据，适用于高血压、心律失常、服利尿剂或泻药、已知有其他电解质紊乱、肾衰竭、吐泻、酸碱平衡紊乱、重症监护患者及水肿、某些内分泌疾病患者。

【标本采集】

(1) 抽取空腹静脉血3 ml（单项测定时可为2 ml），注入黄色或红色或绿色管帽真空采血管中送检，不抗凝。

(2) 抽血时试管中切勿混入草酸钾、枸橼酸钠（柠檬酸钠）等抗凝剂及其他杂质，忌溶血。

(3) 嘱被检查者测定前避免大量饮水、剧烈运动和服用利尿剂等。

(4) 血液标本采集后应尽快送检。

【参考值】

血清钾：成人3.5～5.5 mmol/L，儿童3.4～4.7 mmol/L。

血清钠135～145 mmol/L。

血清氯化物95～105 mmol/L。

【临床意义】

(1) 血清钾：人体内的钾离子大部分存在于细胞内，主要来源于食物，每日摄入2～4 g即可满足生理所需。吸收后的钾不断在细胞内外交换并保持动态平衡，4小时内就可从肾脏排出，从而维持血清钾浓度在恒定的水平。

1) 血清钾增高：血清钾超过5.5 mmol/L时称为高钾血症（hyperkalemia）。常见于：① 钾排出减少，如肾衰竭的少尿或无尿期，长期使用潴钾利尿剂等。② 钾进入体内增多，如补钾过多、输入大量库存血。③ 细胞内钾外移增多，如严重溶血、大面积烧伤、挤压综合征、缺氧和酸中毒、应用β-受体阻滞剂和洋地黄类药物等。

2) 血清钾降低：血清钾低于3.5 mmol/L时称为低钾血症（hypokalemia）。常见于：① 钾丢失过多，如严重呕吐或腹泻、长期使用排钾利尿剂、肾衰竭多尿以及肾上腺皮质功能亢进等。② 钾摄入不足，如长期低钾饮食、禁食、厌食、饥饿、营养不良、吸收障碍等。③ 细胞外钾内流，如碱中毒、大量胰岛素作用、低钾性周期性麻痹等。④ 细胞外液稀释，如心功能不全、肾性水肿、大量输入无钾盐液体等。

(2) 血清钠和氯化物：人体内的钠离子约47%存在于骨骼中，44%存在于细胞外液，约9%存在于细胞内。钠主要来源于食物，血清中多以氯化钠的形式存在，绝大部分经肾脏或随消化液排出，小部分经汗腺排出。

1) 血清钠和血清氯增高：见于水分摄入不足或丢失过多(如大汗、烧伤、吐泻、多尿等)、摄入食盐过多或输入盐水过多、肾上腺皮质功能亢进、醛固酮增多症等。

2) 血清钠和血清氯降低：见于摄入不足、严重呕吐或腹泻、持续胃肠减压、反复使用利尿剂、严重烧伤、酸中毒、肾上腺皮质功能减退及大量应用利尿剂等。低钠血症是老年人最常见的电解质紊乱。

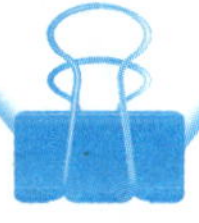

案例7检验结果判读：

杨先生的化验结果不正常，为低钾血症，中度缺钠。

(二) 血清钙(Ca^{2+})、磷测定

【标本采集】 标本采集同血清钾、钠、氯化物的测定。

【参考值】

血清总钙2.25～2.58 mmol/L。离子钙1.10～1.34 mmol/L。

血清磷：成人0.97～1.61 mmol/L，儿童1.3～1.9 mmol/L。

【临床意义】

(1) 血清钙增高：血清钙高于2.58 mmol/L称高钙血症。见于甲状旁腺功能亢进症、多发性骨髓瘤等引起的溶骨作用增强，急性肾衰竭少尿期，也可见于服用维生素D和钙片过多、饮用大量牛奶等所致的钙吸收增加。

(2) 血清钙降低：血清钙低于2.25 mmol/L称低钙血症。见于钙摄入不足、慢性腹泻、佝偻病、婴儿手足搐搦症、阻塞性黄疸、甲状旁腺功能减退症、慢性肾衰竭、坏死性胰腺炎、大量输入库存血等。

(3) 血清无机磷增高：血清无机磷高于1.6 mmol/L。生理状况见于剧烈活动、夏季紫外线的影响，病理状况见于甲状旁腺功能减退症、肾衰竭、摄入过多维生素D、骨折愈合期等。

(4) 血清无机磷降低：低于1.0 mmol/L为降低。生理状况见于妊娠妇女，病理状况见于摄入不足(饥饿、恶病质等)或吸收障碍、丢失过多(呕吐、腹泻、血液透析)、转入细胞内(静脉注射胰岛素或葡萄糖、碱中毒等)等。

二、血糖及其代谢物测定

(一) 空腹血糖测定

空腹血糖(fasting blood glucose，FBG)是诊断糖代谢紊乱的最常用和最重要的指标。

【标本采集】 抽空腹(禁食8～10小时或以上)静脉血2 ml，注入含氟化钠的灰色管帽真空采血管，立即送检。

【参考值】 葡萄糖氧化酶法：3.9～6.1 mmol/L。

【临床意义】 血糖是目前诊断糖尿病的主要依据，也是判断病情及其控制程度的主要指标。

(1) 空腹血糖增高：FBG≥7.0 mmol/L 称高糖血症，可诊断为糖尿病；FBG 在 6.1～6.9 mmol/L 为空腹血糖过高。根据 FBG 水平将高糖血症分为 3 度：FBG 在 7.0～8.4 mmol/L 为轻度增高，FBG 在 8.4～10.1 mmol/L 为中度增高，FBG ＞10.1 mmol/L 为重度增高。

1) 生理性增高：见于餐后 1～2 小时、高糖饮食、剧烈运动、精神紧张或大量吸烟后等。

2) 病理性增高：① 各型糖尿病；② 内分泌疾病，如甲状腺功能亢进症、巨人症、肢端肥大症、皮质醇增多症、嗜铬细胞瘤等；③ 应激性高血糖，如颅脑损伤、脑出血、心肌梗死、大面积烧伤等；④ 药物影响，如噻嗪类利尿剂、泼尼松、口服避孕药等；⑤ 其他，如严重的肝病、坏死性胰腺炎、胰腺癌、高热、呕吐、腹泻等。

(2) 空腹血糖降低：FBG＜3.9 mmol/L 为血糖减低，FBG＜2.8 mmol/L 为低糖血症。

1) 生理性降低：见于饥饿、长期剧烈运动、妊娠期等。

2) 病理性降低：① 胰岛素过多，如胰岛素用量过大、口服降糖药、胰岛 B 细胞肿瘤；② 对抗胰岛素的激素分泌不足，如肾上腺激素、生长激素缺乏；③ 肝糖原贮存缺乏，如重症肝炎、肝癌等；④ 急性酒精中毒；⑤ 消耗性疾病，如严重营养不良、恶病质等；⑥ 使用磺胺药、水杨酸、吲哚美辛等；⑦ 先天性糖原代谢酶缺乏、特发性低血糖。

(二) 葡萄糖耐量试验

葡萄糖耐量试验(glucose tolerance test，GTT)是检测葡萄糖代谢功能的试验，主要用于诊断症状不明显或血糖升高不明显的可疑糖尿病。有静脉葡萄糖耐量试验(IVGTT)和口服葡萄糖耐量试验(OGTT)。

【标本采集】

(1) 检查前晚餐后禁食或禁食 10～16 小时。

(2) 检查前 8 小时内禁烟酒、咖啡、浓茶等刺激性饮料。停用胰岛素、肾上腺皮质激素等，避免剧烈运动和精神紧张。

(3) OGTT 时，可以 75 g 葡萄糖溶解于 300 ml 水口服。IVGTT 时，可静脉注射 50%的葡萄糖 50 ml，立即记录时间，于 30 分钟、60 分钟、120 分钟、180 分钟各抽血 2 ml，每次抽血后立即送检；在抽血的同时，收集尿液做尿糖分析。

【参考值】 摄糖后 30～60 分钟血糖达高峰，一般为 7.8～9.0 mmol/L，峰值＜11.1 mmol/L。2 小时血糖＜7.8 mmol/L，3 小时血糖恢复至空腹水平。各次尿糖均为阴性。

【临床意义】 OGTT 是一种葡萄糖负荷试验，用于了解机体对葡萄糖代谢的调节能力。摄糖后 2 小时血糖≥11.1 mmol/L 可诊断为糖尿病；摄糖后 2 小时血糖在 7.8～11.1 mmol/L之间为糖耐量异常。

糖尿病诊断标准：① 具有糖尿病症状，FBG≥7.0 mmol/L；② OGTT 餐后 2 小时血糖≥11.1 mmol/L；③ 具有临床症状，随机血糖≥11.1 mmol/L 且伴有尿糖阳性。临床症状不典型者，需要另一天重复检测确诊。但一般不主张做第三次 OGTT。

(三) 糖化血红蛋白测定

糖化血红蛋白(glycosylated hemoglobin，GHb)是血红蛋白 A 与葡萄糖非酶促反应的产物。GHb 的糖化反应过程非常缓慢，且相对不可逆，不受暂时血糖波动的影响。其中的 HbA_1C 含量最高，最常用。

【标本采集】 用紫色管帽真空采血管(EDTA 抗凝管)采血 3 ml。

【参考值】 HbA_1C 4%～6%。

【临床意义】 糖化血红蛋白 HbA_1C 可反映 2～3 个月的平均血糖水平，HbA_1C 愈高，血糖水平愈高，病情愈重，故 HbA_1C 是糖尿病诊断和长期监控的观察指标，对血糖和尿糖波动较大的患者有特殊的诊断价值。

三、血清脂质及脂蛋白测定

血清脂质包括胆固醇（cholesterol）、三酰甘油（triglyceride，TG）、磷脂（phospholipid，PL）和游离脂肪酸（free fatty acid，FFA）。脂蛋白（lipoprotein，LP）是血脂在血液中存在、转运及代谢的形式。脂蛋白按密度不同可分为乳糜微粒（CM）、极低密度脂蛋白（VLDL）、低密度脂蛋白（LDL）和高密度脂蛋白（HDL）。血脂检测主要用于脂质代谢紊乱及其有关疾病的诊断。

（一）血清总胆固醇测定

体内总胆固醇（total cholesterol，TC）20％来源于食物，其余均由肝、肠、肾、骨及内分泌等细胞合成，随胆汁从粪便排出体外。胆固醇在体内广泛分布，有 1/4 在脑和神经系统中。

【标本采集】 素食 3 天，抽取空腹静脉血 2 ml，注入红色、黄色或绿色管帽真空采血管。

【参考值】 ＜5.20 mmol/L 为合适水平，5.23～5.69 mmol/L 为边缘水平，＞5.72 mmol/L 为升高。

【临床意义】 高胆固醇血症与动脉粥样硬化的发病有关，主要见于冠心病，也可见于原发性高胆固醇血症、肾病综合征、糖尿病等。胆固醇降低，主要见于严重贫血、甲状腺功能亢进症、严重肝病、严重营养不良和恶性肿瘤。

（二）血清三酰甘油测定

三酰甘油是体内能量的重要贮存形式，与动脉粥样硬化及血栓形成有密切关系，可作为脂质代谢指标。三酰甘油小部分来自膳食，大部分由机体合成，以 β 脂蛋白和乳糜微粒等形式存在。

【标本采集】 同血清胆固醇测定。

【参考值】 0.56～1.70 mmol/L；＞1.7 mmol/L 为升高。

【临床意义】 TG 增高见于冠心病、原发性高脂血症、肥胖症、糖尿病、动脉粥样硬化症、肾病综合征、高脂饮食等，降低见于低或无 β-脂蛋白血症、甲状腺功能亢进症、重症肝病、吸收不良等。

（三）血清高密度脂蛋白测定

【标本采集】 同血清胆固醇测定。

【参考值】 1.03～2.07 mmol/L；成人＞1.04 mmol/L 为合适水平，＜0.91 mmol/L 为降低。

【临床意义】 高密度脂蛋白（HDL）是抗动脉硬化脂蛋白，其含量与冠心病的发病呈负相关。HDL 降低常见于动脉粥样硬化、急性感染、糖尿病、肾病综合征及应用 β-受体阻滞剂、雄激素、黄体酮等。

（四）血清低密度脂蛋白测定

【标本采集】 同血清胆固醇测定。

【参考值】 成人≤3.12 mmol/L 为合适水平，＞3.4 mmol/L 为升高。

【临床意义】 低密度脂蛋白（LDL）为动脉粥样硬化的危险因子，其含量与冠心病的发病呈正相关。遗传性高脂血症、甲状腺功能减退症、肾病综合征、肥胖症、用雄激素等 LDL 也可增高。LDL 减低常见于甲状腺功能亢进症、吸收不良、肝硬化、低脂饮食、运动等。

四、心肌酶和心肌蛋白测定

（一）血清肌酸激酶及同工酶测定

血清肌酸激酶(creatine kinase，CK)广泛存在于骨骼肌、心肌和脑组织中。CK 的同工酶有 CK－MM(骨骼肌细胞最多)、CK－BB(脑组织细胞最多)、CK－MB(心肌细胞较多)三种。当骨骼肌、心肌、脑组织破坏时，大量 CK 释放入血，并在一定时间内达到峰值。

【标本采集】 抽取空腹血液 3 ml 于黄色或红色管帽真空采血管内，忌溶血，及时送检。

【参考值】

(1) 酶偶联法(37℃)：CK，男性 38～174 U/L，女性 26～140 U/L。

(2) CK Iso 酶谱：CK－MM，94%～96%；CK－MB，<5%；CK－BB，极少或无。

【临床意义】

(1) 急性心肌梗死：CK 在急性心肌梗死发病后 3～8 小时即明显增高，峰值出现在 10～36 小时，3～4 天恢复正常；CK－MB 对急性心肌梗死的早期诊断灵敏度和特异性明显高于 CK，其高峰出现早(<4 小时)，对急性心肌梗死诊断有较重要价值。

(2) 其他心肌损伤：如心绞痛、心包炎、慢性心房颤动、安装心脏起搏器等，CK－MB 也可增高。

(3) 脑损伤和肌肉疾病：CK－MM 是肌肉损伤最敏感的指标，进行性肌营养不良、重症肌无力、骨骼肌疾患、外伤等 CK－MM 均明显升高。CK－BB 可作为脑损伤的指标，见于脑血管意外、脑膜炎、恶性肿瘤等。

（二）血清乳酸脱氢酶及同工酶测定

血清乳酸脱氢酶(lactate dehydrogenase，LD)广泛存在于人体组织中，以心肌、骨骼肌、肾含量最高，肝、脾、胰腺和肺组织次之。乳酸脱氢酶同工酶有 LD_1、LD_2、LD_3、LD_4、LD_5 五种同工酶。LD_1 和 LD_2 主要来自心肌、红细胞等，LD_3 主要来自肺、脾、胰腺等，LD_4 和 LD_5 主要来自肝、骨骼肌等。

【标本采集】 抽取空腹血液 3 ml 于黄色或红色管帽真空采血管内，勿溶血，及时送检。

【参考值】

(1) 连续监测法：104～245 U/L；速率法：95～200 U/L。

(2) LD 同工酶：$LD_2>LD_1>LD_3>LD_4>LD_5$；$LD_1/LD_2<0.7$。

【临床意义】

(1) 诊断急性心肌梗死：急性心肌梗死发病 8～18 小时 LD 开始升高，24～72 小时达高峰，持续6～10 天(比 AST、CK 持续时间长)，病程中 LD 持续增高提示梗死面积扩大。此外，肝炎、肝硬化、阻塞性黄疸、恶性肿瘤、贫血、肺梗死、骨骼肌损伤、休克、肾脏病等也可使 LD 增高。

(2) 血清 LD Iso 测定有助于鉴别诊断：急性心肌梗死时 LD_1 和 LD_2 显著升高，$LD_1/LD_2>1$，LD_1、LD_2 增高还见于生殖细胞恶性肿瘤、肾肿瘤。LD_3、LD_4 增高见于白血病；LD_3 增高见于肺癌；LD_4 增高见于阻塞性黄疸；LD_5 增高见于肝脏疾病，如肝炎、肝硬化、肝癌；LD_5 增高为主，有时伴有 LD_3、LD_4 同时升高见于消化道肿瘤。

（三）血清肌红蛋白测定

血清肌红蛋白(myoglobin in serum，Mb)存在于心肌和骨骼肌中，正常人血中含量很低。当心肌和骨骼肌受损时 Mb 升高。

【标本采集】 抽取静脉血 2 ml 于黄色或红色管帽真空采血管内或用紫色管帽真空采血管采血，主要用于床旁检查，事先联系化验室。

【参考值】

定性：阴性。

定量：ELISA 法，50～85 μg/L；RIA 法，6～85 μg/L，＞75 μg/L 为临界值。

【临床意义】 Mb 测定可作为急性心肌梗死早期诊断指标。急性心肌梗死发病后 30 分钟至 2 小时Mb 即可升高，5～12 小时达峰值，18～30 小时恢复正常水平。心肌梗死时 Mb 出现最早，十分敏感，有助于早期诊断，也可见于急性骨骼肌损伤、肌病、肾衰竭、休克等。

（四）血清肌钙蛋白测定

肌钙蛋白(troponin)存在于骨骼肌、心肌和平滑肌细胞内，它包括肌钙蛋白 T(cTnT)、肌钙蛋白 I(cTnI)和肌钙蛋白 C(cTnC)，其中 cTnT 和 cTnI 是心肌的结构蛋白，可作为心肌损伤的特异性标志，其含量的增高是诊断急性心肌梗死最特异和敏感的指标。

【标本采集】 同血清肌红蛋白测定。

【参考值】

(1) cTnT：0.02～0.13 μg/L，＞0.2 μg/L 为诊断临界值，＞0.5 μg/L 可诊断急性心肌梗死。

(2) cTnI：＜0.2 μg/L，＞1.5 μg/L 为临界值。

【临床意义】 cTnT 和 cTnI 在急性心肌梗死发病后 3～6 小时升高；其中 cTnI 于 14～20 小时达高峰，5～7 天降至正常，cTnT 于 10～24 小时达高峰，10～15 天降至正常。不稳定心绞痛时 cTnI 和cTnT也可升高。骨骼肌疾病和肾衰竭时 cTnT 也可升高。

心肌损伤时，各种损伤标志物的意义详见表 7-6-1。

表 7-6-1 心肌损伤的生物化学指标

意　义	生物化学指标
最早出现	肌红蛋白
特异性高	cTnI、cTnT、CK-MB
广泛性诊断价值	cTnI、cTnT、LDH
再灌注标志	肌红蛋白、cTnI、cTnT
2～4 天后再次梗死的标志	CK-MB

五、血清淀粉酶测定

【标本采集】 抽取空腹静脉血 2 ml，注入黄色、红色或绿色管帽真空采血管内，勿使溶血。

【参考值】 600～1 200 Somogyi U/L，30～220 SI U/L。

【临床意义】 血清淀粉酶(amylase，AMS)增高见于：① 急性胰腺炎。主要用于急性胰腺炎的早期诊断，血清淀粉酶增高超过参考值 3 倍可确诊。急性胰腺炎发病后 6～12 小时血清淀粉酶开始升高，12～72 小时达高峰，3～5 天恢复正常。虽然血清淀粉酶的增高程度不一定与胰腺组织损伤程度有相关性，但血清淀粉酶增高越明显，其损伤越严重。② 慢性胰腺炎急性发作、胰腺囊肿、胰腺管阻塞、胰腺癌。③ 非胰腺疾病，如腮腺炎、消化性溃疡穿孔、胆管梗阻、急性胆囊炎、肠梗阻等。

任务目标评价表

（蔡小红　吴　蓓）

任务7 其他常用实验室检查*

一、脑脊液检查

脑脊液(cerebrospinal fluid,CSF)是循环流动于脑和脊髓表面的一种无色透明液体，主要由脑室脉络丛产生，通过血脑屏障与血液分隔，保持内环境相对稳定，对脑组织起着营养、代谢、保护、调节等作用。脑脊液检查对诊断和治疗脑组织或神经系统疾病有重要的意义。

【适应证】 有脑膜刺激征者，疑有颅内出血者，疑有脑膜白血病者。

【禁忌证】

(1) 有剧烈头痛、抽搐、昏迷或瘫痪等神经系统体征而原因未明者。

(2) 颅内压显著增高、视神经盘水肿、疑有颅内肿瘤者不宜做此检查。如有特殊情况需要留取脑脊液标本时，放液也应少而慢，以免诱发脑疝。

【标本采集法】 严格无菌操作下行腰椎穿刺，穿刺后应先做脑脊液压力测定，然后将脑脊液分别收集于3个无菌试管中，第一管做细菌学检查，第二管做化学或免疫学检查，第三管做细胞学检查。每管收集1～2 ml,标本采集后立即送检。

(一) 一般性状检验

1. 颜色 正常脑脊液为无色透明液体。混有血液时呈红色，多见于蛛网膜下隙或脑窦出血，也可见于穿刺损伤出血。黄色见于颅内陈旧性出血、脊髓肿瘤或蛛网膜下隙粘连梗阻等。灰白色或乳白色见于各种化脓性脑膜炎。

2. 透明度 正常脑脊液清澈透明。病毒性脑膜炎、流行性乙型脑炎大多无色透明。毛玻璃样混浊见于结核性脑膜炎。乳白色混浊、呈脓性见于化脓性脑膜炎。

3. 凝固性 正常脑脊液静置24小时不会凝固。化脓性脑膜炎时，脑脊液静置1～2小时即可出现凝块。结核性脑膜炎时，脑脊液静置12～24小时后可在液面形成膜状物。

4. 压力 正常成人脑脊液压力为80～180 mmH_2O,儿童为40～100 mmH_2O。脑脊液压力增高，见于化脓性脑膜炎、结核性脑膜炎等颅内各种炎症性病变，脑肿瘤、脑出血、脑积水等颅内非炎症性病变，动脉硬化、高血压等颅外因素，还有如咳嗽、哭泣、低渗溶液的静脉注射等。脑脊液压力降低，主要见于脑脊液循环受阻、脑脊液流失过多、脑脊液分泌减少等因素。

(二) 化学检查

1. 蛋白定性(Pandy 试验)和定量试验

【参考值】

定性试验：呈阴性或弱阳性。

定量试验：成人0.20～0.45 g/L(腰椎穿刺),0.05～0.15 g/L(脑室穿刺),0.10～0.25 g/L(小脑延髓池穿刺)。

【临床意义】 蛋白定性阳性和定量增多见于：① 各种脑膜炎，其中化脓性脑膜炎时蛋白增加最显著，结核性脑膜炎中度增加，病毒性脑炎或脑膜炎轻度增加；② 脑及蛛网膜下隙出血，蛋白可轻度增加；③ 椎管梗阻或蛛网膜下隙粘连，蛋白含量明显增加；④ 某些神经系统退行性病变和脊髓脱髓鞘病等。

2. 葡萄糖

【参考值】 成人 2.5～4.5 mmol/L(腰椎穿刺)。

【临床意义】 脑脊液中葡萄糖含量约为血糖的 60%。脑脊液糖含量减少见于细菌感染，如化脓性脑膜炎、结核性脑膜炎等。病毒感染如乙型脑炎时多无明显改变。

3. 氯化物

【参考值】 120～130 mmol/L(腰椎穿刺)。

【临床意义】 脑脊液中氯化物减少见于化脓性脑膜炎和结核性脑膜炎，以结核性脑膜炎减少显著。

(三) 显微镜检验

1. 细胞计数和白细胞分类

【参考值】 正常脑脊液无红细胞，仅有少量白细胞。成人 $(0～8)\times10^6$/L，儿童 $(0～15)\times10^6$/L，新生儿$(0～30)\times10^6$/L。白细胞分类主要是淋巴细胞和单核细胞。

【临床意义】

(1) 化脓性脑膜炎时脑脊液内白细胞数显著增加，可达$(1\,000～2\,000)\times10^6$/L 以上，以中性粒细胞为主。

(2) 结核性脑膜炎时脑脊液内白细胞数中度增加，一般不超过 500×10^6/L，早期以中性粒细胞为主，几天后逐渐变为以淋巴细胞为主。脑脊液中可同时发现中性粒细胞、淋巴细胞和浆细胞。

(3) 病毒性脑炎时脑脊液内白细胞数轻度增加，一般不超过 $1\,000\times10^6$/L，以淋巴细胞为主。

(4) 脑寄生虫病时脑脊液内白细胞数增加，并可见到嗜酸性粒细胞。

(5) 急性脑膜白血病时脑脊液内白细胞数增加，可见原始及幼稚细胞。

2. 细菌学检验　一般采用直接涂片或离心后取沉淀物做薄涂片，经不同染色后镜检的方法查找脑脊液内病原菌。正常人脑脊液中无细菌。

常见疾病脑脊液检查特点见表 7-7-1。

表 7-7-1　中枢神经系统疾病脑脊液检查特点

		正常人	化脓性脑膜炎	结核性脑膜炎	病毒性脑炎	流行性乙型脑炎	脑室及蛛网膜下隙出血	脑肿瘤
压力		70～180 mmH_2O	显著增高	增高	稍增高	稍增高	增高	稍增高
外观		无色，透明	混浊，脓性，可有凝块样	混浊呈毛玻璃样，65%静置后有薄膜形成	微混或清晰	多清晰或混浊	血性	无色或黄色
蛋白质	定性	阴性	++以上	++	+～++	++	+～++	+～++
	定量	0.2～0.4(g/L)	显著增加	增加	轻度增加	轻度增加	轻度增加	轻度增加
葡萄糖		2.5～4.5 (mmol/L)	明显减少或消失	减少	正常或增高	正常	增高	正常

续 表

	正常人	化脓性脑膜炎	结核性脑膜炎	病毒性脑炎	流行性乙型脑炎	脑室及蛛网膜下隙出血	脑肿瘤
氯化物	120～130 (mmol/L)	稍低	显著减少	正常	正常	正常	正常
细胞计数及分类	(0～8)×10^6/L，以淋巴细胞为主	显著增高，以中性粒细胞为主	增高，先以中性粒细胞为主，数天后以淋巴细胞为主	增高，以淋巴细胞为主	增高，同结核性脑膜炎	增高，以红细胞为主	正常或稍高
细菌	无	发现致病菌	可找到抗酸杆菌	无	无	无	无

二、浆膜腔穿刺液检查

人体的浆膜腔包括胸腔、腹膜腔、心包腔及关节腔等。正常浆膜腔内有少量起润滑作用的液体。在疾病状态下浆膜腔内可有过多液体产生，称浆膜腔积液（serous membrane fluid）。临床上通过浆膜腔穿刺抽液，鉴别积液性质，协助疾病的诊断及降低浆膜腔内压力，并可直接注入药物进行治疗。

【标本采集法】 在检查的相应部位行穿刺术，如胸膜腔穿刺或腹膜腔穿刺，用注射器抽取积液 10～20 ml(查找胸腔积液瘤细胞至少应送检 100 ml)，注入 2 只干燥试管中，分别进行一般性状检查、化学检查、显微镜检查和细菌学检查。一只管用 109 mmol/L 的枸橼酸钠溶液抗凝，进行生化、免疫、细胞学检查，抗凝剂量占标本量的 1/10；另一只管不加抗凝剂。

【积液的分类及特点】 按积液产生的原因和性质的不同分为漏出液（transudate）和渗出液（exudate），两者的区别见表 7－7－2。

表 7－7－2 漏出液与渗出液的区别

区别点	漏出液	渗出液
病因	非炎症、肝硬化	炎症、理化刺激、肿瘤、肺结核
外观	淡黄色、浆液性	不定，可为血性、黄色、脓性、乳糜性
透明度	透明或稍混浊	多混浊
比密	低于 1.018	高于 1.018
凝固性	不自凝	常自凝
黏蛋白定性	阴性	阳性
蛋白质定量	小于 25 g/L	大于 30 g/L
葡萄糖定量	接近血糖水平	多低于血糖水平

续 表

区别点	漏出液	渗出液
细胞计数	常小于 100×10^6/L	常大于 500×10^6/L
细胞分类	以淋巴细胞及间皮细胞为主	以中性粒细胞或淋巴细胞为主，可有红细胞、癌细胞
细菌学检查	无	可找到病原菌
积液/血清总蛋白	<0.5	>0.5
积液/血清 LDH 比值	<0.6	>0.6
LDH(IU)	<200	>200

【临床意义】

(1) 漏出液：① 血浆胶体渗透压下降，见于肝硬化晚期、肾病综合征及严重营养不良等；② 静脉回流受阻使毛细血管内流体静水压升高，见于充血性心力衰竭、门静脉高压等；③ 淋巴管阻塞，见于丝虫病或肿瘤压迫淋巴管等。

(2) 渗出液：主要见于细菌感染，如肺结核是产生渗出液的主要病因；其他可见于炎症、理化刺激、肿瘤等。

三、痰液检查

痰液(sputum)是气管、支气管和肺泡的分泌物，正常情况下分泌物很少。病变时分泌物增多，可包括大量黏液、炎性渗出物和病理成分，如致病菌、寄生虫、血液或肿瘤细胞等。因此，痰液检查可用于呼吸道炎症、肺结核和肺部肿瘤的诊断。

【标本采集法】 清晨起床后先用清水漱口，然后用力咳出气管深处第一口痰液于清洁容器内立即送检。做肿瘤细胞学检查时应及时留痰液，或收集上午 9～10 时的新鲜痰液，每次咳痰 5～6 口，定量为 5 ml 左右。24 小时痰量测定和分层检查时，嘱患者将痰吐在无色广口瓶内，加少许防腐剂(苯酚)。浓集法查结核菌时，嘱患者留 12 小时痰液。若采用纤维支气管镜检查，可直接从病灶处采集痰标本，质量最佳。无痰或痰少者，可给予化痰药物，应用超声雾化吸入法，使痰液稀释，易于咳出。昏迷患者可于清理口腔后，用负压吸引法吸取痰液。幼儿可用消毒棉拭刺激喉部引起咳嗽反射，用棉拭刮取标本。

【参考值及临床意义】

(1) 一般性状检查：正常痰液量少，透明水样，含黏液和少量白细胞。

1) 量：大量痰液见于慢性支气管炎、肺脓肿、支气管扩张、空洞型肺结核等慢性炎症。

2) 性状：黏液性痰，无色或半透明灰白色，见于支气管炎和肺炎早期。浆液泡沫状痰，见于肺水肿。黄绿色脓性痰见于支气管扩张、肺脓肿、空洞型肺结核、慢性支气管炎等。血性痰见于肺结核、支气管扩张、肺癌和肺吸虫病等。

3) 气味：血腥味见于血性痰液，恶臭味见于晚期肺癌或有厌氧菌感染者的痰液。

4) 支气管管型：痰液呈灰白色团块，在水中展开呈树枝状，由纤维蛋白和黏液在支气管内凝集形成，常见于慢性支气管炎和肺炎球菌肺炎。

(2) 显微镜检查：

1) 细胞：涂片见有大量脓细胞，见于肺部感染、肺癌；大量红细胞见于肺结核、肺癌、支气管扩张咯血及呼吸道炎症时。

2) 寄生虫及虫卵：找到阿米巴滋养体见于阿米巴肺脓肿，发现虫卵见于肺吸虫病等。

3) 致病菌：革兰(Gram)染色涂片可用来检测细菌和真菌。抗酸染色检出抗酸菌，可辅助诊断肺结核。

4) 肿瘤细胞：HE染色标本检出肿瘤细胞，可确诊恶性肿瘤。

(3) 细菌培养及药敏试验：痰细菌培养争取在应用抗生素之前进行。细菌培养及药敏试验可确定感染的病原体，并为治疗选择有效的药物提供参考。

(吴　蓓　蔡小红)

思政人文案例

任务目标评价表

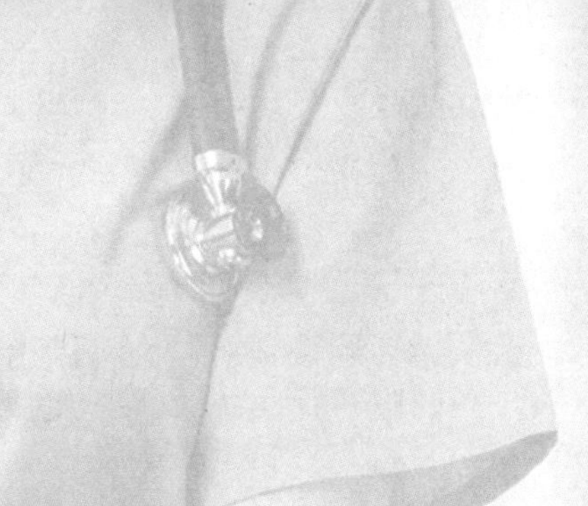

项目 8 心电图检查

知识、能力与素质目标

1. 掌握心电图及导联的概念、常用心电图导联名称和连接方法、心电图各波段和间期的名称与测量方法、心率的计算、心电图正常值及临床意义、心电图的临床应用。
2. 熟悉心电图的分析方法、心房与心室肥大、心肌梗死、常见心律失常的心电图特点及临床意义。
3. 了解心电图发生原理、导联轴与平均心电轴的测量、电解质紊乱和药物对心电图的影响。
4. 能正确连接心电图机和导联线，描记一份心电图，进行各波段的识别、测量；初步阅读心电图，填写一份报告单。
5. 具有良好的人际沟通能力、关爱意识及团结协作精神和医德修养，耐心细致、不畏困难的态度，一定的临床思维与综合分析问题的能力。

学习难点

1. 心电原理，心电图的阅读与测量。
2. 常见异常心电图的特点与临床意义。

课件也精彩

案例导入

案例：林先生，28 岁。因晚饭后突发心悸、头昏、乏力，持续半小时左右不能缓解，由家属送来急诊。护士小张询问家属，获悉王先生最近一周患过一次重感冒。测王先生血压为 100/60 mmHg，听诊心率 90 次/分，节律不齐。两肺未闻及啰音。小张立即给王先生做心电图，如图 8-0-1 所示。林先生的妻子问：“张护士，我先生的病情严重吗？”

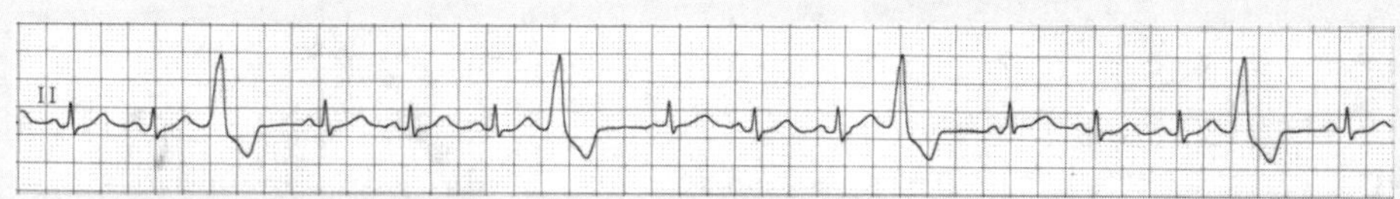

图 8-0-1 林先生的心电图

思考：林先生的心电图是否正常？属什么类型？病情严重吗？林先生可能患有什么病？

心脏每次机械性收缩之前，心肌首先发出电激动，可经人体组织传到体表。利用心电图机从体表记录心脏每一心动周期所产生电活动变化的曲线图形，称心电图（electrocardiogram，ECG）。

任务1 描记心电图

一、心电图导联

在人体不同部位放置电极，并通过导联线与心电图机电流计的正、负极相连，这种记录心电图的电路连接方法称为心电图的导联(lead)。由 Einthoven 创设的国际通用的导联体系，通常包括12个导联。

(一) 常用心电图导联

1. 肢体导联　反映两个肢体之间的电位差。其连接方式见图8-1-1、表8-1-1。

(1) 标准导联Ⅰ导联：将心电图机的正极端与左上肢电极相连，负极端与右上肢电极相连，反映左上肢与右上肢的电位差。

(2) 标准导联Ⅱ导联：将心电图机的正极端与左下肢电极相连，负极端与右上肢电极相连，反映左下肢与右上肢的电位差。

(3) 标准导联Ⅲ导联：将心电图机的正极端与左下肢相连，负极端与左上肢电极相连，反映左下肢与左上肢的电位差。

表8-1-1　双极肢体导联连接方式

导联	正极连接	负极连接
标准Ⅰ导联	左上肢	右上肢
标准Ⅱ导联	左下肢	右上肢
标准Ⅲ导联	左下肢	左上肢

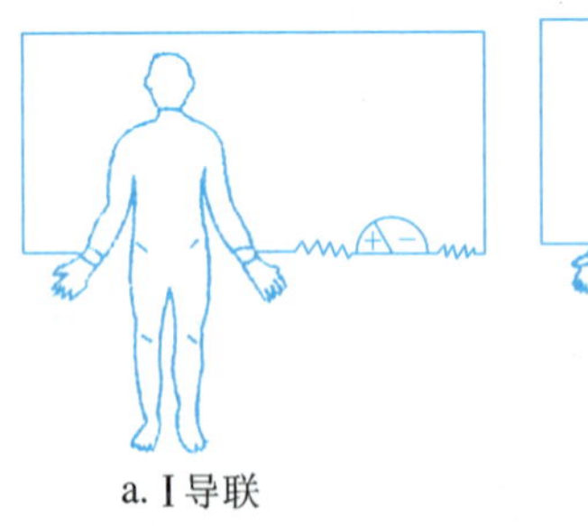
a. Ⅰ导联

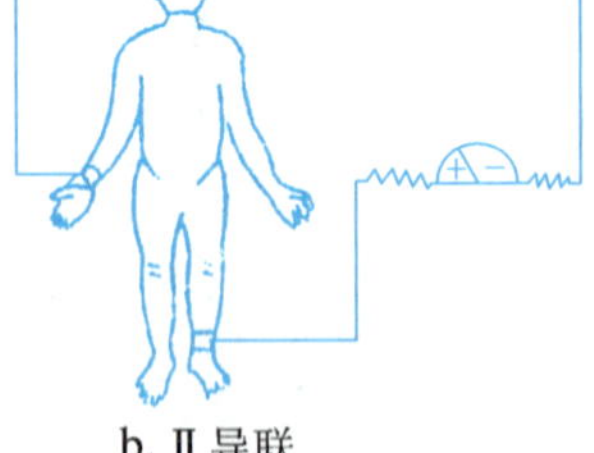
b. Ⅱ导联

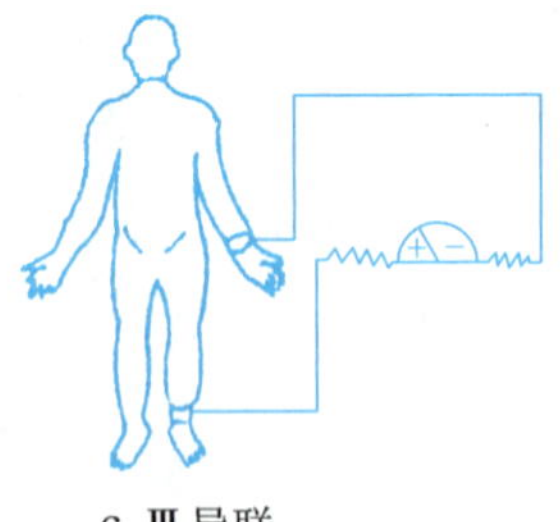
c. Ⅲ导联

图8-1-1　标准肢体导联

2. 加压肢体导联　标准肢体导联只是反映体表某两点之间的电位差，而不能探测某一点的电位变化。1934年 Wilson 提出单极导联设想，将右、左上肢及左下肢的三个单极各通过一个5 kΩ以上的电阻连接于一点，称中心电端，此点的电位接近于零，与心电图机的负极相连，把探查电极正极分别连接右上肢、左上肢和左下肢(表8-1-2)，这种导联方式称为单极肢体导联。若在描记某一个单极肢体导联心电图时，将该肢体与中心电端的连接断开，这种连接方式即为加压肢体导联，分别以 aVR、aVL 和 aVF 表示(图 8-1-2)。

表 8-1-2 加压肢体导联连接方式

导联	正极连接	负极连接
aVR	右上肢(R)	中心电端
aVL	左上肢(L)	中心电端
aVF	左下肢(F)	中心电端

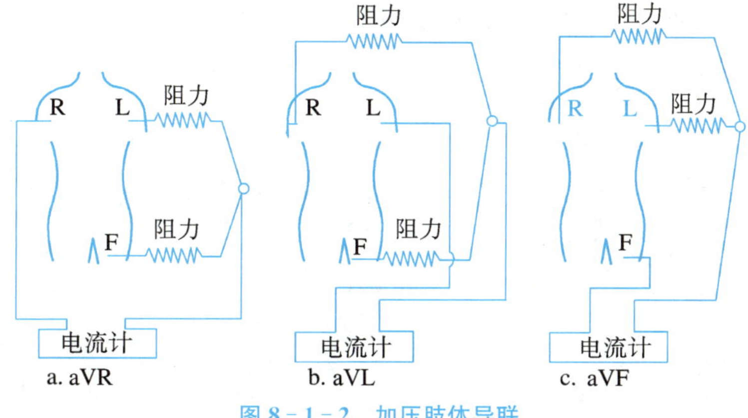

图 8-1-2 加压肢体导联

3. 胸导联 把探查电极放置在胸前的一定部位，负极与中心电端相连接。常用的胸导联位置见图 8-1-3、表 8-1-3。

表 8-1-3 常用胸导联连接位置

	导 联	正极连接	负极连接
常用导联	V_1	胸骨右缘第 4 肋间	中心电端
	V_2	胸骨左缘第 4 肋间	中心电端
	V_3	V_2 与 V_4 连线中点	中心电端
	V_4	左锁骨中线第 5 肋间相交处	中心电端
	V_5	左腋前线平 V_4 水平处	中心电端
	V_6	左腋中线平 V_4 水平处	中心电端
附加导联	V_7	左腋后线平 V_4 水平处	中心电端
	V_8	左肩胛骨线平 V_4 水平处	中心电端
	V_9	左脊柱旁线平 V_4 水平处	中心电端
	V_3R～V_6R	右胸部与 V_3～V_6 对称处	中心电端

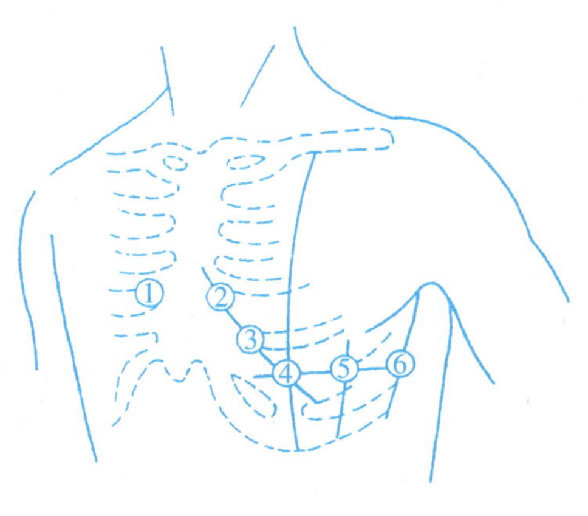

图 8-1-3 常用胸导联

一般情况下，上述常用12导联心电图已经能较全面地反映整个心脏电活动的变化情况，基本能满足临床工作的需要。国产心电图机导联线有5种颜色，即红色、黄色、绿色、黑色与白色，分别与右上肢、左上肢、左下肢、右下肢、胸前导联相连。

（二）其他导联

1. 附加导联　是常用心电图导联的补充。对疑有后壁右心室心肌梗死及右心室肥大、右位心等诊断有一定帮助。分别将探查电极放置在左腋后线平 V_4 水平处（V_7）、左肩胛骨线平 V_4 水平处（V_8）、左脊柱旁线平 V_4 水平处（V_9）及置于右胸部与 $V_3 \sim V_6$ 对称处（即 $V_3R \sim V_6R$ 导联）（表8-1-3）。

2. 监护导联（monitoring electrocardiogram，MECG）　依据监测导联数目的多少，可分为单导联监测心电图、双导联监测心电图和多导联监测心电图。常用于动态心电图检查（ambulatory electrocardiography，AECG）、危重症监护病房（ICU）、手术及麻醉、冠心病监护病房（CCU）等。常用监护导联连接方法见表8-1-4。

表8-1-4　常用监护导联连接方法

监护导联	心电监护电极		
	正极	负极	无关电极
CM_1 导联	胸骨右缘第4肋间（即 V_1 位置）	左锁骨下窝中1/3处	右胸第5肋间腋前线或胸骨下段中部
CM_2 导联	V_2 位置	右锁骨下窝中1/3处	右胸第5肋间腋前线或胸骨下段中部
CM_3 导联	V_3 位置	右锁骨下窝中1/3处	右胸第5肋间腋前线或胸骨下段中部
CM_5 导联	左腋前线、平第5肋间处（即 V_5 位置）	右锁骨下窝中1/3处	右胸第5肋间腋前线或胸骨下段中部
MaVF导联	左腋前线肋缘	左锁骨下窝内1/3处	右胸第5肋间腋前线或胸骨下段中部

二、心电图发生的原理

（一）心肌细胞电生理

不同状态下的心肌细胞，其生物电变化也不相同（图8-1-4）。

1. 极化状态　心肌细胞在静息状态时，细胞膜外排列阳离子带正电荷，膜内排列同等数量的阴离子带负电荷，这种胞外带正电荷、胞内带负电荷的相对平衡的状态，称为心肌细胞的极化状态（polarization）。此时虽有跨膜电位，但细胞膜外任何两点之间无电位差，用精密电流计记录仅描绘出一水平线，称为等电位线或基线。

2. 除极　当心肌细胞一端的细胞膜受到阈上刺激时，细胞膜对 Na^+ 的通透性突然增加，将细胞外带正电荷、胞内带负电荷状态快速转变为胞外带负电荷、胞内带正电荷状态。这种极化状态的消除称为除极（depolarization）。用精密电流计记录正在除极的心肌细胞膜外电流时，探查电极对着膜外电偶的正电荷则描记出一个向上的曲线，当除极结束时，细胞外电位差消失，曲线降到基线。

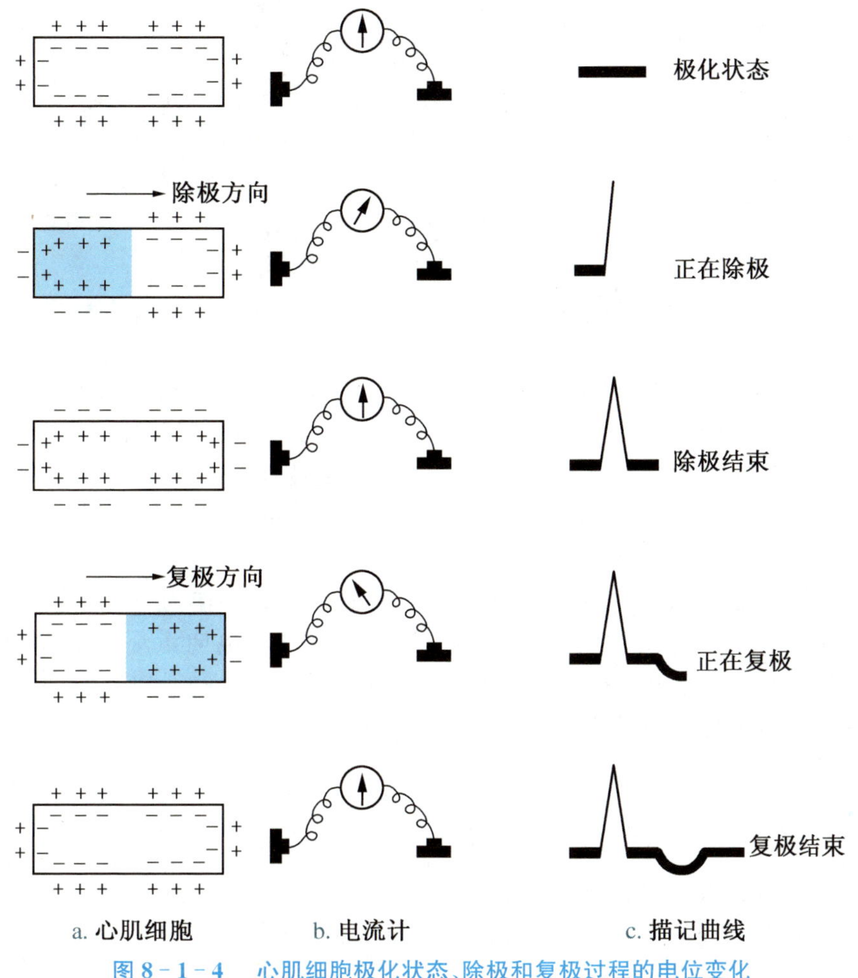

图 8－1－4 心肌细胞极化状态、除极和复极过程的电位变化

3. 复极 心肌细胞除极完毕后，通过细胞代谢和离子泵的调整，使细胞膜内外的 K^{+}、Na^{+}、Cl^{-}、Ca^{2+} 等离子又逐渐复原到心肌细胞的极化状态，称为心肌细胞的复极(repolarization)。用精密电流计记录正在复极的心肌细胞膜外电流时，探查电极对着膜外电偶的负电荷则描记出一个向下的曲线，当复极结束时，整个细胞又恢复到极化状态，曲线又回到基线。

(二) 心电向量及心电向量环

1. 心电向量的概念 心肌细胞在除极或复极时细胞膜外形成电偶。电偶不仅有大小，也有方向，其方向是由负电荷指向正电荷。这种有大小、有方向的量称为矢量或向量。由心肌电活动产生的向量称心电向量(ecg vector)。通常用带箭头的线段表示心电向量，线段的长短表示心电向量的大小，箭头的指向表示心电向量的方向。

2. 瞬间综合心电向量 心脏由许多心肌细胞组成，在心脏除极或复极的每一瞬间均有许多心肌细胞同时除极或复极，此时可产生许多大小不等、方向不同的微小心电向量，将此瞬间产生的若干微小心电向量综合成一个心电向量，即称为瞬间综合心电向量(instant comprehensive ecg vector)。心电向量的综合方法参见图 8－1－5。

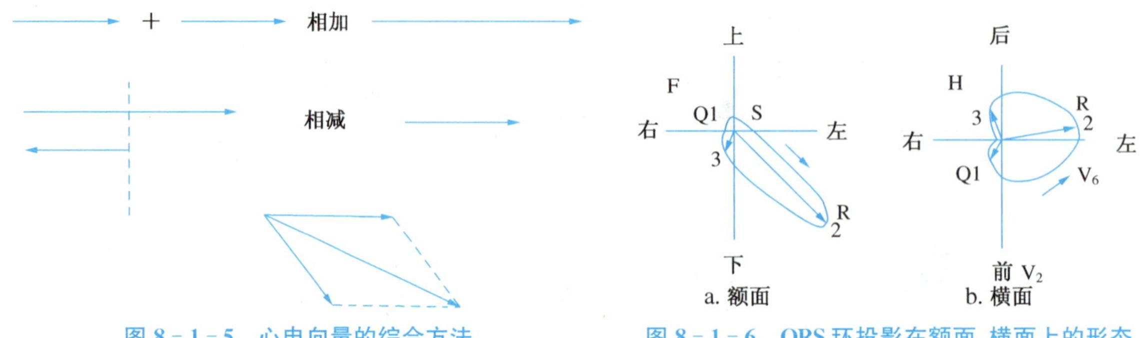

图 8－1－5 心电向量的综合方法

图 8－1－6 QRS 环投影在额面、横面上的形态

3. 心电向量环 心脏是位于体腔内的立体结构，心房或心室在除极与复极过程中每一瞬间均产生许多微小心电向量，综合成一个瞬间综合心电向量。按出现的时间先后顺序，连接各瞬间综合心电向量箭头顶端，可画出一个空间立体环，即心电向量环(ecg vector central)。心房肌除极画出的心电向量环称为 P 环，心室肌除极阶段画出的心电向量环称为 QRS 环，心室肌复极阶段画出的心电向量环称为 T 环。

P 环、QRS 环、T 环都是占有一定空间的、不规则的立体结构，作为一个不规则的立体心电向量环，从不同角度观察其形态时会有一定差别。通常将立体心电向量环分别投影在额面(冠状面)、横面(水平面)来观察心电向量环的整体情况。投影在额面上的心电向量环称为额面心电向量环，投影在横面上的心电向量环称为横面(膈面)心电向量环。例如，QRS 环在额面、横面上的投影形态见图 8－1－6。

三、心电图导联轴与平均心电轴

导联轴(lead axis)是指心电图导联正、负电极之间设想的连线。标准导联和加压肢体导联的导联轴均位于额面，胸导联的导联轴位于膈面。各导联轴的表示方法如下：

1. 额面导联轴

(1) 标准导联的导联轴：按标准导联Ⅰ、Ⅱ、Ⅲ的连线，设想导联轴可以画出倒等边三角形表示[图 8－1－7(a)]。以 R、L、F 分别代表等边三角形的 3 个顶点，代表右上肢、左上肢和左下肢。R 与 L 的连线(RL)为Ⅰ导联的导联轴，R、L 中点的 R 侧为负，L 侧为正；同理，R、F 的连线为Ⅱ导联的导联轴，R 侧为负，F 侧为正；L、F 的连线为Ⅲ导联的导联轴，L 侧为负，F 侧为正。

(2) 加压肢体导联的导联轴：aVR、aVL、aVF 导联的导联轴如图 8－1－7(b)所示，等边三角形的中心 O 相当于中心电端，以中心电端为零电位点，以探查电极为正，则 OR、OL、OF 段为正，过中心电端 OR、OL、OF 段的相反方向 OR′、OL′、OF′段为负。

2. 膈面导联轴 V_1～V_6 导联的导联轴如图 8－1－8 所示，O 点为中心电端，OV_1～OV_6 分别为 V_1～V_6 导联轴，以中心电端为零电位点，以探查电极为正，则 OV_1～OV_6 段均为正，其相反方向段均为负。

3. 平均心电轴 心电轴通常是指平均 QRS 心电轴，它是心室除极过程中全部瞬间向量的综合(平均 QRS 向量)，借以说明心室在除极过程这一总时间内的平均电势方向和强度。它是一个立体空间概念，常用其投影在前额面上的心电轴，可用任何两个肢体导联的 QRS 波群的振幅或面积计算出心电轴。

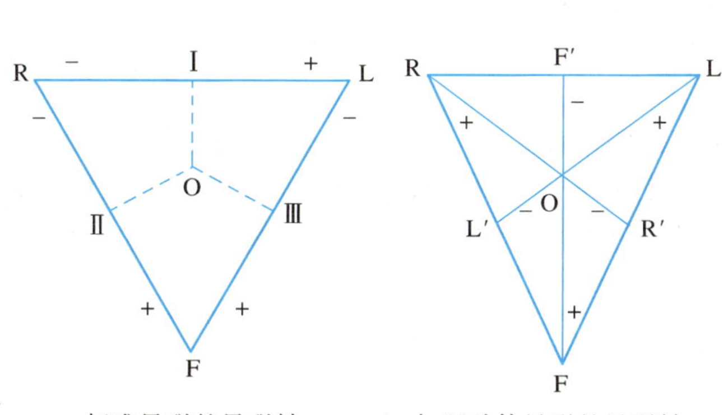

a. 标准导联的导联轴　b. 加压肢体导联的导联轴

图8-1-7 肢体导联的导联轴

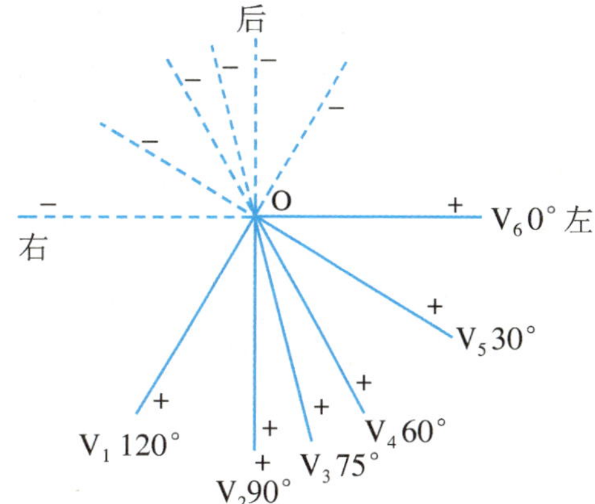

图8-1-8 胸导联的导联轴

任务2 识别正常心电图

一、心电图各波段的形成和命名

心脏传导系统由窦房结、结间束、房室结、房室束、左右房室束支和Purkinje纤维组成(图8-2-1)。窦房结位于上腔静脉入口与右心室交界处。正常心脏电活动起源于窦房结,在兴奋心房的同时经结间束传至房室结,后经希氏束、左右束支及Purkinje纤维传导,最后兴奋心室。这种有序的传导电活动,引起一系列有序的电位改变,形成心电图纸上有序的波段(图8-2-2),分别命名为:

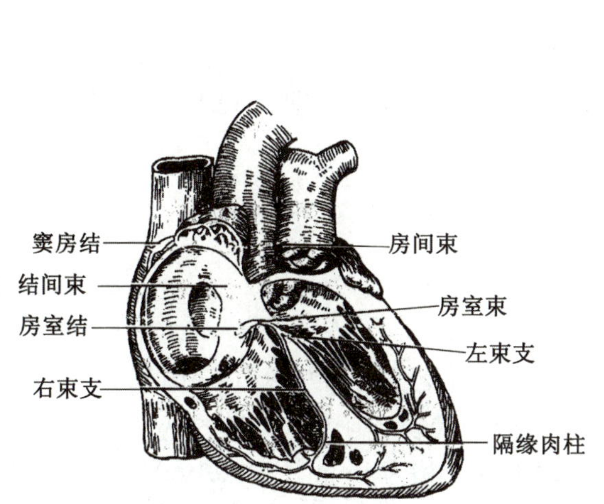

图8-2-1 心脏的传导系统

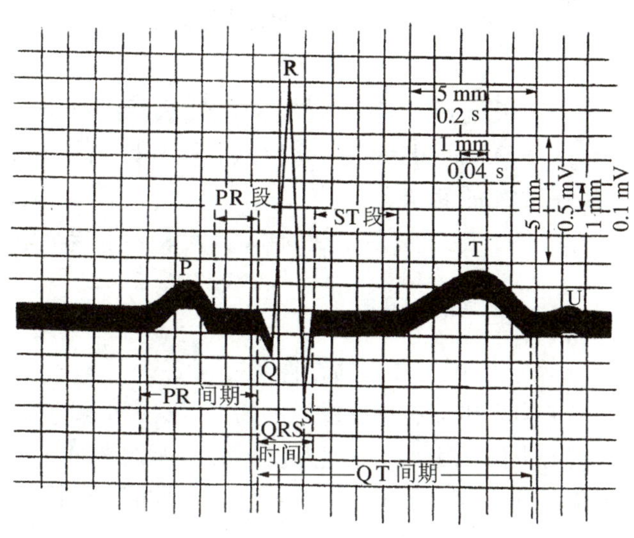

图8-2-2 心电图各波段的组成

(1) P波:代表心房除极波。心房激动起源于窦房结。窦房结位于右心房上部上腔静脉开口处,发出冲动后右心房首先发生除极,而后沿传导束兴奋左心房,故P波前1/3代表右心房单独除极，中 1/3 代表左、右心房共同除极，后 1/3 代表左心房单独除极。

(2) PR 间期：代表激动自心房传到心室所需要的时间，即从 P 波起点至 QRS 波群起点的水平距离。

(3) QRS 波：代表心室除极波。QRS 波命名原则为(图 8-2-3)：第 1 个出现的负向波称为 Q 波；第 1 个出现的正向波称为 R 波；R 波之后的负向波称为 S 波；S 波之后第 2 个正向波称为 R′ 波；R 波之后的第 2 个负向波称为 S′波；若 QRS 波仅有负向波，则称为 QS 波。各波幅度的大小用英文大小写字母表示，波幅大者用大写字母表示，波幅小者用小写字母表示。

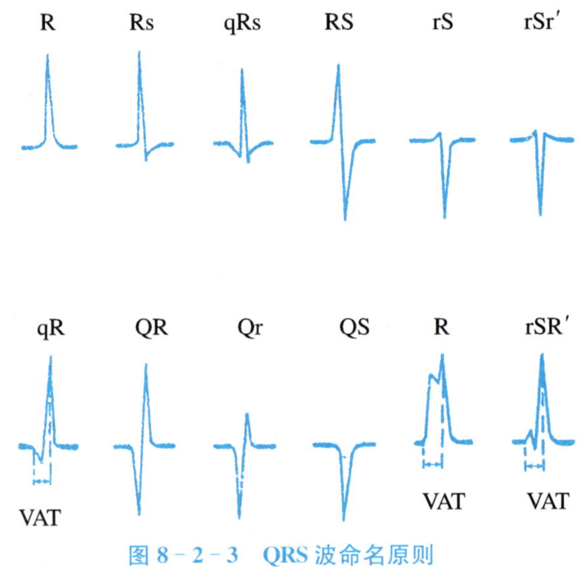

图 8-2-3　QRS 波命名原则

(4) ST 段：代表心室除极结束到心室复极开始的电位变化，即从 QRS 波终点到 T 波起点的一段基线。

(5) T 波：代表心室复极波，是 ST 段后出现的较平缓、圆钝的波形，可直立、倒置、低平或双向等。

(6) QT 间期：代表心室肌从除极开始到复极结束全过程所需的时间，即从 QRS 波起点到 T 波终点的水平距离。

(7) U 波：T 波后出现的小波，代表心室后继电位。

二、测量心电图

(一) 心电图记录纸的构成

心电图纸印有许多纵线和横线，纵横间距均为 1 毫米(mm)，交织成正方形小格(图 8-2-2)。常规心电图机走纸的速度为 25 mm/s，所以横向每 1 mm(一小格)代表 0.04 秒。纸上的纵向距离代表电压，一般规定标准电压为 1 毫伏(mV)使曲线移位 10 mm，纵向 1 小格为 1 mm，代表 0.1 mV。

(二) 各波时间及振幅的测量

1. 测量各波段的时间　选择波形较清晰的导联进行测量。由波形的起始部内缘测至波形的终末部内缘，分别测量 P 波时间、PR 间期(或 PQ 间期)、Q 波时间、QRS 波时间、QT 间期等(图 8-2-4)。

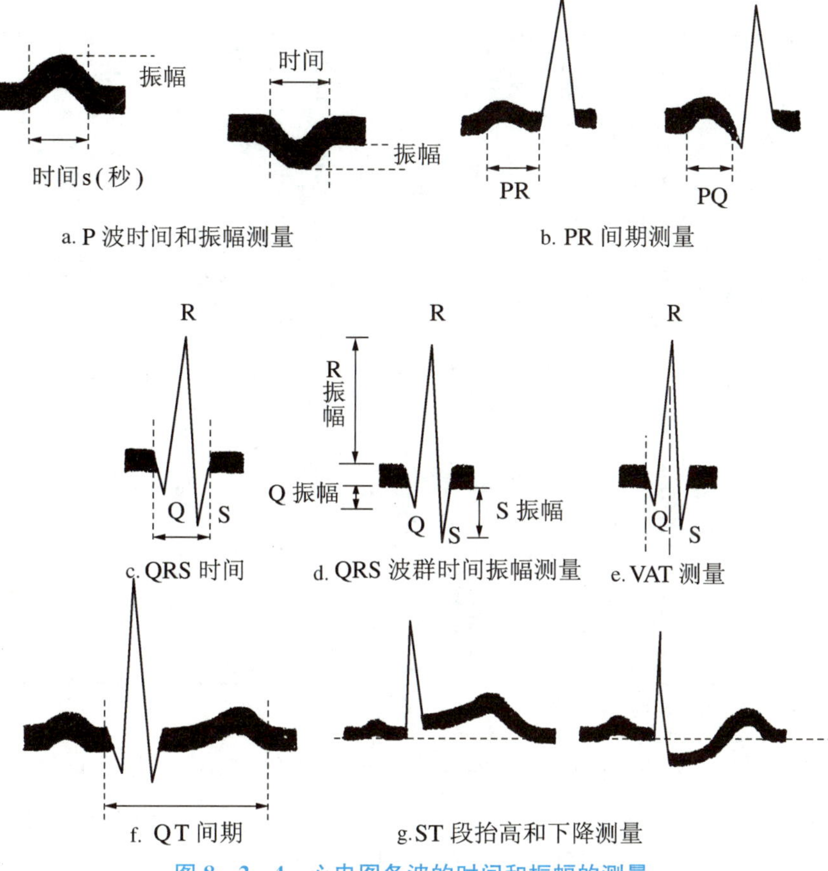

图 8－2－4 心电图各波的时间和振幅的测量

2. 测量各波的振幅(电压) 如测量一个向上波形的振幅,应从等电线的上缘垂直量到波峰;测量一个向下波形的振幅时,应从等电线(基线)的下缘垂直量到波谷。双向波的电压为:应将等电线的上缘垂直量到波峰,加上自等电线下缘垂直量到波谷处振幅的算术和。

3. ST 段移位的测量 测量 ST 段移位时应取 QRS 起始部为参考水平线,取 J 点(QRS 波群的终末与 ST 段起始的交接点)后 0.06 秒或 0.08 秒处作为测量点。当 ST 段抬高时,应测量该点 ST 段上缘距参考水平线上缘的垂直距离;当 ST 段压低时,应测量该点 ST 段下缘距参考水平线下缘的垂直距离。

(三) 心率的计算

通常有以下 3 种心率计算法:

1. 测量计算法 心律较整齐时,测量相邻 2 个 P 波的间隔时间(PP 间期)或相邻 2 个 R 波的间隔时间(RR 间期)(代表一个心动周期),然后代入以下公式:心率＝60/PP 或 RR 间期(秒),即心房率或心室率。若心律不齐,则需测量 5 个以上 PP 或 RR 间期,取平均值,然后按公式心率＝60/PP 或 RR 间期平均值(秒),计算心房率或心室率。例如,PP 间期平均为 0.8 秒,则心房率为 75 次/分;RR 间期平均为 0.8 秒,则心室率为 75 次/分。

2. 查表法 测 5 个以上 PP 间期或 RR 间期,求得 RR 间期平均值后直接查表 8－2－1 得出心率。

表 8-2-1　自 RR 间期推算心率表

1	2	1	2	1	2	1	2	1	2	1	2
77.5	77.5	67	89.5	56	107	45	133	34	176	23	261
77	78	66	91	55	109	44	136	33	182	22	273
76	79	65	92.5	54	111	43	139	32	187	21	286
75	80	64	94	53	113	42	143	31	193	20	300
74	81	63	95	52	115	41	146	30	200	19	316
73	82	62	97	51	117.5	40	150	29	207	18	333
72	83	61	98.5	50	120	39	154	28	214	17	353
71	84.5	60	100	49	122.5	38	158	27	222	16	375
70	86	59	101.5	48	125	37	162	26	230	15	400
69	87	58	130	47	127.5	36	166.5	25	240	14	428
68	88	57	105	46	130	35	171.5	24	250	13	461

注：(1) 表中 RR 间期均为小数点以下的秒数(平均值)。例如，RR 间期为 0.75 秒，则心率为 80 次/分；RR 间期为 0.46 秒，则心率为 130 次/分；RR 间期为 1.5 秒，则心率为 40 次/分。

(2) 表中两项乘积均为 6 000 左右，故两项可以互用，即以其中一项为 RR 间期，另一项则为心率次数。

3. 估算法　数 30 中格相当于 6 秒中 P 波或 QRS 波群的个数(压线不算)乘以 10，可估算出心房率或心室率。此法常用于计算心律不齐者的平均心率。

(四) 心电轴测量

常用的测量方法有目测法、振幅法及查表法。

1. 目测法　根据 Ⅰ 导联与Ⅲ导联 QRS 波群的主波方向，估计心电轴是否偏移，具体见图 8-2-5。

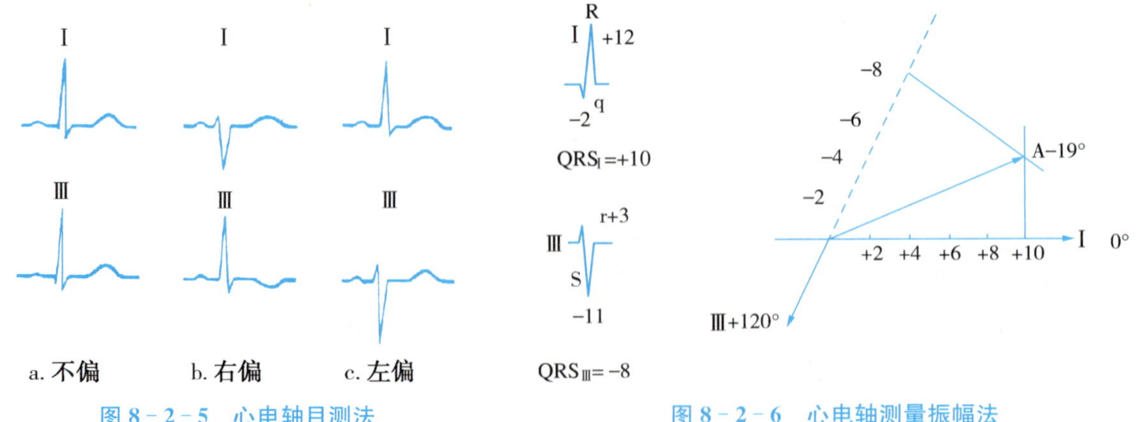

图 8-2-5　心电轴目测法

图 8-2-6　心电轴测量振幅法

2. 振幅法　将Ⅰ、Ⅲ导联轴保持原有的方向，进行平行移置于两导联轴 O 点重叠。首先分别计算出Ⅰ、Ⅲ导联 QRS 波群正负波振幅值的代数和（R 波为正值，Q 波与 S 波为负值），按这两个代数和分别在Ⅰ、Ⅲ导联轴上找出相应的位点，通过此点画出垂直于该导联轴的垂直线，两条垂直线的交点与 O 点作连线，此连线即心电轴的方位。测量该连线与Ⅰ导联轴正侧的夹角，即为心电轴所在的角度（图 8－2－6）。

3. 查表法　首先分别计算出Ⅰ导联与Ⅲ导联 QRS 波群正负波振幅值代数和，直接查心电轴表得心电轴所在的角度。

心电轴正常范围在－30°～＋90°之间。电轴位于－30°～－90°为心电轴左偏，＋90°～＋180°为心电轴右偏，－90°～－180°为心电轴极度右偏（近年定为不确定电轴）。左心室肥厚、左前分支阻滞等可使心电轴左偏，右心室肥厚、左后分支阻滞等可使心电轴右偏，不确定电轴可发生于正常人或肺心病、冠心病、高血压等（图 8－2－7）。

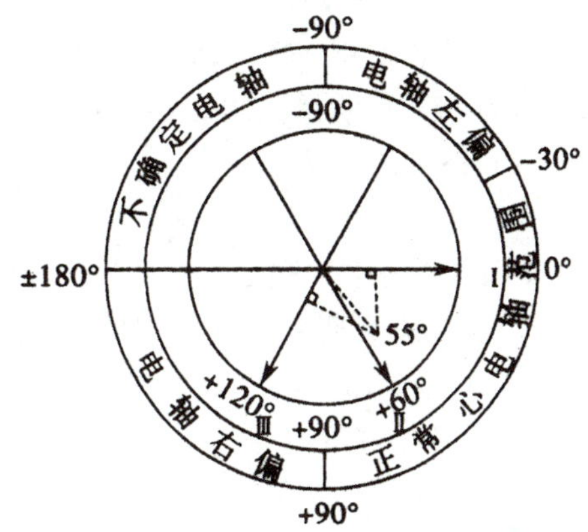

图 8－2－7　正常心电轴及其偏移

三、心电图正常值及临床意义

正常心电图各波段波形，如图 8－2－8 所示。

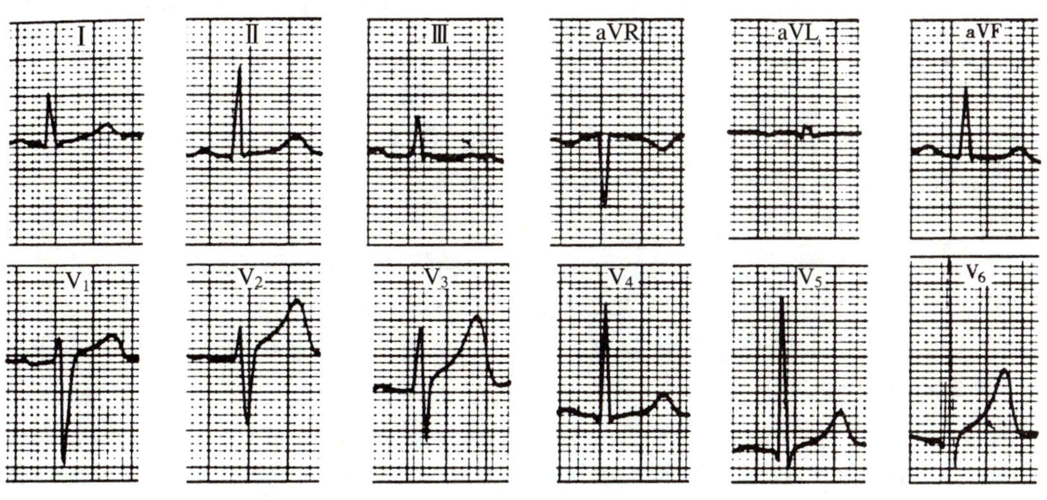

图 8－2－8　正常心电图

（一）P 波

1. 形态与方向　正常 P 波圆钝平滑，可有轻微切迹。

2. 时间　一般小于 0.12 秒。

3. 振幅　在胸导联不超过 0.20 mV，在肢导联不超过 0.25 mV。

4. 临床意义　① 正常人为窦性 P 波。在Ⅰ、Ⅱ、aVF、$V_{4\sim6}$ 导联直立，aVR 导联倒置；在Ⅲ、aVL、$V_{1\sim3}$ 导联可直立、倒置或双向。② 若 P 波在Ⅰ、Ⅱ、aVF 导联倒置，aVR 导联直立，称逆行 P

波，表示激动自房室交界区向心房逆行传导，常见于房室交界性心律，属异位心律。③ 若 P 波振幅超过正常值范围，提示右心房肥大。④ 若 P 波时间超过正常值范围，提示左心房肥大。

（二）PR 间期

1. 正常范围　0.12～0.20 秒。PR 间期长短与心率快慢成反比，即心率越快，PR 间期越短；心率越慢，PR 间期越长。婴幼儿及心动过速者，PR 间期缩短；老年人及心动过缓者，PR 间期延长。但一般在正常范围内。

2. 临床意义

（1）PR 间期延长：PR 间期$>$0.20 秒，见于房室传导阻滞。

（2）PR 间期缩短：PR 间期$<$0.12 秒，见于预激综合征。

（三）QRS 波

1. QRS 波群时间　正常成人为 0.06～0.10 秒。V_1、V_2 导联的室壁激动时间（ventricular activation time，VAT）小于 0.03 秒，V_5、V_6 的室壁激动时间（VAT）小于 0.05 秒。QRS 波群时间或室壁激动时间延长见于心室肥大、心室内异位心律或心室内传导阻滞等。

2. QRS 波群振幅

（1）肢体导联：肢体导联的 QRS 波群形态受额面向量环的影响，QRS 波群有较大的变异。加压单极肢体导联 aVL 导联 R 波不超过 1.2 mV，加压单极肢体导联 aVF 导联 R 波不超过 2.0 mV，加压单极肢体导联 aVR 导联 R 波不超过 0.5 mV。标准Ⅰ导联 R 波不超过 1.5 mV。

（2）胸导联：V_1、V_2 导联一般呈 rS 型，$R/S<1$，V_1 导联 R 波不超过 1.0 mV；在 V_3 导联呈 RS 型，$R/S\approx1$；V_5、V_6 导联主波向上，呈 qR、qRs、Rs 型，$R/S>1$；V_5 导联 R 波一般$<$2.5 mV；$R_{V5}+S_{V1}<4.0$ mV（男性）、<3.5 mV（女性）。正常人胸导联自 V_1 至 V_5，R 波逐渐增高，S 波逐渐减小。

3. 低电压　若 6 个肢导联每个 QRS 波群电压（R+S 或 Q+R 的算术和）均小于 0.5 mV 或每个胸前导联 QRS 电压的算术和均小于 0.8 mV，称低电压。见于肺气肿、心包积液、全身水肿、黏液性水肿、心肌损害。个别导联的 QRS 波群振幅矮小，并无意义。

4. Q 波　正常人除Ⅲ导联 Q 波可达 0.04 秒，aVR 导联有较宽 Q 波或呈 QS 型，其余导联 Q 波时限一般不超过 0.03 秒。正常 V_1、V_2 导联不应有 Q 波，偶可呈 QS 型。正常情况下，Q 波的振幅均应小于同导联 R 波的 1/4。若不应有 Q 波的导联出现 Q 波，或可有 Q 波的导联的 Q 波振幅超过同导联 R 波的 1/4，时间超过 0.04 秒且有切迹，称为异常 Q 波或病理性 Q 波（pathological Q wave），常见于心肌梗死等。

（四）ST 段

任一导联（aVR 除外）ST 段下移都不应超过 0.05 mV。ST 段上移在肢体导联及胸导联 $V_{4\sim6}$ 不应超过 0.1 mV，胸导联 $V_{1\sim2}$ 不超过 0.3 mV，V_3 不超过 0.5 mV；若 ST 段下移大于 0.05 mV，见于心肌缺血或劳损；若 ST 段上移超过正常范围且弓背向上，见于急性心肌梗死；若 ST 段上移且弓背向下，见于急性心包炎；变异性心绞痛时 ST 段也上移且 T 波高耸，对应导联则 ST 段下移。

（五）T 波

代表心室复极的电位变化，是 ST 段后出现的一个圆钝的波，占时较长，从基线开始缓慢上升，然后缓慢下降，形成前肢较长、后肢较短的波形。

1. T 波方向　正常 T 波方向应与同导联 QRS 波群主波方向一致。在Ⅰ、Ⅱ、$V_{4\sim6}$ 导联 T 波直立，在 aVR 导联 T 波倒置，在Ⅲ、aVL、aVF、$V_{1\sim3}$ 导联 T 波可直立、双向或倒置。

2. T 波振幅 ① 在以 R 波为主的导联中，T 波振幅不应低于同导联 R 波的 1/10。胸导联 T 波有时可达 1.2～1.5 mV，T 波轻微增高尚无临床意义。② 若 T 波显著增高，见于急性心肌梗死的早期与高血钾。③ T 波低平或倒置见于心肌损伤、心肌缺血、低血钾等。若 T 波倒置明显加深且有前后两肢对称、顶点居中的特点，称“冠状 T 波”，为冠状动脉供血不足的表现，见于心肌梗死的早期、慢性冠状动脉供血不足等。

（六）QT 间期

1. 正常范围 当心率在 60～100 次/分时，QT 间期在 0.32～0.44 秒。心率越快，QT 间期越短；反之，则越长。

2. QT 间期延长 见于心肌损害、低钙血症、心肌缺血、低血钾、奎尼丁中毒、QT 延长综合征等。

3. QT 间期缩短 见于高钙血症、洋地黄效应等。

（七）U 波

U 波是在 T 波后 0.02～0.04 秒出现的小波，其方向一般同 T 波一致。振幅很小，在肢体导联不易辨认，在胸导联特别是 V_3 较清楚，可达 0.2～0.3 mV。近年研究认为心室肌舒张的机械作用是形成 U 波的原因。U 波明显增高见于血钾过低，U 波倒置见于高血钾、冠心病。

任务目标评价表

任务 3 分析心电图和了解其临床应用

一、心电图分析方法

心电图检查在操作中受诸多因素的影响，分析心电图时要充分考虑技术因素的影响，应仔细阅读，严格地运用心电图标准进行判断。可按以下步骤阅读、分析：

1. 结合临床资料 仔细阅读申请单，必要时问诊和做必要的体检。心电图变化应结合临床资料才能得出正确的解释。

2. 整体浏览评估描记技术是否符合要求 注意有无伪差（如交流电、肌肉震颤干扰，基线不稳），定准电压是否标准，走纸速度是否稳定，导联连接是否错误，导联标记是否错误，导线是否松脱或断线等。注意对描记好的心电图做好标记，包括姓名、性别、检查时间、临床诊断，并按导联顺序排列粘贴并做好标记。

3. 心电图的定性和定量分析 首先进行心电图整体浏览。注意 P 波、QRS－T 各波的有无及其相互之间的关系，波形大小、有无变形、ST－T 的形态等。然后对可疑部分做定量测量，以获得准确数据。定量测量通常测 P 波、PR 间期、PP 间期、RR 间期、QRS 波时间、振幅、QT 间期、ST－T 等。

（1）首先找出 P 波，确认主导心律：P 波在 Ⅱ、V_1 导联最清楚。根据 P 波的有无及形态，确认与 QRS 波群的时间关系，测量 PR 间期，这是分析主导心律的关键。应注意 P 波的方向、时间、电压，PR 间期，P 波与 QRS 波群的关系。

（2）测量 PP 间期或 RR 间期：按公式计算或查表得出心房率与心室率。两种或两种以上心律并存者，应按主导心律测量。对心律不齐者，心电图记录应足够长，以便于分析计算，应选 P 波清楚的导联进行测量。

(3) 测量分析 QRS 波群：① 形态。查看各导联波形是否在正常范围，是否有异常 Q 波。② 时间。应选 QRS 波清楚的导联进行测量，考虑心室肥厚者，应测室壁激动时间(VAT)。③ 振幅。查看各导联 QRS 波群的 R 波及 S 波，对振幅过大的波形进行测量，并予以记录。④ 心电轴。

(4) 测量 ST 段与 T 波：主要观察 ST 段移位情况和移位形态，T 波的方向、形态、振幅。

(5) 测量 QT 间期：主要测量 QT 间期时间。

心电图各波段测量数据一般在心电图报告中加以描述。先写异常，后写正常；先写形态，后写时间、电压；先写 P 波与 QRS 波关系，后写 P 波、PR 间期、QRS 波、ST 段、T 波、QT 间期。

4. 确认各波段特征，得出检查结论　在心电图图形较复杂时，心电图结论首先采用一元化评估原则进行分析，通常首先考虑常见的、多发的表现。根据心电图特征，结合临床资料提出心电图诊断。

二、心电图的临床应用

心电图检查临床应用十分广泛，具有无创、便捷、廉价、重复性好、诊断谱宽、资料客观等优点。心电图检查主要反映心脏电活动，其临床应用价值主要为：

1. 诊断心律失常　对心律失常的分类、治疗指导、预后判断具有确诊价值。这是其他检查方法无法取代的。

2. 诊断急性心肌梗死　能起到定性、定期、定位诊断作用。特征性的心电图改变及动态演变过程是确诊心肌梗死可靠而实用的方法。

3. 协助诊断某些心脏疾病　如房室肥大、心肌缺血、心肌损伤、心包炎、心肌炎等，观察心电图表现有助于诊断。

4. 为药物与电解质紊乱诊断提供依据　电解质紊乱(如低血钾、高血钾等)、药物(如洋地黄、奎尼丁等)对心脏有一定影响，通过心电图图形的变化可协助诊断与观察。

5. 心电图检查的其他应用　动态心电图、心电监护、心脏运动试验、药物负荷试验、高频心电图、体表希氏束电图等的广泛应用，使心电图检查有更宽的适应证。心电图在心脏电生理及其他检查中具有时相标记及辅助诊断意义，是其他检查的重要辅助手段。除循环系统疾病之外，心电图已广泛应用于各种危重症患者的抢救、手术麻醉、用药观察及航天、登山运动的心电监测。

心电图检查的局限性：对反映心脏收缩与舒张功能变化及心脏结构变化的诊断尚缺乏特异性，如无法确诊心功能不全、心瓣膜病、先天性心脏病等。

任务4　识别常见异常心电图

一、心房、心室肥大

心房、心室肥大时，房室除极时间延长、电压增大，心电图产生相应变化。

(一) 心房肥大

1. 右心房肥大　P 波在Ⅰ、Ⅱ、aVF 导联及 V_1 导联高而尖，振幅在肢导联≥0.25 mV、在胸导联≥0.20 mV，P波时间不延长。这种高而尖的P波常见于慢性肺源性心脏病，故称"肺型P波"（图8-4-1）。

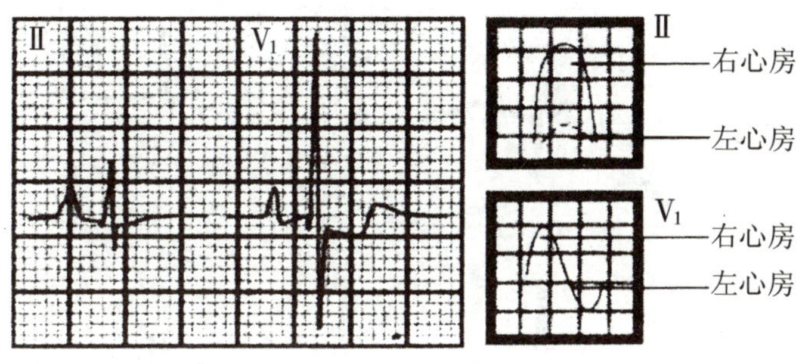

图8-4-1 右心房肥大

2. 左心房肥大 P波增宽，时间≥0.12秒，P波呈双峰型，两峰间距≥0.04秒，以Ⅰ、Ⅱ、aVL导联明显，因常见于二尖瓣狭窄，又称"二尖瓣型P波"。在 V_1 导联，P波常先正后负，负向部分增宽加深，称为P波的终末电势（terminal force，Ptf），左房肥大时 $PtfV_1$（绝对值）≥0.04 mm·s（图8-4-2）。

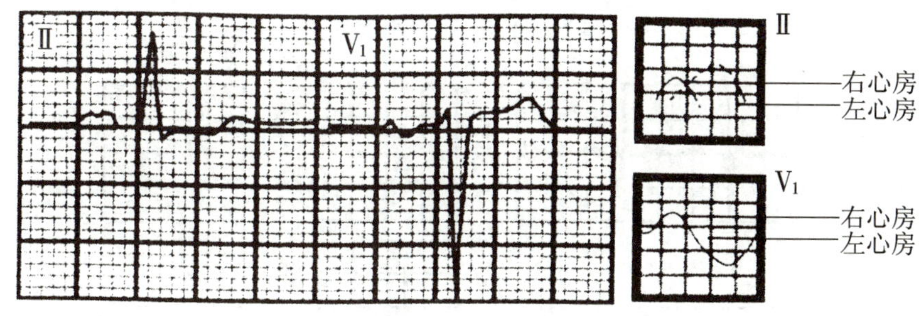

图8-4-2 左心房肥大

（二）心室肥厚

心室肌肥厚时，心室除极向量加大，除极时间延长，由于心肌肥厚劳损、相对供血不足，在心电图出现相应的ST段和T波的改变。左室肥厚时，左室除极向量加大，综合向量指向左后上方，但除极顺序无改变，故QRS波群形态变化不大，主要表现为反映左室导联的QRS波电压较正常增高。在正常情况下，由于右室壁厚度只有左室壁的1/3，右室轻微肥厚时，仅表现为反映右室导联的QRS波电压较正常增高；只有当右室明显肥厚时，才会显著影响心电综合向量的方向（偏向右前方），产生特征性的心电图改变。

1. 左心室肥厚 心电图特点如下（图8-4-3）：

（1）左室电压增高。左心室肥厚电压标准：① 胸导联：$R_{V5}>2.5$ mV，$R_{V5}+S_{V1}>4.0$ mV（男性）或>3.5 mV（女性）。② 肢体导联：$R_{aVF}>2.0$ mV，$R_{aVL}>1.2$ mV，$R_{Ⅰ}>1.5$ mV，$R_{Ⅰ}+S_{Ⅲ}>2.5$ mV。③ Cornell标准：$R_{aVL}+S_{V3}>2.8$ mV（男性）或>2.0 mV（女性）。心电图电压诊断左心室肥厚的敏感性较低而特异性较高。

（2）QRS波时间延长，可达0.10～0.11秒，左室除极达到最大向量时间延长，$VATV_5>0.05$ 秒。

（3）额面心电向量电轴左偏，一般不大于−30°。

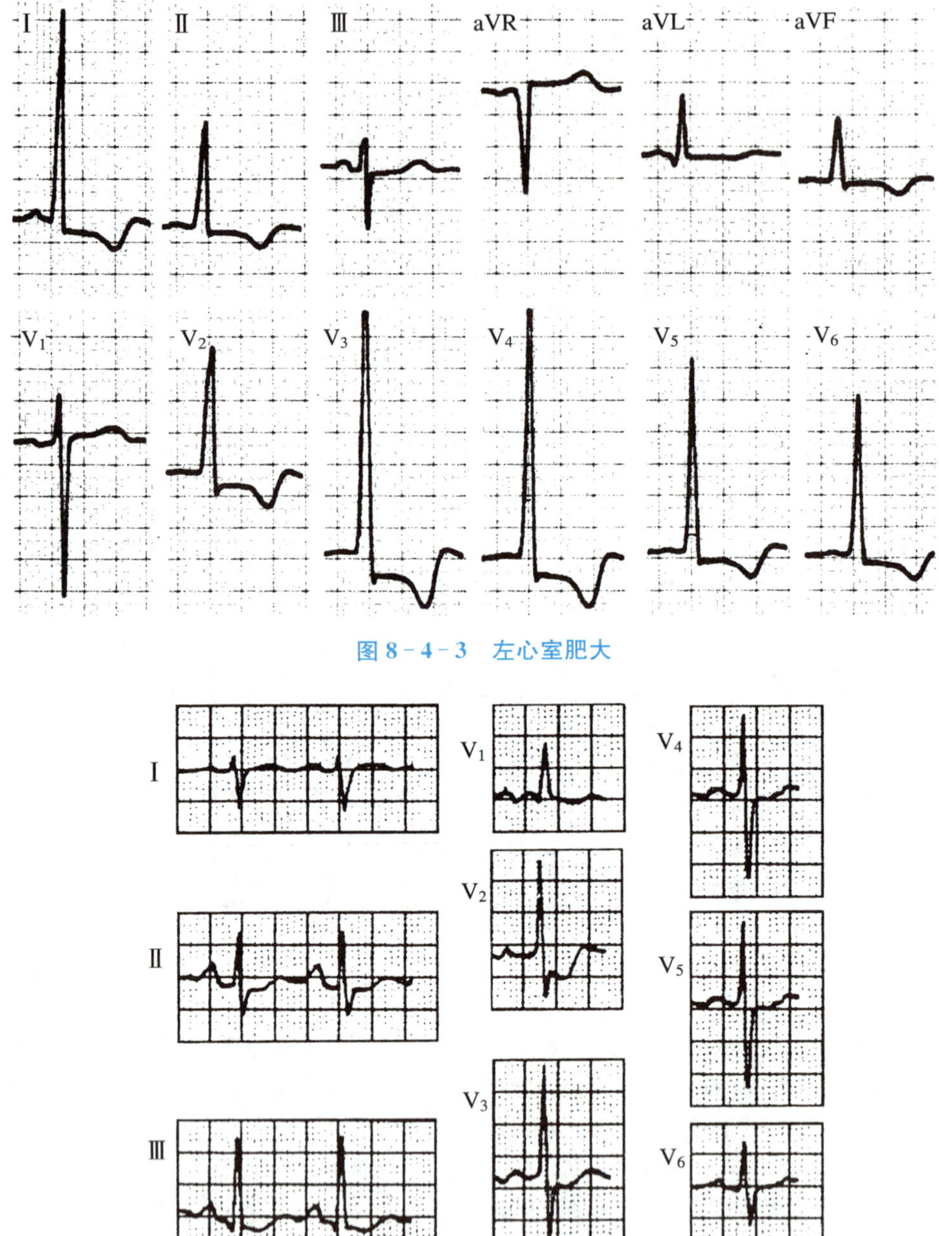

图 8－4－3　左心室肥大

图 8－4－4　右心室肥大

(4) 继发 ST－T 改变，在以 R 波为主的导联 ST 段下移大于 0.05 mV 或伴 T 波低平、双向、倒置。

2. 右心室肥厚　心电图特点如下(图 8－4－4)：

(1) 右室电压增高：① $R_{V1}+S_{V5}>1.05$ mV(重症>1.2 mV)；② $R_{aVR}\geq 0.5$ mV。

(2) 胸导联图形变化：QRS 波群在 V_1 导联上可呈 Rs、R 型，$R/S\geq 1$；在 V_5 导联上可呈 rS 型，$R/S\leq 1$；aVR 导联以 R 波为主，R/q 或 $R/S\geq 1$，为诊断右室肥厚的可靠指标。

(3) V_1 导联上的室壁激动时间 $VAT_{V1}>0.03$ 秒。

(4) 心电轴右偏≥+90°(重症可>+110°),对诊断右室肥厚有较大意义。

(5) 继发 ST-T 改变,即右胸导联(V_1、V_2)的 ST 段压低及 T 波倒置。

二、心肌梗死

急性心肌梗死(acute myocardial infarction,AMI)是冠心病患者常见的危重急症。心肌细胞发生缺血、损伤和坏死时,心电图具有特征性演变规律,对于心肌梗死的早期发现、早期诊断及病情判断具有重要临床意义。

(一) 基本图形变化

1. "缺血型"改变　冠状动脉急性闭塞后,最早出现的变化是缺血型 T 波改变。通常缺血最早发生于心内膜下肌层,表现为 T 波高而直立。若缺血发生于心外膜下肌层,则 T 波表现为倒置。同时心肌复极时间延长,表现为 QT 间期延长。缺血型 T 波常有形态改变:① 前肢与后肢对称;② 顶端变为尖耸的箭头状。

2. "损伤型"改变　随缺血时间延长,缺血程度加重,出现"损伤型"图形改变,表现为面向损伤心肌的导联出现 ST 段呈弓背向上抬高,形成单向曲线。这是因为损伤的心肌细胞极化能力减弱,在静息状态下呈部分极化状态,与周围未受损伤心肌之间产生了电位差(损伤电流)所致。

3. "坏死型"改变　心肌坏死后丧失了除极和复极的能力,不产生心电向量,而健康心肌正常除极,其综合心电向量背离坏死区心肌,因此在相对应的导联上 QRS 波群出现异常 Q 波或呈 QS 波。

(二) 心肌梗死心电图的演变及分期

急性心肌梗死心电图具有特征性演变规律,可分为超急性期、急性期、亚急性期、陈旧期(图 8-4-5)。

1. 超急性期(超急性损伤期)　在急性心肌梗死起病数分钟到数小时内发生心肌缺血和损伤的心电图改变,主要表现为 T 波直立高耸,ST 段斜型抬高,与 T 波相连。

2. 急性期　从 ST 段弓背向上抬高呈单向曲线起,出现坏死型 Q 波,至 ST 段恢复到等电线,T 波倒置。一般历时数小时至数天,亦可数周。

3. 亚急性期(近期)　出现于梗死后数周至数月,以坏死及缺血图形为主要特征。抬高的 ST 段恢复至基线,缺血型 T 波由倒置较深逐渐变浅,坏死型 Q 波持续存在。

4. 陈旧期(愈合期)　从倒置的 T 波恢复直立起,一般出现于梗死 3~6 个月之后。心电图仅残留病理性 Q 波,如为小面积的心肌梗死,可不遗留病理性 Q 波。

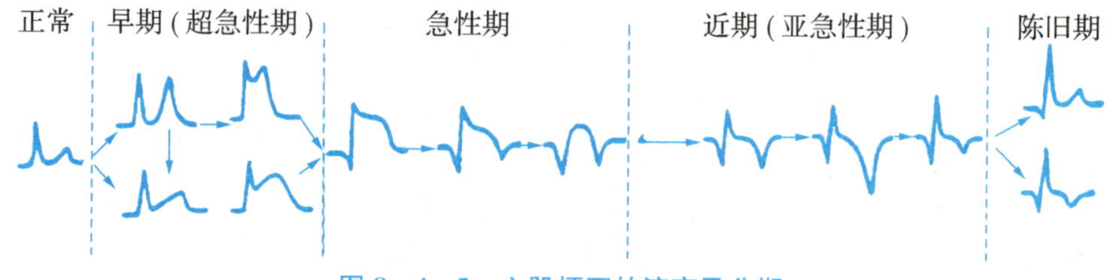

图 8-4-5　心肌梗死的演变及分期

(三) 心肌梗死心电图的定位诊断

一般根据心电图心肌梗死基本图形(异常 Q 波或 ST 段弓背向上抬高)出现的导联来确定心肌梗死的部位,从而确定与梗死相关的病变血管(图 8-4-6、表 8-4-1)。

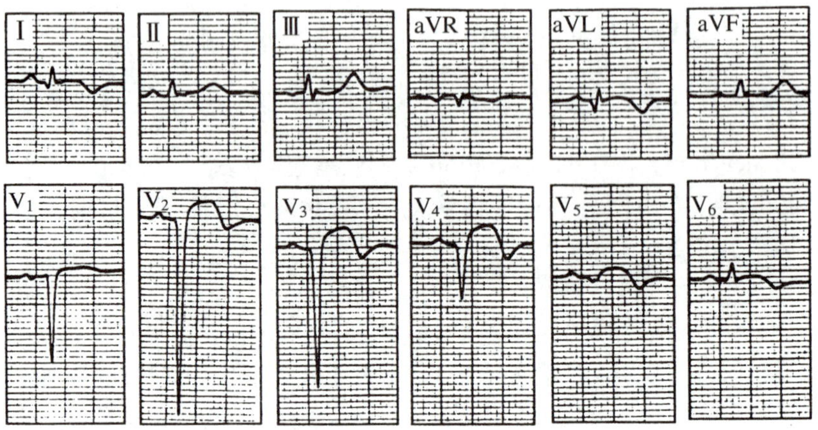

a. 急性广泛前壁心肌梗死

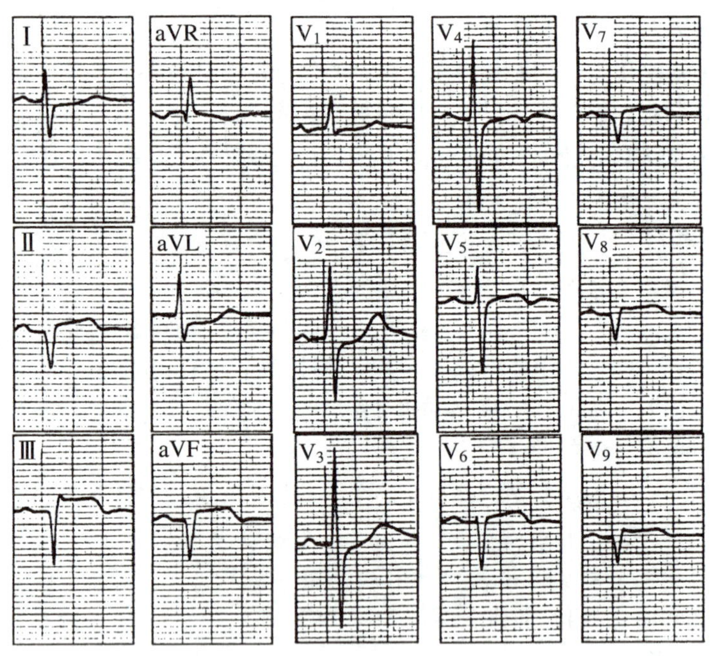

b. 急性下壁及后壁心肌梗死

图 8-4-6 心肌梗死的定位诊断

(1) 前间壁心肌梗死时，在 V_1、V_2、V_3 导联出现心肌梗死基本图形。

(2) 前壁心肌梗死时，在 V_3、V_4 导联出现心肌梗死图形。

(3) 前侧壁心肌梗死时，在 V_5、V_6 导联出现心肌梗死图形。

(4) 广泛前壁心肌梗死时，在Ⅰ、aVL、V_1～V_5导联出现心肌梗死基本图形。

(5) 下壁心肌梗死时，在Ⅱ、Ⅲ、aVF 导联出现心肌梗死基本图形。

(6) 侧壁心肌梗死时，在Ⅰ、aVL 导联出现心肌梗死基本图形。

(7) 后壁心肌梗死时，在 V_7、V_8、V_9导联出现心肌梗死基本图形。

表 8-4-1 心电图心肌梗死图形出现的导联与梗死部位及冠状动脉供血区域的关系

导联	梗死心室部位	供血的冠状动脉
Ⅱ、Ⅲ、aVF	下壁	右冠状动脉或左回旋支
Ⅰ、aVL、V_5、V_6	侧壁	左前降支的对角支或左回旋支
V_1～V_3	前间壁	左前降支
V_3～V_5	前壁	左前降支
V_1～V_5	广泛前壁	左前降支
V_7～V_9	正后壁	左回旋支或右冠状动脉
V_{3R}～V_{4R}	右心室	右冠状动脉

三、心律失常

心脏起搏点正常位于窦房结，电激动由窦房结发出后沿传导系统传导至心房和心室。当心脏电激动发生起源异常或（和）传导异常时，即称为心律失常（arrhythmia）。常见心律失常类型见表 8-4-2。

表 8-4-2 心律失常的心电图分类

激动起源异常	激动传导异常
（一）窦性心律失常	（一）传导阻滞
1. 窦性心动过速	1. 窦房传导阻滞
2. 窦性心动过缓	2. 房内传导阻滞
3. 窦性心律不齐	3. 房室传导阻滞
4. 窦性停搏	4. 室内传导阻滞
（二）异位心律失常	（1）左束支传导阻滞
1. 主动性异位心律	（2）右束支传导阻滞
（1）期前收缩（房性、交界性、室性）	（3）双侧支传导阻滞
（2）阵发性心动过速（房性、交界性、室性）	（二）干扰与干扰性房室脱节
（3）心房扑动与颤动	（三）预激综合征
（4）心室扑动与颤动	
2. 被动性异位心律	
（1）房性逸搏与房性逸搏心律	
（2）交界性逸搏与交界性逸搏心律	
（3）室性逸搏与室性逸搏心律	

（一）窦性心律失常

起源于窦房结的心律，称窦性心律（sinus rhythm）。窦性心律属于正常节律。

1. 窦性心律　正常窦性心律心电图特征：① 窦性 P 波顺序出现，P 波在Ⅰ、Ⅱ、aVF、V_4～V_6

导联直立，在 aVR 导联倒置，P 波大小形态正常；② PR 间期在 0.12～0.20 秒之间；③ 正常人窦性心律的频率为 60～100 次/分（成人）；④ PP 间距之差＜0.12 秒。一般依据 P 波方向正常并规则出现，即可诊断为窦性心律。

2. 窦性心律失常

（1）窦性心动过缓（sinus bradycardia）心电图特征：① 符合窦性心律；② RR 或 PP 间期＞1.0 秒，即心率＜60 次/分（成人）。见于老年人、运动员、甲状腺功能减退、颅内压增高、药物作用（如洋地黄、β-受体阻滞剂等）。

（2）窦性心动过速（sinus tachycardia）心电图特征：① 符合窦性心律；② PP 或 RR 间期＜0.60 秒，即心率超过 100 次/分（儿童超过 120 次/分）。见于剧烈运动、情绪激动、高热、贫血、有效循环血量不足、休克、心力衰竭、甲状腺功能亢进症、药物作用（如阿托品、拟肾上腺素类药物等）。

（3）窦性心律不齐（sinus arrhythmia）心电图特征：① 符合窦性心律；② 最长与最短的 PP 或 RR 间期之差＞0.12 秒。多见于儿童及青少年，生理情况下与呼吸周期有关，吸气时心率加快，呼气时心率减慢。

（二）期前收缩

期前收缩（premature contraction）是指起源于窦房结以外的异位起搏点提前发出的激动，引起心脏提前收缩，又称过早搏动（premature beat），多系折返激动、触发活动、异位起搏点兴奋性增高所引起。按起源部位不同可分为房性、房室交界性、室性期前收缩，其中以室性期前收缩最常见。见于情绪激动、过度劳累、烟酒过量、饱食、各种器质性心脏疾病（如风湿性心脏病、冠心病、心肌炎、心肌病等）、电解质紊乱、药物作用时。

1. 房性期前收缩（premature atrial complex） 其异位激动起源于心房。心电图特征：① 提前出现的房性 P′波，其形态与窦性 P 波不同。② P′R 间期＞0.12 秒。③ 其后 QRS 波群一般正常。如若合并室内差异性传导，则 QRS 波群宽大、畸形；如若房性 P′波后无 QRS 波群，则为房性期前收缩未下传。④ 大多为不完全性代偿间歇，即房性期前收缩的前一个窦性 P 波与后一个窦性 P 波的 PP 间距，小于相邻的 2 个窦性 P 波间距的 2 倍（图 8-4-7）。

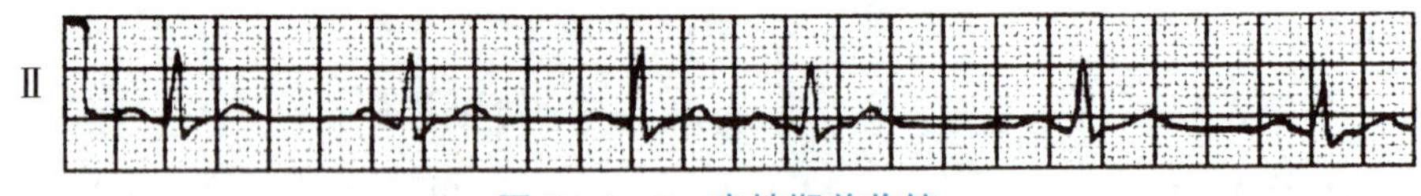

图 8-4-7 房性期前收缩

2. 房室交界性期前收缩（premature junctional complex） 其异位激动起源于房室交界。心电图特征：① 提前出现的 QRS 波群形态多正常；② 逆行 P′波，可在 QRS 波群之前、之后或埋在 QRS 波群之中；③ P′R 间期＜0.12 秒或 RP′间期＜0.20 秒；④ 大多为完全性代偿性间歇，即期前收缩的前一个窦性 P 波与后一个窦性 P 波的 PP 间距，恰好等于相邻的 2 个窦性 P 波间距的 2 倍（图 8-4-8）。

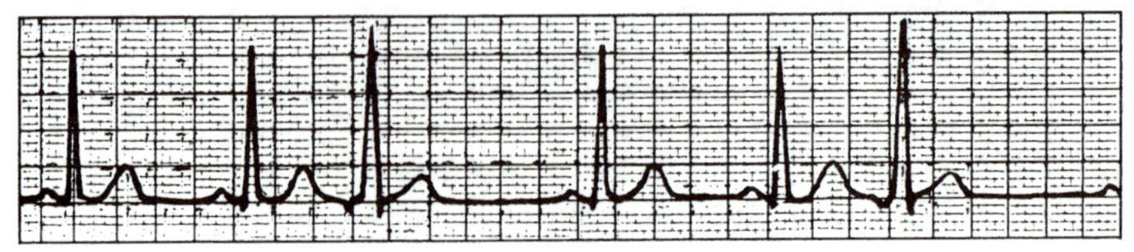

图 8-4-8 交界性期前收缩

3. 室性期前收缩(premature ventricular contraction) 其异位激动起源于心室内。心电图特征为:① 提前出现宽大畸形的 QRS 波群,时限常>0.12 秒;② 提前的 QRS 波群之前无相关的 P 波;③ T 波方向多与主波方向相反;④ 往往为完全性代偿间歇(图 8-4-9)。

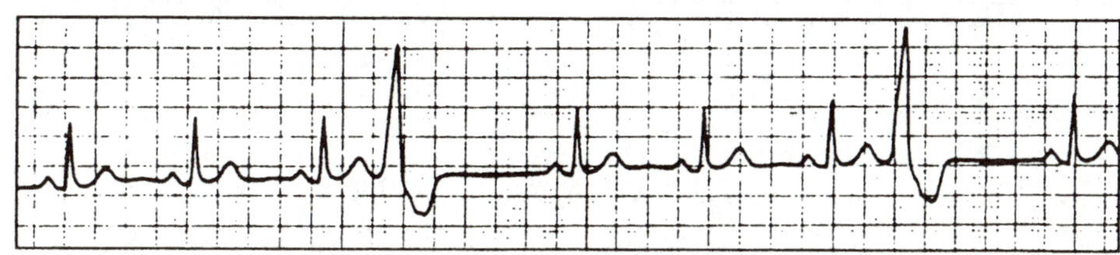

图 8-4-9 室性期前收缩

(三) 异位性心动过速

异位性心动过速(paroxysmal tachycardia)是指异位起搏点兴奋性增高,期前收缩连续出现 3 次或 3 次以上。具有突然发生、突然终止、频率较快(大于 150 次/分)的特征,持续时间长短不等。按激动起源发生部位不同,可分为房性、交界性及室性心动过速,因房性、交界性阵发性心动过速发作时频率过快,P 波与前一周期心动的 T 波相融不易辨认,一般可统称为阵发性室上性心动过速。阵发性室上性心动过速常见于情绪激动、过度劳累、烟酒过量,也可见于风心病二尖瓣狭窄、冠心病、甲亢性心脏病等。阵发性室性心动过速多见于器质性心脏病。

1. 阵发性室上性心动过速(paroxysmal supraventricular tachycardia,PSVT) 心电图特征:① 本质上是连续出现 3 次或 3 次以上快速的房性或交界性期前收缩;② 心室率 160~250 次/分;③ 心室律绝对规则;④ QRS 波群呈室上性,时间小于 0.12 秒,如若伴有室内差异传导,则 QRS 波群变宽、形态畸形;⑤ 继发性 ST 及 T 波改变;⑥ 若有 P′波,且 P′R 间期>0.12 秒,则为阵发性房性心动过速;若无 P′波或有逆行 P′波,P′R 间期<0.12 秒,则为阵发性房室交界性心动过速(图 8-4-10)。

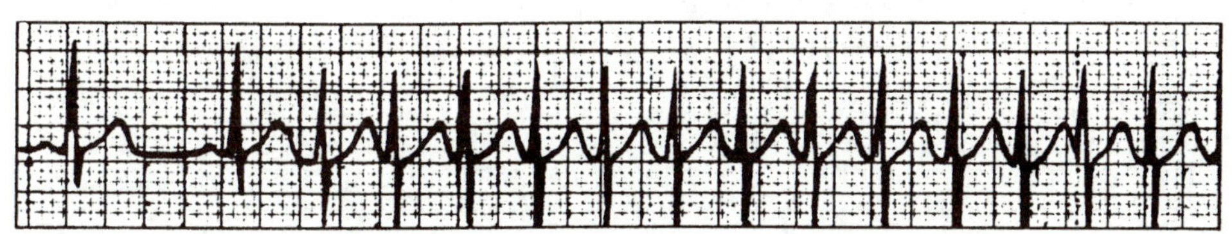

图 8-4-10 阵发性室上性心动过速

2. 室性心动过速(paroxysmal ventricular tachycardia,PVT) 心电图特征:①本质上是连续出现 3 次或 3 次以上的快速的室性期前收缩;② 心室率 140~200 次/分;③ 节律可稍不齐;④ QRS 波群宽大畸形、时间>0.12 秒;⑤ 伴继发性 ST 及 T 波改变;⑥ 若有 P 波,其频率比心室率慢,且 PR 无固定关系(房室分离),可明确诊断;⑦ 心室夺获或室性融合波有助于明确诊断(图 8-4-11)。心室夺获是指室性阵发性心动过速发作过程中,偶有窦性激动下传至心室而引起心室激动,出现一正常形态的 QRS 波群,其前有相关的 P 波。室性融合波是指窦性激动与室性异位激动同时兴奋心室肌,使 QRS 波群形态介于窦性心律与室性异位心律之间,且其前有相关的 P 波。心室夺获和室性融合波也支持室性心动过速的诊断。

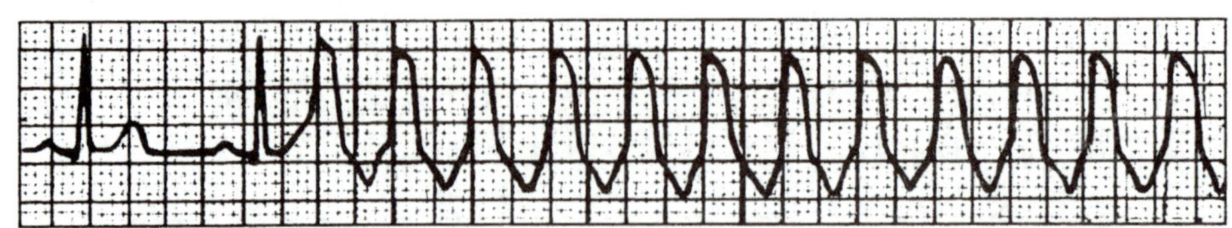

图 8-4-11 阵发性室性心动过速

（四）扑动与颤动

扑动与颤动可发生于心房或心室，其频率较阵发性心动过速更高，频率常在 250～600 次/分，属主动性异位心律。心房扑动与颤动以器质性心脏病多见，严重破坏心房肌规律性收缩，使心室充盈血量减少，造成心脏射血量下降；心室扑动与颤动时，心脏电活动严重紊乱，导致心室肌正常规律性收缩、心室射血功能基本丧失，是诱发心搏骤停、猝死等的常见原因，见于冠心病急性心肌梗死、严重电解质紊乱或洋地黄中毒。

1. 心房扑动(atrial flutter)　心电图特征：① 正常的窦性 P 波消失，代之以频率 240～350 次/分、形态呈锯齿状、间距及振幅均整齐一致的心房扑动波(F 波)，在Ⅱ、Ⅲ、aVF 和 V_1 导联较明显。② QRS波群多呈室上型，时间小于 0.12 秒。③ 房室传导比例多固定，在(2∶1)～(4∶1)之间，亦可不固定。若房室传导比例固定，则心室律规则；若房室传导比例不固定，则心室律不规则(图 8-4-12)。

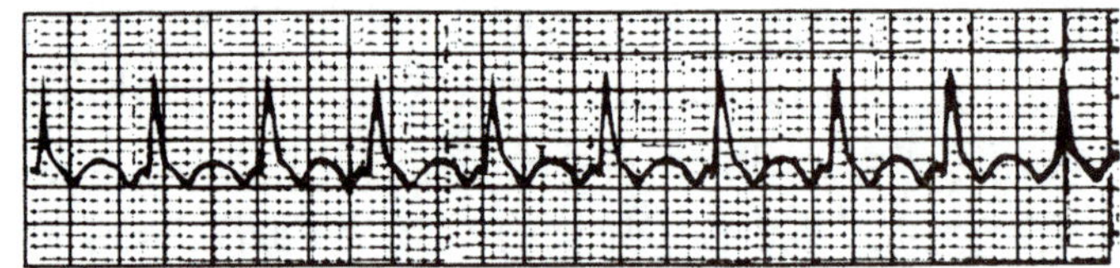

图 8-4-12 心房扑动

2. 心房颤动　心电图特征：① P 波消失，代之以大小不等、形态不同的心房颤动波(f 波)，在Ⅱ、Ⅲ、aVF 和 V_1 导联中比较清楚，频率在 350～600 次/分之间；② QRS 波群多呈室上型，时间小于 0.12 秒，如发生室内差异性传导，QRS 波群可宽大畸形；③ 房室传导比例极不固定，RR 间期绝对不齐(图 8-4-13)。

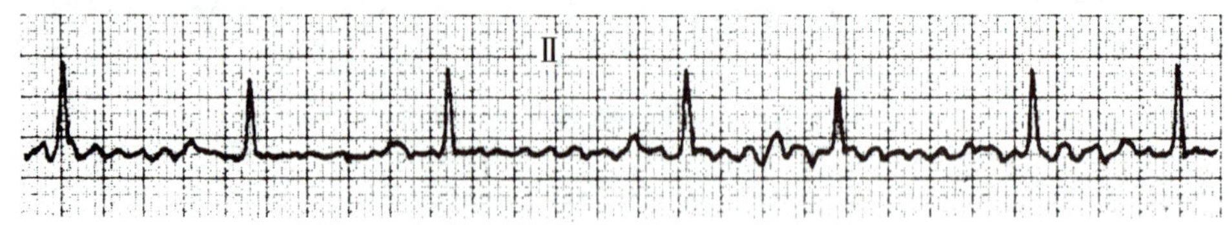

图 8-4-13 心房颤动

3. 心室扑动(ventricular flutter，VF)与心室颤动(ventricular fibrillation，Vf)　都是极严重的心律失常，从血流动力学来看，类同于心室停搏(图 8-4-14)。

(1) 心室扑动心电图特征：① P 波、QRS 波群及 T 波不能辨认，代之为快速宽大匀齐、形态一致的大正弦波，称室扑波；② 频率 200～250 次/分。

(2) 心室颤动心电图特征：① P-QRS-T 波群消失，代之以形状不同、大小各异、极不均匀的颤动波，称室颤波；② 频率 200～500 次/分。

心室扑动持续时间通常短暂，很快变为心室颤动。心室颤动波形最初振幅较大，以后逐渐变小，如经治疗无效，最终变为一等电位线，提示心脏电活动停止。

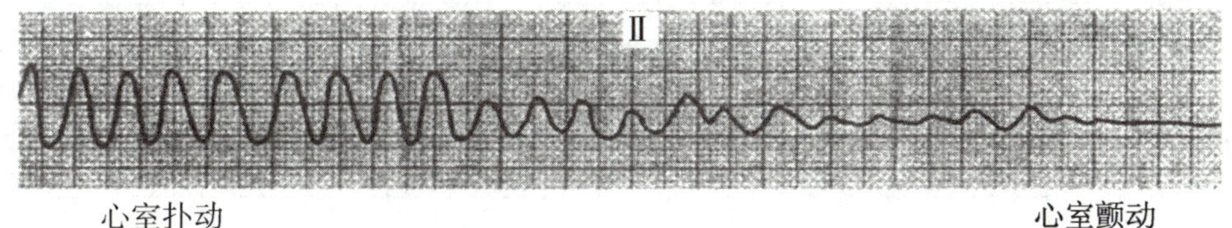

图 8-4-14　心室扑动与心室颤动

（五）传导异常

心脏传导异常包括传导障碍、意外传导和捷径传导。本任务仅讨论房室传导阻滞及捷径传导。

1. 房室传导阻滞(atrioventricular block，AVB)　心房内激动经房室交界向心室传导时出现延迟或中断，称为房室传导阻滞(AVB)，是临床上最常见的一种激动传导异常，按阻滞的程度可分为三度。

(1) 一度房室传导阻滞(Ⅰ°AVB)：仅存在房室传导时间延长，每一个房性激动均能下传至心室。心电图特征：① P′R 间期>0.20 秒(老年人 PR′间期>0.22 秒)。② PR 间期在正常范围，但在无心率变化的情况下，比照过去心电图，PR 间期延长超过 0.04 秒；每一个 P 波后均有相关的 QRS 波群(图 8-4-15)。

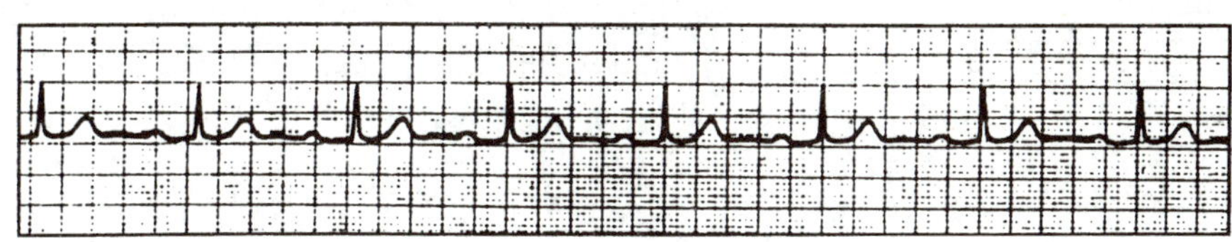

图 8-4-15　一度房室传导阻滞

(2) 二度房室传导阻滞(Ⅱ°AVB)：心房激动不能完全传入心室，发生部分心室漏搏。根据心电图特点可分为Ⅰ型(即文氏现象或莫氏Ⅰ型)和Ⅱ型(亦称莫氏Ⅱ型)。

1) 二度Ⅰ型房室传导阻滞：心电图特征为 P 波规律地出现，PR 间期逐渐变长，而 RP 间期则逐渐缩短，直到 QRS 波群脱漏，出现长 RR 间歇，脱漏后的第 1 个 PR 间期最短，以后逐渐延长，再至 QRS 波群脱漏，如此周而复始，这种现象称文氏现象(Wenckebach phenomenon)(图 8-4-16)。房室传导比例可呈 5∶4、4∶3、3∶2 等。多为功能性或病变位于房室结或希氏束近端，预后较好。

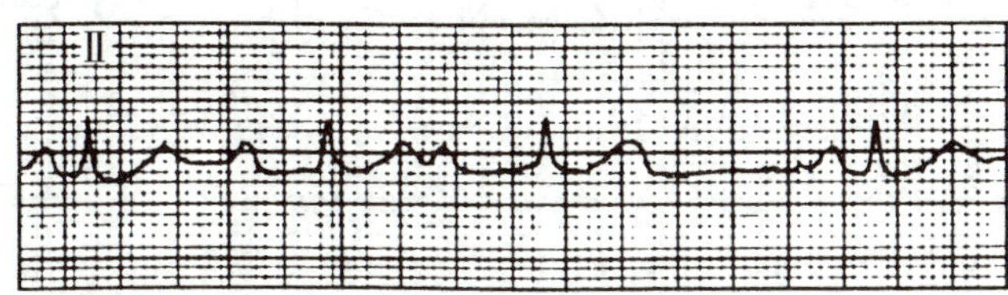

图 8-4-16　二度Ⅰ型房室传导阻滞

2) 二度Ⅱ型房室传导阻滞：心电图特征为 PR 间期规则、固定(正常或延长)，部分 P 波后无 QRS 波群。房室传导比例可呈 3∶1 或 4∶1，可固定或不固定，凡连续出现 2 次或 2 次以上的

QRS 波群脱漏者，称高度房室传导阻滞（advanced atrioventricular block）（图 8-4-17），多属器质性损害，位于希氏束远端或束支部位，易进展为三度房室传导阻滞，预后较差。

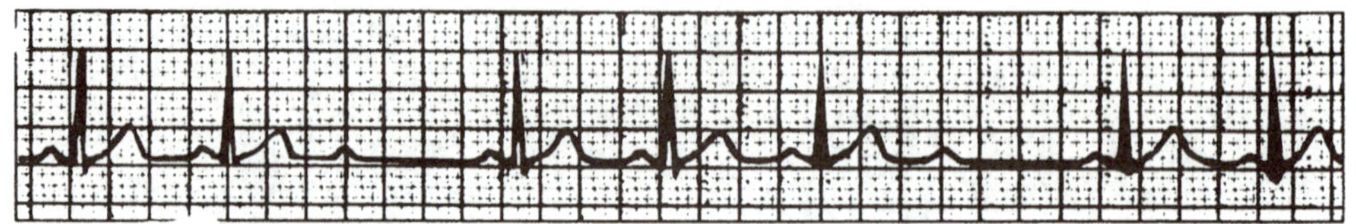

图 8-4-17　二度Ⅱ型房室传导阻滞

（3）三度房室传导阻滞（Ⅲ°AVB）：房室交界以上的激动完全不能通过阻滞部位到达心室，又称完全性房室传导阻滞（complete atrioventricular block），心房与心室各自受相应起搏点控制，房室激动完全脱节，房室舒缩失调，严重影响心脏射血功能。心电图特征：① P 波与 QRS 波无固定关系，分别按各自规律出现，PR 间期不固定，房室完全脱节。② PP 间隔小于 RR 间隔，即心房率大于心室率。③ QRS 波形态及频率取决于心室异位起搏点位置。若起源于左右束支分叉以上，则 QRS 波群正常，心室频率 40～55 次/分；若起源于左右束支分叉以下，则 QRS 波群宽大畸形，心室频率 40 次/分以下（图 8-4-18）。

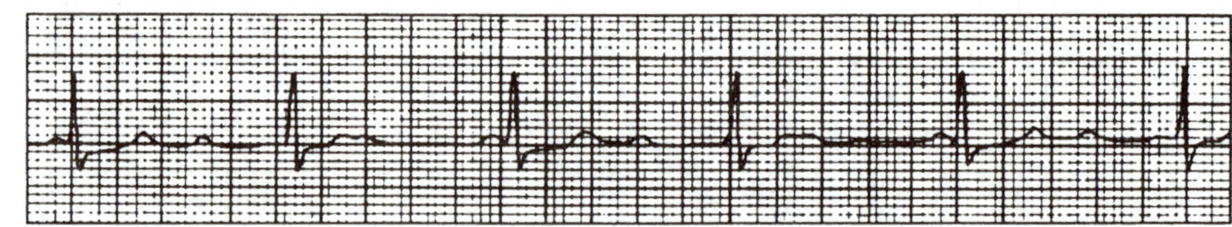

图 8-4-18　三度房室传导阻滞

2. 预激综合征（pre-excitation syndrome）　是指在正常的房室结传导系统之外，激动还通过一条异常的附加旁路快速下传，提早传到一部分心室，并预先激动，故称为预激综合征。按异常的附加旁路可分三类：① Kent 束，即房室旁路，形成 Kent 预激综合征（WPW 综合征）；② James 束，即房-结旁路、房-束旁路，形成 James 预激综合征（LGL 综合征）；③ Mahaim 束，即结-室旁路、束-室旁路，形成 Mahaim 预激综合征（Mahaim 型预激综合征）。其中 WPW 综合征（Wolff-Parkinson-White syndrome）最典型，心电图特征为：① PR 间期<0.12 秒；② QRS 波群增宽，时间≥0.12 秒；③ QRS 波群起始部有预激波（delta 波）；④ PJ 间期正常；⑤ 多继发 ST-T 改变（图 8-4-19）。

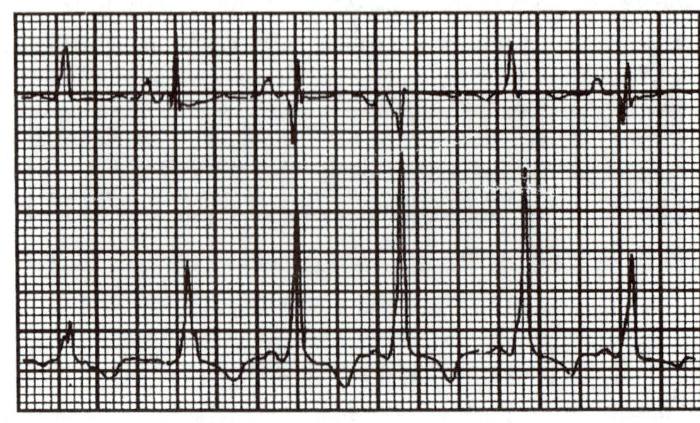

图 8-4-19　预激综合征

四、电解质紊乱和药物对心电图的影响

(一) 电解质紊乱

严重电解质紊乱可影响心肌的除极、复极及激动传导异常，所以心电图检查有助于电解质紊乱的诊断，但心电图改变与血清中电解质水平并不完全一致，应结合病史和临床表现进行综合判断。

1. 高钾血症　随血清钾浓度升高，心电图可有特征性改变：① 血钾＞5.5 mmol/L，致使 QT 间期缩短，T 波高耸，基底部变窄，两肢对称，呈“帐篷状”，为高钾血症特征性改变，最早出现也是最常见的表现；② 血钾＞6.5 mmol/L 时，QRS 波群增宽；③血钾＞7 mmol/L，P 波增宽、低平甚至消失，QRS 波群进一步增宽，原有 P－QRS－T 基本图形消失；④ 室性心动过速、心室扑动或颤动，甚至心脏停搏(图 8－4－20)。

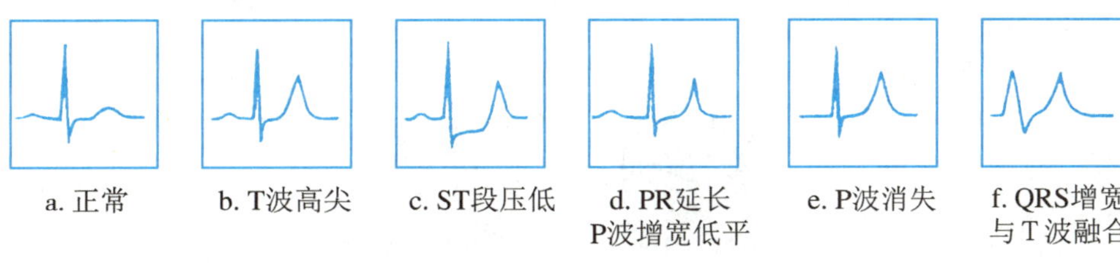

图 8－4－20　高钾血症心电图

2. 低钾血症　随血钾降低，心电图特征有：① ST－T 改变，ST 段下移≥0.05 mV，T 波低平或倒置；② U 波增高＞0.1 mV 或 U/T＞1 或 TU 融合、双峰状；③ P 波振幅增高，QRS 波群时限延长；④ 室性异位搏动、房性心动过速及室性心动过速等各种心律失常(图 8－4－21)。

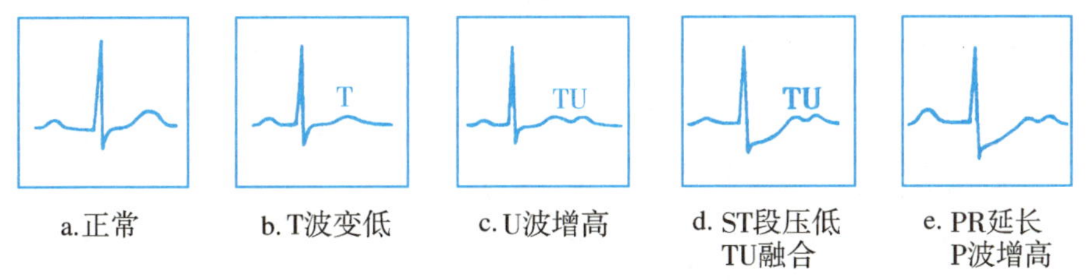

图 8－4－21　低钾血症心电图

(二) 药物影响

许多药物对心肌有毒性，可影响心肌的除极、复极过程，使心电图发生相应改变。了解药物引起心电图改变，对掌握药物剂量、决定是否继续使用或停止使用药物等具有重要指导意义。

1. 洋地黄类药物　洋地黄类药物目前仍是临床治疗心力衰竭、室上性心动过速等的重要药物。但洋地黄类药物治疗剂量与中毒剂量十分接近，个体差异很大，用药后易出现中毒反应。心律失常是洋地黄中毒的主要表现，常有频发性室性期前收缩或室性期前收缩呈二联律、三联律及多源性室性期前收缩，严重时可出现室性心动过速，甚至室颤；还可出现不同程度房室传导阻滞等。

2. 奎尼丁　奎尼丁属 I_A 类抗心律失常药物，并且对心电图有较明显影响。奎尼丁治疗剂量时心电图表现：① QT 间期延长；② T 波低平或倒置；③ U 波增高；④ P 波稍宽可有切迹，PR 间期

稍延长。奎尼丁中毒时心电图表现为：① QT 间期明显延长；② QRS 时限明显延长；③ 各种心律失常，如房室传导阻滞、窦性心动过缓、室性心动过速甚至室颤。

3. 其他药物　如胺碘酮及索他洛尔等也可使心电图 QT 间期延长。

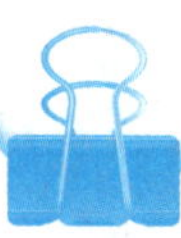

案例心电图检查结果判读：

林先生的心电图不正常。属于心律失常（室性期前收缩，呈四联律），室性期前收缩约有 30 次/分，因此属于频发室性期前收缩，病情较为严重。根据病史，林先生可能患有病毒性心肌炎伴室性心律失常。

（蔡小红　秦殿菊）

思政人文案例

任务目标评价表

项目9 影像检查

知识、能力与素质目标

1. 掌握X线、CT、磁共振成像、超声及核医学检查的检查前准备或护理要点。
2. 熟悉常见疾病X线、CT、超声、核医学检查的影像学表现。
3. 了解X线的特性，了解X线、CT、磁共振成像、超声及核医学检查的原理，常用检查方法，各种检查的优点与不足或局限性。
4. 能对模拟患者进行影像检查前指导和护理。
5. 具有良好的人际沟通能力、关爱意识、团结协作精神和医德修养，具备耐心细致、实事求是、尊重患者的态度，一定的临床思维与分析问题的能力。

学习难点

1. 各种影像检查的原理。
2. 各种影像检查的适用范围。

课件也精彩

影像检查是运用X线、计算机体层摄影(CT)、磁共振成像(MRI)、超声、核医学等各种成像技术使人体内部结构和器官成像，借以了解人体的解剖与生理功能状况和病理变化。了解不同影像检查的客观资料，有助于护士更好地评估患者的状况，同时护士还需根据各项影像检查方法的成像原理、图像特点、检查技术及临床应用价值，充分做好检查前的准备和检查后的必要护理。

任务1 放射学检查

一、X线检查

X线(X-ray)是一种看不见的射线，能穿透普通光线所不能穿透的物质，并能作用于荧光屏产生荧光，由德国物理学家伦琴在实验过程中偶然发现。X线被发现后，医学影像诊断技术迅速发展，已经成为临床医学不可缺少的组成部分。

(一) X线的基本特性

1. X线的产生　X线是由高速运行的电子群撞击靶物质突然受阻时产生的。X线的产生必须具备3个条件：① 自由活动的电子群；② 电子群在高压电场和真空条件下高速运行；③ 使高速运行的电子群突然受阻的靶面。以上3个条件必须由一定的设备来完成，包括X线管和高电压装置等。

2. X线的主要特性　X线与临床医学相关的主要特性包括：

(1) 穿透作用(penetration)：X线的穿透能力与X线波长有关，波长愈短，穿透能力愈强；波长愈长，穿透能力愈弱。X线的穿透力也与物质的密度和厚度有关。密度越低、厚度越小，越易被穿透；密度越高、厚度越大，则越不易被穿透。由于人体各器官的组织密度不同，厚度也不同，对X线的吸收各有差异，因而产生了对比，这是人体各种组织和器官X线成像的基础。

(2) 荧光效应(fluorescence)：X线能激发荧光物质(如铂氰化钡、钨酸钙等)，使其变成肉眼可见的荧光。荧光效应是进行X线透视检查的基础。

(3) 感光效应(photosensitization)：涂有溴化银的胶片经X线照射后感光，产生潜影，经显影和定影处理，会产生黑白对比的影像。感光效应是X线摄影的基础。

(4) 电离作用(ionization effect)：X线通过任何物质都将产生电离作用。例如，X线通过空气时，空气的电离程度与空气所吸收的X线量成正比，因而通过测量空气的电离的程度可计算X线的照射量。X线的电离作用是放射剂量学的基础。

(5) 生物效应(biological effect)：X线穿过机体被吸收时，使机体细胞组织产生抑制、损害甚至坏死等改变。X线的生物效应是X线治疗学和X线防护学的基础。

3. X线成像的基本原理　X线之所以能使人体不同部位的组织结构在荧光屏上或胶片上形成不同的影像，正是基于上述X线的特性，即穿透性、荧光效应和摄影效应以及人体不同组织间存在的密度和厚度差别。由于存在这种差别，当X线透过人体各种不同组织结构时，它被吸收的程度不同，所以到达荧光屏或胶片上的X线量有差异。这样，在荧光屏或X线片上就形成黑白对比并且有一定层次的影像。

人体组织结构的密度可归纳为3类：高密度组织(如骨组织和钙化灶等)、中等密度组织(如软骨、肌肉、神经、实质器官、结缔组织及体液等)和低密度组织(如脂肪组织以及含有气体的肺组织、胃肠道、鼻窦和乳突气房等)。

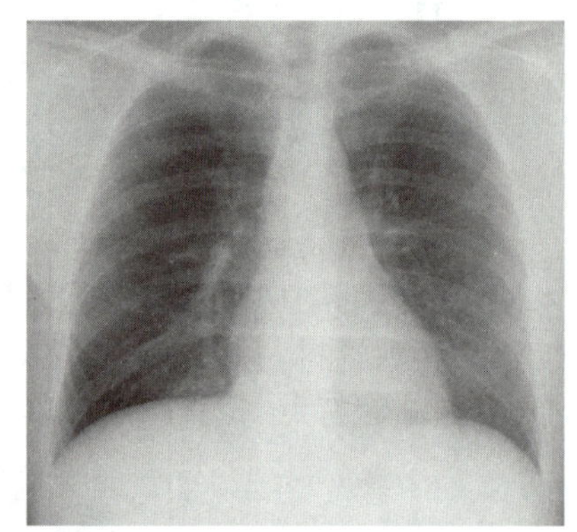

图9-1-1　正常X线胸片

在X线诊断中，通常用影像的白与黑表达组织密度的高与低，如用白影、灰影和黑影分别表达高密度、中等密度和低密度。例如，在正常人体结构中，胸部的肋骨密度高，对X线吸收多，穿透量少，照片上呈白影；肺部密度低，对X线吸收少，穿透量多，照片上呈黑影(图9-1-1)。

病理变化也可使人体组织密度发生改变，这种改变可被X线检查所显示。如大叶性肺炎实变时，实变处密度增高，在胸片上原含气的肺组织处出现代表病变的白色阴影(图9-1-2)。气胸时，病变处胸片均为含气的黑色影像(图9-1-3)。

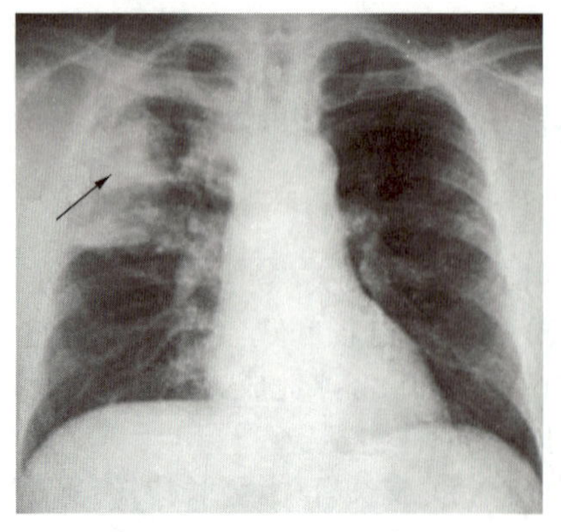

图9-1-2　肺实变

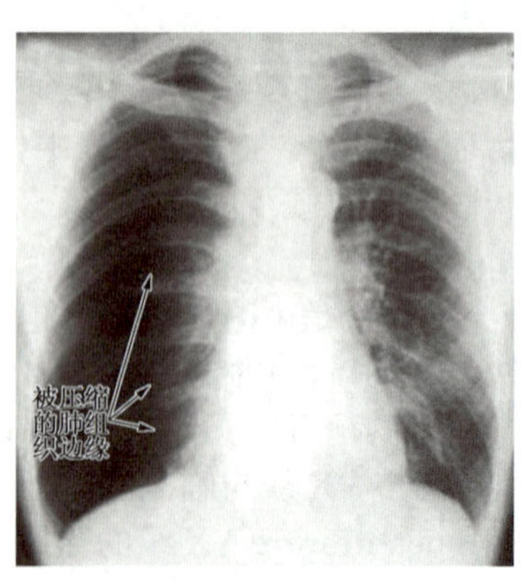

图9-1-3　气胸

(二) 常用X线检查的种类、临床应用及护理

X线检查方法可分为常规检查、特殊检查和造影检查三大类。常规检查包括荧光透视和X线摄影,是X线检查中最基本和应用最广泛的方法。特殊检查包括体层摄影、高千伏摄影及软X线摄影等。自应用CT以来,只有软X线摄影还在使用。造影检查是通过导入对比剂人为提高检查部位对比度的方法。近年来,随着电子技术和计算机技术的发展,医学影像学已进入了全新的发展阶段,计算机X线摄影(CR)、直接数字化成像(DR)等数字化X线成像应运而生。它通过图像后处理技术改善了影像质量;能实现X线摄影信息直接进入图像存储与传输系统(PACS)及远程医学系统,适应现代诊断的要求。数字减影血管造影(DSA)也是将血管造影与计算机技术结合的一种检查方法,目前应用比较广泛。

1. 荧光透视　荧光透视是利用X线的穿透性(可穿透人体受检部位)在荧光屏或电视监视器上所产生的影像(荧光作用)进行诊断的检查方法。因其使用简便、快捷,故应用率最高。主要适用于人体天然对比较好的部位,如胸部的肺、心脏大血管及骨骼等处。

荧光透视的优点是方便、快捷,能立即得到检查结果。透视还可观察器官的动态活动情况,如呼吸时膈肌运动、心脏和大血管搏动等。此外,还可转动患者体位进行多方向观察。透视的主要缺点是不能留下客观记录,影像清晰度欠佳,对组织的轻微改变不易显示。

2. X线摄影　X线摄影简称拍片,是利用X线的穿透作用(穿过人体受检部位)及感光作用(在胶片上产生影像)进行诊断的检查方法。由于X线摄影检查适用于人体任何部位,故在临床上应用非常普遍。

X线摄片的优点是应用范围广,X线辐射剂量相对较少,影像较清晰,检查费用较低廉,并可作永久性资料保存,用于复查对照或教学科研。其缺点是检查的区域受胶片大小限制,图像密度分辨力较低,组织结构影像相互重叠,对病变显示有一定影响,摄片条件要求严格。

护士应指导患者采取正确的检查姿势,充分暴露检查部位,脱去检查部位的厚层衣物,去除影响X线穿透的物品如金属饰物等。了解透视和X线摄影的优缺点,以便必要时与患者沟通,使其乐于接受相应的检查。

3. 软X线摄影　软X线是指40 kV以下管电压产生的X线,它的能量低,波长较长,穿透能力较弱。用这种射线摄影称软X线摄影。可以产生软X线的球管靶面有钼靶、铑靶等,常用的是钼靶X线摄影,专门用于乳腺部位检查。

主要是利用各种组织对软X线的吸收量有显著差别的原理,使密度相差不大的脂肪、肌肉和腺体等软组织在感光胶片上形成对比良好的影像。乳腺钼靶X线检查已经成为乳腺癌早期普查首选的检查方法。

护士应指导患者在检查时脱掉上身衣物包括内衣,告知患者乳腺会因机器压迫板的压迫而感到不适,并无大碍。

4. 造影检查　在人体组织结构或器官密度差异不大、缺乏天然对比的部位,可通过将高于或低于该组织密度的物质引入器官内或其周围间隙,使之产生对比而显影,这种检查方法称为造影检查(contrast examination)(这种对比称为人工对比);所引入的物质称为对比剂或造影剂(contrast medium)。

(1) 对比剂:对比剂的种类很多,可按照密度高低分为阳性造影剂和阴性造影剂两大类。阳性造影剂常用的有钡剂和碘剂。钡剂是医用硫酸钡,主要用于消化道造影检查。碘剂多用于心血

管、泌尿系统和神经系统造影检查。阴性对比剂常用的有空气、二氧化碳和氧气等，多用于器官腔内及组织间隙内造影，如脑室造影、气脑造影、关节腔造影、软组织间隙、盆腔和腹腔造影检查等，目前应用不多。在人体内空气吸收最慢，二氧化碳吸收较快，空气和氧气不能注入正在出血的器官，以免发生气栓。

(2) 造影方式：按照对比剂引入人体途径的不同，可将造影检查方法分为直接引入法（直接法）和生理排泄法（间接法）两大类。

直接法：指将对比剂通过人体自然孔道、瘘管和体表穿刺等途径进入体内而达到造影目的的方法。胃肠道造影、支气管造影、心血管造影、瘘管造影、椎间盘造影、脊髓造影、子宫输卵管造影等均属于直接法。

间接法：包括吸收性和排泄性两类。指将对比剂引入某一特定组织或器官内，经吸收并聚集于需要造影检查的某一器官内，从而使之显影，如静脉尿路造影、静脉胆系造影等。

(3) 造影前的准备：在造影检查前，应详细了解病情，选取适当的检查方式，做好患者的术前准备，以便达到预期的效果，保证造影过程中患者的安全。同时，应充分估计在造影检查中以及检查后可能出现的不良反应，提前做好相应的救治准备工作。

造影前的准备应根据具体的造影类别和方法而定，一般包括以下几个方面：

1) 检查前应向患者介绍检查的过程，做好必要的解释，以免患者精神紧张而影响检查，必要时可给予少量的镇静剂，同时应了解患者有无造影的禁忌证，如严重的心肝肾疾病、过敏体质等。

2) 腹部脏器造影检查，应做好胃肠道准备，防止食物或粪便影响病变部位的显影。告知患者在造影前日控制饮食的量和质，造影前禁食和清洁肠道，胃肠道钡餐造影在造影前 3 天禁服不透 X 线和影响胃肠道功能的药物。

3) 某些特殊部位检查时应注意防止感染，可对造影器官进行消毒，如子宫输卵管造影前应冲洗阴道等。

4) 对应用碘剂者应询问过敏史，并做好碘过敏试验。所用试剂应与所用对比剂相同，碘过敏试验阳性者绝对不可使用碘造影剂，以免发生不良后果。各种碘过敏试验的可靠性有限，阴性者也不能确保造影时不发生反应，严重者甚至可导致死亡。也有的在进行过敏试验时立即引起严重反应，故即使碘过敏试验阴性，造影前也必须做好必要的抢救准备，以防发生意外。

护士应学会判断造影检查的反应，并能积极配合医生进行抢救。

(4) 造影检查反应的临床表现及处理：

1) 轻度反应：恶心、呕吐、流涎、面色潮红、皮肤瘙痒、荨麻疹、流涕、流泪、气急、胸闷、出汗等，一般症状较轻，多在短时间内缓解，不需要特殊处理。

2) 重度反应：可出现休克、喉头水肿、喉痉挛、哮喘、惊厥甚至死亡。重度反应一旦出现，必须立即抢救处理。具体抢救措施包括：立即停止造影检查，组织抢救；抗过敏；对喉头水肿、气管水肿或痉挛引起呼吸困难者，应做气管切开、给氧；对病情较重或发展快者，应立即静脉推注肾上腺皮质激素，如地塞米松 5～10 mg 或静脉滴注氢化可的松 200～400 mg，以后根据病情需要再决定增减；使用血管活性药物，可将异丙肾上腺素加入至 5%～10% 葡萄糖液中，以每分钟 30 滴左右的速度滴入，直至血压维持在正常水平；也可单独或同时使用多巴胺，按每 100 ml 葡萄糖液中加入 10～20 mg 静脉滴注；根据病情需要还可选用酚苄明（苯苄胺）、阿托品等药物。

5. 计算机 X 线摄影(CR)　CR 与传统的 X 线成像有不同之处。传统的 X 线成像是经 X 线摄影后将信息记录在胶片上，在显影、定影处理后影像在照片上显示；CR 的成像则是将 X 线影像信息直接记录在成像板上构成潜影，经读取装置读取，由计算机计算出一个数字化图像，再经数字/模拟转换器转换，于荧屏上显示出灰阶图像。CR 影像具有多种后处理功能，如测量、局部放大、对比度转换、影像增强、边缘增强和减影等。CR 图像除可供观察分析外，还可用光学照相机摄于胶片上；也可用激光照相机把影像的数字化信号直接记录在胶片上，提高了图像质量；CR 的数字化图像信息还可用磁带、磁盘和光盘长期保存。

6. 直接数字化 X 线摄影(DR)　DR 是由电子暗盒、扫描控制器、系统控制器、影像监视器等组成，是直接将 X 线通过电子暗盒转换为数字化图像。与 CR 相同，DR 也可以根据临床需要进行各种图像后处理，同样也可利用磁盘、光盘存储技术，直接以数字化的方式对影像和相关信息存储、传送和管理。与传统 X 线摄影相比，可减少曝光时间和摄片数量，降低了曝光剂量。

7. 数字减影血管造影(DSA)　常规 X 线血管造影显示的是血管与周围组织的重叠影像，而 DSA 是将血管造影与计算机技术结合，消除造影血管周围组织的影像，仅留下含对比剂的血管影像，从而使心血管影像质量较常规血管造影明显提高。

DSA 基本原理：先摄取要检查部位的 X 线图像，并把该图像数字化作为模片。再将同一部位相同条件血管造影的影像转化成数字图像，并与模片相减。把得到的数据经计算机进行数/模转换以后，形成不显示血管周围组织而只显示含有对比剂的数字化血管影像的清晰图像。

DSA 的临床应用及护理：DSA 在临床上广泛应用于心脏和血管性病变的诊断与介入治疗，常用于血管狭窄、动脉粥样硬化、血管瘤、动静脉畸形等病变。操作前应做好下列准备：

(1) 患者准备：① 做好碘剂和麻醉剂过敏试验；② 检查重要脏器功能，出、凝血时间及血、尿常规；③ 穿刺部位备皮；④ 术前 4 小时禁饮食，给予镇静剂和排空大小便；⑤ 向患者解释，使其消除顾虑和紧张，争取术中配合；⑥ 备好临床检查资料和有关影像学资料。

(2) 器械准备：① 检查 X 线机、导管床、DSA 设备、高压注射器等；② 准备好相应型号穿刺针、导管导丝、消毒手术包；③ 备好必要的抢救设备，如氧气瓶、心电图机、除颤仪、气管切开包、气管插管器械等。

(3) 药品准备：备好相应浓度的对比剂，准备栓塞剂、抗凝剂、化疗药及各种急救药品。

(三) X 线检查的防护

X 线穿透人体将产生一定的生物效应。因此日常工作中要注意防护，可以采用屏蔽防护和距离防护，常用铅或含铅的物质作为屏障以吸收不必要的 X 线，或通过增加 X 线源与人体间距以减少辐射量。患者方面，应选择恰当的 X 线检查方法，控制照射次数和范围，设计正确的检查程序，尤其要重视对孕妇和小儿的保护。

(四) 阅读常用 X 线检查报告

X 线检查报告常包括患者的一般资料，如姓名、性别、年龄、住院号或门诊号、X 线号、临床诊断、申请拍片时间、摄片时间、报告时间及申请检查部位与检查方法等。不同检查方法及不同部位的检查，其影像学描述可有所不同，下面对几个常用部位的检查举例描述。

1. 正位胸片(正常)　两侧胸廓对称，胸廓各骨骨质未见异常；双肺野清晰，未见肺实质性或间质性病变。双肺纹理走向分布规则，未见肺充血或瘀血征象；纵隔无增宽，心影及双侧肺门大小、形态、位置未见异常。双侧膈面光整，双侧肋膈角锐利(图 9-1-1)。

2. 正位胸片(上叶肺实变)　右上中肺野见大片致密影，其下缘清晰，余肺野未见明显异常；心影及双肺门大小、形态、位置未见异常；两侧膈面光滑，双侧肋膈角锐利(图 9－1－2)。

3. 正位胸片(右侧气胸)　右肺中外带见含气透亮影，右肺内带可见被压缩的肺组织影，其外缘呈发线样；左肺未见明显异常影；心影大小及形态无明显异常；右膈略降低，两膈面光滑，肋膈角锐利(图 9－1－3)。

4. 心脏后前位片　应注意心脏各缘各段的形态、大小，并同时注意观察肺血管情况(图 9－1－4)。

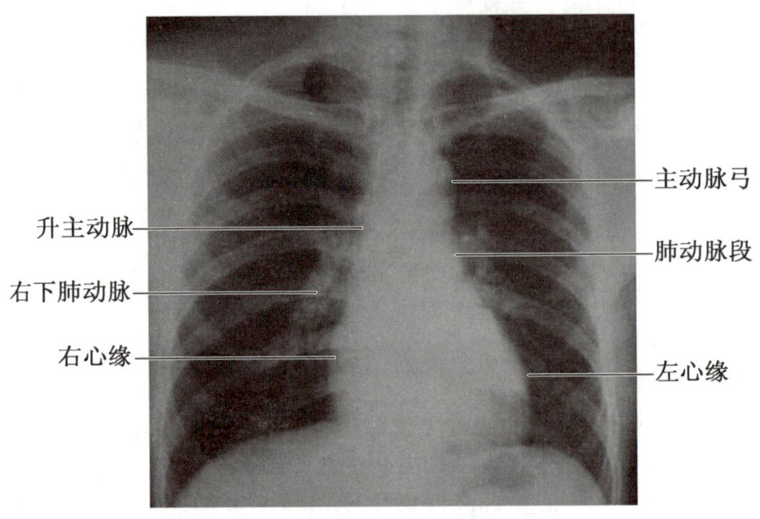

图 9－1－4　正常心脏后前位片

5. 食管钡餐造影检查　食管钡餐造影检查描述时应注意动态过程，注意观察食管蠕动情况、黏膜纹、管壁、动力及排空情况，在钡餐透视下结合点片观察(图 9－1－5)。

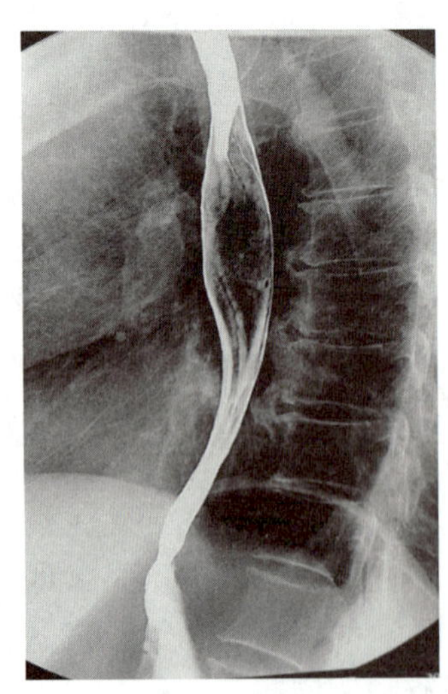

图 9－1－5　食管钡餐造影

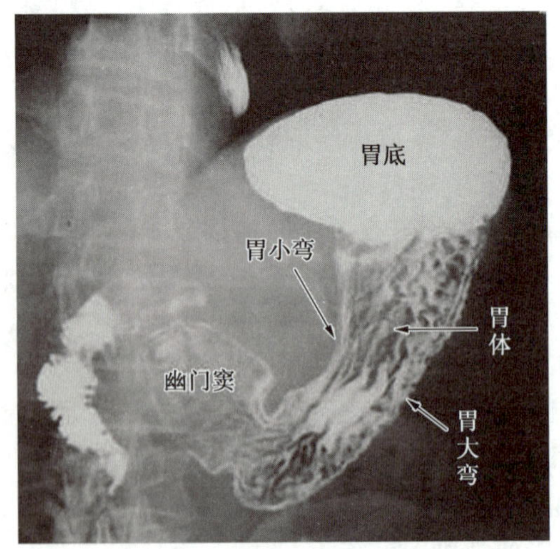

图 9－1－6　胃黏膜像

6. 胃黏膜像检查　胃黏膜像检查与食管钡餐检查一样应注意胃的蠕动情况、各部位黏膜纹走行、胃壁是否光滑、有无龛影或充盈缺损、胃的形态及位置等(图 9－1－6)。

7. 骨关节 X 线片(小指骨折)　阅读骨关节 X 线片应注意观察骨皮质的完整性、髓腔、骨小梁、关节面、骨周围软组织有无肿胀或肿块影等。图 9-1-7 为小指远节指骨基底部骨折。

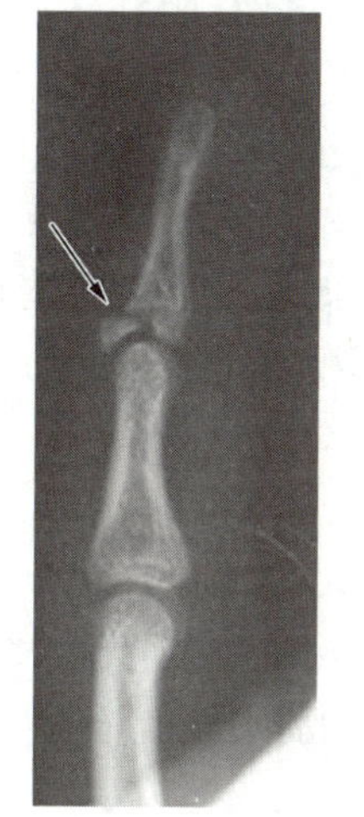
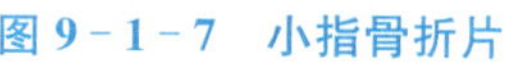
图 9-1-7 小指骨折片

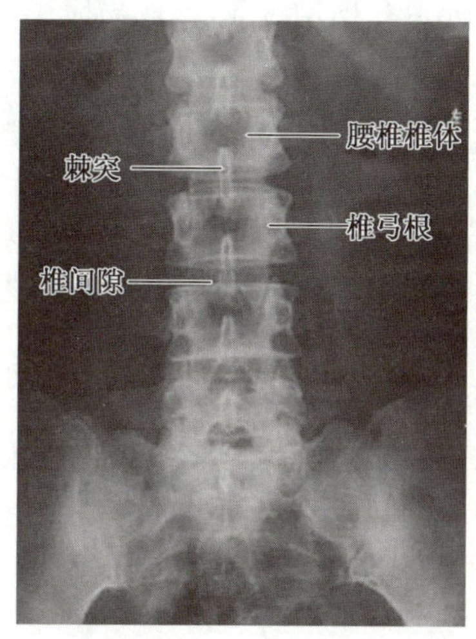

图 9-1-8 腰椎正位片

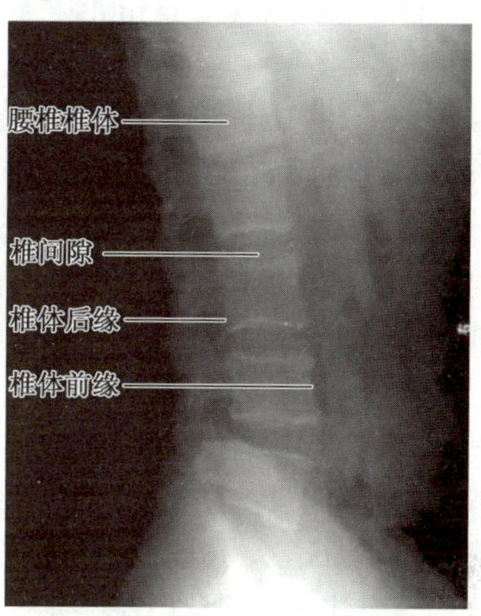

图 9-1-9 腰椎侧位片

8. 腰椎正、侧位 X 线片　观察腰椎正位 X 线片时应注意腰椎椎体结构、边缘、小关节情况、椎弓根，侧位应注意观察腰椎生理曲度、椎体前后缘、椎间隙等(图 9-1-8、图 9-1-9)。

9. 静脉肾盂造影　阅读静脉肾盂造影片时应注意片序，不同时间造影剂充盈程度不同。注意观察肾脏轮廓大小、形态及位置，肾盂肾盏充盈情况及其边缘是否光滑，有无扩张或狭窄处、充盈缺损及有无破坏性改变等(图 9-1-10)。

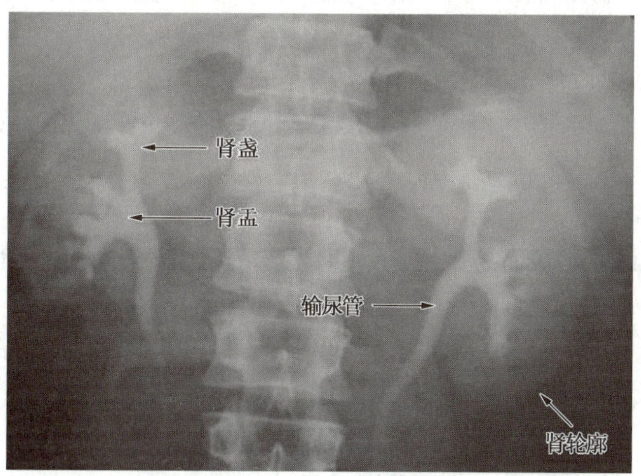

图 9-1-10 静脉肾盂造影

二、X 线计算机体层成像(CT)

(一) CT 的概念

X 线计算机体层成像(X-ray computed tomography，CT)是英国人 Hounsfield 设计并于 1971 年应用于临床的一种现代医学成像技术，能提供高密度分辨力的人体断面解剖图像，是数字化图像，便于计算机存贮和传输。由于其较普通 X 线检查诊断价值高且无痛苦、无创伤，目前临床应用非常广泛。多层螺旋 CT(multi - slice spiral CT，MSCT)已成为应用的主流机型，还有双源 CT、能谱 CT 等。

CT 成像的基本原理：CT 成像是用 X 线束围绕人体一定厚度的横断层面进行扫描，由探测器接收透过该层面的 X 线，在转变为可见光后，由光电转换器转变为电信号，再经模拟/数字转换器(A/D)转变成模拟人体组织结构密度的数字信号，输入计算机中处理后以矩阵形式存储在磁盘中，再经数/模转换器(D/A)转换后在显示器上显示出灰阶模拟断面图像(数字化图像)，以数据的形式录入磁带、光盘等永久保存，也可拍成照片。

(二) CT 常用检查方法及护理

1. 平扫　平扫为 CT 常规检查方法，按设定的程序进行断面扫描。指不做静脉注射对比剂的扫描。一般做横断面扫描，偶尔亦做冠状面扫描，层厚可选 1～10 mm。急性脑出血、支气管扩张、肝囊肿、肾结石等平扫即能诊断。扫描时要固定患者，腹部扫描时需口服少量低浓度对比剂。

检查时注意事项及护理：

(1) 去除被检查部位的体表异物，尤其是金属等高密度异物，如手机、钥匙扣、发夹、耳环等，以免产生伪影，影响图像质量。

(2) 胸腹部检查前，指导被检查者进行平静呼吸及屏气训练。

(3) 腹腔扫描应当空腹，以免接近于软组织密度的粪便影响观察。另可口服 2%～3%泛影葡胺 800 ml，20～30 分钟后扫描。这样就使胃和肠腔内呈高密度影，以区别于周围的软组织。

(4) 盆腔检查前晚口服缓泻剂，检查前饮水，使膀胱内充盈尿液以利检查。

2. 增强扫描　指注射碘剂后的扫描，用以提高病变组织同正常组织的密度差，显示平扫上未被显示或显示不清的病变，通过增强扫描，更有利于对病变做出定位、定性诊断。增强扫描除做好平扫检查前的准备之外，还应注意做好碘剂检查的相应准备与护理。

以上两种是最常用的 CT 检查，其他还有 CT 能谱检查、图像后处理技术(二维、三维显示技术、仿真内镜等)。

(三) CT 的优越性与不足

虽然 CT 诊断的优越性是显而易见的，但 CT 检查费用偏高，对某些部位和疾病的检查还有一定限度，应合理地选用。CT 成像的优越性主要表现在以下几个方面：

1. 组织结构影像无重叠　CT 图像是人体组织器官的断面图像，显示在多幅二维空间的画面上。和 X 线图像不同，CT 图像上已经去除了其他组织结构的重叠影，提供受检查的组织器官和病灶的内部解剖细节。

2. 密度分辨率高　CT 和普通 X 线检查最大的不同点是 CT 可以把组织间的微小密度差异以不同的灰阶显现在图像上。例如，在头颅 X 线片上只能看清颅骨，不能看到脑组织；而在 CT 图像上可以区分脑白质和脑灰质，还可以判断颅脑病变所累及的范围。

3. 可行多种图像后处理　CT 可以利用软件对已经扫描好的断面图像重建出多方位三维图像。多方位重建图像可以补偿 CT 对组织结构整体显示的不足，从而更好地显示病变位置、立体形态、大小、与邻近组织结构的关系，为临床诊断、鉴别诊断以及治疗提供更有价值的依据。

4. CT 导向下穿刺活检　利用 CT 扫描来定位进行组织穿刺活检，定位准确，穿刺安全可靠，成功率高，并发症少。

CT 成像的局限性：常不能整体显示器官结构和病变，多幅图像不利于快速观察，受部分容积效应影响及有较高的 X 线辐射剂量（拍片的数十倍至上百倍）。

（四）阅读常见部位 CT 检查报告

1. 腹部 CT 平扫　不同层面平扫主要显示肝内密度是否异常、表面是否光滑，肝叶比例是否协调，肝内外胆管有无扩张，胆囊的大小、壁厚及其内有无高密度灶，胰腺的大小、形态，脾的大小及质是否均匀，腹膜后有无肿大淋巴结。图 9-1-11 为正常腹部 CT，图 9-1-12 可见肝右叶密度不均匀的癌结节病灶影。

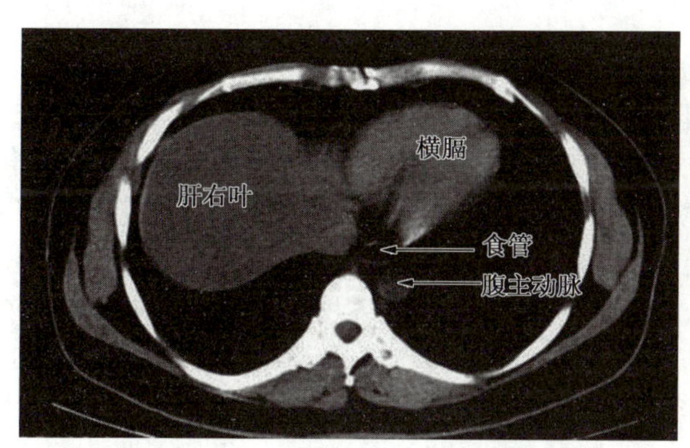

图 9-1-11　正常腹部 CT 影像

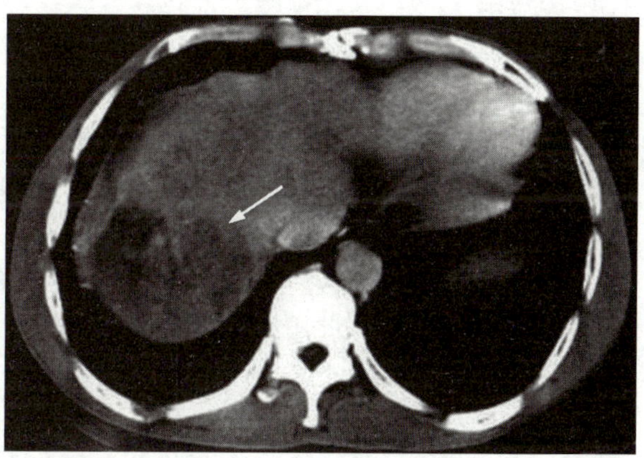

图 9-1-12　肝癌 CT 影像

2. 腰椎间盘层面 CT　平扫各层显示有无椎间盘脱出或膨出征象，硬膜囊及两侧神经根有无受压，硬膜囊前脂肪间隙是否存在，黄韧带有无肥厚，椎体及椎小关节骨质有无异常。图 9-1-13 可见椎间盘膨出。

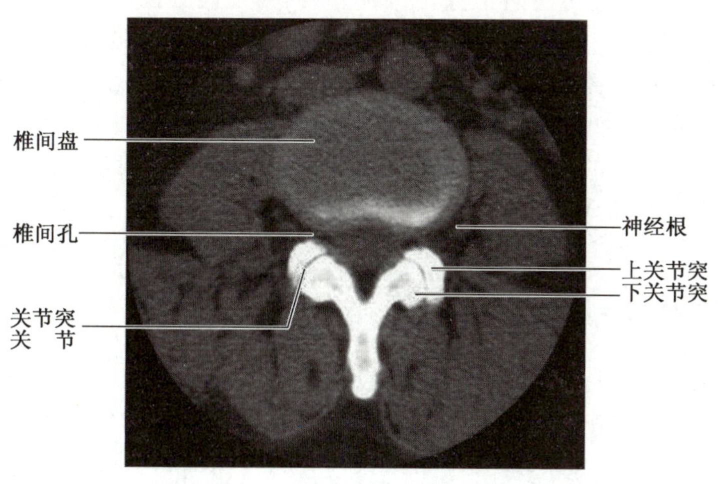

图 9-1-13　腰椎间盘膨出 CT 影像

任务目标评价表

任务2 磁共振成像

一、磁共振成像的概念

磁共振成像(MRI)是利用人体中的氢原子核即氢质子(^1H)在强外磁场中受到射频脉冲的作用而发生核磁共振现象,产生磁共振信号,经过信号采集和计算机处理而获得重建断层图像,显示人体组织结构、病理变化等的一种影像诊断技术。1973年Lauterbur发明了MRI技术,医学影像检查技术由此得到了迅猛发展。

1. MRI成像的基本原理　核磁共振是一种物理现象。1946年美国科学家Bloch与Purcell在实验中发现,原子核在强磁场中能吸收电磁波的能量,停止电磁波的作用,原子核又会恢复到原来位置并释放出已经吸收的电磁波能量,这一现象被称为核磁共振现象(为了准确反映其成像基础并与放射性核素检查相区别,现统称为磁共振成像)。原子核由中子与质子组成,但氢原子核内只有一个质子而没有中子,所以最不稳定,最容易受外加磁场的影响而发生磁共振现象。在人体组织内氢核含量丰富,因此用它进行MRI的成像效果最佳。由于人体内各种不同组织氢的含量不同,组织发生病变情况下氢质子的分布密度也会发生变化,这些差异在进行MRI检查时会被检测出来,并以二维、三维图像加以显示,这就是MRI成像的基础。

2. MRI检查过程　将被检查者置于强磁场中,通过射频线圈发射无线电波,氢质子吸收一定的能量而产生磁共振现象。中止射频脉冲,被激发的氢质子把所吸收的能量逐步释放出来,并恢复到原来的平衡状态,这一恢复过程称为弛豫过程。在弛豫过程中氢质子释放能量并发出MRI信号,MRI信号被检测系统收集并经计算机处理后成为磁共振影像。

弛豫有两种:纵向磁化消失并恢复的过程称为纵向弛豫,所需的时间为纵向弛豫时间,简称T_1;横向磁化消失并恢复的过程则称为横向弛豫,所需的时间为横向弛豫时间,简称T_2。弛豫时间的单位是毫秒(ms)。T_1的长短同组织成分、结构和磁环境有关,与外磁场场强也有关系;T_2的长短同外磁场和组织内磁场的均匀性有关。

人体不同器官的正常组织与病理组织的T_1是相对恒定的,而且它们之间有一定的差别,T_2也是如此。这种组织间弛豫时间上的差别,是MRI的成像基础。如果MRI图像主要反映组织间T_1的差别,为T_1加权像,则简称T_1WI;如果MRI图像主要反映组织间T_2的差别,为T_2加权像,则简称T_2WI;如果MRI图像主要反映组织间质子密度的差别,则简称为PdWI。

二、磁共振成像的优越性与不足

在目前所有医学影像学检查方法中,MRI的软组织对比分辨率最高,它可以清楚地分辨肌肉、肌腱、筋膜、脂肪等软组织。MRI不同于CT检查,组织密度的差别是CT成像的基础,MRI图像则具有T_1、T_2和质子密度等多参数成像、多方位成像(横断面、冠状面、矢状面及任何断面)、流空效应、质子弛豫增强效应与对比增强等特点。MRI成像的主要优势:组织分辨力高(突出优点),直接进行水成像,直接进行血管成像,在体分析组织和病变代谢物的生化成分能进行功能磁共振成像。

MRI在神经系统应用较为成熟，三维成像和流空效应使病变定位诊断更为准确，并可观察病变与血管的关系。MRI对脑干、幕下区、枕大孔区、脊髓与椎间盘的显示明显优于CT；对脑脱髓鞘疾病、多发性硬化、超急性期脑梗死、脑内微小转移瘤、血肿、脊髓先天异常与脊髓空洞症的诊断有较高价值。

在纵隔检查时，脂肪与血管形成良好对比，易于观察纵隔肿瘤及其与血管间的解剖关系。MRI对肺门淋巴结与中心型肺癌的诊断，帮助也较大。因在MRI上可显示心脏大血管内腔，并可区分心内膜、心肌和心包，故对心脏大血管疾病引起的形态与动力学方面的改变具有较高的诊断价值。MRI检查对腹部与盆部器官也有较高价值。在显示恶性肿瘤的早期，对血管的侵犯及肿瘤的分期方面优于CT。骨髓在MRI上表现为高信号区，侵及骨髓的病变如肿瘤、感染及代谢疾病在MRI上可清楚地显示。MRI在显示关节内病变、软组织退变和韧带损伤方面也有其优势。

MRI在检查上的优势虽然很多，但也有其不足。例如，MRI通常不能整体显示器官结构和病变，在显示骨骼和胃肠方面受到限制，检查设备昂贵，检查费用高，检查所需时间长，多序列、多幅图像不利于快速观察。故需要严格掌握适应证。

三、磁共振成像检查方法

包括平扫检查、对比增强检查、MR血管成像（MRA）检查、MR水成像检查、^{1}H磁共振波谱（^{1}H－MRS）检查、功能磁共振成像（fMRI）检查。

四、磁共振成像检查的护理

因MRI检查时间较长，且患者所处环境幽暗、噪声较大，故应将上述情况告知被检查者，使其有思想准备。同时告知被检查者在检查期间全身放松，平静呼吸，为保证检查质量，一定要在医师指导下保持体位不动。由于MRI机的磁场很强，对体内的金属、假体和假关节、动脉瘤手术的金属夹、起搏器、支架等有很大的吸力，可引起移动而发生危险。因此，有上述情况者应禁止检查。检查前应去除相关异物，在被检查者身上尤其在检查部位不应带有金属物品，如发夹、别针、拉链、钢笔、眼镜、硬币、项链、金属节育环及各种磁卡等。射频线圈的电流在组织内可产生热，所以高热或散热功能障碍患者应慎用MRI检查。使用生命监护和生命维持系统的危重患者也不能进行MRI检查。虽然尚无证据证明磁场对人体发育有何损害，孕妇尤其在早期妊娠时仍应慎用。对幼儿、烦躁不安者、有恐惧症的患者可给适量镇静剂后检查或不宜检查。腹部MRI检查时最好空腹，可用腹带裹扎腹部以减少因呼吸运动引起的伪影。MRI增强检查需用含钆（Gd）对比剂，肾功能严重受损者禁用。

五、阅读常见部位磁共振成像检查报告

（一）正常颅脑正中矢状面MRI（图9－2－1）

颅脑MRI可根据需要选择不同方位与不同层面进行检查，应熟悉各层面的正常结构，注意观察不同部位在不同加权上信号的高低，以此来判断有无病变。

（二）脊柱矢状面MRI（图9－2－2）

脊柱矢状面MRI可整体显示脊柱情况，椎体骨髓、椎间盘及脊髓改变等。

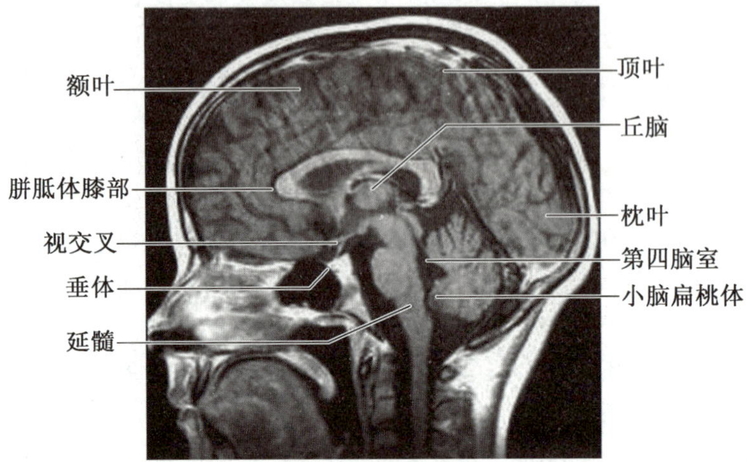

图 9-2-1　颅脑正中矢状面 MRI 影像

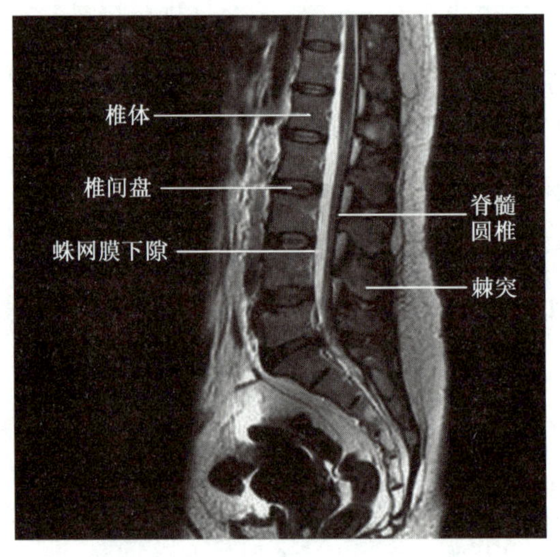

图 9-2-2　脊柱矢状面 MRI 影像

任务目标评价表

任务 3　超声检查

思政人文案例

案例导入

案例：沙女士，48 岁，因今日中午参加宴席后突发右上腹剧痛 2 小时于下午入院。医生嘱其明日上午做 B 超检查。请护士小李对沙女士进行检查前指导。

思考：小李应在哪些方面重点对沙女士进行指导？

超声检查是利用超声波的物理特性和人体器官组织声学特性相互作用后所产生的信息，经处理形成声图像(ultrasonography，USG)，经过对声图像的分析进行疾病诊断的方法。

一、超声检查的基本原理

思政人文案例

(一) 超声成像基本原理

超声是指振动频率每秒在20 000次(单位赫兹，Hz)以上，超过人耳听觉范围上限的声波。超声是一种机械振动，通常以纵波的方式在弹性介质内传播。人体组织是一个由固体、液体及气体构成的复合弹性介质，超声波可以在其内传播，超声波的穿透力与频率高低有关(频率高、波长短，穿透力强，纵向分辨力弱)。因介质不同，超声传播的速度也不同(固体中最快，液体中次之，气体中最慢)。

与超声成像有关的物理性质有：

1. 指向性　超声在介质中呈直线传播，具有良好的指向性，是超声对人体器官进行探测检查的基础。

2. 反射、折射与散射　不同介质有不同的声阻抗，声阻抗值等于该介质密度与超声速度的乘积。当超声波传经两种声阻抗不同的相邻介质界面时，若其声阻抗差大于0.1%，而界面又明显大于波长即大界面时，则发生反射。一部分超声波在界面后方的相邻介质中产生折射后继续传播，遇到另一个界面再产生反射，直至声能耗竭。反射回来的超声波为回声(echo)。声阻抗差越大，则反射越强。如果界面比波长小，即小界面时，则发生散射。界面约等于波长时，超声波可绕过障碍物继续传播为衍射。利用超声传播时遇到声阻抗不同的物体界面产生反射、折射和散射的特性，可显示不同组织的界面轮廓，因此，界面对超声波的反射和散射回声是超声成像的基础。

3. 吸收与衰减　超声在介质中传播还发生衰减，即振幅与强度减小。衰减与介质的衰减系数成正比，与距离平方成反比，还与介质的吸收及散射有关。

4. 多普勒效应　超声波遇到运动的反射界面时，反射波的频率与入射波的频率不一致的现象称为多普勒效应(Doppler effect)。当界面朝向探头运动时，频率增高；背离探头运动时，频率减低。这种频率的差别称为频移，可反映该物体的运动情况，如血流的方向、速度，判断血流是层流或湍流。

(二) 超声设备

主要由换能器(探头)、信息处理系统和显示器组成。探头兼有超声发生器和回声接收器功能。超声探头发射的超声波，具有一定的频率和能量，它通过皮肤进入人体。人体结构是超声传播的复杂介质，各种组织器官，包括病理组织都会发生反射、散射、衍射、衰减及多普勒效应等。这些带着人体组织声学特性信息的超声波回声，可以被探头再接收。根据回声被接收的时间早晚、能量大小及频率高低，经过一系列复杂的声能与电能的转换、模拟信息与数字信息的转换，则可在荧光屏上显示为不同类型和特点的声像图。

二、超声检查常用方法与临床应用

(一) B型超声

B型超声(brightness mode，B超)也称辉度调制型超声，是由各种灰度不等的点、线、片构成的人体组织结构的动态断面图像组成，称为实时灰阶二维超声断面图。B型超声图像是检查部位的断层图像，移动探头可获得任意方向的超声图像。依据各种组织结构声阻抗差的大小，以明（白）暗（黑）不同的灰度来反映回声的有无和强弱，从而显示脏器和病变的形状、轮廓和大小以及某种结构的声学差异。根据组织内部声阻抗及声阻抗差的大小，将人体组织器官分为四种声学类型：无反射型，如胆汁、尿液、血液等液体性质，呈液性暗区；少反射型，如心、肝、胰、脾等实质器官，呈低亮度；多反射型，如血管壁、心瓣膜、脏器包膜等，呈高亮度区；全反射型，如骨骼、钙斑结石、含气肺或肠等，呈极高亮度区。

B超既能直接显示空间图像，也可以实时显示器官的动态，如心脏的搏动、心瓣膜的开放和关闭情况等，故诊断能力大大提高。临床上B超应用十分广泛，主要用来检查腹腔脏器和盆腔脏器。B超可以直接探测腹部、盆腔脏器的外形及其内部结构，鉴别病变的性质。B超对肝囊肿、肝血管瘤、肝脓肿、肝癌、肝硬化、胆囊结石与肿瘤、胰腺及脾的疾病、腹水等疾病的诊断效果都很好。也可以显示胆囊的形态、大小及其收缩功能，简便易行，是肝胆疾病的首选检查方法。

由于B超能显示和确认腹膜后间隙内的大血管，因而能确定胰腺的位置和病变，对胰腺肿瘤的诊断和鉴别诊断准确性高，也是诊断胰腺疾病的首选影像检查方法。

B超对妊娠的诊断包括胎位、胎盘的定位，对多胎、死胎、胎儿畸形及葡萄胎的诊断等都有相当高的价值，也可以根据胎头的大小估计妊娠周数。

（二）M型超声

M型超声（motion mode）是指用单声速超声波通过运动器官时，得到某一部位的回声，以纵坐标表示回声的位置或深度（即垂直方向上的距离代表人体软组织脏器由浅入深的空间位置），在横坐标方向上加入一对慢扫描波，使回声光点沿水平方向移动。如此可在某一段时间内获得采样部位不同深度组织回声随时间的变化曲线，即距离-时间曲线。在M型声像图上，纵坐标代表回声深度（距离），横坐标代表时间。用于观察心脏和大血管的M型超声也称为M型超声心动图（motion mode ultrasoundcardiography，M-UCG）。主要用来检查心瓣膜，如风湿性心脏病（风心病）二尖瓣狭窄的典型表现是二尖瓣波形呈“城墙样”改变。

（三）D型超声

亦称多普勒（Doppler mode）超声，是利用多普勒效应，显示血液流动和脏器活动的信号的超声检查方法。包括频谱多普勒超声和彩色多普勒血流显像（color Doppler flow imaging，CDFI，彩超）。临床上最常用的彩超是将血液流动产生的各种多普勒信息进行彩色编码，用红、蓝、绿三色显示血流多普勒频移信号，将此信号叠加于同一层面的二维灰阶图像区内，朝着探头的正向血流以红色代表，背向探头的负向血流以蓝色代表，湍流方向复杂多变，以绿色代表，可以清晰显示心脏大血管的形态结构与活动情况，直观地显示心内血流方向、速度、范围以及有无血流紊乱及异常道路。彩超是心脏大血管疾病（如风心病、先天性心血管病等）的重要检查方法，也可用于妇产科检查、宫内胎儿检查、脑血流监测等。

（四）超声成像新技术

包括组织多普勒成像、彩色多普勒能量图、声学造影、声学定量、斑点追踪超声心动图、三维超声、超声弹性成像等。

超声显像技术具有实时动态、灵敏度高、易操作、无创伤、无痛苦、无特殊禁忌证、费用较低廉和无放射性损伤等优点，目前广泛应用于内科、外科、妇产科、儿科、眼科疾病的诊断及介入治疗，主要应用于腹部脏器、盆腔、心血管、泌尿系统、生殖系统及胸腔积液的检查等。

超声检查对胸腔积液和紧贴胸壁的胸腔内肿块的诊断和鉴别诊断意义重大。超声对心包积液检查不仅有肯定的诊断价值，且与其他影像检查如X线、心电图相比，其敏感性更高。心包腔内有50ml积液时，超声检查即可发现。在心包穿刺时超声探查可用于确定穿刺点的位置，提高穿刺成功率。超声检查对于心脏扩大与心包积液的鉴别有重要意义。

超声心动图是应用超声波回声探查心脏和大血管的解剖结构和功能状态的一组无创性检查方法。包括M型超声心动图、二维超声心动图及多普勒超声心动图等种类，对心血管疾病诊断具有重要意义。

超声诊断也有它的局限性。由于超声对骨骼、肺、胃肠检查时会产生全反射，使其在骨骼、肺和胃肠检查中受到限制。声像图所反映的是器官和组织声阻抗差的改变，缺少特异性，超声成像的伪影也较多，显示范围较小，图像整体性不如CT、MRI，因此对于病变的定性诊断需结合临床资料和其他影像学表现综合分析。此外，超声设备的性能、检查人员的操作技术与诊断水平都直接影响诊断结果。

三、超声检查前的准备及护理

护士应了解超声检查的部位及目的，根据需要协助患者做好相应的准备。被检查者的密切配合是取得理想检查效果的保证。

超声检查时被检查者通常仰卧在检查台上，露出皮肤。根据检查需要也可以取侧卧位、俯卧位等。在检查过程中还可以改变体位进行观察。

(1) 腹部检查：通常包括肝、胆及胰腺的检查。一般在上午空腹时进行，胆囊、胰腺超声检查前应禁食8小时，前一天晚餐不进油腻食物。胃超声检查者还需按要求服用对比剂。

(2) 盆腔检查：包括早孕、妇科、膀胱、前列腺检查。晨起憋尿使膀胱充盈，如尿量不足，在检查前1～2小时嘱患者饮水400～500 ml，使膀胱充盈后进行检查。

(3) 对婴幼儿及超声检查前不合作者，可予5%水合氯醛灌肠，待安静后进行检查。

(4) 心脏、肢体血管、甲状腺、乳腺等其他组织器官检查，一般不需要特殊准备。

四、阅读常用超声检查报告

超声检查不同部位报告描述方式略有不同，一般实质性脏器应描述其大小（长径、宽度和厚度），另外描述发现异常的情况。

1. 右肾下极囊肿　右肾下极可见数个液性暗区，最大为41.5 mm×38.4 mm（图9-3-1）。

2. 子宫　子宫为5.8 cm×4.1 cm，边界清，子宫区光点不均匀，宫腔光带居中，宫腔见“二”字形强回声（宫内置节育环）（图9-3-2）。

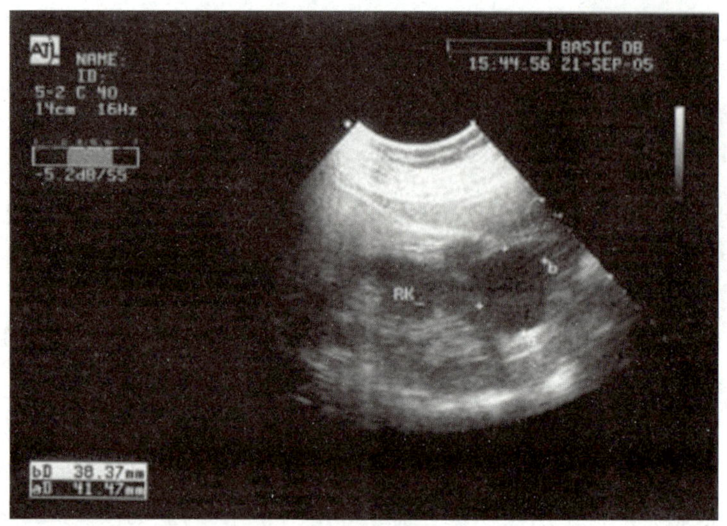

图 9-3-1 右肾下极囊肿超声影像

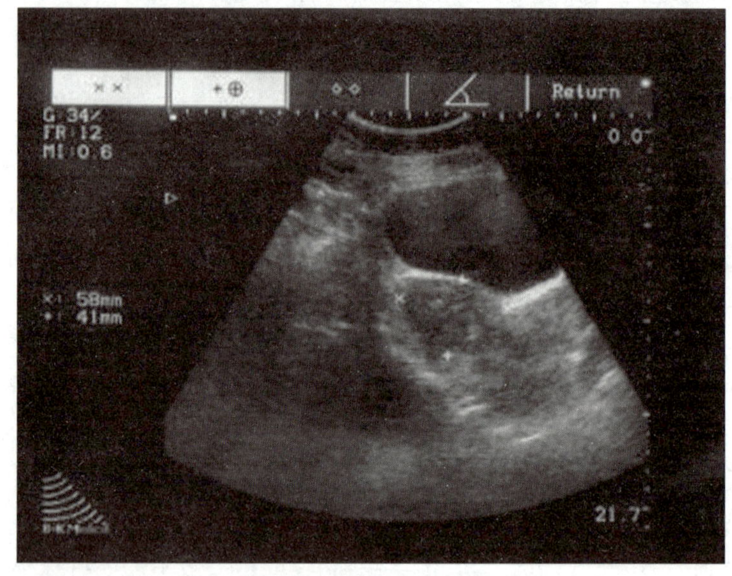

图 9-3-2 子宫超声影像

任务目标评价表

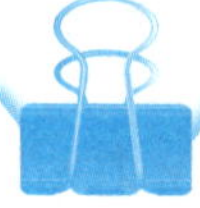

案例检查前指导要点：

应指导沙女士今晚不宜进食油腻食物，晚餐后不再进食，明晨空腹到超声室等候检查。还应告诉沙女士做B超没有痛苦和危险，做的时候医生会在她腹部涂一些糨糊状的液体，然后进行检查，检查后清洗一下即可，对身体没有危害。

任务4 核医学检查

一、核医学显像的原理和特点

核医学是利用放射性核素来诊断和治疗疾病的一门学科。凡质子数相同而中子数不同的元素互为同位素。核素是由原子核的质子数、中子数和原子核所处的能量状态决定的,即质子数和中子数都相同而原子核所处的能量状态不同的原子是不同的核素。核素主要是针对原子核而言的,能自发地放出射线且性质不稳定的核素称放射性核素或放射性同位素。

核医学检查/诊断分为体外和体内检查/诊断两类。体外诊断主要指放射免疫分析技术,即利用特异抗体与标记抗原和非标记抗原的竞争结合反应,通过测定放射性复合物的量来计算出非标记抗原的一种超微量分析技术。人体组织发生病变时体内的一些微量成分会发生变化,利用放射免疫分析技术就可以测得这些微小的变化,协助临床医生诊断疾病,使用这种技术时放射性核素是不进入患者体内的。体内诊断,即放射性核素发射式计算机断层显像(emission computed tomography,ECT)是利用放射性药物(用放射性核素标记的显像剂)在正常与异常组织器官内的分布不同来诊断疾病的。它的诊断基础和依据是在疾病情况下人体的正常生理与代谢发生了改变,而这种改变往往较解剖、结构上的变化来得早,故能较早地发现与诊断疾病。做这种检查时需要先注射显像剂到患者体内,再用专门的仪器来采集患者体内放射性核素发射出的 γ 射线,拍出照片,做出诊断。

核医学治疗是利用高度选择性地浓聚在病变部位的放射性药物所发射出的射线来杀伤病变细胞,达到治疗疾病的目的,对某些疾病的治疗有独到的优点。例如,对于甲状腺功能亢进症、恶性肿瘤转移到骨骼内引起难忍的疼痛、不能手术的恶性嗜铬细胞瘤均可采用核医学治疗。它的方法与一般放疗(钴 60 外照射)不同,它是把治疗用的药物直接引导到有病变的部位,作用更直接,效果更明显,不良反应明显变小,是靶向治疗的代表。

核医学是对人体无创伤、安全而有效的检查和治疗方法。它最重要的特点是能提供身体内各组织功能性的变化,而功能性的变化常发生在疾病的早期。现在的许多影像诊断技术如超声、CT检查,主要是提供人体解剖学变化的信息,核医学与它们相比,在某些情况下能更早地发现疾病,判断疾病的性质及发展程度。护士应了解核医学检查与治疗的常用方法与基本原理、检查步骤,检查前给予患者指导,消除其紧张心理,协助检查与治疗。

二、核医学检查的常用方法

核医学的应用越来越广,这里仅列举几种常用的检查。

(一) 甲状腺显像

1. 检查方法　甲状腺疾病的诊断和治疗过程中最常用而直观的方法就是甲状腺显像,也称甲状腺扫描。它是将能被甲状腺选择性浓聚的放射性核素或其标记化合物引入体内,然后用扫描机或 γ 照相记录甲状腺组织内所发出的 γ 射线的分布图像,从而把甲状腺的形态、大小、位置及局部的功能显示出来。常用的甲状腺显像剂有 ^{131}碘(^{131}I)、^{123}碘(^{123}I)、高锝酸盐($^{99m}TcO_4^-$)。如用 ^{131}I,

空腹口服 50～100 mCi，24 小时后进行扫描或 γ 照相。

2. 甲状腺显像的正常图像　正常甲状腺位于颈部正中，呈蝴蝶形，分左右两叶，两叶间的下1/3有峡部相连，每叶上下径约为 5 cm，两叶显像剂分布均匀。

3. 甲状腺显像的临床意义

(1) 甲状腺肿块的诊断：当发现颈部甲状腺处有肿块时，甲状腺显像就可提示肿块的位置、与甲状腺组织的关系、肿块大小、摄取功能等。甲状腺结节按其摄取显像剂的情况可分为“热结节”“冷结节”“凉结节”“温结节”。其中，“冷结节”和“凉结节”恶变率较高。冷结节表现为腺体摄^{131}I能力明显低于正常甲状腺组织，呈放射性缺损区。热结节可见于甲亢、功能自主性甲状腺瘤，表现为腺体摄^{131}I能力高于正常甲状腺组织。

(2) 异位甲状腺的定位诊断：当发现颈部或舌根部、口腔底部肿物时，特别是儿童，要注意异位甲状腺的可能，手术前最好行常规甲状腺扫描，以排除异位甲状腺的可能。

(3) 甲状腺癌转移灶的探测：甲状腺滤泡状癌和分化好的乳头状癌有一定摄^{131}I能力，其转移灶也有相应的摄^{131}I能力，故当病理证实此类甲状腺癌后，可行甲状腺扫描及甲状腺^{131}I全身显像，以了解甲状腺癌术后有无甲状腺组织残留及甲状腺癌的转移情况，寻找转移病灶。

(4) 甲亢的诊断：当患者被怀疑有甲亢可能时，可行甲状腺扫描以进行诊断。甲状腺扫描不仅可显示甲状腺大小、位置、形态、有无结节，还可显示另一个重要的指标——甲状腺摄^{99m}Tc功能指数(VITU)，甲亢时 VITU 增高。此项检查比其他功能试验更为精确，而且有重要的诊断价值。

(二) 骨和关节核素显像

1. 检查方法　放射性核素骨显像就是将放射性同位素或其标记化合物引入体内，通过显像仪从体外显像，获得骨骼的形态、血供和代谢状态，以及病变部位和范围的检查方法，即人们常说的骨扫描。由于其不仅可以显示骨的形态变化，还可以反映局部血供与代谢状况，故其在骨骼病变的诊断方面有着优于其他影像学检查的特点。常用的骨显像剂有^{99m}Tc和^{18}F等。

2. 骨显像的图像阅读及临床意义　在此项检查中，放射性较对侧和邻近骨组织增高的区域称为热区，可见于各种骨骺疾病的早期和破骨、成骨过程相伴的进行期。恶性肿瘤常较良性肿瘤放射性增高。放射性较对侧和邻近骨组织减低区称为冷区，可见于骨囊肿、股骨头无菌性坏死等缺血性疾病、溶骨性病变和病变进展迅速而成骨后反应不佳者。恶性肿瘤患者出现多发性热区，转移灶的可能性大。热区中央出现放射性减低区，可见于股骨间无菌坏死和热区病变中心性坏死。骨不显影的骨骼影像称“超级影像”，对于恶性肿瘤患者提示有广泛弥漫性骨转移的可能性。

放射性核素骨显像因有其独特的优点而被临床广泛应用。首先是其灵敏度高。由于血流、代谢和功能改变是疾病的早期表现，出现在形态结构发生改变之前，因而骨显像对探测骨骼病理改变的灵敏度非常高，在诊断各种骨疾患上较 X 线检查敏感，如在骨转移癌诊断上通常要较 X 线变化早 3～6 个月。其次是检查全面。一次骨扫描可以显示全身骨骼的病理改变，而其他影像学方法一次只能对某一部位或区域进行检查，因而更为经济实用，并且能够有效地防止漏诊或误诊。

(三) 肾功能核素显像检查

1. 检查方法　包括反映肾血流灌注显像及反映肾功能的动态显像。经肘静脉以“弹丸”式推注显像剂，同步开机采集。肾血流灌注相，以 1 帧/秒连续采集 30～60 帧；肾功能相，以 1 帧/(20～30)秒连续采集 20～30 分钟。常用的显像剂有锝亚锡喷替酸(^{99m}Tc－DTPA)、锝巯替肽(^{99m}Tc－MAG_3)和^{131}I－邻碘马尿酸(^{131}I－OIH)。

2. 肾功能核素显像图像阅读与临床意义　注射显像剂后，不同时间内肾脏的不同部位显像程度不同。静脉注射显像剂1小时后所获得的影像为肾实质影像，可显示肾脏的形状、大小及解剖位置关系。肾影周边的放射性较高，中心和肾门处稍低，两侧基本对称。当肾脏位置、大小、形态异常时，图像可显示出来。一侧肾影放射性低于对侧，表示该侧功能降低；双侧肾影显示不良，表示双肾功能减低；肾内局限性放射性减低或缺损，表示肾内有局限性病变。可用于判断单侧肾血管性高血压，尿路梗阻的程度、部位和功能状态，进行肾内占位性病变的鉴别诊断。

三、核医学显像检查步骤及护理

1. 检查前患者准备　大多数的核医学检查不需要特殊的准备，某些检查前需有所准备。例如，甲状腺功能检查前1个月内忌服含碘食物与药物及抗结核药物、抗甲状腺药物等；肾脏功能核素显像检查前患者应饮水若干，以保证检测时有一定的尿量；胆系显影前应禁食6小时；脑显影前应该使用^{99m}Tc淋洗液作头面部保护，口服氯酸钾200～400 ml(小儿3 mg/kg)封闭甲状腺。

2. 注射显像剂　根据不同的检查项目，注射显像剂后，患者等候的时间也不相同，有的只需数分钟，有的要2～3小时，有的要1～2天后才检查，目的是让注射的显像剂能充分到达所需检查的部位，达到最佳的显像效果。

3. 检查摄片　在摄片前通知患者排尿、进食或其他一些准备，这也是为了让检查更准确。摄片时患者躺在床上，可以正常平稳呼吸。根据检查要求，有时需要采取一定的姿势(如侧身或双手上举等)。探测器会尽量靠近患者的身体，拍摄1张或多张照片。

4. 分析结果　综合分析患者的病史，所拍摄的照片以及其他各种辅助检查的结果，对ECT显像图进行诊断，为临床诊断和治疗提供可靠、准确的分析结果。

（蔡小红）

思政人文案例

任务目标评价表

项目10 护理诊断思维训练与护理记录

知识、能力与素质目标

1. 掌握护理诊断的概念，陈述方式，了解护理诊断与医疗诊断的区别。
2. 掌握护理文件书写的规范，在对 SSP 全面检查、评估的基础上，模拟填写护理评估单。
3. 学习和训练时，体现出认真细致的精神，表现出良好的沟通能力、团结协作精神、尊重患者，保护其隐私。

学习难点

1. 护理诊断与合作性问题的区别。
2. 做出护理诊断、合作性问题判断的思维过程。

课件也精彩

任务1 护理诊断思维训练

1990 年北美护理诊断协会(North American Nursing Diagnoses Association，NANDA)将护理诊断(nursing diagnoses)定义为“护理诊断是护士针对个体、家庭、社区对现存的或潜在的健康问题或生命过程的反应所做的临床判断”。

护理诊断的定义表明护理的内涵和实质是诊断和处理人类对现存的和潜在的健康问题的反应，护理服务对象不仅是患者，还应包括健康人，服务范围也从个体扩展到家庭和社区。此外，护理诊断不仅关注服务对象现有的问题，同时也关注尚未发生的潜在的问题，反映出护理工作的预见性。护理诊断是护士为达到预期目标选择护理措施的基础。

一、护理诊断的陈述形式

护理诊断的陈述是对个体或群体健康状态的反应及其相关因素/危险因素的描述，可分为一部分陈述、二部分陈述和三部分陈述 3 种形式。

1. 三部分陈述　即 PSE 公式，由 P、S、E 三部分组成。P(problem)为健康问题，即护理诊断的名称；E(etiology)为原因，即相关因素；S(signs and symptoms)为症状和体征。例如，护理诊断“便秘：大便干硬、3～4 天排一次　与水分及纤维素的摄入减少有关”中，“便秘”为 P，“大便干硬、3～4 天排一次”为 S，“与水分及纤维素的摄入减少有关”为 E。

2. 二部分陈述　即 PE 公式或 SE 公式，只包含护理诊断名称和相关因素。例如，“有生活自理能力缺陷的可能(P)　与静脉输液影响活动有关(E)”“便秘(S)　与纤维素摄入减少有关(E)”。

3. 一部分陈述　仅包含护理诊断名称，如“潜在的精神健康增强”。

二、护理诊断的类型

NANDA 将护理诊断分为现存的护理诊断、有危险的护理诊断、健康的护理诊断、可能的护理诊断 4 种类型。

1. 现存的护理诊断(actual nursing diagnoses)　是护士对个体、家庭或社区已出现的健康问题或生命过程的反应所做的判断。常用三部分或二部分陈述法，如“营养失调：低于机体需要量”“消瘦　与食欲不振、摄入量减少有关”“便秘　与长期卧床有关”。

2. 有危险的护理诊断(risk nursing diagnoses)　是护士对易感的个体、家庭或社区对健康状况或生命过程可能出现的反应所做的临床判断。一般应有导致易感性增加的危险因素存在，多用二部分陈述法，如“有皮肤完整性受损的危险　与长期卧床有关”。有危险的护理诊断，要求护士具有预见性，当护理对象有导致易感性增加的危险因素存在时，要能够预测到可能会出现的问题。

3. 可能的护理诊断(possible nursing diagnoses)　是指已有资料支持这一护理诊断，但资料尚不充分，需进一步收集资料予以排除或确认某一现存的或有危险的护理诊断。常用二部分陈述法，如“有自我形象紊乱的可能　与乳腺癌根治手术有关”。

4. 健康的护理诊断(wellness nursing diagnoses)　是护士对个体、家庭或社区从某一特定的健康水平向更高的健康水平转变所做的临床判断。健康的护理诊断仅包含名称一个部分而无相关因素，如 “执行治疗方案有效”“母乳喂养有效”。

三、陈述护理诊断时的注意事项

1. 规范使用 NANDA 认可的护理诊断名称　在陈述护理诊断时应尽可能使用 NANDA 认可的护理诊断名称，不要随意创造护理诊断，或将医疗诊断、药物副作用、患者需要作为护理诊断名称。

2. 相关因素的陈述　在陈述相关因素时，应使用“与……有关”的方式。为护理诊断找出明确的相关因素很重要，因为在护理计划中制订的护理措施很多是针对相关因素的。相关因素应是导致护理问题最直接的原因，如“体液不足　与呕吐、腹泻有关”就较“体液不足　与肠道感染有关”更为直接。导致护理问题的相关因素不同，则有不同的护理措施。例如，“清理呼吸道无效　与不会有效咳嗽有关”和“清理呼吸道无效　与痰液黏稠有关”这两个护理诊断虽具有相同的诊断名称，但前者的护理措施是如何教会护理对象有效咳嗽，后者则是如何使痰液稀释易于咳出。由此可见，相关因素越具体和直接，护理措施越具针对性。

3. 知识缺乏　这一护理诊断的陈述方式是“知识缺乏：缺乏……方面的知识”，如“知识缺乏：缺乏胰岛素自我注射的知识”。下面的陈述都是不合适的，如“知识缺乏：缺乏原发性高血压知识”，护士没有必要让护理对象掌握所有高血压病的知识，这样写护士无法明确需将哪一部分原发性高血压的知识重点教给护理对象。再如“知识缺乏　与预防呼吸道感染的知识不足有关”，在这个陈述中使用“与…… 有关”不合逻辑。

四、合作性问题的陈述

在临床护理实践中，常会遇到一些既需要进行护理干预，又需与其他医务人员特别是医生合作才能解决的问题。针对这个问题，卡波尼在 1983 年提出了合作性问题(collaborative problems)这个概念。他把合作性问题定义为不能通过护士的独立手段解决的由疾病、治疗、检查所引起的并发症，需与其他医务人员尤其是医生共同合作才能解决的问题。

所有合作性问题在陈述时均以“潜在并发症”开始，其后为潜在并发症的名称。如“潜在并发症：上消化道出血”。在书写合作性问题时，一定要写“潜在并发症”5个字。主要是为了明确护理的重点是在于监测并发症的发生和病情的变化，并表明此情况是需要护士参加干预的，以此与医疗诊断相区别。例如，手术后患者伤口出血是需要密切关注的问题，术后伤口出血主要与术中伤口结扎缝合不良等有关，护理措施无法预防其发生，因此对这一问题应提出“潜在并发症：出血”，护士主要是严密观察伤口是否有出血发生。

需要注意的是，并非所有并发症都是合作性问题，如果护士能预防和处理的，则为护理诊断，只有那些护士不能预防和独立处理的才是合作性问题。

五、护理诊断与医疗诊断的区别

护理诊断是对患者现存的或潜在的健康问题或疾病的反应做出判断，用以指导护理，是护士使用的名词。医疗诊断是对疾病做出病因、病理解剖和病理生理的诊断，用以指导治疗，是医生使用的名词。医疗诊断在疾病发展过程中相对固定，护理诊断需随患者反应的变化而进行及时的调整。人体在某方面可对不同的疾病产生同一种反应，而同一种疾病在不同的患者身上可发生不同的反应，因此常出现同病异护、异病同护的现象。

六、护理诊断与思维过程

护理诊断是对患者的健康资料进行分析、综合、推理、判断，最终得出结论的过程。一般需要经过3个步骤：收集健康资料、整理与分析资料、选择合适的护理诊断。

（一）收集健康资料

收集资料的重点在于确认护理对象目前和既往的健康状况、对治疗和护理的反应、潜在健康问题的危险因素等。护士收集到的有关护理对象的健康资料是否全面系统、真实可靠，直接影响护理诊断和相应护理计划的正确程度。健康资料的内容、资料收集的方法见项目1至项目9。

（二）整理与分析资料

护士通过问诊、体格检查、进行心理与社会评估、阅读实验室和其他检查报告等所获得的有关护理对象健康状况的大量资料，涉及生理、心理、社会各个方面，要根据这些纷繁复杂的健康资料做出护理诊断，整理与分析健康资料是关键，护士应通过比较与分类、分析与综合、归纳与演绎等临床护理思维过程对获得的资料进行分析整理，去伪存真，去粗取精。

1. 核实健康资料　全面、真实、准确的资料收集是做出正确护理诊断的基础。因此，在完成收集资料的过程后，首先要做的就是检查所收集的健康资料是否全面、真实、准确。

（1）检查有无遗漏：逐项检查所收集的健康资料有无遗漏，必要时需补充问诊与体格检查。

（2）核实主观资料：常用客观资料对主观资料进行核实。有时患者在疾病状态下会夸大病情，以引起医护人员的重视，或因某种原因而隐瞒病情；代述者不能真实体验患者的痛苦和感受，或不完全了解病情。

（3）澄清模糊不清的资料：如患者主诉食欲下降，这项资料不够确切，护士需进一步询问患者的进食情况，如进食次数、方式，有无恶心、呕吐等，以确认和补充新的资料。

2. 健康资料的分类　首先将通过评估获得的健康资料进行综合归纳，然后将相关的健康资料组合在一起，对健康资料进行分类，以提示某些护理诊断的可能性。常用的分类方法主要有以下2种：

(1) 按戈登的11个功能性健康型态(FHPs)分类：将护理诊断的各项指标组合在一起，每个型态下都有其相应的护理诊断。护士在对资料进行分类后，可确定各型态功能是否正常或是否处于功能异常的危险中。如果发现异常，只需从各型态下所属的护理诊断中选择即可。

(2) 按马斯洛的需要论分类：将资料分为生理需要、安全需要、爱与归属的需要、尊重与被尊重的需要及自我实现的需要5个方面。这种分类法可提醒护士从人的生理、心理、社会等各个层面去收集资料，其缺点是与护理诊断没有直接的对应关系。

3. 分析健康资料

(1) 找出异常：在对健康资料进行分析时，首先应将健康资料与正常参考值进行比较，以发现异常所在。为准确地比较，护士应根据所学的基础医学知识、护理知识和人文学科知识等，按FHPs模式检查每一功能型态，并且要考虑人的个体差异，根据不同年龄阶段及不同家庭、社会、文化等背景条件，全面地进行比较。

(2) 找出相关因素和危险因素：发现异常后，应进一步寻找引起异常的相关因素。例如，护理对象主诉“我感到心慌”。护士通过触诊脉搏，发现患者脉率110次/分，这样就找到了引起异常的原因。危险因素是指护理对象目前虽处于正常范围内，但存在着促使其向异常转化的因素。例如，瘫痪的患者存在的促使皮肤向异常转化形成压疮的因素是消瘦、长期卧床。找出相关因素和危险因素有助于护士制订针对性的护理措施。

(三) 选择合适的护理诊断

护士将分析健康资料时所发现的异常情况与FHPs各型态下所属的护理诊断依据进行比较，提出可能的护理诊断，然后寻找这些资料与可能的护理诊断的已知指标之间的相似性。但在做出明确的护理诊断前，应考虑其他护理诊断的可能性，通过进一步收集健康资料予以排除或确定，最终选出正确的护理诊断，并按马斯洛的需要层次对护理诊断进行排序。

【附】

护理诊断举例

案例：刘先生，53岁，某公司经理。有发作性心前区疼痛史2年，发作与过度劳累、紧张、饱餐有关，每次发作时间3～5分钟，休息或舌下含服硝酸甘油后立即缓解。因平时工作较忙，未做规范检查治疗。近一周不仅工作忙且常陪客户吃饭，饮酒量较多(每次饮酒300～400 ml)，睡眠不足(每天睡眠仅4小时左右)，一日三餐无规律。2小时前饱餐后突感心前区压榨性剧痛，向左前臂放射，面色苍白，出冷汗，有恐惧、濒死感，经休息十余分钟疼痛仍未缓解，急诊入院。患者一向脾气急躁、易怒，每日饮白酒约250 ml，吸烟20支/日，喜食猪肝、猪大肠等动物内脏。体格检查：身高175 cm，体重85 kg，T 37℃，P 100次/分，R 24次/分，BP 90/60 mmHg；心尖部心音低钝，HR104次/分，心律不齐，可闻及期前收缩，心音低，未闻及杂音；肺部无干、湿性啰音；腹软、无压痛及反跳痛，肝脏、脾脏及胆囊均未触及。心电图检查：偶发室性期前收缩，V_1～V_5导联见宽而深的Q波、ST段弓背向上抬高、T波倒置。被诊断为冠心病急性广泛前壁心肌梗死，收住院治疗。

以下是对该患者做出的主要护理诊断:
1. 疼痛:胸痛　与心肌缺血、坏死有关。
2. 恐惧　与心前区剧烈疼痛产生濒死感有关。
3. 进食、如厕、卫生自理缺陷　与心肌梗死后3～5天之内绝对卧床休息有关。
4. 有便秘的危险　与进食少、活动少、不习惯床上排便及不敢用力排便有关。
5. 潜在并发症　心律失常,心源性休克。

七、常用护理诊断

随着对健康问题认识的不断深入,国际护理界对护理诊断名称及内容也在不断增补。NANDA确定的201项护理诊断(2015—2017年)如表10-1-1所示。

表10-1-1　NANDA-Ⅰ　护理诊断(2015—2017年)

1	领域1:健康促进(Health Promotion)	健康促进(Health Promotion)
2		缺乏娱乐活动(Deficient Diversional Activity)
3		久坐的生活方式(Sedentary Lifestyle)
4		老年综合征(Frail Elderly Syndrome)
5		有老年综合征的危险(Risk for Frail Elderly Syndrome)
6		缺乏社区保健(Deficient Community Health)
7		风险倾向的健康行为(Risk-Prone Health Behavior)
8		健康维持无效(Ineffective Health Maintenance)
9		健康管理无效(Ineffective Health Management)
10		有健康管理改善的趋势(Readiness for Enhanced Health Management)
11		家庭健康管理无效(Ineffective Family Health Management)
12		不依从行为(Noncompliance)
13		防护无效(Ineffective Protection)
14	领域2:营养(Nutrition)	营养(Nutrition)
15		母乳不足(Insufficient Breast Milk)
16		母乳喂养中断(Interupted Breastfeeding)
17		有母乳喂养改善的趋势(Readiness for Enhanced Breastfeeding)
18		无效性婴儿喂养型态(Ineffective Infant Feeding Pattern)
19		营养失调:低于机体需要量(Imbalanced Nutrition: Less Than Body Requirements)
20		有营养改善的趋势(Readiness for Enhanced Nutrition)
21		肥胖(Obesity)
22		超重(Overweight)
23		有超重的危险(Risk for Overweight)
24		吞咽障碍(Impaired Swallowing)
25		有血糖不稳定的危险(Risk for Unstable Blood Glucose Level)
26		新生儿黄疸(Neonatal Jaundice)
27		有新生儿黄疸的危险(Risk for Neonatal Jaundice)
28		有肝功能受损的危险(Risk for Impaired Liver Function)
29		有电解质失衡的危险(Risk for Electrolyte Imbalance)
30		有体液平衡改善的趋势(Readiness for Enhanced Fluid Balance)
31		体液不足(Deficient Fluid Volume)
32		有体液不足的危险(Risk for Deficient Fluid Volume)
33		体液过多(Excess Fluid Volume)
34		有体液失衡的危险(Risk for Imbalanced Fluid Volume)

续 表

35	领域3:排泄(Elimination and Exchange)	排尿障碍(Impaired Urinary Elimination)
36		有排尿功能改善的趋势(Readiness for Enhanced Urinary Elimination)
37		功能性尿失禁(Functional Urinary Incontinence)
38		溢出性尿失禁(Overflow Urinary Incontinence)
39		反射性尿失禁(Reflex Urinary Incontinence)
40		压力性尿失禁(Stress Urinary Incontinence)
41		急迫性尿失禁(Urge Urinary Incontinence)
42		有急迫性尿失禁的危险(Risk for Urge Urinary Incontinence)
43		尿潴留(Urinary Retention)
44		便秘(Constipation)
45		有便秘的危险(Risk for Constipation)
46		慢性功能性便秘(Chronic functional constipation)
47		有慢性功能性便秘的危险(Risk for chronic functional constipation)
48		感知性便秘(Perceived Constipation)
49		腹泻(Diarrhea)
50		胃肠动力失调(Dysfunctional Gastrointestinal Motility)
51		有胃肠动力失调的危险(Risk for Dysfunctional Gastrointestinal Motility)
52		排便失禁(Bowel Incontinence)
53		气体交换障碍(Impaired Gas Exchange)
54	领域4:活动/休息(Activity/Rest)	失眠(Insomnia)
55		睡眠剥夺(Sleep Deprivation)
56		有睡眠改善的趋势(Readiness for Enhanced Sleep)
57		睡眠型态紊乱(Disturbed Sleep Pattern)
58		有失用综合征的危险(Risk for Disuse Syndrome)
59		床上活动障碍(Impaired Bed Mobility)
60		躯体活动障碍(Impaired Physical Mobility)
61		借助轮椅活动障碍(Impaired wheelchair Mobility)
62		坐起障碍(Impaired sitting)
63		站立障碍(Impaired standing)
64		移动能力障碍(Impaired Transfer Ability)
65		行走障碍(Impaired Walking)
66		疲乏(Fatigue)
67		游走状态(Wandering)
68		活动无耐力(Activity Intolerance)
69		有活动无耐力的危险(Risk for Activity Intolerance)
70		低效性呼吸型态(Ineffective Breathing Pattern)
71		心输出量减少(Decreased Cardiac Output)
72		外周组织灌注无效(Ineffective Peripheral Tissue Perfusion)
73		有心输出量减少的危险(Risk for decreased cardiac output)
74		有心血管功能受损的危险(Risk for impaired cardiovascular function)
75		有外周组织灌注无效的危险(Risk for Ineffective Peripheral Tissue)
76		有心脏组织灌注不足的危险(Risk for Decreased Cardiac Tissue Perfusion)
77		有脑组织灌注无效的危险(Risk for Ineffective Cerebral Tissue Perfusion)
78		有胃肠道灌注无效的危险(Risk for Ineffective Gastrointestinal Tissue Perfusion)
79		有肾脏灌注无效的危险(Risk for Ineffective Renal Perfusion)
80		自主呼吸障碍(Impaired Spontaneous Ventilation)
81		呼吸机依赖(Dysfunctional Ventilatory Weaning Response)
82		持家能力障碍(Impaired Home Maintenance)
83		有自理能力改善的趋势(Readiness for Enhanced Self-Care)
84		沐浴自理缺陷(Bathing Self-Care Deficit)

续 表

85		穿着自理缺陷(Dressing Self-Care Deficit)
86		进食自理缺陷(Feeding Self-Care Deficit)
87		如厕自理缺陷(Toileting Self-Care Deficit)
88		自我忽视(Self-Neglect)
89	领域 5:感知/认知(Perception/Cognition)	单侧身体忽视(Unilateral Neglect)
90		急性意识障碍(Acute Confusion)
91		有急性意识障碍的危险(Risk for Acute Confusion)
92		慢性意识障碍(Chronic Confusion)
93		情绪控制失调(Labile emotional control)
94		冲动控制无效(Ineffective Impulse Control)
95		知识缺乏(Deficient Knowledge)
96		有知识增进的趋势(Readiness for Enhanced Knowledge)
97		记忆功能障碍(Impaired Memory)
98		语言沟通障碍(Impaired Verbal Communication)
99		有沟通增进的趋势(Readiness for Enhanced Communication)
100	领域 6:自我感知(Self-Perception)	有希望增强的趋势(Readiness for enhanced hope)
101		有个人尊严受损的危险(Risk for Compromised Human Dignity)
102		无望感(Hopelessness)
103		自我认同紊乱(Disturbed Personal Identity)
104		有自我认同紊乱的危险(Risk for Disturbed Personal Identity)
105		有自我概念改善的趋势(Readiness for Enhanced Self-Concept)
106		情境性低自尊(Situational low Self-Esteem)
107		长期性低自尊(Chronic Low Self-Esteem)
108		有长期低自尊的危险(Risk for Chronic Low Self-Esteem)
109		有情境性低自尊的危险(Risk for Situational Low Self-Esteem)
110		体像紊乱(Disturbed Body Image)
111	领域 7:角色关系(Role Relationships)	照顾者角色紧张(Caregiver Role Strain)
112		有照顾者角色紧张的危险(Risk for Caregiver Role Strain)
113		养育功能障碍(Impaired Parenting)
114		有养育功能改善的趋势(Readiness for Enhanced Parenting)
115		有养育功能障碍的危险(Risk for Impaired Parenting)
116		有依附关系受损的危险(Risk for Impaired Parent/Infant/Child Attachment)
117		家庭运作过程失常(Dysfunctional Family Processes)
118		家庭运作过程改变(Interrupted Family Processes)
119		有家庭运作过程改善的趋势(Readiness for Enhanced Family Processes)
120		关系无效(Ineffective Relationship)
121		有关系改善的趋势(Readiness for Enhanced Relationship)
122		有关系无效的危险(Risk for Ineffective Relationship)
123		父母角色冲突(Parental Role Conflict)
124		无效性角色行为(Ineffective Role Performance)
125		社会交往障碍(Impaired Social Interaction)
126	领域 8:性(Sexuality)	性功能障碍(Sexual Dysfunction)
127		性生活型态无效(Ineffective Sexuality Patterns)
128		生育进程无效(Ineffective Childbearing Process)
129		有生育进程改善的趋势(Readiness for Enhanced Childbearing Process)
130		有生育进程无效的危险(Risk for Ineffective Childbearing Process)
131		有母体与胎儿双方受干扰的危险(Risk for Disturbed Maternal/Fetal Dyad)

续 表

132	领域 9:应对/应激耐受性(Coping/ Stress Tolerance)	创伤后综合征(Post-Trauma Syndrome)
133		有创伤后综合征的危险(Risk for Post-Trauma Syndrome)
134		强暴创伤综合征(Rape-Trauma Syndrome)
135		迁移应激综合征(Relocation Stress Syndrome)
136		有迁移应激综合征的危险(Risk for Relocation Stress Syndrome)
137		活动计划无效(Ineffective Activity Planning)
138		有活动计划无效的危险(Risk for Ineffective Activity Planning)
139		焦虑(Anxiety)
140		防卫性应对(Defensive Coping)
141		应对无效(Ineffective Coping)
142		社区应对无效(Ineffective Community Coping)
143		有应对改善的趋势(Readiness for Enhanced Coping)
144		有社区应对改善的趋势(Readiness for Enhanced Community Coping)
145		妥协性家庭应对(Compromised Family Coping)
146		无能性家庭应对(Disabled Family Coping)
147		有家庭应对改善的趋势(Readiness for Enhanced Family Coping)
148		对死亡的焦虑(Death Anxiety)
149		无效性否认(Ineffective Denial)
150		恐惧(Fear)
151		悲伤(Grieving)
152		复杂性悲伤(Complicated Grieving)
153		有复杂性悲伤的危险(Risk for Complicated Grieving)
154		情绪调控受损(Impaired mood regulation)
155		有能力增强的趋势(Readiness for Enhanced Power)
156		无能为力感(Powerlessness)
157		有无能为力感的危险(Risk for Powerlessness)
158		恢复能力障碍(Impaired Individual Resilience)
159		有恢复能力障碍的危险(Risk for Impaired Resilience)
160		有恢复能力增强的趋势(Readiness for Enhanced Resilience)
161		持续性悲伤(Chronic Sorrow)
162		压力负荷过重(Stress Overload)
163		颅内调适能力降低(Decreased Intracranial Adaptive Capacity)
164		自主性反射失调(Autonomic Dysreflexia)
165		有自主性反射失调的危险(Risk for Autonomic Dysreflexia)
166		婴儿行为紊乱(Disorganized Infant Behavior)
167		有婴儿行为紊乱的危险(Risk for Disorganized Infant Behavior)
168		有婴儿行为调节改善的趋势(Readiness for Enhanced Organized Infant Behavior)
169	领域 10:生活准则(Life Principles)	有决策能力增强的趋势(Readiness for Enhanced Decision Making)
170		有精神安适增进的趋势(Readiness for Enhanced Spiritual Well-being)
171		抉择冲突(Decisional Conflict)
172		独立决策能力减弱(Impaired emancipated decision-making)
173		有独立决策能力增强的趋势(Readiness for enhanced emancipated decision-making)
174		有独立决策能力减弱的危险(Risk for impaired emancipated decision-making)
175		道德困扰(Moral Distress)
176		宗教信仰减弱(Impaired Religiosity)
177		有宗教信仰增强的趋势(Readiness for Enhanced Religiosity)
178		有宗教信仰减弱的危险(Risk for Impaired Religiosity)
179		精神困扰(Spiritual Distress)
180		有精神困扰的危险(Risk for Spiritual Distress)

续 表

181	领域 11:安全/防护(Safety/Protection)	有感染的危险(Risk for Infect ion)
182		清理呼吸道无效(Ineffective Airway Clearance)
183		有误吸的危险(Risk for Aspiration)
184		有出血的危险(Risk for Bleeding)
185		有干眼症的危险(Risk for Dry Eye)
186		有婴儿猝死综合征的危险(Risk for Sudden Infant Death Syndrome)
187		牙齿受损(Impaired Dentition)
188		有跌倒的危险(Risk for Falls)
189		有受伤害的危险(Risk for Injury)
190		有角膜受损的危险(Risk for corneal injury)
191		有手术期体位性损伤的危险(Risk for Perioperative-Positioning Injury)
192		有热损伤的危险(Risk for Thermal Injury)
193		有尿道损伤的危险(Risk for urinary tract injury)
194		牙齿受损(Impaired Dentition)
195		口腔黏膜受损(Impaired Oral Mucous Membrane)
196		有口腔黏膜受损的危险(Risk for impaired oral mucous membrane)
197		有外周神经血管功能障碍的危险(Risk for Peripheral Neurovascular Dysfunction)
198		有压疮的危险(Risk for pressure ulcer)
199		有休克的危险(Risk for Shock)
200		皮肤完整性受损(Impaired Skin Integrity)
201		有皮肤完整性受损的危险(Risk for Impaired Skin Integrity)
202		有婴儿猝死综合征的危险(Risk for Sudden Infant Death Syndrome)
203		有窒息的危险(Risk for Suffocation)
204		术后康复迟缓(Delayed Surgical Recovery)
205		有术后康复迟缓的危险(Risk forDelayed Surgical Recovery)
206		组织完整性受损(Impaired Tissue Integrity)
207		有组织完整性受损的危险(Risk for impaired tissue integrity)
208		有外伤的危险(Risk for Trauma)
209		有血管损伤的危险(Risk for Vascular Trauma)
210		自残(Self-Mutilation)
211		有自残的危险(Risk for Self-Mutilation)
212		有自杀的危险(Risk for Suicide)
213		有对他人施行暴力的危险(Risk for Other-Directed Violence)
214		有对自己施行暴力的危险(Risk for Self-Directed Violence)
215		受污染(Contamination)
216		有受污染的危险(Risk for Contamination)
217		有中毒的危险(Risk for Poisoning)
218		有碘造影剂不良反应的危险(Risk for Adverse Reaction to Iodinated Contrast Media)
219		有过敏反应的危险(Risk for Allergy Response)
220		乳胶过敏反应(Latex Allergy Response)
221		有乳胶过敏反应的危险(Risk for Latex Allergy Response)
222		有体温失调的危险(Risk for Imbalanced Body Temperature)
223		体温过高(Hyperthermia)
224		体温过低(Hypothermia)
225		有体温过低的危险(Risk for hypothermia)
226		有手术期体温过低的危险(Risk for perioperative hypothermia)
227		体温调节无效(Ineffective Thermoregulation)

续 表

228	领域 12:舒适(Comfort)	舒适度减弱(Impaired Comfort)
229		有舒适增进的趋势(Readiness for Enhanced Comfort)
230		恶心(Nausea)
231		急性疼痛(Acute Pain)
232		慢性疼痛(Chronic Pain)
233		分娩疼痛(Labor pain)
234		慢性疼痛综合征(Chronic pain syndrome)
235		有孤独的危险(Risk for loneliness)
236		社交孤立(Social Isolation)
237	领域 13:生长/发展(Growth/Development)	有发育迟缓的危险(Risk for Delayed Development)
238		有生长比例失调的危险(Risk for Disproportionate Growth)

任务 2 护理记录

护理记录是指根据医嘱和病情,对患者住院期间护理过程的客观记录,是护理教学、科研工作的重要资料之一。在《 医疗事故处理条例 》中规定,护理记录单是患者可以复印的病历内容之一,是维护护患双方在护理活动中的合法权益的法律性文件。因此每个护理人员必须勤学苦练,以认真负责的精神、实事求是的科学态度书写好护理记录。

一、护理记录的书写要求

1. 客观真实　护理记录记载的内容应当是真实的,不得涂改和伪造护理记录。护士要认真、仔细、全面、系统地收集护理对象的有关资料,记录应客观真实,绝不能以主观臆断代替真实而客观的评估。对于主观资料应尽量用原话记录,如护理对象诉说"住院后心里着急,儿子再有 3 个月就高考了,担心丈夫在生活上照顾儿子不周",可在情绪状态一栏选择"焦虑"画钩,并且用原话描述。对于客观资料可用医学术语描述,如"被动体位、腹肌紧张、压痛、反跳痛"等,语言简洁,书写清楚。

2. 及时完整　护士必须在规定时间内完成护理病历的书写。应在护理对象入院 24 小时内完成相关的入院记录。病情变化时应随时记录,记录时间应具体到分钟,因抢救而未能及时书写护理记录单,有关护理人员应当在抢救结束后 6 小时内据实补记,并加以注明。护理记录单要保持完整,各个项目要全面填写,避免遗漏。

3. 规范清晰　护理记录的书写要规范,做到语言、文字、用笔统一。用蓝黑墨水、碳素墨水书写;使用规范的医学用语以及通用的外文缩写,无正式中文译名的症状、体征、疾病名称等可以使用外文;标点符号应正确,记录者要签全名。字迹要规范、清晰,书写过程中出现错字时,应当用双线画在错字上,不得采用刮、粘、涂等方法掩盖或去除原来的字迹。

记录时表达要准确,避免用模糊不清、难以衡量的词,如"尚可、稍差、欠佳"等。例如,护士记录"近日来患者食欲不振,今晨呕吐 1 次,量少",其概念比较含糊,若记录为"3 日来患者每餐进食 50 g 粥及 1 小碟酱菜,厌食肉类,今晨 8 时呕吐 1 次为胃内容物,约 100 ml"就确切了。

二、护理记录的形式

由于地区经济发展不平衡，各医院所处的地理位置不同，收住患者所患的疾病种类及病情的严重程度也不同等原因，护理记录的书写格式在全国范围内未形成统一的规范和标准。随着医院信息化管理的逐步开展，患者各种病情资料的收集及管理日益趋向信息化、数据化、规范化和系统化。将计算机技术应用到护理记录的书写中，设计电子化的护理记录单，实现护理记录的网络化和数字化管理，将成为未来的发展趋势。

现介绍一些护理记录的样表。

【附 1】

入院健康评估单

健康评估单书写方式有填写式、表格式及混合式三种，其中以混合式最常用。目前被普遍应用的是以表格式为主、填写式为辅的患者入院健康评估单。这是一种事先印制好的评估表格，可以指导护理人员全面系统地收集和记录患者的入院资料，避免遗漏，使用较为简单。但形式较为固定，在一定程度上限制了护士的主动性和评判性思维能力的发挥。

健康评估单的设计必须以相应的护理理论框架为指导。常用的有戈登的功能性健康型态及人的生理、心理、社会模式，奥瑞姆(Orem)的自理模式、马斯洛(Maslow)的人类基本需要层次论、人类健康反应类型等。目前使用较多的是戈登的功能性健康型态及人的生理、心理、社会模式，举例如下：

入院健康评估单 1

科别：产科　　病室：9　　床号：33　　住院号：101××33

一 般 资 料

姓名：李××　　性别：男□　女☑

年龄：26 岁　　民族：汉

籍贯：苏州　　职业：工人

婚姻状况：未婚□　已婚☑　离异□　再婚□　丧偶□

文化程度：文盲□　小学□　初中□　高中□　中专□　大专☑　大学及以上□

工作单位：苏州××××厂　　邮政编码：215006　　电话：0512×××××××

家庭地址：×××××　　邮政编码：212001　　电话：0512×××××××

联系人：王××　　联系人单位(地址)：×××××　　电话：0512×××××××

医疗费用负担形式：公费☑　医疗保险□　自费□　其他(　　　)

入院日期：2009 年 11 月 20 日　10 am

入院方式：步行☑　扶行□　背入□　轮椅□　平车□　担架□　其他(　　　)

记录日期：2009 年 11 月 20 日 2 pm

健康史陈述者：患者本人　　可靠程度：可靠

入院医疗诊断：妊娠高血压综合征　　主管医师：××

主管护士：××

健 康 史

主诉 停经 31^{+4} 周，产前检查发现血压增高 7 周，加重 3 天。

现病史 患者 7 周前在当地医院产前检查时发现血压偏高，3 天前检查 168/114 mmHg，予硫酸镁解痉、降压、输注清蛋白、利尿及促胎肺成熟等治疗，血压控制欠佳，查清蛋白 20 g/L，24 小时尿蛋白 4.21 g，为进一步诊治收住院。

既往健康史

既往健康状况：良好☑ 一般□ 较差□

既往病史：无☑ 有□ （ ）

预防接种情况：无□ 有☑ （卡介苗 乙肝疫苗）

住院史：无☑ 有□ （ ）

手术史：无☑ 有□ （ ）

外伤史：无☑ 有□ （ ）

过敏史：无☑ 有□ （过敏源： 临床表现： ）

目前用药史

目前用药情况：无□ 有☑

药物名称	剂量与用法	末次用药时间	疗效	不良反应
清蛋白	10 g	2009 年 11 月 20 日晨	不明显	无
板蓝根冲剂	1 袋/次 3 次/日	2004 年 4 月 20 日晨	不明显	无

个人史

出生地：苏州

疫区接触史：无☑ 有□ 具体情况________

生长发育史：出生情况 顺产☑ 难产□ （描述： ）

有无生长发育异常 无☑ 有□ （描述： ）

月经史：初潮 14(岁)$\frac{6(天)}{30(天)}$LMP 2009 年 3 月 20 日 绝经年龄___岁

婚姻情况：未婚□ 已婚☑ 结婚年龄 _24_ 岁

生育史：妊娠_1_次 顺产_0_胎 手术产_0_胎

流产_1_胎 早产_0_胎 死产_0_胎

家族健康史

父：健在☑ 患病□____ 已故□ 死因________

母：健在□ 患病☑胃溃疡 已故□ 死因________

兄弟姐妹：无

系统回顾

1. 健康感知-健康管理型态

自觉健康状况：良好 一般□ 较差☑

吸烟：无☑ 有□ 约___年，平均___支/天。戒烟：未□ 已□ 约___年

嗜酒：无☑ 有□ 约___年，平均___两/天。戒酒：未□ 已□ 约___年

吸毒：无☑ 有□ 名称___，约___年，___量/天。戒毒：未□ 已□ 约___年

其他个人嗜好：无☑ 有□ （描述： ）

遵从医务人员健康指导:是☑　否☐（原因:　　　　　　　　）

对所患疾病原因:知道☑　不知道☐

环境中危险因素:无☑　有☐（描述:　　　　　　　　）

寻求促进健康的行为:无☐　有☑（描述:参加育婴讲座）

其他:无☑　有☐（描述:　　　　　　　　）

2. 营养与代谢型态

基本饮食:普食☑（3 餐/天）　软食☐（　　餐/天）　半流质☐（　餐/天）

流质☐（　　餐/天）　禁食☐　忌食☐（　　　）　治疗饮食☐（　　）

食欲:正常☐　食欲亢进☐　食欲减退☑

近期体重变化:无☐　有☑（体重增加约__2__千克/月,原因:胎儿生长;体重减轻约____千克/月,原因:　　　　）

饮水:正常☑　多饮☐（　　　毫升/天）　限制饮水☐（　　　毫升/天）

咀嚼困难:无☑　有☐（描述:　　　　　　　　）

吞咽困难:无☑　有☐（描述:　　　　　　　　）

3. 排泄型态

排便:正常☑　便秘☐　腹泻☐（____次/天）　失禁:无☐　有☐（____次/天）

造瘘:无☑　有☐（类型　　　　　,能否自理能☐　否☐　）

应用泻药:无☑　有☐（药物名称:　　　　　,用法和剂量:　　　　　）

排尿:正常☑　增多☐（____次/天）　减少☐（____次/天）　颜色:（描述:　　　　）

排尿异常:无☑　有☐　（描述:　　　　　）

4. 活动与运动型态　总分 100

生活自理能力（在空格中填上相应数字,10=完全自理;5=部分自理;0=完全不能自理）

转移（翻身、坐起、下床）__10__,穿衣__10__,洗漱__10__,洗澡__10__,

进食__10__,行走__10__,如厕__10__,做饭__10__,购物__10__,上下楼梯__10__

辅助用具:无☑　有☐（类型:　　　　　　　　）

活动耐力:正常☑　容易疲劳☐（描述:　　　　　　　　）

呼吸困难:无☑　有☐（描述:　　　　　　　）

5. 睡眠和休息型态

睡眠:正常☑　入睡困难☐　多梦☐　易醒☐　早醒☐　失眠☐（原因:　）

睡眠/休息后精力充沛:是☐　否☑

辅助睡眠:无☑　有☐（描述:　　　　　）

6. 认知与感知型态

疼痛:无☑　有☐（描述:　　　　　　　　）

眩晕:无☑　有☐（原因:　　　　　　）

视力:正常☑　近视☐　远视☐　失明（左☐　右☐）

听力:正常☑　耳鸣☐　减退（左☐　右☐）　耳聋（左☐　右☐）　助听器　有☐　无☐

味觉:正常☑　减退☐　缺失☐　味觉改变☐

定向力:正常☑　障碍☐

记忆力:良好☑　减退☐（短时记忆☐　长时记忆☐）　丧失☐

注意力:正常☑　注意力分散☐

语言能力:正常☑ 失语☐ 构音困难☐

7. 自我概念型态

自我感觉:良好☐ 不良☑(描述:食欲缺乏、腹胀)

情绪状态:快乐☐ 焦虑☑ 紧张☐ 抑郁☐ 恐惧☐ 愤怒☐ 悲哀☐ 绝望☐

个性心理特征:理智型☑ 情绪型☐ 意志型☐ 内向型☐ 外向型☐ 独立型☐ 依赖型☐

8. 角色和关系型态

就职情况:胜任☐ 短期不能胜任☑ 长期不能胜任☐

家庭结构:(描述:核心家庭) 家庭关系:(和谐☑ 紧张☐)

社会交往:正常☑ 较少☐ 回避☐

角色适应:良好☑ 不良☐(角色冲突☐ 角色缺如☐ 角色强化☐ 角色消退☐)

家庭及个人经济情况:足够☑ 勉强够☐ 不够☐

9. 性与生殖型态

月经:正常☑ 紊乱☐ 经量:正常☑ 过少☐ 过多☐

性功能:正常☑ 障碍☐

10. 压力与应对型态

对疾病和住院反应:否认☐ 适应☑ 依赖☐

过去 1 年内重要生活事件:无☑ 有☐(描述:)

适应能力:能独立解决问题☑ 需要帮助☐ 依赖他人解决☐

支持系统:照顾者:胜任☑ 勉强☐ 不胜任☐ 家庭应对:忽视☐ 能满足☑ 过于关心☐

11. 价值与信念型态

宗教信仰:无☑ 有☐(描述:)

其他:无☑ 有☐(描述:)

体 格 检 查

生命征 体温 36.8 ℃ 脉搏 75 次/分 呼吸 22 次/分 血压 163/104 mmHg

一般状况

身高 156 cm 体重 68 kg

营养:良好☑ 中等☐ 不良☐ 肥胖☐ 消瘦☐ 恶病质☐

意识状态:清晰☑ 障碍☐(类型:)

面容:正常☑ 病容☐(类型:)

体位:自动☑ 被动☐ 强迫☐(类型:)

步态:正常☑ 异常☐(类型:)

其他:无☑ 有☐(描述:)

皮肤黏膜

色泽:正常☐ 潮红☐ 苍白☑ 发绀☐ 黄染☐ 色素沉着☐

湿度:正常☑ 潮湿☐ 干燥☐

温度:正常☑ 热☐ 冷☐

弹性:正常☑ 减退☐

完整性:完整☑ 皮疹☐ 皮下出血☐(部位及分布:) 破溃☐(描述:)

水肿:无☐ 有☑(描述:双下肢中度水肿)

瘙痒:无☑ 有☐(描述:)

其他：无☑ 有☐（描述： ）
淋巴结：正常☑ 肿大☐（描述： ）

头部

眼睑：正常☑ 水肿☐
结膜：正常☑ 水肿☐ 出血☐
巩膜：正常☑ 黄染☐
瞳孔：正常☑ 异常☐（描述： ） 对光反射：正常☑ 迟钝☐ 消失☐
口唇：红润☐ 发绀☐ 苍白☑ 疱疹☐ （描述： ）
口腔黏膜：正常☑ 异常☐（描述： ）
其他：无☑ 有☐（描述： ）

颈部

气管：居中☑ 偏移☐（描述： ）
颈项强直：无☑ 有☐
颈静脉：正常☑ 充盈☐ 怒张☐
肝颈静脉回流征：阴性☑ 阳性☐
其他：无☑ 有☐（描述： ）

胸部

呼吸方式：自主呼吸☑ 机械呼吸☐ 人工气管☐ 气管插管☐ 气管切开☐
呼吸节律：规则☑ 不规则☐（描述： ）
呼吸困难：无☑ 有☐（描述： ）
吸氧：无☑ 有☐（描述： ）
呼吸音：正常☑ 异常☐（描述： ）
啰音：无☑ 有☐（描述： ）
心率：<u>75</u>次/分 心律：齐☑ 不齐☐（描述： ）
杂音：无☑ 有☐（描述： ）
其他：无☑ 有☐（描述： ）

腹部

外形：正常☐ 膨隆☑ 蛙腹☐（腹围：<u>100</u> cm） 胃型☐ 肠型☐
腹肌紧张：无☑ 有☐ （描述： ）
压痛：无☑ 有☐（描述： ） 反跳痛：无☑ 有☐（描述： ）
移动性浊音：阴性☑ 阳性☐
肠鸣音：正常☑ 亢进☐ 减弱☐ 消失☐
肝大：无☑ 有☐（描述： ）
脾大：无☑ 有☐（描述： ）
其他：无☑ 有☐（描述： ）
肛门直肠：未查☑ 正常☐ 异常☐（描述： ）
生殖器：未查☑ 正常☐ 异常☐（描述： ）

脊柱四肢

脊柱：正常☑ 畸形☐（描述： ） 活动：正常☑ 受限☐（描述： ）

四肢:正常☑ 畸形☐(描述:) 活动:正常☑ 受限☐(描述:)

神经系统

肌张力:正常☑ 增强☐ 减弱☐

感觉异常:无☑ 有☐(描述:)

肢体瘫痪:无☑ 有☐(描述:)

Babinski 征:阴性☑ 阳性☐

其他:无☑ 有☐(描述:)

实验室及其他检查(可作护理诊断依据的实验室及其他检查结果)

尿蛋白(++),WBC 11.6×10^9/L,PLT 212.0×10^9/L,Hb 115.0 g/L。

产科检查:宫高 31 cm,腹围 100 cm,估计胎儿大小 2 000 g,胎方位 LSA,FHR145 次/分,先露臀,未衔接,未行肛查。骨盆测量:髂前上棘间径 22.5 cm,髂嵴间径 26.5 cm,骶耻外径 21.5 cm,坐骨结节间径 10.5 cm。

主要护理诊断

血压过高 与妊娠有关。

体液过多 与水肿有关。

焦虑 与担心婴儿健康有关。

入院健康评估单 2

科别:心血管内科 病室:5 床号:23 住院号:32000××

一 般 资 料

姓名:王× 性别:女 年龄:62 岁 民族:汉 籍贯:苏州

职业:退休工人 婚姻状况:已婚 文化程度:初中

联系人及住址:李×× 苏州市×××× 联系电话:0512××××××

入院日期:2009 年 12 月 3 日 10 am 入院方式: 扶行

记录日期:2009 年 12 月 3 日 11 am

健康史陈述者:患者本人 可靠程度:可靠

入院医疗诊断:冠心病、心绞痛 主管医师:××× 主管护士:×××

健 康 史

主诉 阵发性心前区疼痛 5 个月。

现病史 患者 5 个月前开始出现心前区疼痛,似重物压迫感,并放射至左肩、左背内侧达无名指和小指,每于劳累、精神紧张、生气或饱餐后发作,疼痛剧烈时可伴出汗、恶心,无呕吐。每次发作持续 3~5 分钟,经休息或口服硝酸甘油后缓解。曾于我院门诊就诊,未发作时心电图未见异常,蹬车试验提示心肌缺血,给予异山梨酯(消心痛)、阿司匹林及美托洛尔口服,发作次数渐减少。为进一步诊治以“冠心病、心绞痛”收住院。

既往健康史 1997 年因头晕而被确诊为“原发性高血压”,血压最高 170/110 mmHg,一直口服降压 0 号,1 片/日,血压控制在 140/90 mmHg 左右,否认高血脂、糖尿病等。

个人史

出生及生长情况:生于江苏省苏州市,未到过疫区。否认传染病接触史。

月经史:15(岁)$\frac{6(天)}{32(天)}$52 岁,绝经后无阴道出血。

婚育史:23 岁结婚,丈夫 64 岁,体健,妊 2 产 1,育有 1 子,身体健康。

过敏史:无药物及食物过敏史。

嗜好:无吸烟史,无饮酒及其他特殊嗜好。

家族史 母亲 74 岁时死于胃癌,父亲健在,有一姐一弟身体健康,家族成员无相同疾病及高血压、糖尿病、肺结核等病史。

日常生活型态与自理能力

饮食型态：平时 3 餐/日，早餐较简单，以稀饭为主，晚餐较丰富，主食每日 300～350 g。荤素搭配，无特殊忌口，进餐较快，无咀嚼困难。饮水量约 1 500 毫升/日，以茶水为主。自觉营养状况较好，身高 156 cm，体重维持在 60 kg 左右。因进食过饱可引起心前区不适或疼痛，故患病后食量有所控制，体重 5 个月来略有下降，余无明显变化。

休息与睡眠型态：平时睡眠规律，夜间可连续睡眠 6 小时，有午睡习惯，1 小时/日左右。以往睡眠好，醒后精力充沛。近半年来，无明显原因出现入睡困难，每日需服艾司唑仑(舒乐安定)1 片后方能入睡，夜间多梦、易醒，醒后不易入睡。白天常有困意，精力不足。

排泄型态：小便 6～8 次/日，量约 2 000 毫升/日，无尿急、尿痛、尿失禁及排尿困难。大便隔日 1 次，常干结，不易排出，间断服用麻仁润肠胶囊或开塞露外用，效果好，可轻松排便。患病后因怕用力排便诱发心前区疼痛一直服用麻仁润肠胶囊，大便顺畅，每日 1 次。小便病后无变化。

自理能力及日常活动：平时沐浴、洗漱、进食、穿衣、如厕等日常活动均能独立完成，从事少量家务，并每日步行去一站地以外的幼儿园接送孙子，闲暇时喜看电视，晚饭后陪孙子在户外玩耍半小时至 1 小时。患病后，自理能力无受限，但因担心病情加重，日常活动有所减少。

心理及社会评估

认知能力：听力、视力、味觉、触觉及嗅觉均正常；无定向力障碍，记忆力、理解力、计算力及判断力良好；语言表达主动，语言流畅，语意连贯、有逻辑性，无语言沟通障碍。

情绪状况：担心自己住院后家中孙子得不到很好的照顾，故有些着急。

自我概念和自尊：自述"退休前是纺织工人，工作和家庭兼顾得很好，算得上是贤妻良母""现在虽然身体有点毛病，但还能帮助做做家务，为孩子们解决一定的后顾之忧"。对自己感到很满意。

对健康与疾病的理解和期望：认为"身体没有病就是健康""现在年纪大了，有点病也是很正常的""以前认为吃饱、睡好就可以使身体健康，后来通过电视、广播逐渐知道还要注意饮食搭配、身体锻炼等。因此现在比较注意饮食营养及进行适当活动锻炼，尤其是患病后""平时家中常备有感冒药等，感冒、头疼一般不去医院。出现胸痛后，老伴提醒可能与心脏有关，及时去了医院。知道这次自己患的是心绞痛，平时要随身备有硝酸甘油，不能过劳、过饱或情绪过于激动，但反复发作不是自己能控制的，希望医护人员在这方面能给予更详细、更具体的指导""我一切听医生、护士的"。希望能早日康复出院。

重大应激事件及应对情况：平时遇事多能独立处理，办事能力强，比较乐观，较少犯愁。一旦遇到烦恼或困难多向老伴、亲友寻求排解或帮助。6 年前母亲因胃癌去世时，曾有过一段时间心情比较郁闷，通过家人的安慰及自我疏导很快就恢复了。近期无重大应激事件。

价值观与信仰：无特殊宗教信仰。有时会相信有神灵存在，相信"善有善报，因果报应"。

家庭关系：夫妻二人和儿子、儿媳及孙子住在一起，家庭关系和睦。平时受到家人的尊重。患病后家人都很关注，及时就医诊治。

生活与居住环境：全家五口人居住于 102 m² 的三居室楼房，两层。楼群周围有较大的一片绿地及休闲活动场所，但缺乏健身设施，附近没有诊所，距离医院较远，平时看病不方便。

工作与受教育情况：初中文化水平，未受过职业教育，退休前是纺织厂工人，现以家务劳动为主，无毒物等接触史。

社交状况：现在住楼房与邻居之间交往较少，与以前的老街坊关系密切，通过电话联系，偶尔聚会一次，更多的时间是在家中与老伴和孙子一起度过。

经济状况：儿子及儿媳的收入较高，老伴也有退休金，家庭经济状况较好，医疗费报销 50%，支付住院医疗费无困难。

文化评估：源于同种文化背景，无特殊记述。

体格检查

T 36℃　P 76 次/分　R 18 次/分　BP 140/90 mmHg　H(身高)156 cm　W(体重)58 kg

一般状态　发育正常、营养良好、自动体位、神志清楚、面色红润、表情自然、无特殊病容。

皮肤黏膜　无苍白、发绀及黄染，皮肤弹性良好，无皮疹及出血点，无水肿，无蜘蛛痣及溃疡。

浅表淋巴结　左侧颌下可触及一花生米大小的淋巴结，质地软，活动度好，无压痛，其余部位浅表淋巴结未触及。

头部　头颅大小正常，无畸形，毛发花白分布均匀、有光泽，头皮无损伤及触痛。

眼：眼睑无水肿及下垂，结膜无苍白、充血、出血及滤泡，巩膜无黄染，角膜透明、无溃疡，双侧瞳孔等大等圆、直径 4 mm，对光反射灵敏，眼球无突出及下陷、运动无障碍，无眼球震颤。

耳：耳郭无畸形、无牵拉痛，外耳道无异常分泌物，乳突无压痛，粗测听力正常。

鼻：无畸形，皮肤颜色正常，鼻翼无扇动，鼻腔通畅、无异物分泌物，鼻旁窦无压痛。

口腔：口唇红润，牙齿排列整齐，无松动、义齿、残齿及龋齿，咬合无障碍，牙龈无红肿、溢脓及出血，舌苔薄白、舌质红润、伸舌无偏曲，口腔无异味，黏膜无出血点及溃疡，咽部无红肿，扁桃体无肿大。

颈部　颈软，双侧对称，运动无受限，颈静脉无怒张，隐约可见颈动脉搏动，气管居中，甲状腺无肿大。

胸廓　呈椭圆形、左右对称，未见胸壁静脉曲张，胸壁无压痛。

乳房　两侧乳房及乳头对称，皮肤色泽正常，乳房触诊有纤维感，无压痛，未触及包块。

肺部

视诊：胸式呼吸为主，节律规则，双侧呼吸运动一致。

触诊：双侧语音震颤基本一致，无明显增强或减弱，无胸膜摩擦感。

叩诊：呈清音，双侧肺下界一致，锁骨中线第 6 肋间，腋中线第 8 肋间，肩胛线第 10 肋间。

听诊：双肺呼吸音清晰，未闻及异常呼吸音，干、湿啰音及胸膜摩擦音。

心脏

视诊：心前区无隆起，心尖搏动最强点位于左侧第 5 肋间锁骨中线内 1 cm，搏动范围直径约 2.5 cm，心前区无其他异常搏动。

触诊：心尖搏动位置同视诊，心前区未触及震颤及心包摩擦感。

听诊：心率 70 次/分，节律规则，心音有力、$A_2>P_2$，无心音分裂及额外心音，各瓣膜听诊区未闻及病理性杂音，无心包摩擦音。

周围血管：各浅表动脉(桡动脉、肱动脉、股动脉、足背动脉)搏动有力，双侧一致，节律规则，血管弹性减弱、扪之如条索，肝颈静脉回流征(－)，无周围血管征。

腹部

视诊：腹部平坦，未见腹壁静脉曲张、胃肠型及蠕动波，腹式呼吸无受限。

触诊：腹软、无压痛及反跳痛，未触及肿物，肝脏、脾脏及胆囊均未触及，Murphy 征(－)。

叩诊：鼓音，无移动性浊音，肝上界位于右锁骨中线第 5 肋间，肝区、肾区均无叩击痛。

听诊：肠鸣音 5 次/分，无增强或减弱，无振水音及血管杂音。

脊柱　呈正常生理弯曲，无压痛及叩击痛，活动无受限。

四肢　无畸形，双侧对称，无静脉曲张及肌肉萎缩，关节无畸形、红肿及运动障碍，无杵状指(趾)及匙状指。

肛门、直肠及外生殖器　未查。

神经系统　生理反射存在，病理反射未引出，Kernig 征(－)。

实验室及其他检查

心电图检查　窦性心律，心率 76 次/分，Ⅱ、Ⅲ、aVF、V_3、V_5、ST 段下移，T 波倒置。

主要护理诊断

疼痛：心前区疼痛　与心肌缺血、缺氧有关。

潜在并发症：心肌梗死。

焦虑　与担心住院后孙子无人照顾有关。

知识缺乏：缺乏心绞痛的预防、保健知识。

【附 2】

其他类型的护理记录单

在临床上由于各科室收治的病种不同，护理重点及所涉及的常规护理措施会有差异，各病室会根据自己的特点及需要制订一些专门的护理记录单。举例如下(表 10－2－1 至表 10－2－9)：

表 10－2－1　护理记录单正面内容

姓名________　年龄______　性别______　科别______　病区______　床号______　住院号________

日期时间	体温	脉搏	呼吸	血压	血氧饱和度	药物			交代事项	局部	全身	通畅	处理	发药	饮食	排泄	基础护理	专科护理	导管护理	护理指导	其他	签名
						名称	剂量	用法														

交代事项：① 制动；② 勿调滴速；③ 有问题拉铃；④ 药物主要作用及不良反应。

局部异常：① 肿；② 痛；③ 红。

全身异常：① 寒战；② 发热；③ 皮疹；④ 胸闷。

处　　理：① 调慢；② 停止；③ 再穿刺；④ 通知医生；⑤ 遵医嘱用药；⑥ 输液结束；⑦ 冷敷；⑧ 湿敷；⑨ 打封闭。

表 10-2-2　护理记录单背面内容

基础护理	(1) 整理床单	(2) 换被套	(3) 换床单	(4) 换枕套
	(5) 换全套被服	(6) 开窗通风	(7) 床单消毒	(8) 紫外线消毒
	(9) 气垫床	(10) 翻身	(11) 受压处按摩	(12) 创面处理
	(13) 口腔护理	(14) 洗漱	(15) 床上洗头	(16) 床上擦浴
	(17) 泡脚	(18) 排便护理	(19) 剪指(趾)甲剃胡须	(20) 卧位
	(21) 饮食			
专科护理	(1) 叩背	(2) 协助咳嗽	(3) 雾化吸入	(4) 呼吸训练
	(5) 吸痰	(6) 胸膜腔穿刺护理	(7) 肺穿刺护理	(8) 纤维支气管镜护理
	(9) 介入治疗护理	(10) 备皮	(11) 灌肠	(12) 导尿
导管护理	(1) 吸氧管	(2) 胸腔引流管	(3) 纵隔引流管	(4) 心包引流管
	(5) 深静脉置管	(6) 浅静脉留置针	(7) 胃管	
	(8) 导尿管[其他需记录的内容:标识、在位、通畅、颜色、量、换水、换管、换瓶(袋)、换膜、消毒、冲洗等]			
护理指导	(1) 入院介绍	(2) 饮食指导	(3) 药物指导	(4) 检查指导
	(5) 安全指导	(6) 术前指导	(7) 术后指导	(8) 活动及康复指导
	(9) 心理指导	(10) 排便指导	(11) 出院指导	

注:实施了基础护理、专科护理、导管护理、护理指导,请在相应栏内打"√",具体内容请参考上述项目用精练文字记录在其他内容栏内。其中基础护理项目中(1)～(8)项可以直接用序号写在基础栏内

表 10－2－3　××市人民医院手术患者交接护理记录单

病房护士填写

科别：　　床号：　　姓名：　　性别：　　年龄：　　住院号：

是否有腕带标识：□有　□无　　患者禁食情况：□有　□无

临床诊断：

手术名称：

手术部位：

麻醉方式：

入手术室前生命征：体温____℃　脉搏____次/分　呼吸____次/分

血压____mmHg

全身皮肤情况：□正常　□其他异常________处：部位____________面积__________

□压疮（□Ⅰ　□Ⅱ　□Ⅲ度）__________处：部位、面积__________

各种管道情况：□无　□有（□输液管　□胃管　□尿管）

引流管：□无　□有（□通畅　□阻塞）　引流部位______________________________

术前用药：□无　□有________________时间__________执行护士签名______________

带入药物：□无　□有____

相关医疗文件及物品：

病历：□无　□有　带入物品及仪器：□无　□有______________________________

影像学资料：□无　□有　□X光片（　张）　□CT片（　张）　□MRI（　张）　□其他

进入手术室时间：________年____________月__________日__________时__________分

确认人签名：

病房护士签名______________　　手术室接诊护士签名________________

手术医生(术者)签名____________　　麻醉医生签名________________

巡回护士签名__________________　　患者本人/家属签名________________

手术室护士填写

手术名称：____

全身皮肤情况：□正常　□其他异常________处：部位____________面积__________

□压疮（□Ⅰ　□Ⅱ　□Ⅲ度）________处：部位、面积____________

各种管道情况：□无　□有（□输液管　□胃管　□尿管）

引流管：□无　□有（□通畅　□阻塞）　引流部位______________________________

送回病房药品/血制品：□无　□有____

相关医疗文件及物品：

病历：□无　□有　带入物品及仪器：□无　□有______________________________

影像学资料：□无　□有　□X光片（　张）　□CT片（　张）　□MRI（　张）　□其他

送回病房时间________年____________月__________日__________时__________分

手术室护士签名__________________　　病房护士签名________________________

表 10-2-4　血液净化记录单

姓名　　　　性别　　　　年龄　　　　诊断　　　　透析次数

透析前体重(　　)kg，血压(　　)mmHg，体温(　　)℃，脉搏(　　)/分
呼吸(　　)/分，24 小时尿量(　　)ml

症状体征　　水肿　　颈静脉　　心脏　　肺部啰音　　腹水　　瘀斑

治疗计划
透析时间　(　　)小时，血流量(　　)ml/min，超滤(　　)kg，前单纯超滤　后单纯超滤
血管通路　内瘘　插管　颈部：出血　红肿　分泌物　直接穿刺
　　　　　　　　　　　股部：出血　红肿　分泌物　直接穿刺
透析抗凝　无肝素　生理盐水每小时(　　)ml，冲管，低分子肝素钙
　　　　　肝素首剂(　　)mg，维持(　　)mg/h，总量(　　)mg
透析方式　血液透析　血液透析滤过　血液滤过　血液灌注　前稀释(　　)L，后稀释(　　)L
透析后促红细胞生成素　　　　透析液流量(　　)ml/min

机器型号　　透析器　　复用次数　　消毒液浓度　　合格
透析器凝血　　有(　　)无(　　)　　消毒液残留　有(　　)无(　　)
实际超滤(　　)kg　　　实际透析时间(　　)小时
透析后体重(　　)kg　　透析后血压(　　)mmHg
观察记录　　开始时间　　结束时间　　护士签名

时间	血压	血流量	静脉压	跨膜压	电导度	反应	处理

病程记录

医生签名

表 10－2－5　静脉输液护理记录单

日期　　　　　　　　　班次　　　　　　　　　交班者　　　　　　　　　接班者

时间	姓名	肿胀范围(cm)	输液药物	处理方法	联系电话

表 10-2-6 糖尿病患者伤口护理记录单

姓名　　　　　性别　　　　　年龄　　　　　床号　　　　　住院号

<table>
<tr><td colspan="2">时间</td><td></td></tr>
<tr><td colspan="2">大小(长　　cm×宽　　cm×深　　cm)</td><td></td></tr>
<tr><td colspan="2">坏死组织
① 有　② 无</td><td></td></tr>
<tr><td colspan="2">渗出
① 干燥无渗出　② 脓性渗出　③ 淡血性渗出</td><td></td></tr>
<tr><td rowspan="2">创面肉芽情况</td><td>生长情况
① 无肉芽　② 少许肉芽　③ 较多肉芽　④ 大量肉芽</td><td rowspan="2"></td></tr>
<tr><td>新鲜度
① 鲜红　② 暗红　③ 老化瘢痕肉芽</td></tr>
<tr><td colspan="2">局部处理
① 清洁换药　② 湿敷抗生素　③ 湿敷胰岛素</td><td></td></tr>
<tr><td colspan="2">全身用药
① 静脉用抗生素　② 口服抗生素　③ 降糖药</td><td></td></tr>
<tr><td colspan="2">效果
① 显效　② 有效　③ 无效</td><td></td></tr>
<tr><td colspan="2">护士签名</td><td></td></tr>
<tr><td colspan="2">注:效果标准,显效为创面渗出明显减少,无坏死组织,有大量新鲜肉芽组织生长;有效为创面少许淡红色血性渗出,无坏死组织,少许暗红色肉芽生长;无效为创面脓性渗出,有坏死组织,无明显肉芽组织生长</td><td></td></tr>
</table>

表 10-2-7　新生儿患者一般护理记录单

姓名　　　　性别　　　　科室　　　　床号　　　　住院号　　　　诊断　　　　入院日期　　　　试敏结果

日期	体重	体温	心率	呼吸	血压	SpO_2	经皮测胆红素	反应	哭声	肌张力	惊厥	呼吸	面色	肢端	吸吮力	奶量	腹胀	呕吐	大便性状	尿色	其他	措施	护士签名

表10-2-8 肿瘤科一般护理记录单

病区　　床号　　姓名　　入院日期　　住院号　　页码

项目＼日期			
静脉通道	□无 □有：□PICC □CVC □外周静脉 处置：□换药 □换肝素帽 □冲管 导管情况：□正常 □异常 □局部感染 □堵管 □外脱 处置：□碘附湿敷 □溶栓 □修剪导管 效果：□正常 □好转 □拔管	□无 □有：□PICC □CVC □外周静脉 处置：□换药 □换肝素帽 □冲管 导管情况：□正常 □异常 □局部感染 □堵管 □外脱 处置：□碘附湿敷 □溶栓 □修剪导管 效果：□正常 □好转 □拔管	□无 □有：□PICC □CVC □外周静脉 处置：□换药 □换肝素帽 □冲管 导管情况：□正常 □异常 □局部感染 □堵管 □外脱 处置：□碘附湿敷 □溶栓 □修剪导管 效果：□正常 □好转 □拔管
化疗护理	□今日化疗：化疗药____ □化疗前宣教 □正确输注 化疗副作用：□无 □有：□呕吐 □口腔溃疡 □腹泻 □便秘 □ WBC↓PLT↓HB↓ □脱发 □静脉炎 处置： □饮食指导 □口腔护理 □对症用药 □心理护理 □局部封闭 □局部冷或湿敷 效果：□正常 □减轻 □无效	□今日化疗：化疗药____ □化疗前宣教 □正确输注 化疗副作用：□无 □有：□呕吐 □口腔溃疡 □腹泻 □便秘 □ WBC↓PLT↓HB↓ □脱发 □静脉炎 处置： □饮食指导 □口腔护理 □对症用药 □心理护理 □局部封闭 □局部冷或湿敷 效果：□正常 □减轻 □无效	□今日化疗：化疗药____ □化疗前宣教 □正确输注 化疗副作用：□无 □有：□呕吐 □口腔溃疡 □腹泻 □便秘 □ WBC↓PLT↓HB↓ □脱发 □静脉炎 处置： □饮食指导 □口腔护理 □对症用药 □心理护理 □局部封闭 □局部冷或湿敷 效果：□正常 □减轻 □无效
发热护理	发热 T_______℃ 处置：□吲哚美辛塞肛 □物理降温 □指导多饮水 效果：□正常 □发热 T_____℃	发热 T_______℃ 处置：□吲哚美辛塞肛 □物理降温 □指导多饮水 效果：□正常 □发热 T_____℃	发热 T_______℃ 处置：□吲哚美辛塞肛 □物理降温 □指导多饮水 效果：□正常 □发热 T_____℃
疼痛护理	□无 □有：□轻 □中 □重 部位______ □止痛剂 效果：□缓解 □无效	□无 □有：□轻 □中 □重 部位______ □止痛剂 效果：□缓解 □无效	□无 □有：□轻 □中 □重 部位______ □止痛剂 效果：□缓解 □无效
特殊记录	入院评估详见“入院健康评估单” □入院介绍		
签名			

表 10-2-9 一般护理记录

科别：妇科　　病室：9　　床号：34　　姓名：许××　　年龄：26 岁　　住院号：3220××

日期	时间	护理记录	签名
2009-04-15	12:20:29	术后第一天，患者生命征平稳，腹部伤口疼痛可忍，无不适主诉。体检：今晨 T 36.8 ℃，昨最高 37.3℃，腹部伤口干燥，无渗血、渗液，阴道无出血。保留导尿畅，尿液清，共计 2 500 ml，腹腔引流管通畅，引出暗红色液体约 100 ml，肠鸣音未闻及，肛门未排气，继续补液抗感染治疗。	王××
2009-04-16	10:36:18	患者术后第二天，诉腹部伤口稍疼痛，余无特殊不适，肛门已排气，小便自解正常，饮食睡眠正常。查体：今晨 T 36.7℃，昨最高 38.2℃，腹部伤口干燥，无渗血、渗液，腹腔引流管通畅，引出暗红色液体约 100 ml。	王××

（濮丽萍　蔡小红）

思政人文案例

任务目标评价表

参考文献

[1] 孙玉梅，张立力.健康评估[M].第 4 版.北京：人民卫生出版社，2017.
[2] 刘成玉.健康评估[M].第 4 版.北京：人民卫生出版社，2018.
[3] 万学红，卢雪峰.诊断学[M].第 8 版.北京：人民卫生出版社，2013.
[4] 白人驹，徐克.医学影像学[M].第 7 版.北京：人民卫生出版社，2013.
[5] 李少林，王荣福.核医学[M].第 8 版.北京：人民卫生出版社，2013.
[6] 王锦帆，尹梅.医患沟通[M].北京：人民卫生出版社，2013.
[7] 欧阳钦.临床诊断学[M].北京：人民卫生出版社，2010.
[8] 王鸿利.实验诊断学[M].北京：人民卫生出版社，2010.

附录1 实训指导

实训项目一 问诊与健康史采集

【实训目的与要求】

(1) 学会并能正确运用问诊的方法和技巧进行问诊。

(2) 能按正确的问诊顺序在教师指导下独立进行健康史的采集。

(3) 熟悉问诊的内容,并能初步判断问诊结果正常与否。

(4) 熟悉问诊的注意事项,在问诊中给予注意。

(5) 课后能按要求书写实验报告,填写健康评估单。

【实训学时】 2 学时

【实训准备】

1. 护士准备　事先阅读病历资料,着装整洁,举止端庄,自我介绍。

2. 环境准备　环境安静、整洁,光线适宜,调节适宜的温度和湿度,有私密性。

3. 物品准备　健康史表格。

4. 患者准备　预先通知患者,向患者解释问诊的意义,消除患者顾虑,取得合作。

【方法】

(1) 电视录像或教师示教问诊。

(2) 学生 2 人一组,一位同学扮演患者(自己预先设计患有某种病情),另一位扮演护士,相互练习问诊与病史采集。

(3) 有条件时,问诊患者或模拟标准化患者。

(4) 教师巡视、指导,及时解答学生的问题并及时反馈矫正。

(5) 学生代表回示教,教师和其他学生共同评价并做出结论。

(6) 及时记录评估结果,按要求书写实验报告(参考“入院健康评估单”中的有关内容)。

【实训内容】

(1) 一般项目。

(2) 主诉。

(3) 现病史。

(4) 日常生活状况。

(5) 既往史。

(6) 目前用药史。

(7) 个人史。

(8) 家族史。

(9) 心理社会状况。

(10) 系统回顾:戈登的11种功能性健康型态模式。

实训项目二 全身状态检查

【实训目的与要求】

(1) 熟悉全身状态检查的内容及临床意义。

(2) 学会全身状态检查的方法,能独立对患者进行全身状态检查。

(3) 掌握全身状态检查的判断标准,能正确判断检查结果。

(4) 在体检中应用恰当的沟通用语,体现出关心、爱护患者。

(5) 课后能按要求书写实验报告,填写健康评估单。

【实训学时】 1学时

【实训准备】

1. 护士准备 事先阅读病历资料,着装整洁,举止端庄,剪短指甲,洗手,戴口罩,自我介绍。

2. 环境准备 环境安静、整洁,光线适宜,调节适宜的温度和湿度,酌情关闭门窗,无对流风。

3. 物品准备 体温计、血压表、手电筒、棉签、皮尺、记录纸、笔。

4. 患者准备 预先通知患者,向患者解释全身状态检查的意义,教会患者如何配合体检,消除患者顾虑,取得合作。

【方法】

(1) 观看课件、电教片,教师示教。

(2) 学生2人一组相互体检练习。

(3) 教师巡回指导,及时纠正学生在体检练习过程中出现的不正确检查方法,随时解答学生提出的问题。

(4) 学生代表回示教全身状态检查方法,其他同学观摩、评价。

(5) 教师总结体检练习过程及回示教过程中出现的问题与需注意的事项。

【实训内容】 全身状态检查,包括性别、年龄、生命征、发育与体型、营养状态、意识状态、语调与语态、面容与表情、体位、姿势、步态。

实训项目三 皮肤、浅表淋巴结检查

【实训目的与要求】

(1) 熟悉皮肤、淋巴结检查的内容及临床意义。

(2) 学会皮肤、淋巴结检查的方法,能独立对患者进行皮肤、淋巴结检查。

(3) 能正确判断皮肤、淋巴结检查的结果。

(4) 在体检中应用恰当的沟通方式,体现出关心、爱护患者。

(5) 课后能按要求书写实验报告,填写健康评估单。

【实训学时】 1学时

【实训准备】

1. 护士准备 事先阅读病历资料，着装整洁，举止端庄，剪短指甲，洗手，必要时温暖手，戴口罩，自我介绍。

2. 环境准备 环境安静、整洁，光线适宜，调节适宜的温度和湿度，酌情关闭门窗，无对流风。

3. 物品准备 火柴棒或棉签棒，记录纸、笔。

4. 患者准备 预先通知患者，向患者解释皮肤、淋巴结检查的意义，教会患者如何配合体检，消除患者顾虑，取得合作。

【方法】

(1) 观看课件、电教片、教师示教。

(2) 学生2人一组相互体检练习。

(3) 教师巡回指导，及时纠正学生在体检练习过程中出现的不正确检查方法，随时解答学生提出的问题。

(4) 学生代表回示教皮肤、淋巴结检查方法，其他同学观摩、评价。

(5) 教师总结体检练习过程及回示教过程中出现的问题与需注意的事项。

【实训内容】

1. 皮肤检查 包括皮肤和黏膜颜色、湿度、温度、弹性、皮疹、皮下出血、水肿、溃疡等。重点：观察皮肤和黏膜有无苍白、发绀、黄染、压疮，学会鉴别皮疹、出血点和蜘蛛痣。

2. 淋巴结检查 淋巴结触诊的顺序、部位、方法及触到肿大淋巴结的注意事项。

实训项目四 头部、面部和颈部检查

【实训目的与要求】

(1) 熟悉头部、面部和颈部检查的内容及临床意义。

(2) 学会头部、面部和颈部检查的方法，能独立对患者进行头部、面部和颈部检查。

(3) 能正确判断与记录头部、面部和颈部检查结果。

(4) 在检查中应用恰当的沟通方式，体现出关心、爱护患者。

【实训学时】 2学时

【实训准备】

1. 环境准备 光线充足、环境安静、整洁，调节适宜的温度和湿度。

2. 物品准备 压舌板、钟形听诊器、视力表、手电筒、棉签、皮尺、音叉、醋、酒精等。

3. 护士准备 着装整洁，剪短指甲，洗手，戴口罩，向患者解释头部、面部和颈部检查的意义，消除患者顾虑。

4. 患者准备 坐位或平卧，颈部检查时头后仰。

【方法】

(1) 观看课件、电教片、教师示教。

(2) 学生2人一组相互体检练习。

（3）教师巡回指导，及时纠正学生在体检练习过程中出现的错误，随时解答学生提出的问题。

（4）学生代表回示教头部、面部和颈部检查方法，其他同学观摩、评价。

（5）教师总结练习和回示教过程中出现的问题，强调注意事项。

【实训内容】 头部检查包括头颅形状、头围、头发、头皮；面部检查包括瞳孔大小、形状、对光反射、调节反射、辐辏反射，视力、眼球运动，鼻外形、嗅觉、口、唇、咽、牙齿、牙龈、外耳道、乳突压痛；颈部检查包括颈部外形、颈部运动、气管、颈静脉、颈动脉、甲状腺。

实训项目五 胸廓、乳房、肺部检查

【实训目的与要求】

（1）要求掌握肺及胸膜视、触、叩、听诊的检查内容及方法。

（2）掌握语颤的检查手法。

（3）掌握叩诊的检查手法及辨别各种叩诊音。

（4）掌握听诊器使用的方法及注意事项。

（5）掌握三种呼吸音的听诊特点及正常肺泡呼吸音的分布。

（6）掌握干性及湿性啰音的特点及其临床意义。

（7）能应用恰当的沟通用语和检查方法对患者进行胸部检查，体现对患者的关爱。

【实训学时】 2学时

【实训准备】

1. 护士准备 熟悉胸廓、乳房、肺部检查的主要内容与检查方法。着装整洁，举止端庄，进行必要的自我介绍，事先阅读病历资料。

2. 环境准备 安静、舒适，适宜光线与温度，保证私密性。

3. 用物准备 听诊器、电脑、课件光盘、VCD、DVD、录像机、录像带、诊察床、听诊模型人等。

4. 患者准备 预先通知患者，使其有一定的思想准备。

【方法】

（1）观看课件、电教片，教师示教。

（2）学生2人一组，参照电教片、课件相互练习。

（3）听诊模型人练习。

（4）教师随时指导、纠正错误，并及时解答学生的问题。

（5）学生代表回示教，教师和其他学生共同评价并做出结论。

【实训内容】

（1）胸部体表标志。

（2）肺、胸膜检查：

1）视诊：注意事项主要有两点。被检查者可取坐位，病情严重者可取仰卧位；检查者应从不同角度，按一定顺序进行系统、全面的观察，才能发现细微的变化。视诊内容：胸廓形态、呼吸运动、胸壁静脉。

2）触诊：包括胸壁压痛、胸廓扩张度、语音震颤、摩擦感。

3）叩诊：包括直接叩诊法、间接叩诊法。叩诊内容：辨别各种叩诊音，如清音、浊音、实音、鼓音、过清音。

4）听诊：包括直接听诊法、间接听诊法。听诊内容：正常呼吸音、异常呼吸音、啰音、胸膜摩擦音。

实训项目六 心脏、血管检查

【实训目的与要求】

(1) 学会并能正确运用视诊、触诊、叩诊及听诊检查方法检查心脏、血管。学会使用听诊器听诊心脏。

(2) 能按检查顺序在教师指导下独立对患者进行心脏、血管检查。会应用正确的沟通语言，关爱患者。

(3) 熟悉心脏及血管检查内容，并能判断结果正常与否。

(4) 学会听诊正常心音，掌握各瓣膜听诊区的名称、听诊部位与听诊顺序、第一心音（S_1）与第二心音（S_2）的音响特点，并能够区分第一心音（S_1）和第二心音（S_2）。

(5) 利用电子模型人熟悉临床常见疾病心杂音的听诊特点。

(6) 能按要求用正规格式记录检查结果。

【实训学时】 2学时

【实训准备】

1. 护士准备 熟悉心脏血管检查的主要内容与检查方法。着装整洁，举止端庄，做必要的自我介绍，事先阅读病历资料。

2. 环境准备 安静、舒适、适宜光线与温度，保证私密性。

3. 用物准备 听诊器、电脑、课件光盘、VCD、DVD、录像机、录像带、诊察床、听诊电子模型人等。

4. 患者准备 预先通知患者，使其有一定的思想准备。

【方法】

(1) 观看课件、电教片，教师示教。

(2) 学生2人一组，参照电教片、课件相互练习。

(3) 听诊电子模型人练习。

(4) 教师随时指导、纠正错误，并及时解答学生的问题。

(5) 学生代表回示教，教师和其他学生共同评价并做出结论。

(6) 填写健康评估单相关内容。

【实训内容】

(1) 心血管检查方法和注意事项。

(2) 心脏检查：

1）视诊：

心前区外形。

心尖搏动：心尖搏动位置的改变、心尖搏动强弱和范围的改变、心前区其他部位的搏动。

2）触诊：

心尖搏动：确定视诊所见或补充视诊未发现的内容。

震颤：震颤的临床意义。

心包摩擦感。

3）叩诊：略。

4）听诊：

a. 心脏瓣膜听诊区及听诊顺序。

二尖瓣听诊区：心尖搏动最明显的位置或左锁骨中线内与第5肋间0.5～1 cm处，即为二尖瓣听诊区。

主动脉瓣听诊区：胸骨右缘第2肋间即为主动脉瓣听诊区。

肺动脉瓣听诊区：胸骨左缘第2肋间即为肺动脉瓣听诊区。

主动脉瓣第二听诊区：胸骨左缘第3、4肋间处即为主动脉瓣第二听诊区。

三尖瓣听诊区：胸骨剑突与胸骨体相接处稍偏左或偏右处即为三尖瓣听诊区。

b. 心脏听诊。听诊的内容包括心率与心律、正常心音、心音的改变及额外心音、心杂音及心包摩擦音等。

心率和心律：将听诊器置于二尖瓣听诊区听诊1分钟，计数心脏搏动次数和判断搏动节律，注意有无窦性心动过速、期前收缩、心房颤动等。

正常心音：第一心音(S_1)、第二心音(S_2)特点及鉴别。

额外心音：奔马律。

心脏杂音：① 杂音听诊的要点。听诊杂音要注意其最响部位、出现的时期及持续时间、性质、强度、音调、传导方向。② 各瓣膜区杂音的临床意义。

(3) 血管听诊：颈动脉、股动脉、肱动脉听诊有无血管杂音及动脉枪击音。

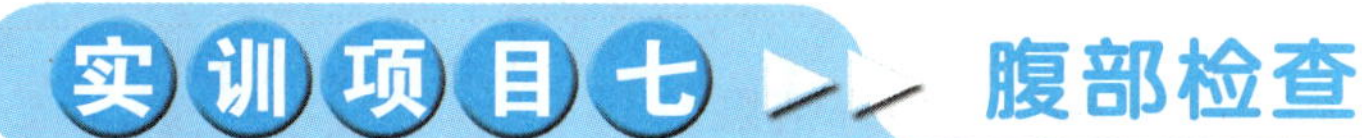

实训项目七 腹部检查

【实训目的与要求】

(1) 熟悉腹部检查的内容及临床意义。

(2) 学会腹部检查的方法，能独立对患者进行腹部检查。

(3) 能正确记录和判断腹部检查结果。

(4) 在检查中会应用恰当的沟通语言，体现出对患者的关心爱护，保护患者隐私。

【实训学时】 2学时

【实训准备】

1. 环境准备　光线充足，环境安静、整洁，调节适宜的温度和湿度，酌情关闭门窗，无对流风，注意遮蔽。

2. 物品准备　听诊器、皮尺。

3. 护士准备　着装整洁，剪短指甲，洗手并保持温暖，戴口罩，站在患者右侧，面向患者。向患者解释腹部检查的意义，教会患者如何配合，消除其顾虑。

4. 患者准备　患者取平卧位，双上肢平放于身体两侧，双下肢屈曲，稍分开，做均匀腹式呼吸配合检查。

【方法】

(1) 观看课件、电教片，教师示教。

(2) 学生 2 人一组相互体检练习。

(3) 教师巡回指导，及时纠正学生在体检练习过程中出现的错误，随时解答学生提出的问题。

(4) 学生代表回示教腹部检查方法，其他同学观摩、评价。

(5) 教师总结学生练习过程中出现的问题，强调腹部检查注意的事项。

【实训内容】

1. 分区　腹部体表标志有腹上角、脐、腹白线、腹直肌外缘、髂前上棘、腹股沟韧带、肋脊角、耻骨联合。

2. 视诊　腹部外形、腹壁皮肤、静脉曲张、腹部包块、胃肠形及蠕动波。

3. 触诊　① 腹膜刺激征，腹肌紧张、压痛、反跳痛；② 腹部包块；③ 脏器，肝、胆囊、脾、肾、膀胱、输尿管。

4. 叩诊　腹部叩诊音、肝上界及肝浊音界、肝脾肾叩击痛、膀胱浊音界。

5. 听诊　包括肠鸣音、振水音、血管杂音。

实训项目八　脊柱、四肢、神经系统检查

【实训目的与要求】

(1) 学会模拟护士对患者进行神经系统评估。

(2) 在检查中体现出对患者的尊重、关爱，态度认真，会应用恰当的沟通语言，仔细，动作轻柔、到位。

(3) 检查内容无遗漏，正确记录检查结果。

【实训学时】　2 学时

【实训准备】

1. 护士准备　仪表整洁，做好个人卫生，先阅读病历，做好相应知识准备。

2. 环境准备　检查室应安静、光线好，便于评估。

3. 用物准备　棉签、试管、叩诊锤、大头针、音叉、两脚规等。

4. 患者准备　告知患者检查的目的、意义及方法，让患者先排尿排便。

【方法】

(1) 教师与一名学生分别扮护士与患者，示教整个检查过程。

(2) 示教后学生 2 人一组分组练习。

(3) 学生练习过程中教师巡视并指导。

(4) 记录检查结果。

(5) 教师总结检查练习过程中存在的问题及注意事项。

【实训内容】 对运动功能(随意运动与肌力、肌张力、不随意运动、共济运动)、感觉功能(浅感觉、深感觉、复合感觉)、神经反射(浅反射、深反射、病理反射、脑膜刺激征)分别检查。

实训项目九 全身体格检查

【实训目的与要求】

(1) 熟悉体格检查规范的检查方法。

(2) 了解体格检查常用的检查顺序。

(3) 熟悉体格检查的主要内容。

(4) 了解体格检查的注意事项。

【实训学时】 2学时

【实训准备】

1. 护士准备 仪表整洁,做好个人卫生,先阅读病历,做好相应知识准备。

2. 环境准备 检查室应安静、光线好,便于评估。

3. 用物准备 全身体格检查用物。

4. 患者准备 告知患者检查的目的、意义及方法,让患者检查前先排空大小便。

5. 教具准备 体格检查电视录像片、放映设备。

【方法】

(1) 播放体格检查电视录像片,学生收看。

(2) 学生2人一组互相练习全身系统体格检查。

【实训内容】 体格检查。

实训项目十 心理评估

【实训目的与要求】 学会熟练使用各种方法对患者进行心理评估。

【实训学时】 1学时

【实训准备】

1. 护士准备 熟悉心理评估的主要内容与评估方法。着装整洁,举止端庄,事先阅读病历资料。

2. 环境准备 安静、舒适、光线适宜,保证私密性。

3. 用物准备 焦虑、抑郁量表,压力评定量表,应对量表。

4. 患者准备 预先通知患者,使其有一定的思想准备。

【方法】

(1) 教师示教。

(2) 2人一组,一位同学扮演患者,另一位扮演护士。

【实训内容】 学生分组(10人为一组)后,分别由带教老师示教心理评估的方法。然后同学间

(2 人为一组)相互进行练习。具体步骤如下:

(1) 根据患者的情况,与患者约定评估的时间。

(2) 选择较为私密、光线柔和的环境,选择合适的量表,等候患者的到来。

(3) 与患者保持合适的距离,与患者进行有目的的交谈,了解其心理状况,并选择 1～2 种量表请患者填写。

(4) 评估结束,答谢,患者离开。

实训项目十一 社会评估

【实训目的与要求】 学会熟练使用各种方法对患者进行文化、家庭、环境评估。

【实训学时】 1 学时

【实训准备】

1. 护士准备 熟悉社会评估的主要内容与评估方法。着装整洁,举止端庄,做必要的自我介绍,事先阅读病历资料。

2. 环境准备 安静、舒适、光线适宜,保证私密性。

3. 用物准备 标准化患者的家庭或模拟患者的家庭。

4. 患者准备 预先通知患者,使其有一定的思想准备。

【方法】

(1) 教师示教。

(2) 2 人一组,一位同学扮演患者,另一位扮演护士。

【实训内容】 学生分组(10 人为一组)后,分别由带教老师示教社会评估的方法。然后同学间(2 人为一组)相互进行练习。具体步骤如下:

(1) 根据患者的情况,与患者约定评估的时间。

(2) 选择患者的家庭作为评估环境,上门对其进行评估。

(3) 与患者保持合适的距离,与患者进行有目的的交谈,了解患者的文化背景、价值观及有无宗教信仰;了解患者的家庭情况,包括家庭类型、家庭生活周期、家庭结构、家庭压力等;实地评估患者的家庭环境、社区环境,并予以适当的指导。

(4) 评估结束,答谢,离开。

实训项目十二 常用实验室检查报告判读(血液、尿液、粪便、肝肾功能、生化检查)

【实训目的与要求】 了解血液、尿液、粪便、肝肾功能、生化检查方法及临床意义。

【实训学时】 1 学时

【方法】 观看血液、尿液、粪便、肝肾功能、生化检查报告单,进行分析。

【实训内容】 常用实验室检查报告单判读。

实训项目十三 心电图描记

【实训目的与要求】

(1) 学会心电图的导联连接及描记方法。

(2) 初步掌握正常心电图的各波图形，了解心电图的分析步骤及心电图各波段与波形测量方法。

(3) 写出正常心电图的正式报告。

(4) 心电图描记中体现对患者的关爱，会应用恰当的沟通用语。

【实训学时】 2学时

【实训准备】

1. 环境准备　光线充足，环境安静、整洁，调节适宜的温度和湿度，酌情关闭门窗，无对流风，注意遮蔽。

2. 物品准备　心电图描记仪、分规、心电图纸等。

3. 护士准备　着装整洁，剪短指甲，洗手并保持温暖，站在患者右侧，面向患者。向患者解释心电图检查的意义，教会患者如何配合，消除其顾虑。

4. 患者准备　患者取平卧位，双上肢平放于身体两侧，做均匀平静呼吸配合检查。

【方法】

(1) 观看课件、电教片，教师示教。

(2) 学生2人一组相互体检练习。

(3) 教师巡回指导，及时纠正学生在体检练习过程中出现的错误，随时解答学生提出的问题。

(4) 教师总结学生练习过程中出现的问题，初步分析心电图。

【实训内容】

1. 心电机的操作步骤

(1) 接好地线：以防交流电干扰并保障患者安全。

(2) 导联线连接：右手红线，左手黄线，左足绿线，右足黑线，胸前白线。

(3) 接通电源：打开电源开关。

(4) 依次描记12导联心电图。

(5) 描记完毕后：关上电源开关，在记录纸上注明姓名、导联名称、测定时间等。

2. 心电图的测量和分析方法

(1) 波幅及时限的测量：心电图纸上印有一系列大小方格，由横线和竖线组成。

(2) 竖线：代表电压，每格是1 mm；基准电压为1 mV=10 mm时，1 mm等于0.1 mV；每5 mm有一较粗的横线，代表0.5 mV。测量时，在基线以上的振动波，均从基线的上缘量至波顶端，其垂直距离即正向波的电压；在基线以下的振动波，则从基线的下缘量至波谷。如要测量波的总电压，则将正负波的绝对值相加即得。

(3) 横线：代表时间，每间隔是1 mm；走纸速度为25 mm/s时，每小格横线相当于0.04秒；每5 mm有一较粗竖线，两粗线间的时间是0.2秒。测量波或段时限均以凸面为起止，而不以凹面为起止。

3. 分析心电图的方法　分析心电图，按以下步骤进行：

(1) 将心电图各导联按标准肢导联、加压单极肢导联及胸前导联排列。检查各导联有无技术误差，定准电压是否正确。

(2) 检查每个心动周期，是否有P波，以及P波与QRS波群的关系，以确定心脏的节律。

(3) 用分规测量PP(RR)间隔是否规律，测定时限，计算心率。方法是：将60秒除以PP(RR)间隔时间，即得每分钟心率。如遇心房颤动等心律不齐，则计6秒内的QRS波群数，乘以10，即为每分钟心室率。用同法可测心房率。

(4) 检查P波，应注意其形态、振幅及宽度，Ⅰ、Ⅱ、aVF、aVR导联及V_1导联的P波一般较为明显，重点在这些导联辨认及测量P波。

(5) 测量PR间期，在标准导联中选择P波较明显且有Q波的导联进行测量。如无Q波，则在有明显P波及QRS波群振幅较大的导联中测量。

(6) 观察各导联QRS波群的波形，测量振幅，主要注意测量QRS时限，以时限最长的导联为准。胸导联V_1～V_5导联QRS波群图形的变化。

(7) 测量平均电轴，测量时只要求Ⅰ、Ⅲ导联QRS波群波幅的代数和，用测量法测出平均电轴。

(8) 检查ST段有无偏移及其偏移程度，以无偏移或上下偏移若干毫伏(mV)表示。

(9) 检查各导联T波的形态、方向及高度。方向以向上、倒置或双向表示；高度以正常、低平或平坦表示。

(10) 测定QT间期，选择T波振幅较高且终点明显的导联测量。

(11) 根据上述分析所得资料，掌握心电图改变的主要特征，做出心电图诊断。

实训项目十四　健康评估资料收集、分析与记录

【实训目的与要求】

(1) 学会健康评估资料收集、分析与记录。

(2) 掌握健康评估单书写的基本要求。

(3) 能独立书写一份符合要求的完整健康评估单。

(4) 收集评估资料过程中体现对患者的尊重、关爱，会应用正确的沟通用语。

【实训学时】　2学时

【实训准备】

1. 护士准备　事先阅读病历资料，着装整洁，举止端庄，剪短指甲，洗手，必要时温暖手，戴口罩，自我介绍。

2. 环境准备　环境安静、整洁，光线适宜，调节适宜的温度和湿度，酌情关闭门窗，无对流风。注意视觉隐蔽，必要时用屏风或床帘遮挡。

3. 物品准备　入院健康评估单、体格检查所需用物(如体温表、血压计、听诊器、软尺、棉签)、

记录纸、笔等。

4. 患者准备　预先通知患者做好解释工作，消除患者顾虑，取得合作。

【方法】

(1) 教师在内科病房选定若干例病史及体征较典型且有一定文化的患者作为评估对象。

(2) 在教师的指导下每组(8～10位同学)接触一位评估对象，进行健康评估资料收集，先由学生问诊及护理体检，再经教师启发与辅导后予以补充。尊重护理对象，评估过程中体现出关心、爱护患者的良好医德，认真、细致、严谨的工作作风和团结协作精神。

(3) 分组讨论、分析所收集的资料。

(4) 见习后，每位学生书写一份完整的健康评估单。

(5) 课堂交流、讨论，或由教师批改，归纳总结、反馈矫正。

【实训内容】　健康评估资料收集、分析与记录。

(闻彩芬　蔡小红)

附录2 多站式健康评估技能考核方案

一、考核目的

考核学生对健康评估实践技能掌握的正确与熟练程度。

二、考核方式

采用平时考查与实践技能考核相结合的方式。

1. 平时考查　包括对学生实训课表现、出勤率、实验报告等的综合考查。

2. 实践技能考核　由健康评估课程组在课程结束前统一组织，抽考考核项目表中的有关内容。

三、实践技能考核流程

(1) 考生按护士正规着装，仪表整洁。

(2) 进入考室后，先用抽签法随机抽取考题。

(3) 考生按考题要求，独立完成三站技能考核。考官及时记录结果。

(4) 体格检查站考生考核结束后，按考官要求为下一位考生充当模拟患者。

(5) 考官为考生记录考核成绩。

(6) 考核不及格者在一周内可书面申请补考一次。考核不及格者补考成绩按80%计入技能考核成绩。

四、成绩评定

1. 平时考查成绩　占操作考核总成绩的30%。由任课教师根据学生平时实验课目标(包括态度目标、知识目标、技能目标等)达成情况综合评定。

2. 实验技能考核成绩　占操作考核总成绩的70%。由健康评估课程组成立"健康评估实验技能考评小组(成员中至少有一人为非该班级任课教师，建议邀请医院临床护士担任评委)"，在学生考核后，根据"健康评估实验技能考核项目与评分表"综合评定。

五、考核时间

健康评估课程中有关内容教学结束后进行考核，具体时间由课程组共同讨论决定，见附表2-1至附表2-9。

附表 2-1 高职护理专业健康评估技能考核评分表(第一站:问诊)

(/ 学年第 学期)

班级________ 姓名________ 学号________ 考试日期________ 成绩________

项目		项目总分	内容与要求	标准分	得分	备注
环境准备		2 分	叙述问诊环境要求(安静,舒适,光线适宜,私密性)	2 分		
问诊内容	一般项目	1 分	询问患者的姓名、性别、年龄、民族、婚姻、职业等	1 分		
	主诉	8 分	1. 主要症状、体征及特点	4 分		
			2. 持续时间	4 分		
	现病史	10 分	1. 起病情况及患病时间(包括起病时间、环境、病情缓急、发病原因和诱因)	2 分		
			2. 主要症状及其特点(出现的时间、部位、性质、严重程度、加剧缓解因素)	2 分		
			3. 伴随症状	2 分		
			4. 病情的发展演变(症状的变化)	2 分		
			5. 诊疗护理经过	2 分		
	日常生活状况	2 分	1. 饮食与营养状况(饮食餐次、食量、种类),特殊饮食、营养状况、食欲、体重变化	2 分		
			2. 排泄型态(排尿排便次数、量、性状、颜色)			
			3. 体重与睡眠			
			4. 日常生活活动与自理能力			
	既往史		1. 既往病史(特别是有无肝炎、肝硬化等,其他如传染病史、外伤史等)	每项各 5 分,根据抽签情况选择一项		
			2. 过敏史(有无药物、食物等过敏)			
	目前用药史		名称、剂量、用法、疗效不良反应			
	成长发展史		1. 个人饮食习惯及烟酒嗜好等 2. 生长发育情况史 3. 婚姻史 4. 女性询问月经及生育史			
	家族史		父母、兄弟姐妹健康状况			
	心理社会状况		1. 焦虑、恐惧等情绪反应程度,对治疗有无信心或非常悲观等			
			2. 家人和朋友的关心和支持情况			
技能、态度		2 分	沟通技巧 热情、和蔼 关心、尊重患者	2 分		
合计		30 分				

附表 2-2 高职护理专业健康评估技能考核评分表(第二站:体格检查之头、面、颈部检查)

(/ 学年第 学期)

班级________ 姓名________ 学号________ 考试日期________ 成绩________

项目		内容与要求	标准分	得分	备注
环境准备		叙述环境要求:安静,舒适,光线适宜,私密性好,无对流风,温度适宜	1分		
用物准备		手电筒、压舌板、棉签、弯盘、治疗盘、皮尺、记录纸、笔	2分		
护士准备		1. 自我介绍 2. 衣帽、鞋袜整洁,剪短指甲 3. 当患者的面洗手	共3分 每项各1分		
患者准备		1. 核对床号、姓名 2. 解释(目的、如何配合) 3. 取正确的体位	共3分 每项各1分		
操作步骤	头颅	1. 头皮、头发	2分		
		2. 头颅	2分		
	眼、耳、鼻	1. 角膜、巩膜、结膜	4分		
		2. 瞳孔直接、间接对光反射	6分		
		3. 观察与触诊外鼻	1分		
		4. 鼻道通气状态	1分		
		5. 鼻旁窦压痛	3分		
		6. 耳郭、外耳道	4分		
		7. 乳突	1分		
	口腔、唇、咽	1. 唇、颊黏膜、牙、牙龈、舌	5分		
		2. 口咽部、扁桃体	6分		
	颈部	1. 颈静脉	3分		
		2. 头面颈部淋巴结	5分		
		3. 甲状腺触诊	3分		
		4. 气管位置触诊	3分		
结束时整理		1. 协助患者整理衣服 2. 床位、用物整理	1分 1分		
总分			60分		

附表2－3 高职护理专业健康评估技能考核评分表(第二站:体格检查之乳房、淋巴结检查)

(/ 学年第 学期)

班级＿＿＿＿＿＿ 姓名＿＿＿＿＿＿ 学号＿＿＿＿＿＿ 考试日期＿＿＿＿＿＿ 成绩＿＿＿＿＿＿

项目		内容与要求	标准分	得分	备注
环境准备		叙述环境要求:安静,舒适,光线适宜,私密性好,无对流风,温度适宜	3分		
用物准备		听诊器、治疗盘、记录纸、笔	2分		
护士准备		1. 自我介绍 2. 衣帽、鞋袜整洁,剪短指甲 3. 当患者的面洗手	共3分 每项各1分		
患者准备		1. 核对床号、姓名 2. 解释(目的、如何配合) 3. 取正确的体位 4. 注意保暖	共4分 每项各1分		
操作步骤	乳房	1. 视诊胸部(皮肤、水肿)	4分		
		2. 视诊乳房(大小、皮肤颜色、对称性、溃疡/坏死)	8分		
		3. 触诊乳房(包块、压痛)	8分		
	淋巴结	1. 颈部淋巴结检查(质地、大小、活动度、是否可触及)	5分		
		2. 锁骨上、下淋巴结检查(质地、大小、活动度、是否可触及)	6分		
		3. 腋窝淋巴结检查(质地、大小、活动度、是否可触及)	10分		
		4. 有无异常	5分		
结束时整理		1. 协助患者整理衣服 2. 床位、用物整理	1分 1分		
总分			60		

附表 2-4　高职护理专业健康评估技能考核评分表（第二站：体格检查之肺部检查）

（　　/　　学年第　学期）

班级__________　姓名__________　学号__________　考试日期__________　成绩__________

<table>
<tr><th colspan="2">项　目</th><th>内容与要求</th><th>标准分</th><th>得分</th><th>备注</th></tr>
<tr><td colspan="2">环境准备</td><td>叙述环境要求：安静，舒适，光线适宜，私密性好，无对流风，温度适宜</td><td>3分</td><td></td><td></td></tr>
<tr><td colspan="2">用物准备</td><td>听诊器、治疗盘、记录纸、笔</td><td>2分</td><td></td><td></td></tr>
<tr><td colspan="2">护士准备</td><td>1. 自我介绍
2. 衣帽、鞋袜整洁，剪短指甲
3. 当患者的面洗手</td><td>共3分
每项各1分</td><td></td><td></td></tr>
<tr><td colspan="2">患者准备</td><td>1. 核对床号、姓名
2. 解释（目的、如何配合）
3. 取正确的体位
4. 注意保暖</td><td>共4分
每项各1分</td><td></td><td></td></tr>
<tr><td rowspan="16">操作步骤</td><td rowspan="10">前胸和肺</td><td>1. 视诊胸廓有无桶状胸、扁平胸等</td><td>2分</td><td></td><td></td></tr>
<tr><td>2. 触诊
（1）胸壁压痛</td><td>2分</td><td></td><td></td></tr>
<tr><td>（2）触诊胸骨压痛</td><td>2分</td><td></td><td></td></tr>
<tr><td>（3）胸廓扩张度检查</td><td>2分</td><td></td><td></td></tr>
<tr><td>（4）触觉语颤检查</td><td>4分</td><td></td><td></td></tr>
<tr><td>3. 叩诊肺部
（1）叩出正常叩诊音</td><td>5分</td><td></td><td></td></tr>
<tr><td>（2）说出有无异常叩诊音</td><td>5分</td><td></td><td></td></tr>
<tr><td>4. 听诊肺部
（1）听到两种呼吸音</td><td>4分</td><td></td><td></td></tr>
<tr><td>（2）有无干、湿啰音</td><td>4分</td><td></td><td></td></tr>
<tr><td>1. 视诊后背</td><td>2分</td><td></td><td></td></tr>
<tr><td rowspan="6">后背</td><td>2. 触诊　触觉语颤检查</td><td>2分</td><td></td><td></td></tr>
<tr><td>3. 叩诊
（1）肺部叩诊</td><td>3分</td><td></td><td></td></tr>
<tr><td>（2）说出有无异常叩诊音</td><td>3分</td><td></td><td></td></tr>
<tr><td>4. 听诊肺部
（1）听到两种呼吸音</td><td>4分</td><td></td><td></td></tr>
<tr><td>（2）有无干、湿啰音</td><td>2分</td><td></td><td></td></tr>
<tr><td colspan="2">结束时整理</td><td>1. 协助患者整理衣服
2. 床位、用物整理</td><td>1分
1分</td><td></td><td></td></tr>
<tr><td colspan="2">总分</td><td></td><td>60</td><td></td><td></td></tr>
</table>

附表2-5 高职护理专业健康评估技能考核评分表(第二站:体格检查之心脏检查)

(/ 学年第 学期)

班级__________ 姓名__________ 学号__________ 考试日期__________ 成绩__________

项　目	内容与要求	标准分	得分	备注
环境准备	叙述环境要求:安静,舒适,光线适宜,私密性好,无对流风,温度适宜	3分		
用物准备	听诊器、治疗盘、记录纸、笔	2分		
护士准备	1. 自我介绍,与监考老师及模拟患者正确沟通 2. 衣帽、鞋袜整洁,剪短指甲 3. 当患者的面洗手	共3分 每项各1分		
患者准备	1. 核对床号、姓名 2. 解释(目的、如何配合) 3. 取正确的体位 4. 注意保暖	共4分 每项各1分		
心脏检查操作步骤	1. 视诊 (1) 心前区外形(方法、正确报告检查结果) (2) 心尖搏动(方法、正确报告检查结果)	3分 3分		
	2. 触诊 (1) 触诊心尖搏动:触诊方法正确 指出心尖搏动的具体部位,报告结果	3分 3分		
	(2) 触诊心脏震颤:触诊方法(触诊部位、手法)正确 报告检查结果,结果正确	2分 2分		
	3. 听诊 (1) 指出模拟患者5个瓣膜听诊区的具体位置,并描述此位置	5分		
	(2) 心率:听诊方法(常用部位、戴手表、听诊时间)正确 报告听诊结果并记录,结果正确	3分 3分		
	(3) 心律:报告听诊结果,有无心律失常,结果正确	4分		
	(4) 心音:听诊后报告模拟患者有几个心音,结果正确 会区别第一、第二心音 报告有无异常心音,结果正确	2分 3分 2分		
	(5) 心杂音:听诊方法(听诊部位,与呼吸、体位等关系) 报告有无心杂音	3分 2分		
	(6) 心包摩擦音:听诊方法(听诊部位) 报告有无心包摩擦音	2分 1分		
结束时整理	1. 协助患者整理衣服、床位、用物整理 2. 重要检查结果记录及时、正确	1分 1分		
总分		60		

附表 2-6　高职护理专业健康评估技能考核评分表(第二站:体格检查之腹部检查)

(　　/　学年第　学期)

班级________　姓名________　学号________　考试日期________　成绩________

项　　目	内容与要求	标准分	得分	备注
环境准备	叙述环境要求:安静,舒适,光线适宜,私密性好,无对流风,温度适宜	1分		
用物准备	听诊器、棉签、弯盘、治疗盘、皮尺、记录纸、笔	1分		
护士准备	1. 自我介绍 2. 衣帽、鞋袜整洁,剪短指甲 3. 当患者的面洗手	1分 1分 1分		
患者准备	1. 核对床号、姓名 2. 解释(目的、如何配合) 3. 取正确的体位 4. 注意保暖	1分 1分 1分 1分		
腹部评估	1. 正确暴露腹部 2. 采取合适体位 3. 视诊腹部,说出视诊内容 4. 听诊肠鸣音 5. 叩诊腹部 (1) 全腹叩诊 (2) 移动性浊音 (3) 膀胱叩诊 6. 触诊腹部 (1) 全腹触诊紧张度 (2) 压痛、反跳痛 (3) 肝脏触诊 (4) 脾脏触诊	2分 2分 5分 4分 5分 5分 4分 5分 5分 6分 6分		
结束时整理	1. 协助患者整理衣服 2. 床位、用物整理	1分 1分		
合计		60		

附表 2－7 高职护理专业健康评估技能考核评分表(第二站:体格检查之神经系统检查)

(/ 学年第 学期)

班级＿＿＿＿＿ 姓名＿＿＿＿＿ 学号＿＿＿＿＿ 考试日期＿＿＿＿＿ 成绩＿＿＿＿＿

项 目		内容与要求	标准分	得分	备注
环境准备		叙述环境要求:安静,舒适,光线适宜,私密性好,无对流风,温度适宜	3 分		
用物准备		听诊器、治疗盘、记录纸、笔	2 分		
护士准备		1. 自我介绍 2. 衣帽、鞋袜整洁,剪短指甲 3. 当患者的面洗手	3 分		
患者准备		1. 核对床号、姓名 2. 解释(目的、如何配合) 3. 取正确的体位 4. 注意保暖	4 分		
操作步骤	意识检查	1. 意识状态	4 分		
	神经反射检查	1. 浅反射 (1) 角膜	3 分		
		(2) 腹壁	3 分		
		2. 深反射 (1) 肱二头肌反射	3 分		
		(2) 肱三头肌反射	3 分		
		(3) 膝腱反射	3 分		
		3. 病理反射(Babinski 征)	5 分		
		4. 脑膜刺激征 (1) 颈项强直	3 分		
		(2) Kernig 征	3 分		
		(3) Brudzinski 征	3 分		
	感觉功能检查	浅感觉的检查 (1) 痛觉检查	3 分		
		(2) 温度觉	3 分		
		(3) 触觉	3 分		
	运动功能检查	肌力	4 分		
结束时整理		1. 协助患者整理衣服 2. 床位、用物整理	1 分 1 分		
总分			60		

附表 2-8　高职护理专业健康评估技能考核评分表(第二站:体格检查之心电图检查)

(　　/　　学年第　学期)

班级＿＿＿＿＿　姓名＿＿＿＿＿　学号＿＿＿＿＿　考试日期＿＿＿＿＿　成绩＿＿＿＿＿

项　　目		内容与要求	标准分	备注
环境准备		叙述环境要求:安静,舒适,光线适宜,私密性好,关门窗、无对流风,温度适宜	3分	
用物准备		心电图机、心电图纸、酒精棉球、弯盘、分规、记录笔	5分	
护士准备		1. 自我介绍 2. 衣帽、鞋袜整洁,剪短指甲 3. 当患者的面洗手	1分 1分 1分	
患者准备		1. 核对床号、姓名 2. 解释(目的、如何配合) 3. 取正确的体位 4. 注意保暖	1分 1分 1分 1分	
操作步骤	心电图描记	1. 正确连接导联线 2. 肢导联(4 个连接) 3. 胸导联($V_1 \sim V_6$)	每个连接 2分 共20分	
		连接、启动心电图机	5分	
		顺序描记心电图	5分	
		标记心电图	10分	
结束时整理		1. 协助患者整理衣服 2. 床位、用物整理 3. 结果记录及时正确 4. 熟练有序	1分 1分 1分 2分	
总分			60分	

监考教师:

附表 2-9　高职护理专业健康评估技能考核评分表(第三站:临床常见体征识别与辅助检查)

(　　/　　学年第　　学期)

班级＿＿＿＿＿　姓名＿＿＿＿＿　学号＿＿＿＿＿　考试日期＿＿＿＿＿　成绩＿＿＿＿＿

请写出您所看到或听到的体征或将您认为的正确答案序号填在相应题号内(10 分):

1. (　　　　　　　　　　)

2. (　　　　　　　　　　)

附：考核样例（共三站）

学生随机抽到病例：

冯楠，女，68岁，因上腹痛转移至右下腹痛，伴发热1天，拟诊急性阑尾炎入院。

第一站：问诊

示范：

护士：冯奶奶您好，我是您的床位护士刘××，您可以称呼我"刘护士"。在您住院期间我将负责您的护理，为了更好地了解您的病情，我将问您一些问题，并进行体格检查，总共需要约10分钟，请问您现在有时间吗？

患者：有的，现在可以进行。

护士：谢谢，在您的门诊病历上我了解了您的一般状况，您核对一下是否正确，"姓名冯楠，女，68岁，退休工人，联系电话××××××××"。

患者：对的。

护士：您本次来住院（就诊）的主要原因是什么？

患者：因为肚子痛来医院看病。

护士：何时开始的，之前有无诱因。

患者：昨天开始的，前天我淋雨后有点受凉了，不知和这个有没有关系。

护士：除了肚子痛外，还有其他不舒服吗？

患者：今天早上拉了4次稀便，还有点恶心，浑身发冷。

护士：腹痛的部位在哪？

患者：是在右下腹。

护士：腹痛的厉害吗？

患者：还好。

护士：来我院就诊之前，做过处理吗？

患者：没有，直接到你们医院来的。

护士：以往有过类似情况吗？有没有住过医院、开过刀、得过传染病等？

患者：我有高血压8年了，最近还查出有糖尿病，不过以前倒是没住过院，也没开过刀。

护士：平时饮食和睡眠好吗？有无食物药物过敏情况？有无禁忌？

患者：食欲还不错，不过有糖尿病后不敢乱吃东西，睡觉的质量没以前好，早上经常早早就醒了，生活中没有什么禁忌。

护士：父母、兄弟姐妹、子女身体都好吗？

患者：父母亲都不在了，有一个弟弟也有高血压，有一个女儿身体挺好的。

护士：您住院女儿知道吗？

患者：不知道，她有自己的工作、家庭，已经很忙了，我也不是病得很重，就不麻烦她了，有老伴在这儿就可以了。

护士：现在我院开展优质护理服务，住院期间护士会照顾好您的生活，请不要太担心。要注意休息，不能太劳累。再问一下您医疗费用的支付方式是怎样的？

患者：我有医保的。

护士：好的，我知道了。跟您谈了这么长时间，影响您休息了，待会儿为您做体格检查好吗？

患者：好的。

第一站问诊考核结束，进入第二站：体格检查考核

根据本病例情况，进行腹部检查。

第二站考核结束，进入第三站人机对话考核：临床常见体征识别与辅助检查结果判读

电脑随机给出 2 个题目，请考生作答。

1. 阑尾炎患者进行血常规检查，其中白细胞计数最有可能的结果是（　　）

A. $5.5\times10^9/L$　　B. $3.2\times10^9/L$　　C. $6.5\times10^9/L$

D. $15\times10^9/L$　　E. $5\times10^9/L$

2. 请看图，然后说出是何种体征（　　）

注：附录 2 系 2005 年江苏省卫生厅课题（J200509）成果及 2013 年江苏省教学成果奖核心成果之一，由苏州卫生职业技术学院教改项目《基于工作任务的行动导向教学与客观多站式无纸化考核在健康评估课程中的推广应用》课题组提供。

附录3 健康评估课程标准

第一部分 导言

一、课程定位

健康评估课程是研究评估个体、家庭或社区对现存或潜在的健康问题或生命过程的反应的基本方法、基本技能的学科，是护理评估的方法学。

健康评估是护理程序中的首要环节。健康评估能力是护士的关键技术能力，是实施整体护理的基础。通过本课程的学习，培养护生以人的健康为中心，从人的生理、心理、精神、社会、文化等方面收集资料，结合实验室及其他检查的结果，对患者的健康问题的反应做出护理诊断。《健康评估》课程是护理专业重要的临床专业课程。

二、课程基本理念

(1) 健康评估课程不仅是医学基础课程与护理临床课程间的桥梁，也是所有临床护理的基础。正确的护理基于正确的护理诊断，正确的护理诊断又基于正确的健康评估。完整、正确的健康评估是保证高质量护理的先决条件。任何临床护理工作前都必须对患者进行评估。因此，培养护生的健康评估能力对提高我国护士的职业素质是极其重要的。

(2) 健康评估课程内容设置强调紧贴临床护理工作的实际需要，在“必需、够用”的前提下，突出“精简、新颖、科学、合理、可操作性强”的特点，使学生通过学习掌握健康评估时必需的基本理论、基本知识和基本技能，对患者进行正确的评估，分析患者现存的或潜在的健康问题及相关因素，提出护理诊断。着重培养学生的理解、观察、分析、归纳及解决问题的能力。

(3) 健康评估课程强调学生自主学习能力、实践能力、科学精神、协作精神的培养。倡导以研究性学习、基于问题的学习等方法开展自主学习，使学生不仅学到必备的专业知识，更要学会学习的方法，为终身学习打下坚实的基础。同时，作为操作性极强的一门课程，教学过程中以理论、实践一体化的教学模式为指导，充分应用多媒体教学技术，通过情景模拟、角色扮演、临床见习等强化护生实践技能的培养，使学生进入临床就能对患者进行评估。在教学中培养学生认真、细致、一丝不苟、实事求是的科学态度和团结协作的团队精神。

(4) 健康评估课程中应注重培养护生的职业情感，树立以人的健康为中心，尊重人、关爱人的强烈意识。如在问诊、体格检查等过程中，教师应言传身教，使学生认真体会护士的角色，增强对护理职业的热爱，树立关爱人的意识，将关爱人的意识逐渐转化为一种职业习惯。

(5) 健康评估课程的学习评价，不仅要关注学生知识的积累，还要注重学习过程和技能，更要注重情感态度与价值观的形成与发展。不仅要关注学习的结果，更要关注其过程中的努力。注意评价手段的多样化，将形成性评价与终结性评价相结合。

三、课程设计思路

(1) 健康评估课程总学时为69学时,在第2学期开设。各校在课程教学中,可根据具体情况适当增减课时。

(2) 健康评估课程框架及学时分配如下表所示:

项目	任务	任务内容及能力要求	课时安排
绪论	课程内容、地位、学习目标、学习方法	叙述护理程序、健康评估的概念与内容,了解学习健康评估的学习方法、目标与意义	1
一、认识健康评估的方法	1. 识别健康资料	能识别健康资料的类型,说出收集健康资料的对象	1
	2. 认识健康评估的基本方法	(1) 通过角色扮演或标准化患者互相练习问诊的方法和技巧,训练对服务对象进行正确的问诊,收集到真实的健康资料 (2) 掌握身体评估基本方法的种类,了解其适用范围、注意事项,学会体格检查的基本方法	4
二、常见症状与体征评估	1. 发热评估	掌握发热的概念、主要病因,学会对发热患者进行评估	6
	2. 咳嗽与咳痰评估	掌握咳嗽与咳痰的概念、主要病因,学会对咳嗽与咳痰患者进行评估	
	3. 咯血评估	掌握咯血的概念、主要病因,学会对咯血患者进行评估	
	4. 呼吸困难评估	掌握呼吸困难的概念、主要病因,学会对呼吸困难患者进行评估	
	5. 发绀评估	掌握发绀的概念、主要病因,学会对发绀患者进行评估	
	6. 黄疸评估	掌握黄疸的概念、主要病因,学会对黄疸患者进行评估	
	7. 呕血与黑便评估	掌握呕血与黑便的概念、主要病因,学会对呕血与黑便患者进行评估	
	8. 疼痛评估	掌握疼痛的概念、主要病因,学会对疼痛患者进行评估	
	9. 水肿评估	掌握水肿的概念、主要病因,学会对水肿患者进行评估	
	10. 意识障碍评估	掌握意识障碍的概念、分类和主要病因,学会对意识障碍患者进行评估	
三、健康行为与日常生活活动能力评估	1. 健康行为	健康行为评估	2
	2. 日常生活活动能力评估	学会通过量表与观察对患者进行日常生活活动能力评估	
四、体格检查	1. 全身状态检查	(1) 掌握全身状态检查的方法及内容,叙述常见体征的临床意义 (2) 能对患者进行全身状态检查	2
	2. 皮肤检查	(1) 掌握皮肤检查的方法及内容,叙述常见体征的临床意义 (2) 能对患者进行皮肤检查	1.5
	3. 浅表淋巴结检查	(1) 掌握浅表淋巴结检查的方法及内容,叙述常见体征的临床意义 (2) 能对患者进行浅表淋巴结检查	0.5

续 表

项目	任务	任务内容及能力要求	课时安排
四、体格检查	4. 头部、面部与颈部检查	(1) 掌握头、面、颈部检查的方法及内容，叙述常见体征的临床意义 (2) 能对患者进行头、面、颈部检查	2
	5. 胸部检查	(1) 掌握正常人肺、胸膜、心脏检查的特点，掌握胸部常见体征的特征、相关概念及临床意义 (2) 会对患者进行胸部的检查	6
	6. 腹部检查	(1) 掌握腹部视、触、叩、听检查方法（重点为肝、脾触诊的内容、手法、注意事项）及常见体征的临床意义 (2) 能对患者进行腹部检查	4
	7. 肛门、直肠和男性外生殖器检查	了解肛门、直肠和男性外生殖器检查的内容、方法及检查时常用的体位	1
	8. 脊柱与四肢检查	掌握脊柱、四肢检查的内容、方法及常见体征的临床意义	1
	9. 神经系统检查	(1) 掌握神经反射检查的内容与方法，熟知生理反射改变、病理反射阳性、脑膜刺激征阳性的临床意义 (2) 能对患者进行神经系统检查	2
五、心理评估	心理评估	掌握心理评估的多种方法，会以正确的方法进行心理评估	2
六、社会评估	社会评估	掌握社会评估的多种方法，会以正确的方法进行社会评估	2
七、常用实验室检查	1. 血液检查	(1) 熟悉常用血液检查项目、正常参考值及异常结果的临床意义 (2) 能判读常用血液检查化验单	7
	2. 尿液检查	(1) 熟悉常用尿液检查项目、正常参考值及异常结果的临床意义 (2) 能判读常用尿液检查化验单	
	3. 粪便检查	(1) 熟悉粪便检查项目、正常参考值及异常结果的临床意义 (2) 能判读粪便检查化验单	
	4. 肾功能检查	(1) 熟悉肾功能检查项目、正常参考值及异常结果的临床意义 (2) 能判读肾功能检查化验单	
	5. 肝脏病常用实验室检查	(1) 熟悉肝脏病常用实验室检查项目、正常参考值及异常结果的临床意义 (2) 能判读肝脏病常用实验室检查化验单	
	6. 临床常用血生化检查	(1) 掌握临床常用血生化检查标本采集方法、参考值及临床意义 (2) 能判读常用血生化检查化验单	

续 表

项目	任务	任务内容及能力要求	课时安排
八、心电图检查	心电图描记及识别正常心电图	(1) 掌握常规心电图导联的连接方式、正常心电图图形、心电图测量及各波段的正常范围 (2) 会正确描记心电图 (3) 能简单分析一份心电图	8
九、影像检查	1. 放射学检查	(1) 掌握X线的特性、成像原理、检查方法和相关护理知识 (2) 能对X线检查患者进行相关指导	6
	2. 磁共振成像	(1) 了解磁共振成像原理与相关护理知识 (2) 能对磁共振成像检查患者进行相关指导	
	3. 超声检查	(1) 掌握超声检查的原理、方法和相关护理知识 (2) 能对超声检查患者进行相关指导	
	4. 核医学检查	(1) 掌握核医学检查的原理、方法和相关护理知识 (2) 能对做核医学检查的患者进行相关指导	
十、护理诊断思维训练与护理记录	1. 护理诊断思维训练	通过角色扮演、标准化患者、真实患者评估等方式训练护理诊断思维	4
	2. 护理记录	学会护理文件的书写	
综合技能考核	学生标准化患者与客观结构化多站考核		4
机　动			2
合　计			69

第二部分 课程目标

通过本课程的学习，学生能够：

(1) 运用健康评估的方法和技巧，对患者进行正确的健康评估。

(2) 将收集的评估资料按要求正确记录为护理病史。

(3) 对患者进行检查前指导；正确收集常用实验室检查的标本；阅读常用实验室检查及其他器械检查的报告，初步判断病情的严重性。

(4) 将收集到的各种资料归纳、分析，提出护理诊断。

(5) 表现出主动学习、勤学苦练、团结协作的学习态度，实事求是、认真细致的科学作风，尊重、关爱患者的良好品德，热爱护理专业，具有稳定的职业情感和态度。

第三部分 内容标准

绪论（1学时）

叙述护理程序、健康评估的概念、内容，了解学习健康评估的学习方法、目标与意义。

项目1　认识健康评估的方法(5学时)

任务1　识别健康资料(1学时)

(1) 叙述健康资料的类型,了解资料的来源,叙述症状、体征的概念。

(2) 了解健康资料收集的方法,叙述询问的目的、对象、内容及方法。

任务2　认识健康评估的基本方法(4学时)

(1) 叙述健康史的主要项目。

(2) 了解一般资料、日常生活状况、既往史、过敏史、目前用药史、成长发展史、家族史、心理社会状况所包括的内容。

(3) 叙述主诉的概念,了解书写的要求,学会判断主诉书写正确与否。

(4) 叙述现病史的概念及其所包含的内容。

(5) 了解系统回顾中包括的内容,掌握日常生活规律及自理能力的评估方法与内容。

(6) 能模仿护士与患者进行互相问诊,初步学会应用正确的问诊方法对患者进行健康史的问诊,并作相应的记录。

(7) 叙述体格检查的概念,掌握体格检查的基本方法及注意事项。

(8) 学会体格检查的基本方法。

项目2　常见症状与体征评估(6学时)

任务1　发热评估

(1) 叙述发热的概念、分类、主要病因及临床表现。

(2) 学会对发热患者进行评估。

任务2　咳嗽与咳痰评估

(1) 叙述咳嗽咳痰的概念、分类、主要病因及临床表现。

(2) 学会对咳嗽咳痰患者进行评估。

任务3　咯血评估

(1) 叙述咯血的概念、主要病因、临床特点。

(2) 学会对咯血患者进行评估。

任务4　呼吸困难评估

(1) 叙述呼吸困难的概念、主要病因及临床分类。

(2) 学会对呼吸困难患者进行评估。

任务5　发绀评估

(1) 叙述发绀的概念、主要病因及临床特点。

(2) 学会对发绀患者进行评估。

任务6　黄疸评估

(1) 叙述发热黄疸的概念、分类、主要病因及临床特点。

(2) 学会对黄疸患者进行评估。

任务7　呕血与黑便评估

(1) 叙述呕血、黑便的概念、主要病因及临床特点。

(2) 学会对呕血、黑便患者进行评估。

任务8　疼痛评估

(1) 叙述疼痛的概念、主要病因。

(2) 学会对疼痛患者进行评估。

任务9　水肿评估

(1) 叙述水肿的概念、程度、主要病因及特点。

(2) 学会对发热水肿患者进行评估。

任务10　意识障碍评估

(1) 叙述意识障碍的概念、分类、主要病因。

(2) 学会对意识障碍患者进行评估。

项目3　健康行为与日常生活活动能力评估(2学时)

任务1　健康行为评估

(1) 学会通过观察与量表等方法对患者进行健康行为评估。

(2) 掌握量表的适用范围。

任务2　日常生活活动能力评估

(1) 学会通过量表与观察对患者的日常生活活动能力进行评估。

(2) 掌握量表的适用范围。

项目4　体格检查(20学时)

任务1　全身状态检查(2学时)

(1) 说出全身状态检查的方法及内容。

(2) 了解正常体型的类型,病态发育与内分泌之间的关系。了解营养状态的检查方法和影响因素,叙述营养状态的三个等级、营养不良(消瘦、恶病质)与肥胖的概念及诊断标准。

(3) 叙述意识障碍的定义,掌握不同程度意识障碍的表现及判断方法。

(4) 了解典型病容、常见异常体位、特征性步态的特点和临床意义。

(5) 学会模拟护士与患者互相进行或对患者进行全身状态的检查。在检查中体现出对患者的尊重、关爱,态度认真、仔细,动作轻柔、到位,内容无遗漏,语言温和、体贴。

任务2　皮肤检查(1.5学时)

(1) 叙述皮肤检查的内容、方法和要求,说出皮肤常见体征(如发绀、黄染、皮肤黏膜出血、蜘蛛痣、水肿)的概念、发生机制及临床意义。

(2) 学会模拟护士与患者互相进行或对患者进行皮肤的检查。在检查中体现出对患者的尊重、关爱,态度认真、仔细,动作轻柔、到位,内容无遗漏,语言温和、体贴。

任务3　浅表淋巴结检查(0.5学时)

(1) 了解浅表淋巴结分布的区域,叙述检查的方法、局部与全身淋巴结肿大的临床意义。

(2) 学会模拟护士与患者互相进行或对患者进行浅表淋巴结的检查。在检查中体现出对患者的尊重、关爱,态度认真、仔细,动作轻柔、到位,内容无遗漏,语言温和、体贴。

任务4　头部、面部与颈部检查(2学时)

(1) 了解头部检查的内容和基本方法及常见体征的临床意义。

(2) 了解面部(眼、耳、口、鼻)检查的基本内容、方法,叙述面部常见体征(眼睑水肿、眼睑闭合障碍、眼睑下垂、结膜苍白、充血、瞳孔缩小、扩大、大小不等、对光反射,鼻翼扇动,口唇苍白、疱疹、口角糜烂、口角歪斜、口腔黏膜溃疡、真菌感染、麻疹黏膜斑、外耳道流脓、流血、流液、乳突红肿压痛等)的临床意义。叙述扁桃体肿大的程度分级,掌握咽部红肿、扁桃体肿大的临床意义。

(3) 了解颈部检查的内容,叙述颈静脉、甲状腺、气管的检查方法,掌握颈静脉怒张、肝颈静脉回流征阳性、甲状腺肿大、气管移位的临床意义。

(4) 运用规范的方法模拟护士与患者相互进行或为患者进行头部、面部和颈部检查,对患者态度和蔼。

任务5 胸部检查(6学时)

(1) 了解胸部体表标志的定位与意义。

(2) 叙述胸壁检查的内容,叙述正常胸廓的特征,掌握扁平胸、桶状胸、佝偻病胸的特征和意义;掌握乳房皮肤红肿热痛、橘皮样改变、乳头回缩、乳头血性分泌物、乳房肿块的临床意义。

(3) 叙述胸部视诊、触诊、叩诊、听诊的内容与方法。掌握正常人肺、胸膜检查的特点,掌握肺、胸膜部常见体征(呼吸困难、潮式呼吸、间停呼吸、语颤增强及减弱、胸膜摩擦感、异常呼吸音、啰音、胸膜摩擦音)的特征、相关概念及临床意义。

(4) 学会模拟护士与患者互相进行或对患者进行胸廓、乳房、肺和胸膜的检查。在检查中体现出对患者的尊重、关爱,态度认真、仔细,动作轻柔、到位,内容无遗漏,语言温和、体贴。

(5) 叙述心脏检查的内容与方法;掌握正常成人心脏检查的特点,掌握心脏检查常见体征(心尖搏动移位、心尖搏动呈抬举感、震颤、靴形心、三角烧瓶样心、期前收缩、心房颤动、奔马律、杂音等)特点,相关概念及临床意义。

(6) 了解全身血管、血压的检查方法与内容,复述水冲脉、交替脉、奇脉、射枪音、毛细血管搏动征的概念、检查方法和临床意义,掌握高血压、低血压的诊断标准。

(7) 学会运用规范的方法模拟护士与患者相互进行或对患者进行心血管检查,体现对患者的尊敬和关爱。

任务6 腹部检查(4学时)

(1) 了解腹部的体表标志与分区,叙述腹部检查前的准备、内容和方法。叙述正常腹部检查的特点。掌握常见腹部体征(全腹膨隆、局部膨隆、腹壁静脉曲张、胃型、肠型、蠕动波、腹壁紧张、压痛、反跳痛、肝脾肿大、Murphy征阳性、肝区叩击痛、移动性浊音、肠鸣音亢进及减弱、振水音)的特点,相关概念及临床意义。

(2) 初步学会用正确的方法模拟护士与患者互相进行或对患者进行腹部检查,动作准确、规范、顺序正确、内容无遗漏,态度认真、仔细,记录及时、完整,体现对患者的尊敬和关爱。

任务7 肛门、直肠和男性外生殖器检查(1学时)

了解肛门、直肠及男性外生殖器检查的内容、方法及检查时常用的体位。

任务8 脊柱与四肢检查(1学时)

(1) 了解脊柱检查的内容、方法。叙述脊柱压痛、叩击痛阳性的临床意义。

(2) 了解四肢检查的内容、方法,掌握匙状甲、杵状指的概念及临床意义,了解肢端肥大、指关节变形、膝关节变形、膝内外翻畸形、足内外翻畸形、下肢静脉曲张的临床意义。

任务9 神经系统检查(2学时)

(1) 了解运动功能检查、感觉功能检查的内容,叙述肌力、肌张力的概念,说出扑翼样震颤、手足搐搦的临床意义。

(2) 掌握神经反射检查的内容与方法，说出生理反射改变、病理反射阳性、脑膜刺激征阳性的临床意义。

(3) 学会对患者进行脊柱四肢与神经系统检查。在检查中体现出对患者的尊重、关爱，态度认真、仔细，动作轻柔、到位，内容无遗漏，语言温和、体贴，正确记录检查结果。

项目 5　心理评估(2 学时)

任务 1　了解心理评估的目的、意义与方法

了解心理评估的目的、方法、注意事项。

任务 2　心理评估

(1) 叙述心理评估的内容，叙述自我概念、认知、情绪和情感、压力与压力应对评估的相关概念、特征及评估方法。

(2) 学会模拟护士与患者互相进行或对患者进行心理评估，在评估中体现出对患者的尊重、关爱，正确记录检查结果。

项目 6　社会评估(2 学时)

任务 1　了解社会评估的目的、意义与方法

了解社会评估的内容、目的、评估方法。

任务 2　社会评估

(1) 叙述社会评估的内容，叙述文化、角色、家庭、环境评估等的相关概念、特征及评估方法。

(2) 学会模拟护士与患者相互进行或对患者进行社会、文化评估。在评估中体现出对患者的尊重、关爱，语言温和、体贴，正确记录检查结果。

(3) 运用所学的知识，对典型病例进行角色适应、家庭、文化、环境资料的评估。

项目 7　常用实验室检查(7 学时)

任务 1　血液检查(2 学时)

(1) 说出血液常规检查的内容。

(2) 掌握血红蛋白测定、红细胞计数、白细胞计数及分类计数、红细胞比积测定、网织红细胞计数、血小板计数的目的、标本采集方法、参考值及临床意义。

(3) 了解出凝血时间测定、血浆凝血酶原时间测定的目的、试验方法，参考值及临床意义。

(4) 会阅读血常规化验单。

任务 2　尿液检查(2 学时)

(1) 掌握尿液一般检查、细菌培养、尿液中所含物质的定量检查标本的采集方法。

(2) 说出尿液一般性状检查的内容。说出尿量、外观、气味、比重检查的参考值及临床意义。

(3) 学会尿蛋白质定性检查、尿糖定性检查、显微镜检查标本的采集，了解参考值及临床意义。

(4) 会阅读尿常规化验单。

任务 3　粪便检查(0.5 学时)

(1) 掌握粪便常规检查、显微镜检查标本采集方法与送检。

(2) 说出粪便一般性状检查的内容,叙述粪便颜色与性状检查的临床意义。
(3) 说出粪便隐血试验标本采集方法与注意事项、正常值及临床意义。
(4) 了解粪便寄生虫检查的临床意义。
(5) 会阅读粪便常规化验单。

任务4 肾功能检查(1学时)

(1) 说出常用肾小球滤过功能、肾小管重吸收与排泌功能的检查项目。
(2) 复述内生肌酐清除率、血清尿素氮和肌酐测定概念,掌握标本采集方法及注意事项,说出参考值及临床意义。
(3) 会阅读肾功能检查化验单。

任务5 肝脏病常用实验室检查(1学时)

(1) 掌握蛋白质代谢功能检查、胆红素代谢试验、血清酶学检查标本采集,参考值及临床意义。
(2) 会阅读肝功能检查化验单。

任务6 临床常用生物化学检查(0.5学时)

掌握临床常用生物化学检查(血清钾、钠、氯、钙、磷、总胆固醇、三酰甘油、脂蛋白)标本采集方法、参考值及临床意义。

项目8 心电图检查(8学时)

(1) 了解心电图基本原理与临床应用价值。
(2) 能正确连接心电图导联并描记心电图。
(3) 能识别正常心电图各波段和间期,并进行正确的测量。
(4) 初步掌握心电图的阅读分析方法。
(5) 了解常见异常心电图的特点与意义。

项目9 影像检查(6学时)

任务1 放射学检查(2学时)

(1) 了解X线的特性和普通X线成像原理。
(2) 了解常用X线检查方法(普通检查、特殊检查、造影检查)。
(3) 了解数字X线检查。
(4) 了解数字减影血管造影检查。
(5) 复述X线检查的临床应用和护理。

任务2 磁共振成像(MRI)(1学时)

(1) 了解MRI检查的基本原理。
(2) 了解MRI检查的临床应用和护理。

任务3 超声检查(2学时)

(1) 了解超声检查的基本原理。
(2) 了解常用超声检查方法。
(3) 说出超声检查的临床应用和护理。

任务4 核医学检查(1学时)

(1) 了解核医学显像的原理和特点。

（2）了解核医学检查的临床应用和护理。

项目 10　护理诊断思维训练与护理记录（4 学时）

任务 1　护理诊断思维训练（2 学时）

了解收集、分析资料的注意事项，复述护理诊断的概念、组成、陈述方式、与医疗诊断的区别。合作性问题的概念与陈述方式。

任务 2　护理记录（2 学时）

能正确填写护理病历。

第四部分　课程实施建议

一、教学活动建议

（1）教学内容选择时，充分体现以人的健康需求为导向，以“必需、够用”为原则。从培养护生健康评估实际应用能力为出发点，力求掌握基本理论、基本知识、基本技能。现代护理要求健康评估应从生理、心理、社会、文化、精神等方面进行综合评估，因此应紧紧围绕这五方面的要求合理选择内容。教学内容应渗透人文关怀，将尊重、关爱患者的意识与各种操作有机结合，逐渐成为一种职业习惯。

（2）改善教与学的方法，教学中充分发挥教师的主导作用和学生的主体作用，应用适合不同学生的教学方法进行教学，如倡导基于问题为本的学习、研究性学习、有效学习等，使学生在学习知识和技能的同时，提高自主学习的能力、评判性思维的能力、分析解决问题的能力。提倡充分运用教学资源，采用讲授、案例讨论、演示、实验、多媒体、电子模拟患者、护理标准化患者、虚拟仿真实训室、临床参观或见习、自学和辅导等方式，达到最好的教学效果。倡导同学之间交流、沟通、互相协作的学习风气，营造良好的学习氛围，培养学生有效沟通的能力和团队协作精神。

（3）本课程是一门实践性课程，在教学过程中应以能力为本位，通过演示、模仿、练习培养学生实际操作能力，经过严格训练，掌握规范的动作要领和操作流程。

二、学习评价建议

（1）建立一种评价主体多元化、评价内容多元化、评价目标多元化、评价形式多元化的《健康评估》学习评价体系，充分体现“以人为本、以生为本”的教育理念，促进学生多元化发展。

（2）明确健康评估学习评价的主体与责任，不仅要关注教师对学生的评价，还要关注学生的自评、互相评价，即自评与他评相结合，真实促进学生的学习。

（3）健康评估学习评价不仅要关注学生知识、技能的理解与掌握及职业能力的提高，还要关注学生情感、态度与价值观的形成和发展；不仅要关注学生健康评估学习的结果，更要关注学生学习过程中所做的努力，应将过程评价与结果评价有机结合，增加过程考核的比例。

（4）把握健康评估学习评价的目标，有层次、有侧重地评价不同的学习内容，不同的学习阶段以及不同的学习对象，充分发挥学习评价的诊断功能、激励功能和教育功能。

（5）健康评估学习评价形式可有：① 理论考核，如测验、作业、提问、书写实验报告、病案分析；② 操作技能单列考核，如同学间互相进行询问和体格检查、多媒体模拟人考核、标准化患者、真实患者考核等。

三、教材编写建议

1. 教材内容的选取

（1）教材是教学内容的重要载体。健康评估教材的基本内容以本课程标准中提出的“内容标准”为依据，注意与高职高专护理专业医学基础课程及护理学导论等有关内容相衔接。

（2）教材内容要以专业培养目标和临床护理工作为引领，避免以医学生《诊断学》的框架来组织健康评估的内容，充分体现护理工作的性质和特点。

（3）教材编写时在保证科学性、先进性、实用性的前提下，要充分考虑三年制高职学生的心理特征和认知水平，内容通俗易懂，符合学生的理解能力、认知能力和阅读习惯，有助于激发学生的学习兴趣。

（4）教材内容中要体现时代气息，要融入医学和护理专业最新的理论、知识，渗透德育教育、人文关怀的内容，并体现科学观念、逻辑思维、解决实际问题的方法。

2. 教材内容的编排

（1）教材的编写在落实“课程标准”基本内容与要求，以及在不违背知识的逻辑顺序及护理临床工作实际的前提下，可对“课程标准”的具体内容安排的顺序及结构做适当调整。原则上按照健康史、体格检查、心理评估、社会文化评估的顺序编排，以利于学生形成良好的健康评估习惯。

（2）教材内容的呈现注意反映认知的规律，从具体到抽象，从特殊到一般，由浅入深、深入浅出、简明易懂的原则，注意创设问题情景，从实例出发，使学生理解有关的理论，增加学习的兴趣。

3. 教材配套资源的提供

（1）教学参考书：内容包括介绍教材的编写意图，论述教材各单元、专题的内容概要，前后知识的联系、教学的重点、难点、关键点等。根据学生的认知水平，有效配置适量的案例、习题、操作训练题，促使学生理解健康评估的理论及操作要点，掌握健康评估的基本技能。

（2）教学媒体：根据教学内容特点及促进学生主动学习的要求，设计和制作教具、学具、挂图、录像片、多媒体课件等。有些内容可制作光盘或其他电子教材，充分挖掘相关课程的资源，提供教师、学生使用。建设配套的网络课程或数字资源库，供线上线下融合或教学所需，促进学生自主学习能力提高。

注：附录 3 由苏州卫生职业技术学院护理学院健康评估课程组及江苏省教育厅课题（J201103）课题组研制提供。

健康评估复习指南

绪　论

一、内容概要

健康评估是阐述评估护理对象对健康问题及生命过程反应的基本方法、基本技能和临床思维方法的科学。健康评估是护理程序的第一步，是确定护理诊断、制订护理计划和措施的依据。健康评估方法的正确与否直接决定了护理的效果，健康评估能力是护士的关键技术能力，因此健康评估课程是重要的方法学课程。其主要内容包括三大部分共10个项目：健康评估的方法、健康评估的内容(常见症状、日常生活活动能力评估、体格检查、心理评估、社会评估、常用实验室检查、心电图检查、影像检查)、护理诊断思维训练与护理记录。

二、学习指导

本单元的教学目标是帮助学生了解健康评估课程包含哪几部分主要内容。需要记忆的内容较少，树立正确的健康评估学习观，明确学习的目的比本单元具体的学习内容更为重要。作为一门在专业课程体系中处于纽带或桥梁地位的专业核心课程，健康评估课程内容既重要又十分丰富，是一门典型的理论实践一体化课程，需要手脑并用才能学好，掌握正确的学习方法往往可以事半功倍。本次课后同学们可上网查阅相关文献，了解健康评估在护理工作中的重要性，也可到图书馆借阅相关复习资料，为后续学习做好准备。

三、测试题

【名词解释】

健康评估(health assessment)

【问答题】

健康评估的主要内容包括哪几部分？

【拓展训练】

请到图书馆检索，撰写一篇综述，题目为“健康评估在临床护理工作中的重要性与应用”，要求800～1 000字，包括题目、摘要、关键词、正文及参考文献，参考文献不少于6篇。

(蔡小红)

项目1　认识健康评估的方法

一、内容概要

健康评估的方法包括问诊、体格检查、心理与社会评估、实验室及其他检查，本项目主要叙述问诊、体格检查的方法与注意事项。

健康史是关于护理对象目前、过去健康状况及生活方式的主观资料，主要通过问诊获取，包括：一般项目、主诉、现病史、既往史、目前用药史、个人史(出生或居住地、生长发育情况、月经史、婚姻史、生育史)、家族史。健康史的主体是现病史，其中又包括：① 起病情况及患病的时间；② 病因与诱因；③ 主要症状及其特点；④ 伴随症状；⑤ 病情的发展演变；⑥ 诊疗护理经过。

二、学习指导

本项目重点掌握主观资料、客观资料的概

念，资料的主要来源与次要来源，健康史的内容，主诉的概念、书写的要求，现病史的主要内容，问诊的注意事项，体格检查的基本方法与注意事项，症状与体征的概念。

本项目内容十分重要，要记忆的知识点较多，但是较易理解，难度不高。在学习过程中应注意以下几点：① 首先应注意大框架的把握；② 问诊方法和注意事项需反复训练、相互观摩体会才能较好掌握；③ 体格检查基本方法与注意事项要反复练习、认真体会、重点掌握。

三、测试题

【名词解释】

1. 主诉
2. 现病史
3. 症状
4. 体征
5. 体格检查
6. 视诊
7. 触诊
8. 叩诊
9. 叩诊音
10. 浊音
11. 鼓音
12. 过清音
13. 实验室检查
14. 器械检查

【问答题】

1. 主诉书写时的注意事项有哪些？
2. 健康史的主体是什么？现病史包括哪些内容？
3. 既往史的主要内容有哪些？个人史包括哪些内容？
4. 戈登功能性健康型态包括哪几类？
5. 体格检查的基本方法有哪些？比较其注意事项。
6. 视诊有哪些临床意义？
7. 深部触诊法根据检查目的和手法不同可分为哪几种？
8. 间接听诊法有哪些应用范围？
9. 人体叩诊音有几种？有何临床意义？用彩笔在作业本上画出正常人体胸部叩诊音的体表投影图。
10. 列出常见异常气味的临床意义。
11. 问诊的方法、技巧与注意事项主要有哪些？

【技能训练题】

1. 请与同学模仿患者和护士进行问诊训练，询问一般资料、主诉、现病史、既往史、目前用药史、个人史、家族史、心理社会状况。记录问诊的主要体会及自己总结的注意事项。
2. 试记录同学、亲人 2 人的月经史。
3. 以戈登功能性健康型态示范用语互相进行系统回顾的问诊练习，并记录结果。
4. 能在自己和同学身上找出不同叩诊音及其分布部位。
5. 课后互相训练体格检查的基本方法，尤其是触诊、叩诊方法，每天 10 分钟，并记录训练体会。
6. 问诊举例中对患者王×还要询问哪些内容（要点）？患者存在哪些主要护理诊断？体格检查的重点部位应在何处？

【选择题】

A_1 型题

1. 用下列哪种方式收集的资料为主观资料（　　）
   A. 知情者或目击者提供的信息
   B. 实验室检查内容及结果
   C. 影像检查结果
   D. 心电图检查结果
   E. 体征
2. 健康资料的主要来源是（　　）
   A. 既往各种健康记录
   B. 各种实验室及其他检查报告
   C. 患者本身
   D. 亲朋好友
   E. 其他医护人员
3. 护士收集健康资料开始的时间为（　　）
   A. 第一次接触患者时
   B. 病情变化时
   C. 采集护理病史时
   D. 病情好转时
   E. 体格检查时

4. 下列有关腹痛的问诊语言正确的一项是 ( )
   A. 您的腹痛是在右上腹吗
   B. 您的腹痛是先在右上腹后至脐部最后在右下腹吗
   C. 您是什么时候开始感到腹痛的
   D. 您的腹痛是一阵一阵加重的吗
   E. 您腹痛时右肩也痛吗
5. 问诊过程中不正确的方式是 ( )
   A. 复述患者的内容
   B. 对前后不一致之处提出质疑
   C. 对问题进行解析
   D. 澄清模糊不清的内容
   E. 及时打断患者的叙述
6. 下列符合主诉要求的是 ( )
   A. 冠心病心绞痛反复发作 10 余年
   B. 咳嗽、咳痰反复发作 20 余年，加剧 2 周
   C. 糖尿病 10 年，昏迷 2 小时
   D. 原发性高血压 5 年
   E. 活动后心跳、气急伴全身水肿
7. 健康史采集过程中，不正确的提问语言是 ( )
   A. 您这次发病感到最痛苦的不适是什么
   B. 您近来食欲如何
   C. 您的牙齿能咬开坚硬的果壳吗
   D. 您活动后感到心悸吗
   E. 您有过药物过敏的情况吗
8. 现病史不包括 ( )
   A. 本次疾病的起病情况、病因、诱因
   B. 主要症状的部位、性质、程度
   C. 病情的发展、演变情况
   D. 治疗情况
   E. 既往的健康状况
9. 收集到的患者资料，按功能性健康型态进行整理分析，不正确的分类型态是 ( )
   A. 营养-代谢型态
   B. 活动-运动型态
   C. 认知-自我概念型态
   D. 角色-关系型态
   E. 性-生殖型态
10. 听诊主要用于下列哪个部位的检查 ( )
   A. 心脏检查
   B. 腹部检查
   C. 皮肤及浅表淋巴结检查
   D. 神经系统检查
   E. 头、面部检查
11. 浅部触诊主要用于下列哪种脏器或组织的检查 ( )
   A. 肝脏检查
   B. 脾脏检查
   C. 浅表淋巴结检查
   D. 肾脏检查
   E. 腹腔肿块检查
12. 触诊腹腔脏器首选的触诊方法是 ( )
   A. 深部双手触诊法
   B. 深部滑行触诊法
   C. 深部冲击触诊法
   D. 深压触诊法
   E. 浅部触诊法
13. 触诊有无深在的压痛点常用哪种方法 ( )
   A. 深部双手触诊法
   B. 深部滑行触诊法
   C. 深部冲击触诊法
   D. 深压触诊法
   E. 浅部触诊法
14. 关于间接叩诊法，不正确的一项是 ( )
   A. 左手中指第 2 指节紧贴于叩诊部位
   B. 右手中指指端垂直地叩击左手中指第 2 指骨的前端
   C. 右侧肘、肩关节参与腕关节的协调运动
   D. 叩击动作要灵活、短促、富有弹性
   E. 连续叩击不利于分辨叩诊音
15. 肺部叩及过清音主要见于 ( )
   A. 胸腔积液

B. 气胸
C. 正常肺组织
D. 肺气肿
E. 胃泡区叩诊音

16. 大量胸腔积液或肺实变时的叩诊音为 （　　）
A. 清音　　B. 浊音
C. 鼓音　　D. 实音
E. 过清音

17. 有机磷农药中毒患者呼气可呈 （　　）
A. 大蒜味　　B. 烂苹果味
C. 氨味　　D. 腥臭味
E. 尿臭味

X 型题

18. 下列临床表现中属于症状的是 （　　）
A. 突眼　　B. 全身发绀
C. 全身乏力　　D. 胸痛
E. 恶心

（蔡小红）

项目 2　常见症状评估

一、内容概要

症状是护士对患者进行护理评估提出护理诊断的主要依据，本项目重点介绍临床常见症状（发热、咳嗽、咳痰、咯血、呼吸困难、发绀、黄疸、呕血与黑便、疼痛、水肿、意识障碍）的概念、病因、发病机制、临床表现及护理评估要点。

二、学习指导

通过对疾病常见症状的概念、病因与发病机制及临床表现的学习，尝试对常见症状进行护理评估，提出护理诊断。本项目内容较易理解，但要记忆的知识点较多。应注意从症状的病因出发，重点掌握临床表现。

三、测试题

【名词解释】

1. 发热　　2. 咯血
3. 呼吸困难　　4. 心源性哮喘
5. 三凹征　　6. 发绀
7. 黄疸　　8. 水肿
9. 嗜睡　　10. 意识障碍

【问答题】

1. 发热的临床表现有哪些？
2. 简述咯血与呕血的异同点。
3. 心源性呼吸困难具有哪些特点？
4. 肺源性呼吸困难分哪几种类型？各自的特点是什么？
5. 如何鉴别中心性发绀与周围性发绀？
6. 不同类型黄疸的临床表现分别有哪些？
7. 呕血与黑便常见的病因有哪些？
8. 如何判断上消化道出血是否停止？
9. 腹痛的常见病因有哪些？
10. 如何鉴别心源性水肿与肾源性水肿？
11. 如何区别嗜睡与昏睡？
12. 深昏迷时患者有哪些表现？

【选择题】

A_1 型题

1. 发热最常见的病因是 （　　）
A. 无菌性坏死物质吸收
B. 抗原-抗体反应
C. 自主神经功能紊乱
D. 感染
E. 内分泌与代谢疾病

2. 先昏迷后发热常见于下列哪种疾病 （　　）
A. 流行性出血热
B. 脑出血
C. 败血症
D. 流行性脑脊髓膜炎
E. 流行性乙型脑炎

3. 咳粉红色泡沫痰常见于 （　　）
A. 肺结核　　B. 支气管扩张

C. 肺炎　D. 肺水肿
E. 肺脓肿

4. 咳胶冻样痰见于（　）
A. 肺炎球菌肺炎
B. 阿米巴肺脓肿
C. 肺炎克雷伯杆菌肺炎
D. 急性肺水肿
E. 支原体肺炎

5. 夜间咳嗽加剧见于（　）
A. 慢性支气管炎　B. 肺结核
C. 急性支气管炎　D. 支气管扩张
E. 心力衰竭

6. 带金属音调的咳嗽见于（　）
A. 肺结核　B. 急性支气管炎
C. 慢性支气管炎　D. 急性肺水肿
E. 原发性支气管肺癌

7. 支气管扩张及肺脓肿患者痰液的典型表现是（　）
A. 只有少量黏液　B. 草绿色
C. 红棕色胶冻状　D. 灰黑色
E. 痰液分层现象

8. 患者出现下列哪种情况时常提示厌氧菌感染（　）
A. 大量脓痰
B. 痰有恶臭
C. 痰中带血
D. 有持续存在的湿啰音
E. 咳嗽伴有高热

9. 呼吸系统疾病引起的咳嗽最常见的病因是（　）
A. 呼吸道及肺部感染
B. 刺激性气体
C. 胸膜疾病
D. 支气管哮喘
E. 过敏因素

10. 肺炎球菌肺炎患者典型的痰液为（　）
A. 铁锈色痰
B. 粉红色泡沫痰
C. 白色黏液痰
D. 黄绿色脓臭痰
E. 砖红色胶冻状痰

11. 引起咯血最常见的疾病是（　）
A. 慢性支气管炎　B. 肺结核
C. 急性支气管炎　D. 肺气肿
E. 肺炎

12. 大量咯血是指（　）
A. 24 小时咯血量>100 ml
B. 一次咯血量>100 ml
C. 一次咯血量>200 ml
D. 一次咯血量>300 ml
E. 24 小时咯血量>300 ml

13. 患者大咯血时最危险的并发症是（　）
A. 出血性休克　B. 贫血
C. 肺不张　D. 肺部感染
E. 窒息

14. 小量咯血是指 24 小时咯血量不超过（　）
A. 50 ml　B. 100 ml
C. 500 ml　D. 1 500 ml
E. 2 500 ml

15. 与咯血不符合的表现为（　）
A. 咳出
B. 呈碱性
C. 一般不伴有黑便
D. 呈暗红色或咖啡色
E. 有胸闷、咽喉痒感、咳嗽等先兆

16. 呼气性呼吸困难多见于（　）
A. 支气管哮喘
B. 大叶性肺炎
C. 支气管异物
D. 胸腔积液
E. 急性喉炎

17. 严重吸气性呼吸困难的特征性表现为（　）
A. 鼻翼扇动
B. 端坐呼吸

C. 呼吸加深加快
D. 两肺广泛哮鸣音
E. 三凹征

18. 心源性呼吸困难最先出现的是 ( )
A. 急性肺水肿
B. 夜间阵发性呼吸困难
C. 劳力性呼吸困难
D. 心源性哮喘
E. 端坐呼吸

19. “肠源性青紫”是由于下述哪一原因导致的 ( )
A. 进食含较多亚硝酸盐的食物
B. 由于便秘或其他原因导致体内硫化血红蛋白上升
C. 见于女性，与月经周期相关
D. 右心衰竭导致消化道吸收功能异常
E. 是一种混合性发绀

20. 血液中的还原血红蛋白超过以下哪项标准时，皮肤黏膜即出现发绀 ( )
A. 5 g/L　　B. 10 g/L
C. 15 g/L　　D. 50 g/L
E. 75 g/L

21. 与中心性发绀不符合的一项是 ( )
A. 发绀呈全身性分布
B. 发绀部位皮肤发冷
C. 按摩和加温后发绀不消失
D. 血中还原血红蛋白增多而引起
E. 心肺功能改善后发绀缓解或消失

22. 发绀的最主要原因是 ( )
A. 皮肤的黑色素增多
B. 外周血中血红蛋白含量增多
C. 外周血中还原血红蛋白含量增多
D. 外周血中氧合血红蛋白含量过多
E. 外周血中血红蛋白含量过低

23. 发绀严重但无明显呼吸困难的病情是 ( )
A. Fallot 四联征
B. 右心衰竭
C. 严重贫血
D. 中毒性发绀
E. 严重肺部病变

24. 肠原性青紫症(高铁血红蛋白血症)患者急救治疗首选 ( )
A. 亚甲蓝缓慢静脉注射
B. 大剂量维生素 C 静脉滴注
C. 吸氧
D. 硫代硫酸钠缓慢静脉注射
E. 高压氧治疗

25. 大便呈白陶土色见于 ( )
A. 中毒性肝炎　　B. 败血症
C. 误输异型血　　D. 胰头癌
E. 钩端螺旋体病

26. 下列哪种疾病可引起肝细胞性黄疸 ( )
A. 病毒性肝炎
B. 肝内泥沙样结石
C. 溶血性贫血
D. 原发性胆汁性肝硬化
E. 胆总管狭窄

27. 右上腹剧烈疼痛、寒战、高热伴黄疸，提示 ( )
A. 病毒性肝炎
B. 原发性肝癌
C. 急性化脓性胆管炎
D. 败血症
E. 肝硬化

28. 下列哪项不属于溶血性黄疸的病因 ( )
A. 地中海贫血
B. 遗传性球形红细胞增多症
C. 误输异型血
D. 阵发性睡眠性血红蛋白尿
E. 败血症

29. 下列哪项不属于胆汁淤积性黄疸的病因 ( )
A. 肝内泥沙样结石

B. 胆石症
C. 胰头癌
D. 壶腹癌
E. 肝硬化

30. 关于肝细胞性黄疸患者的胆红素代谢检查结果，下列哪项是错误的 （ ）
A. 总胆红素增加
B. 结合胆红素中度增加
C.非结合胆红素中度增加
D. 尿胆红素阴性
E. 尿胆原多为中度增高

31. 关于溶血性黄疸患者的胆红素代谢检查结果，下列哪项是错误的 （ ）
A. 总胆红素增加
B. 非结合胆红素明显减少
C. 结合胆红素轻度增加
D. 尿胆原明显增高
E. 尿胆红素阴性

32. 尿胆原增加，尿胆红素阴性，下列疾病中哪种可能性大 （ ）
A. 地中海贫血　B. 中毒性肝炎
C. 胆囊结石　D. 胆总管癌
E. 病毒性肝炎

33. 呕血最常见的疾病是 （ ）
A. 胃底及食管静脉曲张破裂
B. 慢性胃炎
C. 十二指肠炎
D. 胃癌
E. 消化性溃疡

34. 患者粪便隐血试验阳性，说明上消化道出血量超过 （ ）
A. 3 ml　B. 5 ml
C. 10 ml　D. 50 ml
E. 100 ml

35. 排出黑便说明有 （ ）
A. 上消化道出血　B. 痢疾
C. 直肠炎　D. 直肠癌
E. 痔

36. 上消化道出血的特征性表现是 （ ）
A. 氮质血症
B. 发热
C. 失血性周围循环衰竭
D. 呕血与黑便
E. 意识模糊

37. 有关呕血与黑便的讨论，下列不正确的一项是 （ ）
A. 有黑便不一定有呕血
B. 有呕血常伴黑便
C. 呕血呈咖啡色是血液在胃内经胃酸作用形成亚铁血红素所致
D. 黑便呈柏油样是由于血红蛋白中铁与肠道内硫化物作用形成硫化铁所致
E. 幽门以上出血表现为呕血，幽门以下出血表现为黑便

38. 呕血是指以下选项中哪个部位的出血经口腔排出 （ ）
A. 十二指肠悬肌（Treitz 韧带）以上的消化道
B. 喉以上的呼吸道
C. 喉以下的呼吸道及肺部
D. 下消化道
E. 口腔、牙龈

39. 出现呕血，提示上消化道出血已超过 （ ）
A. 5 ml　B. 60 ml
C. 250～300 ml　D. 800～1 000 ml
E. 1 500 ml

40. 与胸膜炎胸痛特点相符的表现是 （ ）
A. 咳嗽时胸痛加剧
B. 胸壁局部皮肤有红肿热痛
C. 胸部皮肤有成簇水疱沿一侧肋间神经分布
D. 呈胸部闷痛
E. 进食或吞咽时加重

41. 先发热后头痛，最可能是下列何种疾病 （ ）
A. 化脓性脑膜炎

B. 小脑肿瘤
C. 蛛网膜下隙出血
D. 三叉神经痛
E. 听神经瘤

42. 引起心前区疼痛最常见的病因是 （　　）
A. 心脏神经官能症
B. 结核性胸膜炎
C. 心绞痛、心肌梗死
D. 急性心包炎
E. 房室传导阻滞

43. 关于胸痛特点，不正确的说法是 （　　）
A. 胸膜炎时有患侧腋前线及腋中线附近尖锐刺痛或撕裂样痛
B. 带状疱疹的胸痛为沿肋间神经分布的刀割样或烧灼痛
C. 心绞痛多为心前区压榨感
D. 食管炎胸痛多为胸骨后烧灼样疼痛
E. 肋间神经炎胸痛为沿肋间神经分布的刺痛

44. 早期有上腹或脐周痛，以后固定为右下腹痛，多见于 （　　）
A. 慢性腹膜炎
B. 急性阑尾炎
C. 胃、十二指肠溃疡穿孔
D. 胆石症
E. 盆腔炎

45. 酗酒、暴饮暴食后，出现中上腹持续性刀割样剧痛阵发性加剧，多见于 （　　）
A. 急性胰腺炎　　B. 急性胆囊炎
C. 胃溃疡　　D. 急性胃肠炎
E. 急性胃肠穿孔

46. 下列关于心源性水肿的说法，不正确的一项是 （　　）
A. 行走活动后明显，休息后减轻
B. 常伴有肝颈静脉回流征阳性
C. 水肿的基本机制是水钠潴留
D. 可有肝大
E. 多呈对称性

47. 肝源性水肿的主要表现是 （　　）
A. 晨起可见颜面及眼睑水肿
B. 颈静脉怒张
C. 腹水
D. 头面部水肿
E. 水肿前常有消瘦

48. 心源性水肿的特点是 （　　）
A. 从身体下垂部位开始
B. 从身体疏松部位开始，如眼睑
C. 久站者易有骶尾部、会阴部水肿
D. 伴腹水
E. 非凹陷性

49. 肾性水肿一般首先表现出 （　　）
A. 双下肢对称性凹陷性水肿
B. 胸腔积液
C. 心包积液
D. 腹水
E. 眼睑及面部水肿

50. 患者自发动作完全消失，对任何刺激均无反应，各种反射均消失，巴宾斯基征持续阳性，则此时患者意识障碍的程度是 （　　）
A. 浅昏迷　　B. 嗜睡
C. 昏睡　　D. 深昏迷
E. 无动性缄默症

51. 患者对压眶刺激表现出痛苦表情，没有言语应答，且不能执行简单的命令，目前患者处于的状态是 （　　）
A. 昏迷　　B. 嗜睡
C. 睁眼昏迷　　D. 浅昏迷
E. 深昏迷

52. 下列关于浅昏迷的描述错误的是 （　　）
A. BP、P、R 多无变化
B. 吞咽、咳嗽反射存在
C. 大声呼唤可睁眼，但不能回答
D. 压迫眶上神经有痛苦表情
E. 大小便失禁或潴留

53. 浅昏迷和深昏迷最主要的区别点是 （　　）
A. 有无自主运动

B. 角膜反射、瞳孔对光反射及防御反射是否存在
C. 有无大、小便失禁
D. 能否被唤醒
E. 对声、光刺激的反应

54. 昏睡与昏迷最主要的区别点是 ( )
A. 有无自主运动
B. 对声、光刺激的反应
C. 有无大、小便失禁
D. 能否被唤醒
E. 角膜反射、瞳孔对光反射及防御反射是否存在

A_2型题

55. 某患者体温 39℃，伴寒战，首先考虑其病因为 ( )
A. 感染 B. 组织损伤
C. 风湿性疾病 D. 恶性肿瘤
E. 内分泌与代谢性疾病

56. 某患者来院急诊时，测得其口腔温度为 40.8℃，其发热程度为 ( )
A. 低热 B. 中等度热
C. 高热 D. 超高热
E. 稽留热

57. 沈女士，因发热、胸痛、咳痰 2 日入院。体检：体温 40℃，右下肺闻及湿啰音，血白细胞计数 12.0×10^9/L。入院诊断：发热。待查：肺炎？该患者的护理诊断是 ( )
A. 发热待查 B. 肺炎
C. 体温过高 D. 肺部啰音
E. 白细胞计数增高

58. 张某，男性，30 岁，因反复咯血、咳大量脓性痰入院，痰液静置分层，清晨咳嗽加剧。最可能的诊断是 ( )
A. 支气管扩张
B. 肺癌
C. 金黄色葡萄球菌肺炎
D. 肺炎球菌肺炎
E. 肺结核

59. 李某，男性，20 岁。因咳嗽、咳痰，并痰中带血 1 个多月伴低热入院。首先考虑诊断为 ( )
A. 肺结核
B. 支气管扩张
C. 支原体肺炎
D. 肺炎杆菌肺炎
E. 二尖瓣狭窄

60. 男孩，3 岁，在独自玩耍时突然出现呼吸困难，吸气时胸骨上窝、锁骨上窝和肋间隙明显凹陷，其病因最可能是 ( )
A. 支气管哮喘
B. 自发性气胸
C. 左心衰竭
D. 气管异物
E. 右心衰竭

61. 白先生，70 岁，活动后气短 7 年，3 天前受凉后咳痰，夜间不能平卧，伴双下肢水肿。应首先考虑水肿原因是 ( )
A. 营养不良性 B. 肝源性
C. 其他原因 D. 肾性
E. 心源性

62. 张先生，58 岁。诊断为肺炎住院 4 日。体温 39.5℃，思维和语言不连贯，并躁动不安。此现象为 ( )
A. 意识模糊 B. 精神错乱
C. 谵妄 D. 浅昏迷
E. 深昏迷

63. 肝硬化失代偿期患者，突然出现呕血，测血压 75/45 mmHg，脉搏 130 次/分，面色苍白，神志恍惚，四肢厥冷，无尿。经治疗下列哪种情况提示患者出血停止 ( )
A. 肠鸣音亢进
B. 足量补液后测血压为 70/45 mmHg
C. 呕血次数明显减少
D. 血红蛋白量下降
E. 血尿素氮持续增高

（宗胜蓝 蔡小红）

项目 4 体格检查

一、内容提要

体格检查是检查者通过视、触、叩、听、嗅等方法对被检查者的全身进行检查的方法，其目的是全面了解被评估者身体各个部位是否正常，如果有异常，其原因是什么。

二、学习指导

通过本项目内容的学习，护生应能分部位对患者进行体格检查，规范记录检查结果，并能对检查结果进行恰当的分析，做出正确的判断。本项目的重点内容是各部位检查时发现的常见体征及其临床意义，特别是全身状态、皮肤、淋巴结、胸部、腹部及神经系统检查部分。

本项目实践性极强，与生理学、病理学知识联系密切，学习过程中应注意：① 及时复习医学基础理论有关知识，以帮助理解、消化新知识。② 每项内容包括概念、临床表现、检查方法都要熟练掌握，充分理解。③ 将理论学习与技能训练有机结合，教学中应理论实践一体化，学生在“做中学”“学中做”才能学得快、记得牢。④ 内容学习结束要结合试题，及时复习强化，对具体检查方法可采用角色扮演的方法进行练习，以达到能对被检查者进行全面的体格检查，顺利通过技能操作考试。

三、测试题

任务 1 全身状态检查

【名词解释】

1. 无力型　　2. 正力型
3. 超力型　　4. 被动体位
5. 强迫体位

【问答题】

1. 发育状态与内分泌关系最为密切，请举例说明。
2. 引起营养不良的原因包括哪几个方面？

【选择题】

A_1 型题

1. 生命征不包括 (　　)
A. 呼吸　　B. 血压
C. 脉搏　　D. 意识
E. 体温

2. 与病态发育关系最密切的情况是 (　　)
A. 神经系统疾病　　B. 基因突变
C. 营养不当　　D. 体育锻炼过度
E. 内分泌疾病

3. 发育成熟前，发生甲状腺功能减退可导致 (　　)
A. 巨人症　　B. 呆小症
C. “阉人”征　　D. 垂体侏儒症
E. 佝偻病

4. 体高肌瘦、颈细肩窄、扁平胸、腹上角小于 90°，称为 (　　)
A. 无力型　　B. 超力型
C. 正力型　　D. 矮胖型
E. 瘦小型

5. 体重超过标准体重的 30%，可见于 (　　)
A. 甲状腺功能亢进
B. 肾上腺皮质功能亢进
C. 恶性肿瘤
D. 活动性肺结核
E. 1 型糖尿病

6. 符合甲状腺功能亢进面容的描述是 (　　)
A. 面色潮红，表情痛苦
B. 面色憔悴、灰暗，双目无神
C. 面容惊愕，眼球突出
D. 面容晦暗、双颊暗红，口唇发绀
E. 面如满月，皮肤发红

7. 患者不能自己调整或改变肢体的位置，称为 (　　)
A. 自主体位　　B. 被动体位
C. 强迫仰卧位　　D. 强迫停立位
E. 强迫坐位

8. 右侧肋骨骨折时患者常采取　(　　)
A. 端坐呼吸　B. 强迫左侧卧位
C. 强迫俯卧位　D. 强迫右侧卧位
E. 自主体位
9. 行走时左右摇摆如鸭行，见于　(　　)
A. 小脑疾病
B. 先天性髋关节脱臼
C. 乙醇或巴比妥中毒
D. 多发性神经炎腓总神经麻痹
E. 帕金森病
10. 小脑病变患者行走时呈　(　　)
A. 醉酒步态　B. 舞蹈步态
C. 慌张步态　D. 鸭行步态
E. 跳跃步态
11. 帕金森病患者常有　(　　)
A. 醉酒步态　B. 蹒跚步态
C. 慌张步态　D. 鸭行步态
E. 剪刀步态
12. 体重指数(BMI)的计算公式为　(　　)
A. 体重(kg)/[身高(cm)]^2
B. 身高(m)/[体重(kg)]^2
C. 体重(kg)/身高(m)
D. 身高(m)/体重(kg)
E. 体重(kg)/身高(m)^2

A_2型题

13. 女，25 岁。近两个月来午后低热、乏力、入睡后大汗。首先考虑　(　　)
A. 结核病　B. 尿毒症
C. 甲状腺功能亢进　D. 风湿病
E. 恶性肿瘤
14. 某患者行走刚起步时，步伐缓慢，步幅短小，随后越走越快，急速趋行，身体前倾，不能立即止步，此称为　(　　)
A. 醉酒步态　B. 舞蹈步态
C. 蹒跚步态　D. 剪刀步态
E. 慌张步态
15. 王女士，女，20 岁，面色晦暗，双颊紫红，口唇发绀，该患者的面容是　(　　)
A. 急性病容　B. 甲亢病容
C. 满月病容　D. 二尖瓣面容
E. 贫血面容

X 型题

16. 关于营养状态不良的论述，正确的是　(　　)
A. 体重较原有体重减少 10%
B. 常由于摄食不足和消耗增多所致
C. 表现为皮肤干燥、毛发稀少，皮下脂肪菲薄、肌肉松弛
D. 常见于甲状腺功能低下患者
E. 极度消瘦者称恶病质
17. 以下哪些疾病会引起性征的改变　(　　)
A. 肾上腺皮质肿瘤　B. 肺结核
C. 肝硬化　D. 某些支气管肺癌
E. 长期服用肾上腺皮质激素
18. 成人发育正常的指标包括　(　　)
A. 头部的长度为身高的 1/7～1/8
B. 胸围为身高的 1/2
C. 坐高等于身高的 1/2
D. 双上肢展开后，左右指端的距离约等于身高
E. 坐高等于下肢的长度

任务 2　皮肤检查

【名词解释】

1. 黄疸　2. 蜘蛛痣
3. 发绀　4. 玫瑰疹
5. 肝掌

【问答题】

1. 说出皮下出血的分类及常见病因。
2. 说出临床常见皮疹的种类及临床意义。

【选择题】

A_1型题

1. 早期或轻微黄疸最先见于　(　　)
A. 前额　B. 手掌
C. 足底　D. 巩膜和软腭
E. 颜面部
2. 过多食用胡萝卜、南瓜、橘汁可使皮肤黄

染，其发黄部位多在 (　　)
A. 手掌、足底、前额 B. 口腔黏膜
C. 四肢皮肤 D. 口唇
E. 巩膜

3. 发绀主要原因是血液中还原血红蛋白量超过 (　　)
A. 5 g/L B. 20 g/L
C. 50 g/L D. 100 g/L
E. 200 g/L

4. 呼吸困难明显而无发绀的病情是 (　　)
A. 呼吸衰竭 B. 严重贫血
C. 先天性心脏病 D. 心力衰竭
E. 自发性气胸

5. 玫瑰疹见于 (　　)
A. 伤寒 B. 猩红热
C. 药物过敏 D. 风湿热
E. 麻疹

6. 瘀点与充血性皮疹最主要的区别是 (　　)
A. 压之是否褪色
B. 是否高出皮肤表面
C. 直径大小
D. 分布的部位
E. 血小板计数是否正常

7. 皮下出血直径为 3～5 mm 称为 (　　)
A. 瘀点 B. 紫癜
C. 瘀斑 D. 血肿
E. 出血点

8. 蜘蛛痣产生的机理是 (　　)
A. 肝脏对雌激素灭活能力减弱
B. 毛细血管脆性增加
C. 肝功能受损
D. 血小板减少
E. 小动脉炎症

9. 与蜘蛛痣不符的临床表现是 (　　)
A. 多见于下腹部、下肢
B. 可见于孕妇和慢性肝病患者
C. 呈辐射状
D. 压迫痣的中央可使痣暂时消失
E. 与体内雌激素水平有关

10. 皮肤出汗过多见于 (　　)
A. 佝偻病
B. 尿毒症
C. 严重呕吐及腹泻
D. 维生素 A 缺乏症
E. 黏液性水肿

11. 皮肤呈樱桃红色见于 (　　)
A. 阿托品中毒 B. 肺结核
C. 猩红热 D. Cushing 综合征
E. 一氧化碳中毒

12. 皮肤黏膜色素沉着最常见于 (　　)
A. 肝硬化
B. 肝癌晚期
C. 慢性肾上腺皮质功能减退
D. 肢端肥大症
E. 疟疾

13. 属于非凹陷性水肿的是 (　　)
A. 黏液性水肿 B. 营养不良
C. 心力衰竭 D. 急性肾炎
E. 肝硬化

14. 产生压疮的主要原因是 (　　)
A. 局部组织受压过久
B. 皮肤受潮湿和摩擦等刺激
C. 营养不良
D. 年老体弱
E. 水肿

15. 压疮炎性浸润期表现不包括 (　　)
A. 皮肤呈紫色
B. 皮下硬结
C. 有大小不等的水疱
D. 创面上有脓性分泌物
E. 有痛感

A_2 型题

16. 男性，70 岁。深昏迷，皮肤黏膜是樱桃红色。应首先考虑 (　　)
A. 一氧化碳中毒 B. 中暑

C. 亚硝酸盐中毒 D. 有机磷农药中毒
E. 急性心肌梗死

17. 女性，34 岁。清晨眼睑水肿明显，迅速蔓延至全身，尿蛋白++。该水肿类型最可能为 （ ）
A. 心源性水肿 B. 肾源性水肿
C. 肝源性水肿 D. 营养不良性水肿
E. 特发性水肿

18. 女性，25 岁。近 2 个月来午后低热、乏力、入睡后大汗。首先考虑 （ ）
A. 结核病 B. 尿毒症
C. 甲状腺功能亢进 D. 风湿病
E. 恶性肿瘤

19. 男性，62 岁，面色晦暗，额部、鼻梁、双颊有色素沉着，颈部、胸部、手背等处可见数个蜘蛛痣，最可能患的疾病是 （ ）
A. 慢性肝炎
B. 慢性肾上腺皮质功能减退症
C. 结核病
D. 系统性红斑狼疮
E. 甲状腺功能减退

任务 3 浅表淋巴结检查

【问答题】

说出局部淋巴结肿大的特点与临床意义。

【选择题】

1. 触诊肿大的浅表淋巴结应注意的内容不包括 （ ）
A. 部位 B. 大小
C. 压痛 D. 活动度
E. 病因

2. 符合急性非特异性淋巴结炎特点的是 （ ）
A. 多发 B. 压痛明显
C. 质地坚硬 D. 多发、大小不等
E. 与周围组织粘连

3. 不符合淋巴结结核的表现是 （ ）
A. 常发生于颈部
B. 多发性，质地稍硬
C. 增大的淋巴结有压痛
D. 与周围组织粘连
E. 破溃后可流出干酪样坏死物质

4. Virchow 淋巴结多见于 （ ）
A. 乳腺癌 B. 胃癌或食管癌
C. 颈淋巴结结核 D. 鼻咽癌
E. 肺癌

5. 男性，60 岁。自己发现右锁骨上有一椭圆形 5 mm×7 mm 大小的无痛性肿块，质地坚硬而就诊。首先考虑其患有 （ ）
A. 乳癌 B. 胃癌
C. 肺癌 D. 鼻咽癌
E. 骨肉瘤

任务 4 头部、面部与颈部检查

【名词解释】

1. 颈静脉怒张
2. 鼻翼扇动
3. 麻疹黏膜斑
4. 鹅口疮

【简答题】

1. 扁桃体肿大如何分度？
2. 甲状腺肿大如何分度？

【选择题】

A_1 型题

1. 患者双侧瞳孔针尖样缩小见于 （ ）
A. 阿托品中毒 B. 脑疝
C. 有机磷农药中毒 D. 颅内高压
E. 硬膜下出血

2. 某患者车祸中受伤，检查时发现左外耳道有无色透明液体流出，提示发生了 （ ）
A. 化脓性中耳炎 B. 外耳道炎
C. 颅底骨折 D. 化脓性鼻窦炎
E. 咽鼓管损伤

3. 在第二磨牙的颊黏膜上出现针尖大小的白色斑点，最可能是 （ ）
A. 麻疹黏膜斑
B. 维生素 B_2 缺乏

C. 白色念珠菌感染
D. 口腔溃疡
E. 腮腺炎

4. 口腔黏膜上出现白色凝乳块状物多见于（　）
A. 长期卧床患者
B. 长期禁食患者
C. 出血性疾病
D. 长期使用广谱抗生素患者
E. 核黄素缺乏

5. 除下列哪项疾病外其余均可出现颈静脉怒张（　）
A. 右心衰竭
B. 缩窄性心包炎
C. 心包积液
D. 上腔静脉压迫综合征
E. 门静脉高压

6. 气管移向患侧见于（　）
A. 阻塞性肺气肿　B. 胸腔积液
C. 气胸　D. 肺不张
E. 甲状腺肿大

7. 下列哪项不可能引起气管移位（　）
A. 气胸　B. 阻塞性肺气肿
C. 胸膜粘连　D. 胸腔积液
E. 肺不张

8. 气管向健侧移位见于（　）
A. 一侧肺纤维化　B. 一侧胸腔积液
C. 一侧肋骨骨折　D. 肺气肿
E. 一侧甲状腺肿大

9. 不可能发生颈动脉搏动的疾病是（　）
A. 主动脉瓣关闭不全
B. 高血压
C. 甲状腺功能亢进
D. 主动脉瓣狭窄
E. 严重贫血

10. 对于甲状腺肿大与其周围包块的鉴别，下列哪项最重要（　）
A. 甲状腺位于甲状软骨下方
B. 甲状腺表面光滑
C. 甲状腺可随吞咽动作上下移动
D. 甲状腺肿大的程度多在胸锁乳突肌以内
E. 甲状腺可呈弥漫性对称性肿大

A_2型题

11. 女性，32 岁。意识丧失，昏迷，呼气有刺激性蒜臭味，双侧瞳孔针尖样大小，首先考虑为（　）
A. 视神经炎　B. 阿托品中毒
C. 休克　D. 乐果中毒
E. 脑出血

A_3型题

（12～13 题基于以下病例）

男性，42 岁。双眼突出，目光惊愕，颈粗，触诊甲状腺Ⅱ度肿大，质软，呈弥漫性增大，在甲状腺上极可触及震颤，听诊有血管杂音。

12. 应首先考虑是（　）
A. 甲状腺癌
B. 甲状腺功能亢进
C. 甲状腺瘤
D. 地方性甲状腺肿
E. 慢性淋巴细胞性甲状腺炎

13. 判断患者甲状腺属于Ⅱ度肿大的依据是（　）
A. 颈部增粗明显
B. 触诊肿大的甲状腺超过胸锁乳突肌外缘
C. 能看到肿大的甲状腺又能触及，但在胸锁乳突肌以内
D. 能看到肿大的甲状腺又能触及
E. 甲状腺呈弥漫性肿大

X 型题

14. 瞳孔扩大常见于（　）
A. 深度昏迷
B. 吗啡中毒
C. 阿托品中毒
D. 有机磷农药中毒
E. 脑疝

（宗胜蓝　闻彩芬）

任务5　胸部检查

一、肺和胸膜

【名词解释】

1. 三凹征　2. Kussmaul 呼吸
3. 潮式呼吸　4. 毕奥呼吸
5. 胸膜摩擦感　6. 异常呼吸音
7. 语音震颤

【简答题】

1. 试述大叶性肺炎的胸部体征要点。
2. 简述气胸的胸部体征要点。
3. 试述肺气肿与右侧气胸胸部体征的鉴别要点。
4. 简述胸部异常叩诊音的临床意义。

【选择题】

A_1 型题

1. 代谢性酸中毒时的呼吸特征为　(　　)
   A. 呼吸浅快
   B. 呼吸深快
   C. 有呼吸暂停现象
   D. 呼吸急促,有屏气呼吸
   E. 呼吸紊乱
2. 潮式呼吸可见于　(　　)
   A. 大片肺部炎症　B. 老年人熟睡时
   C. 酸中毒　D. 情绪激动
   E. 气胸
3. 间停呼吸多见于　(　　)
   A. 肺部大片炎症　B. 呼吸中枢抑制
   C. 酸中毒　D. 情绪激动
   E. 胸腔积液
4. 病侧胸廓饱满,语颤消失,叩诊呈实音,呼吸音消失,气管移向健侧,应考虑为　(　　)
   A. 肺气肿　B. 气胸
   C. 胸腔积液　D. 胸膜增厚
   E. 肺部大片炎症
5. 某肺气肿患者,突然呼吸困难、发绀,右胸上部叩诊呈鼓音,呼吸音消失。最可能的诊断为　(　　)
   A. 右侧胸腔积液　B. 右侧气胸
   C. 右侧大叶性肺炎　D. 肺栓塞
   E. 急性左心衰竭
6. 关于胸骨角,下列哪项错误　(　　)
   A. 为胸骨柄与胸骨体的连接处
   B. 又称路易氏角
   C. 与两侧第1、2肋骨相连
   D. 两侧第2肋软骨相连
   E. 相当于第4、5胸椎水平
7. 胸膜摩擦音最易出现的部位是　(　　)
   A. 腋前线下部　B. 腋中线下部
   C. 腋后线下部　D. 锁骨中线下部
   E. 前正中线下部
8. 肺气肿患者体格检查中,不会出现的体征是　(　　)
   A. 视诊桶状胸
   B. 触诊语颤增强
   C. 叩诊呈过清音
   D. 听诊肺泡呼吸音减弱
   E. 听觉语音减弱
9. 严重吸气性呼吸困难患者最典型的体征是　(　　)
   A. 鼻翼扇动　B. 桶状胸
   C. 三凹征　D. 明显发绀
   E. 两肺哮鸣音
10. 桶状胸的主要特征是　(　　)
    A. 胸廓的前后径增大
    B. 胸廓的左右径>前后径
    C. 胸廓的上下长度较短
    D. 胸骨中、下段向前突起
    E. 胸骨下部剑突处显著内陷
11. 语音震颤减弱见于　(　　)
    A. 肺梗死　B. 肺脓肿
    C. 大量胸腔积液　D. 空洞型肺结核
    E. 大叶性肺炎
12. 两肺满布湿啰音,应首先考虑　(　　)
    A. 两肺广泛炎症　B. 急性肺水肿

C. 支气管扩张　D. 支气管哮喘
E. 肺结核

13. 下列哪种疾病胸部叩诊呈鼓音　(　)
A. 肺气肿　B. 胸腔积液
C. 肺不张　D. 大叶性肺炎
E. 气胸

14. 急性胸膜炎患者常取　(　)
A. 被动卧位　B. 患侧卧位
C. 强迫性体位　D. 上身前倾坐位
E. 端坐位

15. 男性，65岁，有慢性支气管炎病史，近几日呼吸困难、发热，双肋间隙饱满，呈坐位，呼气时相延长，可能为　(　)
A. 急性左心衰竭
B. 慢性喘息性支气管炎急性发作
C. 肺脓肿
D. 支气管扩张
E. 右心功能不全

16. 局限性持久存在的湿啰音，常见于　(　)
A. 肺结核　B. 支气管扩张
C. 肺瘀血　D. 大叶性肺炎
E. 急性肺水肿

17. 语音震颤增强可见于　(　)
A. 气胸　B. 胸腔积液
C. 肺气肿　D. 胸膜增厚
E. 肺内大片炎症

18. 大叶性肺炎实变期，病变部位可闻及　(　)
A. 肺泡呼吸音增强　B. 肺部哮鸣音
C. 支气管呼吸音　D. 断续性呼吸音
E. 呼气时间延长

A_2 型题

19. 男性，20岁，咳嗽后突发左侧胸痛，伴进行性呼吸困难，首先考虑　(　)
A. 急性胸膜炎　B. 自发性气胸
C. 急性心肌梗死　D. 急性胃肠炎
E. 急性胰腺炎

20. 女性，30岁，突然发生呼吸困难，咳粉红色泡沫痰，首先应考虑　(　)
A. 肺结核　B. 肺癌
C. 肺脓肿　D. 大叶性肺炎
E. 肺水肿

A_3 型题

(21～24题基于以下病例)

白女士，45岁，查体：胸廓前后径等于左右径，肋间隙增宽。

21. 患者胸廓形态为　(　)
A. 正常胸廓　B. 扁平胸
C. 漏斗胸　D. 鸡胸
E. 桶状胸

22. 上述患者可能患有　(　)
A. 佝偻病　B. 肺气肿
C. 肺结核　D. 气胸
E. 胸腔积液

23. 该患者胸部叩诊音可呈　(　)
A. 清音　B. 浊音
C. 鼓音　D. 过清音
E. 实音

24. 该患者胸部听诊音可有　(　)
A. 肺泡呼吸音增高
B. 肺泡呼吸音降低
C. 胸膜摩擦音
D. 管型呼吸音
E. 以上都不对

(25～27题基于以下病例)

25. 王先生，28岁，建筑工人，左前胸部螺纹钢刺伤，出现显著呼吸困难急诊入院。查体：血压98/68 mmHg，呼吸28次/分，脉搏98次/分。左胸部饱满，气管偏向右侧，该患者最可能诊断为　(　)
A. 左侧肋骨骨折　B. 心脏破裂
C. 左侧气胸　D. 左侧肺炎
E. 心包积液

26. 上述患者触诊胸部可见　(　)
A. 左侧呼吸运动及语颤均消失
B. 左侧呼吸运动增强，语颤消失
C. 右侧呼吸运动及语颤均消失

D. 右侧呼吸运动增强，语颤消失

E. 双侧呼吸运动及语颤均消失

27. 上述患者叩诊其胸部可出现 ( )

A. 右侧上胸部呈鼓音

B. 左侧上胸部呈鼓音

C. 右侧上胸部呈浊音

D. 左侧上胸部呈实音

E. 右侧下胸部呈鼓音

(28～30 题基于以下病例)

孙先生，25 岁，打篮球后淋雨，晚上突然寒战、高热，自觉全身肌肉酸痛，右胸疼痛，深呼吸时加重，咳少量铁锈色痰，患者呈急性病容，口角有疱疹，查体：体温 39℃，脉搏 88 次/分，呼吸 24 次/分，血压 116/78 mmHg。

28. 患者最可能发生了 ( )

A. 右侧胸膜炎　B. 右侧胸腔积液

C. 右侧气胸　D. 右侧肺炎

E. 心包积液

29. 上述患者胸部视诊可见 ( )

A. 右侧胸廓饱满

B. 左侧胸廓饱满

C. 双侧对称

D. 胸廓饱满吸气位

E. 以上都不对

30. 上述患者胸部不可能出现的体征是 ( )

A. 气管移向左侧

B. 语颤增强

C. 听觉语音增强

D. 左侧呼吸活动度加大

E. 肺泡呼吸音减弱

(蔡小红)

二、心脏和血管

【名词解释】

1. 二尖瓣型心　2. 抬举样心尖搏动

3. 猫喘　4. 水冲脉

5. 奇脉　6. 交替脉

【问答题】

1. 心房颤动时的听诊特点有哪些？见于哪些疾病？

2. 何谓舒张早期奔马律？常见于哪些疾病？

3. 试述心脏各瓣膜听诊区的位置与心脏听诊内容。

【技能训练题】

心脏检查训练

(1) 课后两个同学互相训练心脏检查基本方法，每次 10 分钟，共 4 次，注意记录心率，区分第一心音与第二心音。

(2) 课后到实训室进行心脏模拟听诊。

(3) 在实验报告中记录训练的时间、地点，写出心脏检查训练心得（尤其要记录自己存在的或同学体检方法中存在的问题）至少 6 条。

【选择题】

A_1 型题

1. 舒张期震颤常见于 ( )

A. 主动脉瓣狭窄

B. 主动脉瓣关闭不全

C. 肺动脉瓣狭窄

D. 二尖瓣狭窄

E. 三尖瓣关闭不全

2. 奇脉主要见于下列哪种疾病 ( )

A. 缩窄性心包炎

B. 肥厚性心肌病

C. 慢性阻塞性肺气肿

D. 自发性气胸

E. 主动脉瓣狭窄

3. 周围血管征不包括 ( )

A. 水冲脉

B. 颈静脉搏动

C. 毛细血管搏动征

D. 股动脉/肱动脉枪击音

E. 杜柔双重音

4. 诊断风湿性心脏病二尖瓣狭窄的主要根据是 ( )

A. 心尖部舒张期吹气样杂音

B. 心尖部舒张早期渐弱性滚筒样杂音

C. 心尖部舒张期隆隆样杂音

D. 心尖部内侧二尖瓣开放拍击音
E. 心尖部触到舒张期细震颤

5. 心前区隆起常见于 ( )
A. 左心房增大 B. 左心室增大
C. 右心房增大 D. 右心室增大
E. 心包积液

6. 正常心尖搏动范围的直径是 ( )
A. 1.0～1.5 cm B. 1.5～2.0 cm
C. 2.0～2.5 cm D. 2.5～3.0 cm
E. 3.0～3.5 cm

7. 细脉可见于 ( )
A. 心力衰竭
B. 主动脉瓣关闭不全
C. 甲状腺功能亢进症
D. 发热
E. 心房颤动

8. 心脏听诊的规范顺序是 ( )
A. 二尖瓣区开始→主动脉瓣第二听诊区→主动脉瓣区→肺动脉瓣区→三尖瓣区
B. 三尖瓣区开始→主动脉瓣区→肺动脉瓣区→主动脉瓣第二听诊区→二尖瓣区
C. 主动脉瓣区开始→肺动脉瓣区→主动脉瓣第二听诊区→二尖瓣区→三尖瓣区
D. 二尖瓣区开始→肺动脉瓣区→主动脉瓣区→主动脉瓣第二听诊区→三尖瓣区
E. 二尖瓣区开始→三尖瓣区→主动脉瓣第二听诊区→肺动脉瓣区→主动脉瓣区

9. 水冲脉可见于 ( )
A. 心力衰竭 B. 主动脉瓣狭窄
C. 甲状腺功能亢进症 D. 休克
E. 心房颤动

10. 靴形心见于 ( )
A. 主动脉瓣狭窄
B. 二尖瓣关闭不全
C. 三尖瓣狭窄
D. 肺动脉瓣狭窄
E. 主动脉瓣关闭不全

11. 左心室增大时 ( )
A. 心尖搏动向左下移位
B. 心尖搏动向左移位
C. 心尖搏动向右移位
D. 心尖搏动向下移位
E. 心尖搏动向右下移位

12. WHO 建议，成人高血压诊断标准为 ( )
A. 收缩压＞120 mmHg 和(或)舒张压＞80 mmHg
B. 收缩压＞130 mmHg 和(或)舒张压＞85 mmHg
C. 收缩压＞140 mmHg 和(或)舒张压＞90 mmHg
D. 收缩压≥140 mmHg 和(或)舒张压≥90 mmHg
E. 收缩压≥150 mmHg 和(或)舒张压≥95 mmHg

13. 以下有关高血压的描述哪项是正确的 ( )
A. 3 次非同日血压平均值达到或超过 140/90 mmHg，可诊断为高血压
B. 1 次血压值达到或超过 140/90 mmHg，可诊断为高血压
C. 收缩压正常，仅舒张压达到或超过 90 mmHg，不能诊断高血压
D. 仅收缩压达到或超过 140 mmHg，舒张压正常，不能诊断高血压
E. 所有高血压都为原发性高血压

14. 低血压的判断标准为 ( )
A. ＜90/60 mmHg B. ≤90/60 mmHg
C. ＜80/60 mmHg D. ≤80/60 mmHg
E. ＜80/50 mmHg

15. 安静状态时，出现颈动脉明显搏动不见于 ( )

A. 原发性高血压
B. 甲状腺功能亢进症
C. 主动脉瓣关闭不全
D. 动脉导管未闭
E. 严重贫血

16. 男性，35 岁。自觉心慌、头晕就诊。体检：心率 84 次/分，脉率 63 次/分，且心律不规则，快慢不一，心音强弱不等。你认为该患者出现了 ( )
A. 期前收缩 B. 三联律
C. 二联律 D. 心动过缓
E. 心房颤动

17. 患者心前区隆起。体检：双下肢水肿，颈静脉怒张，肝颈静脉回流征阳性。考虑为 ( )
A. 先天性心脏病 B. 右心功能不全
C. 左心功能不全 D. 心包积液
E. 纵隔肿瘤

18. 梨形心见于 ( )
A. 主动脉瓣狭窄 B. 二尖瓣狭窄
C. 三尖瓣狭窄 D. 肺动脉瓣狭窄
E. 主动脉瓣关闭不全

19. 心尖区闻及舒张期隆隆样杂音，提示为 ( )
A. 二尖瓣狭窄
B. 二尖瓣关闭不全
C. 主动脉瓣狭窄
D. 主动脉瓣关闭不全
E. 肺动脉瓣狭窄

20. 主动脉瓣第一听诊区闻及喷射性收缩期杂音，考虑为 ( )
A. 二尖瓣狭窄
B. 二尖瓣关闭不全
C. 主动脉瓣狭窄
D. 主动脉瓣关闭不全
E. 肺动脉瓣狭窄

21. 胸骨左缘第 2 肋间闻及收缩期杂音，考虑为 ( )
A. 二尖瓣狭窄
B. 二尖瓣关闭不全
C. 主动脉瓣狭窄
D. 主动脉瓣关闭不全
E. 肺动脉瓣狭窄

A_3型题

（22～23 题基于以下病例）

李先生，24 岁，心脏听诊心率 86 次/分，律齐，主动脉瓣第二听诊区舒张期叹息样杂音，无心力衰竭症状。

22. 李先生的脉搏可出现 ( )
A. 交替脉 B. 奇脉
C. 水冲脉 D. 迟脉
E. 重搏脉

23. 根据上述检查结果，初步考虑李先生为 ( )
A. 二尖瓣狭窄
B. 二尖瓣关闭不全
C. 主动脉瓣狭窄
D. 主动脉瓣关闭不全
E. 二尖瓣狭窄合并关闭不全

X 型题

24. 关于心音听诊的叙述，下列哪些是正确的 ( )
A. 通常只能听到 S_1 和 S_2
B. S_2在心尖部听诊最清楚
C. 心音有 4 个
D. 某些健康儿童和青少年可听到 S_3
E. S_4一般听不到

25. 下列哪些因素参与心脏杂音的形成 ( )
A. 心腔内漂浮物
B. 瓣膜口狭窄或关闭不全
C. 血液黏稠度降低
D. 血流加速
E. 异常通道或血管腔扩大、狭窄

26. 心脏听诊检查内容包括 ( )
A. 心音 B. 心率、心律
C. 心脏杂音 D. 心包摩擦音
E. 额外心音

27. 血管检查内容包括 ( )
 A. 脉率
 B. 节律
 C. 紧张度和动脉壁弹性
 D. 强弱和波形
 E. 血管杂音
28. 震颤常见于 ( )
 A. 瓣膜关闭不全 B. 严重贫血
 C. 瓣膜狭窄 D. 室间隔缺损
 E. 动脉导管未闭
29. 毛细血管搏动征阳性主要见于 ( )
 A. 主动脉瓣关闭不全
 B. 甲状腺功能亢进症
 C. 主动脉瓣狭窄
 D. 严重贫血
 E. 动脉导管未闭

(闻彩芬)

任务6 腹部检查

【名词解释】

1. 蛙状腹 2. 尖腹
3. 舟状腹 4. 胃肠型
5. 肠鸣音亢进 6. 振水音
7. 板状腹 8. 揉面感
9. 反跳痛 10. Murphy征阳性
11. 移动性浊音

【填空题】

1. 腹部检查应按________、________、________、________的顺序,其中以__________最重要。
2. 平卧位时前腹壁处于肋缘至耻骨联合平面或略低,称__________。老年人和消瘦者腹部下凹,称__________。肥胖者及小儿前腹壁可高于肋缘至耻骨联合的平面,称________。
3. 腹壁静脉曲张以脐为中心,呈放射状见于__________。
4. 通过肝脏触诊可了解肝下缘的______、__________、__________、有无触痛等。
5. 胆囊肿大呈囊性感并有明显压痛者,常见于________或慢性胆囊炎急性发作。
6. 持续听诊______分钟仍未听到肠鸣音,称肠鸣音消失,主要见于______________、______________或腹部大手术后。

【简答题】

1. 简述急性弥漫性腹膜炎患者的腹部体征。
2. 简述脾大分度及临床意义。
3. 简述肝脏触诊的内容。

【技能训练题】

腹部检查训练

(1) 课后两个同学互相训练腹部检查基本方法,每次10分钟,共4次。

(2) 在实验报告中记录训练的时间、地点,写出腹部检查训练心得(尤其要记录自己存在的或同学体检方法中存在的问题)至少6条。

【选择题】

A_1型题

1. 与腹部九区法划分及阑尾压痛点定位有重要关系的体表标志是 ( )
 A. 髂前上棘 B. 髂棘
 C. 脐 D. 腹直肌外缘
 E. 腹中线
2. 与腹部四区法划分及阑尾压痛点定位有重要关系的体表标志是 ( )
 A. 髂前上棘 B. 髂棘
 C. 脐 D. 腹直肌外缘
 E. 腹中线
3. 腹部检查中最重要的方法是 ( )
 A. 视诊 B. 触诊
 C. 叩诊 D. 听诊
 E. 其他
4. 腹部视诊时被评估者应取 ( )
 A. 仰卧位 B. 俯卧位
 C. 左侧卧位 D. 右侧卧位
 E. 半卧位
5. 蛙状腹常见于 ( )

A. 肥胖所致全腹膨隆
B. 腹腔积液所致全腹膨隆
C. 腹腔积气所致全腹膨隆
D. 腹腔内巨大包块所致全腹膨隆
E. 以上均不是

6. 尖腹常见于 ( )
A. 肥胖所致全腹膨隆
B. 腹腔积液所致全腹膨隆
C. 腹腔积气所致全腹膨隆
D. 腹腔内巨大包块所致全腹膨隆
E. 结核性腹膜炎所致腹部膨隆

7. 正常人肝脏在右锁骨中线上肋缘下一般不超过 ( )
A. 0.5 cm B. 1.0 cm
C. 2.0 cm D. 2.5 cm
E. 3.0 cm

8. 板状腹常见于 ( )
A. 结核性腹膜炎 B. 腹部肿瘤
C. 肝脓肿 D. 胃肠胀气
E. 急性胃穿孔

9. 肝触诊时正确的操作是 ( )
A. 患者呼气时操作者手指下压，呼气末上抬
B. 患者吸气时下压，呼气时上抬
C. 吸气初下压，吸气末上抬
D. 呼气初下压，呼气末上抬
E. 以上均不对

10. 正常人肝脏剑突下一般不超过 ( )
A. 1 cm B. 2 cm
C. 3 cm D. 4 cm
E. 5 cm

11. 肝触诊质硬常见于 ( )
A. 肝炎 B. 脂肪肝
C. 肝瘀血 D. 肝癌
E. 肝脓肿

12. 急性肝炎肝触诊时特点应为 ( )
A. 轻度肝大，质韧表面光滑
B. 边缘圆钝，明显肿大，有压痛
C. 质硬，表面不光滑
D. 囊性感，压痛明显
E. 以上均不对

13. 轻度脾大不易触及时，可嘱被检查者采用 ( )
A. 平卧位 B. 半卧位
C. 左侧卧位 D. 右侧卧位
E. 俯卧位

14. 正常情况下腹腔大部分叩诊音为 ( )
A. 鼓音 B. 清音
C. 浊音 D. 实音
E. 过清音

15. 正常人肝相对浊音界在 ( )
A. 右锁骨中线第 2 肋间
B. 右锁骨中线第 3 肋间
C. 右锁骨中线第 4 肋间
D. 右锁骨中线第 5 肋间
E. 右锁骨中线第 6 肋间

16. 肝上下径一般为 ( )
A. 7～8 cm B. 8～9 cm
C. 9～11 cm D. 10～12 cm
E. 11～13 cm

17. 肝浊音界扩大见于 ( )
A. 肝脓肿 B. 肝硬化
C. 重症肝炎 D. 胃肠胀气
E. 急性胃穿孔

18. 脊肋角叩击痛阳性，提示病变在 ( )
A. 肾脏 B. 胰腺
C. 胆囊 D. 肝脏
E. 脾脏

19. 腹部听诊时间至少应持续 ( )
A. 1 分钟 B. 2 分钟
C. 3 分钟 D. 4 分钟
E. 5 分钟

20. 肠鸣音活跃指肠鸣音达 ( )
A. 3～5 次/分钟 B. 5 次/分钟以上
C. 10 次/分钟以上 D. 15 次/分钟以上
E. 20 次/分钟以上

21. 肠鸣音消失是指 ( )
A. 10 秒内未听到肠鸣音
B. 30 秒内未听到肠鸣音
C. 1 分钟内未听到肠鸣音
D. 2 分钟内未听到肠鸣音
E. 持续 3～5 分钟未听到肠鸣音

22. 肠鸣音减弱或消失见于 ( )
A. 急性肠炎 B. 肠麻痹
C. 中等量腹水 D. 腹膜增厚
E. 消化道出血

23. 空腹或餐后 8 小时上腹部仍有振水音，应考虑 ( )
A. 急性胃肠炎 B. 胃溃疡出血
C. 幽门梗阻 D. 肠梗阻
E. 大量腹水

24. 腹部检查的正确顺序为 ( )
A. 视诊、触诊、叩诊、听诊
B. 视诊、听诊、叩诊、触诊
C. 叩诊、视诊、触诊、听诊
D. 听诊、视诊、触诊、叩诊
E. 听诊、触诊、视诊、叩诊

25. 以下哪项不是全腹膨隆的原因 ( )
A. 腹腔积液 B. 腹内积气
C. 腹内巨大肿块 D. 肥胖
E. 斜疝

26. 腹部反跳痛发生的病理机制是 ( )
A. 空腔脏器扩张
B. 内脏肿大与肿瘤
C. 腹膜后淋巴结肿大
D. 腹腔脏器炎症累及壁腹膜
E. 腹腔脏器炎症累及脏腹膜

27. 尖腹见于下列哪种情况 ( )
A. 腹膜有慢性炎症或肿瘤浸润
B. 腹腔大量积液
C. 腹腔大量积气
D. 腹腔巨大肿瘤
E. 腹壁上的肿物

28. 门静脉高压时，腹壁浅静脉的血流方向为 ( )
A. 脐以上血流方向由下至上，脐以下血流由上至下
B. 脐以上血流方向由上至下，脐以下血流由下至上
C. 以脐为中心向四周伸展
D. 脐以上血流方向由上至下，脐以下血流由上至下
E. 脐以上血流方向由下至上，脐以下血流由下至上

29. 下列有关于腹式呼吸的描述哪一项是正确的 ( )
A. 男性以腹式呼吸为主
B. 小儿以胸式呼吸为主
C. 成年女性以腹式呼吸为主
D. 腹水时患者腹式呼吸增强
E. 膈肌麻痹时腹式呼吸增强

30. 上腹部出现明显胃蠕动波，常见于下列哪种疾病 ( )
A. 急性胃炎 B. 胃黏膜脱垂
C. 胃癌 D. 胃溃疡
E. 幽门梗阻

31. 肝脏进行性肿大，质地坚硬，有结节感，最常见于 ( )
A. 肝瘀血 B. 慢性肝炎
C. 肝癌 D. 脂肪肝
E. 急性肝炎

32. 肝脏较常用的触诊方法是 ( )
A. 双手触诊法 B. 钩指触诊法
C. 单手触诊法 D. 冲击触诊法
E. 浅部触诊法

33. Murphy 征阳性见于 ( )
A. 急性胰腺炎 B. 急性阑尾炎
C. 急性胆囊炎 D. 消化性溃疡
E. 急性肝炎

34. 肠鸣音活跃常见于 ( )
A. 腹膜炎 B. 肠麻痹
C. 机械性肠梗阻 D. 急性胃肠炎
E. 低钾血症

35. 腹腔积液和腹腔积气鉴别，下列哪项最有价值 （ ）
A. 腹部外形
B. 腹壁张力
C. 移动体位时其形态有无改变
D. 肝浊音界改变
E. 移动性浊音

36. 正常肝脏 （ ）
A. 质地柔软 B. 质地稍韧
C. 轻压痛 D. 有搏动
E. 边缘整齐，薄厚不一致

37. 脾高度肿大常见于 （ ）
A. 慢性粒细胞白血病
B. 肝硬化
C. 慢性溶血性黄疸
D. 急性肝炎
E. 慢性肝炎

38. 腹式呼吸增强见于 （ ）
A. 急性腹膜炎 B. 膈麻痹
C. 腹水 D. 腹腔内巨大肿物
E. 胸腔疾病

39. 关于腹部反跳痛说法不正确的是 （ ）
A. 检查时腹部出现压痛后手指于原处稍停片刻
B. 检查时腹部出现压痛后迅速抬手
C. 当突然抬手时腹膜被牵拉引起疼痛
D. 阳性说明腹膜壁层已受累
E. 见于急慢性腹膜炎

40. 局限性右下腹肌紧张见于 （ ）
A. 急性胰腺炎 B. 急性胆囊炎
C. 胃肠穿孔 D. 盆腔脏器炎症
E. 以上都不是

41. 腹壁病变引起的腹部压痛特点是 （ ）
A. 抓捏腹壁疼痛加重
B. 抓捏腹壁疼痛减轻
C. 仰卧曲颈抬肩时减轻
D. 转移性压痛
E. 以上都不是

42. 腹部柔韧感最常见于 （ ）
A. 胃穿孔
B. 腹腔内出血
C. 急性弥漫性腹膜炎
D. 结核性腹膜炎
E. 急性阑尾炎

43. 局限性肝大见于下列哪种情况 （ ）
A. 急性肝炎 B. 肝肿瘤
C. 白血病 D. 血吸虫病
E. 华支睾吸虫病

44. 下列哪项不是肝下移的病因 （ ）
A. 内脏下垂
B. 肺气肿
C. 右侧胸腔大量积液
D. 右侧气胸
E. 肝炎

A_2型题

45. 宋先生，70 岁，被确诊为肝癌晚期。在腹部视诊中，常可见到的阳性体征是 （ ）
A. 右上腹膨隆 B. 左上腹膨隆
C. 上腹中部膨隆 D. 左下腹膨隆
E. 右下腹膨隆

46. 姜先生，65 岁，患慢性支气管炎多年，现发展为肺气肿，该患者肝浊音界的变化应为 （ ）
A. 肝浊音界上移 B. 肝浊音界下移
C. 肝浊音界扩大 D. 肝浊音界不变
E. 以上均不对

47. 钱某，男，下列哪项表现有助于诊断其病情已进入肝硬化失代偿期 （ ）
A. 食欲不振 B. 腹胀
C. 上腹不适 D. 周身乏力
E. 腹水

48. 吴某，女，因上腹胀，呕吐 2 天，清晨空腹来医院就诊，查体发现上腹部振水音，最可能的诊断是 （ ）
A. 正常
B. 胃内大量液体潴留

C. 腹腔内有大量液体
D. 腹腔内有游离气体
E. 腹腔内有肿块

49. 患者，男，35 岁，上腹部规律性疼痛 5 年，多于秋季出现。近 1 周来饭后上腹部饱胀不适，呕吐大量酸臭宿食，吐后腹胀明显减轻，腹部检查见胃形及蠕动波，该患者最可能的诊断为（　　）
A. 急性胰腺炎　B. 肠梗阻
C. 急性胃炎　D. 幽门梗阻
E. 急性胆囊炎

50. 患者，男，35 岁，腹部剧烈绞痛 5 小时，伴呕吐，不排气，腹胀。腹部听诊闻及金属音，肠鸣音 12 次/分。该患者最可能的诊断为（　　）
A. 急性胰腺炎　B. 急性机械性肠梗阻
C. 急性胃炎　D. 幽门梗阻
E. 急性胆囊炎

51. 患者，女，40 岁，发作性上腹痛 5 年。1 周以来上腹部绞痛，向右肩部放射，伴畏寒、发热，腹部检查右肋下可触及 1 个 7 cm×4 cm×2 cm 的包块，表面光滑，呈囊性，触痛明显。该患者最可能的诊断为（　　）
A. 急性胰腺炎　B. 肠梗阻
C. 急性胃炎　D. 幽门梗阻
E. 急性胆囊炎

52. 患者，男，35 岁，上腹部规律性疼痛 5 年，多于秋季出现。1 周以来每晚 12 点左右出现上腹痛，3 小时前进食后突然出现持续性剧烈腹痛，以上腹正中为重，不敢呼吸，腹部检查：板状腹，全腹压痛(＋)，反跳痛(＋)，肝浊音界消失，肠鸣音减弱。该患者最可能的诊断为（　　）
A. 急性胰腺炎
B. 肠梗阻
C. 十二指肠球部溃疡急性穿孔
D. 幽门梗阻
E. 急性胆囊炎

A_3 型题

（53～54 题基于以下病例）

吴先生，50 岁。诊断急性胃穿孔住院，入院时患者神志清楚，被动体位，生命征正常。护士拟对其进行腹部检查。

53. 该患者腹壁紧张度应为（　　）
A. 全腹紧张度增加
B. 全腹紧张度减弱
C. 局部腹壁紧张度增加
D. 局部腹壁紧张度减弱
E. 以上均不是

54. 该患者腹部压痛应为（　　）
A. 左上腹压痛　B. 右上腹压痛
C. 上腹中部压痛　D. 右下腹压痛
E. 全腹压痛，以上腹中部压痛为重

（55～56 题基于以下病例）

林先生，60 岁。诊断肝硬化失代偿期入院。体格检查：肝界发生改变，移动性浊音阳性。

55. 其肝界改变可能为（　　）
A. 肝浊音界左移　B. 肝浊音界下移
C. 肝浊音界扩大　D. 肝浊音界不变
E. 肝浊音界缩小

56. 该患者腹腔积液量至少达（　　）
A. 500 ml 以上　B. 800 ml 以上
C. 1 000 ml 以上　D. 1 200 ml 以上
E. 1 500 ml 以上

（57～58 题基于以下病例）

许先生，40 岁。因“急性胃穿孔”住院，入院后拟行腹部检查。

57. 其肝界变化应为（　　）
A. 肝浊音界上移　B. 肝浊音界下移
C. 肝浊音界扩大　D. 肝浊音界不变
E. 以上均不是

58. 其腹部叩诊应为（　　）
A. 鼓音　B. 清音
C. 浊音　D. 实音

E. 过清音

(59～60 题基于以下病例)

男性，40 岁，突发性上腹部疼痛 2 小时来院急诊。体格检查：腹部平坦，全腹均有压痛，腹肌呈板样强直，肠鸣音消失，肝浊音界缩小。

59. 患者最可能发生的病情为 ( )
 A. 急性胰腺炎
 B. 急性机械性肠梗阻
 C. 急性阑尾穿孔
 D. 溃疡病穿孔伴腹膜炎
 E. 胆管蛔虫

60. 体检发现肠鸣音消失，其原因为 ( )
 A. 肠坏死
 B. 机械性肠梗阻
 C. 肠运动障碍
 D. 剧痛而不敢腹式呼吸
 E. 炎症刺激而致肠麻痹

B 型题

(61～62 题共用备选答案)
 A. 右上腹肋缘下压痛
 B. 上腹剑突下压痛
 C. 右下腹麦氏点处压痛
 D. 脐周压痛
 E. 左下腹压痛

61. 急性阑尾炎的压痛点位于 ( )

62. 急性胆囊炎的压痛点位于 ( )

(63～64 题共用备选答案)
 A. 肠鸣音活跃 B. 肠鸣音亢进
 C. 肠鸣音减弱 D. 肠鸣音消失
 E. 肠鸣音正常

63. 机械性肠梗阻早期可出现 ( )

64. 麻痹性肠梗阻可出现 ( )

(65～67 题共用备选答案)
 A. 腹膜有炎症或肿瘤浸润
 B. 腹腔大量积液
 C. 腹腔大量积气
 D. 腹腔巨大肿瘤
 E. 腹壁上的肿物

65. 尖腹见于 ( )

66. 蛙腹见于 ( )

67. 球形腹见于 ( )

(68～69 题共用备选答案)
 A. Mcburney 点 B. 肋脊点
 C. 肋腰点 D. 上输尿管点
 E. 中输尿管点

68. 脐与右髂前上棘连线中、外 1/3 交界处为 ( )

69. 背部第 12 肋与脊柱的夹角顶点为 ( )

X 型题

70. 下列可引起肝浊音界上移的病情有 ( )
 A. 右肺纤维化 B. 右下肺不张
 C. 右肺切除 D. 肺气肿
 E. 胃肠穿孔

71. 腹膜刺激征包括 ( )
 A. 压痛 B. 腹肌紧张
 C. 反跳痛 D. 腹泻
 E. 恶心呕吐

72. 肝触诊时应注意了解 ( )
 A. 大小 B. 质地
 C. 表面 D. 边缘
 E. 压痛

73. 脾脏触诊方法正确的是 ( )
 A. 患者仰卧位，检查者手掌与肋部大致成垂直方向
 B. 患者取仰卧位，检查者右手掌与肋弓大致成平行
 C. 可采取单手或双手触诊法
 D. 轻度脾大需采用双手触诊法
 E. 轻度脾大可嘱患者取左侧卧位

(濮丽萍)

任务 7 肛门、直肠和男性生殖器检查

【名词解释】

1. 肘膝位 2. 肛裂
3. 痔 4. 包皮过长
5. 阴囊疝 6. 阴囊透光试验

【填空题】

1. 肛门与直肠检查时，常用的检查体位有______、______、______或______。
2. 按时针方向记录方法，肘膝位时肛门后正中线为____________点钟位，前正中线为______________点钟位。
3. 肛门指诊或直肠指诊剧烈触痛见于________和________；触及波动感见于______________、____________；触及坚硬的包块见于______________。
4. 男性生殖器包括____________及______________。
5. 阴茎有硬结并伴暗红色溃疡、易出血者应疑为__________；阴茎颈部有单个椭圆形硬质溃疡称为____________，见于____________________。
6. 阴囊水肿多为________；阴囊肿大、触有囊样感，有时可推回腹腔，腹压增高时又可降入阴囊，为________。阴囊肿大触之有水囊样感，透光试验阳性，提示为__________，不透光则为________或__________。
7. 肛门指诊时向腹侧面触诊，前列腺正中沟消失，表面光滑、质韧、无压痛，为________________；前列腺肥大伴有压痛见于______；肿大前列腺质地硬，多考虑______________。

【问答题】

1. 简述肛门指诊的方法与临床意义。
2. 阴囊肿大触之有水囊样感时，如何进一步进行检查以判断原因？

【选择题】

A 型题

1. 下面关于肛门、直肠检查的说法不正确的是（　　）
   A. 肛门与直肠的检查以视诊和触诊为主
   B. 检查时病房内应有屏风或在专门的诊室进行
   C. 男医护人员为女患者检查时应有女医护人员陪同
   D. 肘膝位最常用
   E. 痔是深达肛周皮肤全层的菱形裂口或感染性溃疡
2. 关于男性生殖器检查，正确的说法是（　　）
   A. 先检查内生殖器，再检查外生殖器
   B. 阴茎过小见于甲状腺功能或性腺功能减退
   C. 包皮上翻不能露出阴茎头称包皮过长
   D. 附睾结节状伴输精管串珠状为附睾结核
   E. 尿道口发红附有分泌物多见于梅毒

B 型题

（3～4 题共用备选答案）

A. 肘膝位　　B. 左侧卧位
C. 仰卧位　　D. 截石位
E. 右侧卧位

3. 对女患者进行肛门、直肠检查时，宜取（　　）
4. 肛门、直肠检查时最常用的体位是（　　）

（蔡小红）

任务 8　脊柱与四肢检查

【名词解释】

1. 传导痛　　2. 杵状指
3. 匙状指（反甲）　　4. 爪形手
5. “O”形腿

【填空题】

1. 脊柱检查的内容包括________、________、________。
2. 从侧面观察脊柱有 4 个生理弯曲，即________、________、________和______。
3. 脊柱后凸（驼背）见于__________、________、__________等。
4. 梭形关节，指关节呈______形，活动受限，重者手指及腕部向__________偏移，多为________性，见于__________。
5. 杵状指是指/趾____________，见于__________等患者。匙状指又称________，见于____________患者。

6. 四肢运动障碍主要见于__________、__________、__________、__________或__________。
7. 如双踝靠拢时两膝却向外分离，称________或________形腿畸形；两膝靠拢时双踝分离称________或________形腿。见于佝偻病。

【问答题】

1. 简述脊柱、四肢检查的内容。
2. 脊柱活动障碍见于哪些患者？
3. 脊柱出现压痛或传导痛见于哪些情况？

【技能训练题】

与同学互相进行脊柱、四肢检查，并在实验报告上记录检查结果和检查体会（至少四点体会）。

【选择题】

A_1型题

1. 以下说法哪项是不正确的 （ ）
   A. 梭形关节见于类风湿关节炎
   B. 爪形手见于尺神经损伤
   C. 足内、外翻畸形多见于脊髓灰质炎后遗症
   D. "O"形、"X"形腿均见于佝偻病
   E. 脊柱骨折或脱位时应立即进行脊柱的各项检查
2. 杵状指最常见于 （ ）
   A. 类风湿关节炎
   B. 发绀型先天性心脏病
   C. 支气管哮喘
   D. 贫血
   E. 痛风
3. 匙状指最常见于 （ ）
   A. 缺铁性贫血　B. 先天性心脏病
   C. 甲癣　D. 风湿热
   E. 呼吸道疾病
4. 从侧面看，人的正常生理弯曲有 （ ）
   A. 2个　B. 3个
   C. 4个　D. 5个
   E. 6个
5. 脊柱计数的标志常用 （ ）
   A. 第5颈椎　B. 第7颈椎
   C. 第2胸椎　D. 第5胸椎
   E. 第12胸椎
6. 一般不会导致脊柱活动受限的是 （ ）
   A. 脊椎增生性关节炎
   B. 脊椎骨折
   C. 脊椎外伤
   D. 佝偻病
   E. 脊柱结核

（蔡小红）

任务9　神经系统检查

【名词解释】

1. 偏瘫　2. 截瘫
3. 肌力　4. 病理反射
5. 脑膜刺激征

【填空题】

1. 浅反射是刺激________或________引起的反射。包括________、________、________和________。
2. 深反射是刺激________________和________________引起的反射。包括________、________、________、________、________和________。

【问答题】

1. 如何将肌力分为6级？
2. 简述Babinski征的检查方法及阳性表现。
3. 简述Brudzinski征的检查方法、阳性表现及临床意义。

【技能训练题】

请两个同学一组，分别模拟患者与护士练习神经反射的检查方法，并在实验报告上记录检查结果及检查体会（至少6点）。

【选择题】

A_1型题

1. 单瘫多见于 （ ）

A. 脊髓灰质炎 B. 脑出血
C. 蛛网膜下隙出血 D. 急性脊髓炎
E. 脑梗死

2. 胸髓 11～12 节损害，下列哪项反射消失 ( )
A. 上腹壁反射 B. 中腹壁反射
C. 下腹壁反射 D. 提睾反射
E. 以上都不是

3. 锥体束损害最早出现的重要表现是 ( )
A. 巴宾斯基征 B. 查多克征
C. 奥本海姆征 D. 戈登征
E. 霍夫曼征

4. 浅反射不包括 ( )
A. 角膜反射 B. 腹壁反射
C. 提睾反射 D. 跟腱反射
E. 跖反射

5. 关于深感觉检查的叙述，下列哪项是正确的 ( )
A. 包括皮肤和黏膜的痛觉
B. 触觉
C. 温度觉
D. 是肌肉、肌腱和关节等深部组织的感觉
E. 皮肤定位觉

6. 两侧角膜反射完全消失见于 ( )
A. 肝性脑病 1 期 B. 深昏迷
C. 晕厥 D. 有机磷中毒
E. 轻症中暑

7. 不属于昏迷患者定位体征的瘫痪侧体征是 ( )
A. 鼻唇沟变浅 B. 口角低垂
C. 足呈外旋位 D. 肌张力增高
E. 举起双上肢，其中一侧坠落沉重

8. 一侧上肢或下肢的随意运动丧失称为 ( )
A. 偏瘫 B. 局限性瘫痪
C. 单瘫 D. 交叉性瘫痪
E. 僵硬

9. 一侧肢体随意运动丧失，并伴有同侧中枢面瘫和舌瘫称为 ( )
A. 偏瘫 B. 局限性瘫痪
C. 单瘫 D. 交叉性瘫痪
E. 僵硬

10. 属于病理反射的检查是 ( )
A. 角膜反射 B. 膝腱反射
C. 巴宾斯基征 D. 凯尔尼格征
E. 跟腱反射

11. 布鲁津斯基征阳性提示患者可能有 ( )
A. 锥体束受损 B. 精神分裂症
C. 脑膜炎 D. 多发性神经根炎
E. 癫痫大发作

12. 不属于病理反射的是 ( )
A. Babinski 征 B. Oppenheim 征
C. Gordon 征 D. Hoffmann 征
E. 跖反射

13. 布鲁津斯基征阳性表现为头部前屈时 ( )
A. 踇趾指背伸，其余四趾扇形展开
B. 伸小腿
C. 足向趾面展开
D. 髋膝关节反射性屈曲
E. 前臂稍伸展

14. 截瘫的病损部位在 ( )
A. 脊髓前角 B. 大脑皮层
C. 内囊 D. 脑桥
E. 胸腰段脊髓

15. 某下肢瘫痪患者，肢体能在床面上滑动但不能自行抬起，其肌力为 ( )
A. 0 级 B. 1 级
C. 2 级 D. 3 级
E. 4 级

16. 静息状态下肌肉的紧张度称为 ( )
A. 肌力 B. 肌张力
C. 不随意运动 D. 共济运动
E. 协调运动

17. 巴宾斯基征阳性的典型表现是 ( )
A. 踇趾背屈，四趾散开
B. 五趾均背屈

C. 五趾均跖屈
D. 下肢各关节均迅速回缩
E. 各趾均不动

18. 下列哪项属于深感觉 ( )
A. 痛觉 B. 温觉
C. 触觉 D. 位置觉
E. 两点辨别觉

19. 感觉障碍患者的护理措施错误的是 ( )
A. 消除焦虑情绪 B. 预防压疮
C. 不宜多翻身 D. 防止肢体受压
E. 保暖、防冻、防烫

20. 角膜反射检查正确的描述是 ( )
A. 用棉签细毛轻触角膜中央部位
B. 正常反射是两侧眼睑迅速闭合
C. 是深反射的一种
D. 浅昏迷时角膜反射消失
E. 角膜反射消失的意义同巴宾斯基征阳性

A_2型题

21. 刘先生，30 岁。因汽车肇事撞伤腰背部，以脊柱外伤急诊入院，查体双下肢感觉运动均消失，CT 提示 T_{12}、L_1骨折。该患者运动障碍属于 ( )
A. 单瘫 B. 偏瘫
C. 截瘫 D. 交叉瘫
E. 以上均不是

22. 沈先生，65 岁。有原发性高血压史 30 年，因情绪激动出现昏睡，送医院急诊。体检右侧肢体感觉运动障碍，初步诊断为脑出血。检查中该患者右侧肢体生理反射应为 ( )
A. 正常 B. 减弱
C. 消失 D. 亢进
E. 以上均不对

23. 吴先生，50 岁，清晨起床时家人发现其左侧肢体活动失灵，口齿不清，此种瘫痪称为 ( )
A. 单瘫 B. 偏瘫
C. 截瘫 D. 交叉瘫
E. 双侧瘫痪

24. 陆先生，65 岁，左眼直接角膜反射消失，间接角膜反射存在。应考虑 ( )
A. 右侧三叉神经损害
B. 右侧面神经瘫痪
C. 左侧三叉神经损害
D. 左侧面神经瘫痪
E. 反射中枢病变

25. 赵先生，32 岁，在打篮球时突然出现剧烈头痛、呕吐。检查：颈强直(＋＋＋)，Kerning 征(＋)。最可能的诊断是 ( )
A. 低钙血症 B. 小脑疾病
C. 肝性脑病 D. 帕金森病
E. 蛛网膜下隙出血

A_3型题

(26～28 题共用题干)

洪先生，3 年前出现静止时肢体和头部震颤，做意向性动作时可减轻；至今，又出现随意运动时震颤，越接近目标越明显，静止时反而减轻。

26. 该患者 3 年前的表现属于 ( )
A. 扑翼样震颤 B. 静止性震颤
C. 动作性震颤 D. 舞蹈样动作
E. 混合性震颤

27. 该患者 3 年前的表现属于以下哪种病情 ( )
A. 急性风湿热 B. 帕金森病
C. 小脑疾病 D. 锥体束病变
E. 脊髓病变

28. 该患者目前的表现属于 ( )
A. 扑翼样震颤 B. 静止性震颤
C. 动作性震颤 D. 舞蹈样动作
E. 混合性震颤

(29～30 题共用题干)

马女士，28 岁，述手足麻木、疼痛、发凉，查体感觉异常呈对称手套、袜套样分布，皮肤干燥，腕和足有下垂。

29. 马女士最可能患了哪种疾病 ( )

A. 急性脊髓炎　　B. 脑血栓形成
C. 脑出血　　D. 多发性神经炎
E. 脊髓外肿瘤

30. 马女士不会出现哪种性质的感觉障碍 (　　)

A. 感觉丧失　　B. 感觉减退
C. 感觉过敏　　D. 感觉异常
E. 感觉分离

B 型题

(31～33 题共用备选答案)

A. 胸髓 7～8 节病损
B. 胸髓 9～10 节病损
C. 胸髓 11～12 节病损
D. 腰髓 1～2 节病损
E. 骶髓 1～2 节病损

31. 双侧提睾反射消失见于 (　　)
32. 上腹壁反射消失见于 (　　)
33. 中腹壁反射消失见于 (　　)

(34～36 题共用备选答案)

A. 舞蹈样动作　　B. 手足搐搦
C. 扑翼样震颤　　D. 静止性震颤
E. 动作性震颤

34. 肝性脑病出现 (　　)
35. 帕金森病出现 (　　)
36. 低钙血症出现 (　　)

X 型题

37. 脑膜刺激征包括 (　　)

A. 颈项强直
B. Kernig 征
C. Brudzinski 征
D. Lasegue 征
E. Gonda 征

38. 病理反射包括 (　　)

A. 跟腱反射　　B. Babinski 征
C. Oppenheim 征　　D. Gordon 征
E. Hoffmann 征

(蔡小红)

项目 5　心理评估

一、内容提要

心理评估是护士通过会谈、观察及量表分析等方法来了解患者的心理状态的方法。其目的是全面了解患者的心理状态或不良心理状态对患者的影响。主要内容包括心理评估的具体方法、认知及其评估、情绪与情感及其评估、应对方式的评估、自我概念及其评估。

二、学习指导

本项目重点掌握心理评估的基本方法、认知评估、情绪与情感评估、应对方式评估、自我概念评估的内容。理解、认知、情绪与情感、个性、应对方式、自我概念方面的有关概念。通过本项目内容的学习，学生应能对评估对象进行系统的心理评估、规范记录评估结果，能对评估结果进行恰当的分析并做出正确的判断。

本项目实践性强，与心理学知识联系密切，学习过程中应注意：① 及时复习心理学有关知识，以帮助理解、消化新知识。② 每项内容包括概念、表现、评估方法，对各项评估方法要能较熟练地应用。③ 内容学习结束要结合试题，及时复习强化，对具体评估方法可采用角色扮演的方法进行练习，以达到对评估对象使用恰当的方法进行心理评估。

三、测试题

【名词解释】

1. 压力　　2. 应对
3. 自我概念

【填空题】

1. 心理评估的方法有________、________、________等。

2. ________________称为压力源，包括________、________

______、__________等。

3. 压力反应包括______________、______________、______________。

4. 应对压力时利用的资源有__________、__________、__________、__________、__________、__________。

5. 自我概念由____________、__________、____________、______________四部分组成。

6. 就患者而言，________和________是患者最常见的也是最需要护理干预的情绪状态。

【问答题】

1. 个人应对压力时利用的资源有哪些？应对有效的标准有哪些？
2. 临床上遇到哪些患者时要注意其是否有自我概念紊乱的危险？
3. 选择1～2个量表自测或给周围的人测量并进行分析。

【选择题】

A_1型题

1. 心理评估最基本的方法是（　　）
   A. 观察法　　B. 会谈法
   C. 心理测量法　　D. 医学检测法
   E. 问卷调查法
2. 自我概念的组成包括（　　）
   A. 真实自我　　B. 期望自我
   C. 表现自我　　D. 体像
   E. 自我感知
3. 对不能正确理解、回答问题的儿童，评估其自我概念常采用（　　）
   A. 投射法　　B. 非正式会谈法
   C. 观察法　　D. 正式会谈法
   E. 量表法
4. 自我概念紊乱发生的高危人群是（　　）
   A. 胃溃疡患者
   B. 甲亢突眼患者
   C. 糖尿病早期患者
   D. 支气管哮喘患者
   E. 尿路感染患者
5. 易使患者发生自我概念紊乱的手术是（　　）
   A. 乳房切除术　　B. 兔唇修补术
   C. 胃部分切除术　　D. 痔核切除术
   E. 子宫肌瘤挖除术
6. 就患者而言，最常见也是最需要护理干预的情绪状态是（　　）
   A. 痛苦与绝望　　B. 恐惧与愤怒
   C. 紧张与焦虑　　D. 焦虑与抑郁
   E. 抑郁与恐惧
7. 现代心理学认为，人的四种基本情绪是（　　）
   A. 快乐、愤怒、恐惧、悲哀
   B. 忧虑、愤怒、恐惧、悲哀
   C. 忧虑、快乐、愤怒、恐惧
   D. 快乐、惊奇、恐惧、悲哀
   E. 快乐、忧虑、激动、恐惧
8. 能较为客观地评估情绪与情感的方法是（　　）
   A. 会谈法　　B. 量表评定法
   C. 观察法　　D. 测量法
   E. 实验室检查法
9. Zung的焦虑状态自评量表是根据被评估者最近多长时间的实际情况填写的（　　）
   A. 一周　　B. 二周
   C. 一月　　D. 半年
   E. 三天
10. 作为刺激反应的压力（　　）
    A. 只有积极作用
    B. 只有消极作用
    C. 既有积极又有消极作用
    D. 既无积极又无消极作用
    E. 是个体有意识的一种应对机制

A_2型题

11. 由危险或对威胁的预料或预感而诱发，使患者预感到无力避免或应对而感受到严重

的无法摆脱的威胁而产生的情绪状态是 ( )

A. 恐惧 B. 焦虑
C. 悲哀 D. 绝望
E. 自卑

12. 患者因失去某种其自身重视或追求的东西时产生的情绪体验是 ( )

A. 自卑 B. 伤心
C. 抑郁 D. 悲哀
E. 痛苦

13. 小王因没考上大学,觉得无脸见父母,情绪消沉,甚至想自杀。这是情绪中的 ( )

A. 愤怒 B. 抑郁
C. 焦虑 D. 悲伤
E. 恐惧

14. 当患者得知病理检查结果表明自己所患疾病为良性时,表现出高兴万分,手舞足蹈。这是属于 ( )

A. 心境 B. 应激
C. 激情 D. 自尊
E. 自我实现

15. 陈女士,40 岁。平时好动,性格开朗,对形象充满自信。一周前行乳腺癌切除术,术后情绪低落,衣衫不整,不愿见人,不愿看胸部,想隐退。患者术后出现了 ( )

A. 焦虑 B. 抑郁
C. 恐惧 D. 自我概念紊乱
E. 内疚

A_3 型题

(16~17 题基于以下病例)

一肝性脑病患者,入院时出现轻度性格行为的改变,随后出现定向力障碍。

16. 按先后顺序,最早出现的定向力障碍是 ( )

A. 空间 B. 时间
C. 人物 D. 角色
E. 地点

17. 评估空间定向力时,护士可提的问题是 ( )

A. 现在几点
B. 您住在什么地方
C. 床旁桌放在床的左边还是右边
D. 您知道我是谁吗
E. 您叫什么名字

(蔡小红)

项目 6 社会评估

一、内容提要

社会评估是评估者通过会谈、观察及量表分析等方法来了解被评估者的角色、文化、家庭及所处环境状态的方法。其目的是全面了解被评估者角色适应情况、与疾病有关的文化背景、家庭情况与环境特点。主要内容有角色及其评估、文化及其评估、家庭及其评估、环境及其评估。

二、学习指导

本项目重点掌握患者角色的特点与患者角色适应不良、文化及与健康有关的文化评估、家庭及家庭的评估、环境评估等内容。理解角色、文化、家庭等相关概念。通过本项目的学习学生应熟悉社会评估的方法,能对被评估者进行系统的社会评估,规范记录评估结果,并能对评估结果进行恰当的分析并做出正确的判断。

本项目与人文知识联系密切,学习过程中应注意:① 大量阅读社会文化方面的书籍,以帮助理解、消化新知识。② 学习时要有清晰的思路,每项内容包括概念、表现、评估方法。这样就能将繁多的内容理顺,便于学习和掌握。③ 针对本项目实践性强的特点,学习过程中要理论联系实际,可采用角色扮演的方法进行。

三、测试题

【名词解释】

1. 家庭压力 2. 文化休克

【填空题】

1. 患者角色失调有__________、__________、__________、__________。
2. 社会环境的评估包括__________、__________、__________、__________。
3. 家庭的结构包括__________、__________、__________、__________。

【问答题】

1. 家庭压力常包括哪些？
2. 请以你的同学为例，对其进行家庭与文化评估。

【选择题】

A_1型题

1. 可自由选择的，为完成某些暂时性发展任务而临时承担的角色是 （ ）
   A. 第一角色　B. 第二角色
   C. 第三角色　D. 基本角色
   E. 一般角色
2. 与患者角色适应无关的因素是 （ ）
   A. 年龄　B. 性别
   C. 职业　D. 家庭背景
   E. 经济状况
3. 角色认知的基础是 （ ）
   A. 学习　B. 表现
   C. 模仿　D. 接触
   E. 训练
4. 健康领域中，对“健康”“疾病”的定义是一种 （ ）
   A. 信念　B. 宗教信仰
   C. 价值观　D. 人对自然的控制观
   E. 与健康有关的习俗
5. 家庭的类型不包括 （ ）
   A. 空巢家庭　B. 核心家庭
   C. 单亲家庭　D. 同居家庭
   E. 主干家庭
6. 不属于文化特性的是 （ ）
   A. 共享性　B. 获得性
   C. 继承性　D. 民族性
   E. 独特性
7. 文化构成中，最基础的是 （ ）
   A. 人生观　B. 行为观
   C. 信念　D. 价值观
   E. 信仰
8. 适应仅夫妻俩的生活，巩固婚姻关系，保持与新家庭成员的接触是哪个阶段的家庭的主要任务 （ ）
   A. 老年期　B. 新婚期
   C. 空巢期　D. 有孩子离家创业期
   E. 婚前期

A_2型题

9. 王女士，三个月前顺产生下一男孩，成了母亲，这一角色属于 （ ）
   A. 第一角色　B. 第二角色
   C. 基本角色　D. 独立角色
   E. 第三角色
10. 一个健康人在上班途中突然遇到车祸而受伤住院，突然间变成患者，感到难以适应，该患者发生了 （ ）
    A. 角色冲突　B. 角色模糊
    C. 角色消失　D. 角色消退
    E. 角色丧失
11. 医生认为李女士已康复明日可以出院，但她却怀疑疾病还没有康复，不想出院以逃避出院后过多的工作，此时患者出现了 （ ）
    A. 患者角色强化　B. 患者角色模糊
    C. 患者角色冲突　D. 患者角色消退
    E. 患者角色强迫
12. 多数人认为肥胖是一种疾病现象，但在南太平洋岛国汤加，人们视肥胖为美，为健康，这是受 （ ）
    A. 世界观的影响　B. 价值观的影响
    C. 信仰的影响　D. 习俗的影响
    E. 信念的影响

13. 马先生，因双小腿骨折住院，术后将回家休养，平时活动依赖于轮椅，在对其家庭环境进行评估时，最重要的是 ( )
A. 室内空气是否流通、新鲜
B. 室内是否有噪声
C. 家中是否有人抽烟
D. 家中有无无障碍设施
E. 化学品储藏是否安全

A_3 型题

(14～15 题基于以下病例)

王老太，从农村来市立医院住院，由于与家人分离，不会讲普通话、病后行动无力、对疾病和治疗的恐惧等原因，患者出现失眠、食欲下降、焦虑、恐惧、沮丧、绝望等反应。

14. 此时，患者出现了 ( )
A. 文化休克 B. 患者角色冲突
C. 患者角色缺如 D. 患者角色模糊
E. 沟通障碍

15. 她处在 ( )
A. 陌生期 B. 觉醒期
C. 适应期 D. 否认期
E. 接受期

(16～17 题基于以下病例)

李老汉，丧偶，与唯一的儿子、儿媳及十岁的孙女生活在一起，住院后，要对其进行家庭评估。

16. 他的家庭类型是 ( )
A. 核心家庭 B. 主干家庭
C. 重组家庭 D. 老年家庭
E. 有青少年家庭

17. 问他家里大小事情由谁做主是为了评估其家庭结构的 ( )
A. 权利结构 B. 角色结构
C. 沟通类型 D. 世界观
E. 角色关系

(闻彩芬)

项目 7 常用实验室检查

一、内容提要

实验室检查是运用各种物理、化学、生物化学、分子生物学、微生物学、细胞学、免疫学及遗传学等学科的实验技术，对患者的血液、体液、骨髓、排泄物、分泌物等标本进行检测，获得反映机体功能状态及与疾病相关的病理变化或病因等有关资料，对协助诊断、推测预后、制订治疗方案等有重要的作用。护士必须熟悉常用实验室检查的目的、标本采集要求、方法以及结果的临床意义。本项目主要内容包括常用血液检查、尿液检查、粪便检查、肝肾功能检查等内容。

二、学习指导

本项目重点掌握血常规检查、网织红细胞测定、血小板检查、出血凝血时间检查、尿常规检查、粪便常规检查、肝功能检查、肾功能检查的标本采集方法、参考值及临床意义。能对检查结果进行恰当的分析和正确的判断。

本项目内容实践性强，标本采集的方法在《护理学基础》课程中学习，有关理论与生理、病理、微生物及免疫学等基础医学知识联系密切，所以学习过程中应注意：① 及时复习医学基础理论知识；② 能够正确运用护理学基础的相关操作；③ 理论与实践相联系，相关部分内容学习结束要结合测试题及临床化验单，及时复习消化并运用。

三、测试题

任务 1 血液检查

【名词解释】

1. 贫血 2. 网织红细胞
3. 出血时间

【填空题】

1. 成年男性 RBC 参考值为______________，Hb 为______________。
2. RBC 和 Hb 病理性减少的原因包括________、______、______、______等。
3. 成人白细胞参考值为____________________。
4. 血小板计数的参考值为______________。血小板减少可见于各种骨髓损害所致的造血功能障碍，如__________、__________、________、________。

【问答题】

1. 贫血的程度是如何分级的？
2. 白细胞和中性粒细胞病理性增多的原因有哪些？

【选择题】

A_1型题

1. 诊断贫血及贫血程度的最重要指标是（　　）
   A. 红细胞计数
   B. 血红蛋白测定
   C. 网织红细胞计数
   D. 红细胞沉降率
   E. 红细胞形态
2. 健康成年女性红细胞计数是（　　）
   A. $(3.5\sim5.0)\times10^{12}/L$
   B. $(4.0\sim4.5)\times10^{12}/L$
   C. $(4.5\sim5.0)\times10^{12}/L$
   D. $(4.0\sim5.5)\times10^{12}/L$
   E. $(3.5\sim4.0)\times10^{12}/L$
3. 下列哪项血红蛋白检测结果属于中度贫血（　　）
   A. 20 g/L　B. 50 g/L
   C. 75 g/L　D. 100 g/L
   E. 130 g/L
4. 以下哪项不是属于贫血的病因（　　）
   A. 饮食中长期缺铁
   B. 失血
   C. 溶血
   D. 妊娠中晚期
   E. 长期缺氧
5. 可导致红细胞相对增多的情况是（　　）
   A. 高原生活　B. 严重的肺气肿
   C. 新生儿　D. 真性红细胞增多症
   E. 频繁腹泻
6. 红细胞及血红蛋白生理性减少见于（　　）
   A. 缺铁性贫血　B. 再生障碍性贫血
   C. 溶血性贫血　D. 妊娠中后期
   E. 白血病
7. 下列白细胞分类计数中异常的一项是（　　）
   A. 中性杆状核粒细胞 1%～5%
   B. 中性分叶核粒细胞 50%～70%
   C. 嗜酸性粒细胞 5%～15%
   D. 嗜碱性粒细胞 0～1%
   E. 淋巴细胞 20%～40%
8. 中性粒细胞增多不可能见于下列何种疾病（　　）
   A. 急性化脓菌感染
   B. 急性中毒
   C. 急性大出血
   D. 再生障碍性贫血
   E. 急性溶血
9. 中性粒细胞减少见于（　　）
   A. 新生儿　B. 化脓性感染
   C. 流行性感冒　D. 急性大出血
   E. 严重组织损伤
10. 嗜酸性粒细胞减少见于（　　）
    A. 寄生虫病
    B. 支气管哮喘
    C. 长期应用糖皮质激素
    D. 慢性粒细胞白血病
    E. 湿疹
11. 网织红细胞减少常见于（　　）
    A. 溶血性贫血　B. 急性大出血
    C. 缺铁性贫血　D. 再生障碍性贫血
    E. 巨幼细胞贫血

12. 血小板病理性增多常见于 ( )
A. 脾功能亢进 B. 弥散性血管内凝血
C. 月经期第1天 D. 溶血性贫血
E. 再生障碍性贫血

13. 凝血时间延长常见于 ( )
A. 血小板减少性紫癜
B. 血管壁结构及功能异常
C. 血友病
D. 再生障碍性贫血
E. 缺铁性贫血

14. 出血时间延长常见于 ( )
A. 阻塞性黄疸 B. 使用肝素治疗后
C. 血友病 D. 重症肝炎
E. 血小板减少性紫癜

15. 下列成人血液检查报告中,异常的结果是 ( )
A. 红细胞计数 4×10^{12}/L
B. 血小板计数 250×10^{9}/L
C. 白细胞计数 7×10^{9}/L
D. 白细胞分类计数示中性粒细胞 60%
E. 白细胞分类计数示淋巴细胞 10%

16. 嗜酸性粒细胞增多见于 ( )
A. 严重感染 B. 过敏性疾病
C. 病毒感染 D. 活动性结核
E. 结缔组织

17. 反映造血功能的血液检查是 ( )
A. 血红蛋白定量
B. 血细胞比容
C. 白细胞分类计数
D. 网织红细胞计数
E. 出血时间测定

18. 通常作为贫血早期疗效观察指标的血液检查项目是 ( )
A. 红细胞计数
B. 血红蛋白定量
C. 网织红细胞计数
D. 红细胞沉降率
E. 血细胞比容

19. 血小板数量和功能的异常可导致 ( )
A. 网织红细胞减少
B. 出血时间延长
C. 出血时间缩短
D. 凝血时间缩短
E. 血沉加快

20. 血小板减少性紫癜患者化验结果错误的是 ( )
A. 血小板计数减少
B. 血小板相关免疫球蛋白增多
C. 出血时间正常
D. 血小板寿命缩短
E. 血块回缩不良

21. 对凝血时间最有影响的因素是 ( )
A. 血小板数量 B. 血小板功能
C. 血浆凝血因子 D. 血管壁弹性
E. 血管的收缩功能

A_2型题

22. 某女性患者红细胞计数 2.8×10^{12}/L,血红蛋白测定 75 g/L,白细胞总数 10×10^{9}/L,中性 70%,嗜酸性粒细胞 4%,淋巴细胞 26%,应考虑 ( )
A. 贫血 B. 过敏性疾病
C. 化脓性疾病 D. 病毒感染
E. 脾功能亢进

23. 某患者因齿龈出血来院检查,经化验血小板为 50×10^{9}/L,出血时间 5 分钟,红细胞计数 4.0×10^{12}/L,白细胞计数 5.0×10^{9}/L,网织红细胞 1%,应考虑 ( )
A. 化验正常
B. 血小板减少性紫癜
C. 再生障碍性贫血
D. 白血病
E. 粒细胞减少症

24. 女性,25 岁,发热 3 天,血液检查结果:红细胞 4.0×10^{12}/L,血红蛋白 125 g/L,白细胞计数 150×10^{9}/L,中性粒细胞杆状核 9%,分叶核 80%,淋巴细胞 11%,血小板 110×

10^9/L。检查结果提示 ( )
A. 贫血 B. 病毒感染
C. 化脓菌感染 D. 白血病
E. 结核病

25. 女性，30岁，血液检查结果：红细胞 4.0×10^{12}/L，血红蛋白 120 g/L，白细胞 4×10^9/L，中性粒细胞 65%，淋巴细胞 35%，血小板 45×10^9/L，出血时间 8 分钟，(duke 法)，凝血时间 9 分钟(试管法)。根据此化验结果，应警惕患者可能会出现 ( )
A. 感染 B. 晕厥
C. 低血压 D. 出血
E. 栓塞

26. 女性，24岁，妊娠24周，近来头晕、乏力显著，面色苍白，来院就诊，实验室检查：血红蛋白 50 g/L，白细胞 4.2×10^9/L，血小板 20×10^9/L，其主要护理问题是 ( )
A. 有感染的危险 B. 知识缺乏
C. 有受伤的危险 D. 气体交换受损
E. 体液不足

B 型题

(27～29题共用备选答案)
A. 严重呕吐腹泻
B. 骨髓增生性疾病
C. 慢性心肺疾病
D. 药物型肝炎
E. 某些肿瘤伴促红细胞生成素增加

27. 红细胞代偿性增多见于 ( )
28. 红细胞相对增多见于 ( )
29. 真性红细胞增多症见于 ( )

(30～32题共用备选答案)
A. 贫血
B. 伤寒
C. 长期使用肾上腺皮质激素
D. 急性心肌梗死
E. 支气管哮喘

30. 中性粒细胞增多可见于 ( )
31. 中性粒细胞减少可见于 ( )
32. 嗜酸性粒细胞增多可见于 ( )

X 型题

33. 据国内标准，下列哪项 Hb 测定值可诊断为贫血 ( )
A. 成年男性低于 120 g/L
B. 成年女性(非妊娠)低于 110 g/L
C. 妊娠期<100 g/L
D. 初生儿至3个月低于 150 g/L
E. 青壮年低于 90 g/L

34. 贫血的病因和发病机制包括 ( )
A. 红细胞生成减少
B. 红细胞破坏过多
C. 红细胞丢失过多
D. 骨髓造血障碍
E. 细胞分化和成熟障碍

35. 生理性贫血可见于 ( )
A. 老年人 B. 妊娠中后期
C. 肺心病患者 D. 高原地区居民
E. 肾癌患者

36. 以下哪些原因可造成中性粒细胞增多 ( )
A. 化脓菌感染 B. 急性心肌梗死
C. 急性溶血 D. 消化道大出血
E. 非白血性白血病

37. 成年男性，外周血红细胞计数为 5.8×10^{12}/L，血红蛋白为 190 g/L，可考虑 ( )
A. 老年人生理表现
B. 红细胞破坏过多
C. 剧烈运动时
D. 严重肺气肿
E. 严重失水时

38. 外周血白细胞总数 2.1×10^9/L，中性粒细胞 90%，淋巴细胞 10%，可见于 ( )
A. 麻疹急性期 B. 肺炎球菌性肺炎
C. 病毒血症 D. 败血症
E. 化脓性感染

39. 血小板减少可见于 ( )
A. 再生障碍性贫血
B. DIC

C. 脾功能亢进
D. 溶血性贫血
E. 过敏性紫癜

（蔡小红　宗胜蓝）

任务 2　尿液检查

【名词解释】

1. 多尿　2. 少尿
3. 无尿　4. 肉眼血尿
5. 镜下血尿　6. 血红蛋白尿
7. 胆红素尿　8. 脓尿
9. 乳糜尿　10. 蛋白尿
11. 溢出性蛋白尿　12. 糖尿
13. 酮体　14. 管型

【填空题】

1. 多尿是指一日尿量＿＿＿＿＿＿＿＿；无尿是指＿＿＿＿＿＿＿＿＿＿＿＿。
2. 肉眼血尿提示每升尿中血液＿＿＿＿；胆红素尿内含有大量的＿＿＿＿＿＿＿＿；乳糜尿内含有大量的＿＿＿＿＿＿＿＿＿＿＿＿＿＿＿。
3. 血红蛋白尿是指尿液＿＿＿＿＿＿＿＿，见于＿＿＿＿＿＿＿＿。尿液中管型增多提示＿＿＿＿＿＿＿＿有病变。
4. 镜下血尿是指离心沉淀的尿沉渣中红细胞超过＿＿＿＿＿＿＿，见于＿＿＿＿＿＿＿＿＿＿。镜下脓尿是指尿内白细胞超过＿＿＿＿＿＿＿，见于＿＿＿＿＿＿。

【问答题】

1. 说出尿标本留取的方法。
2. 列出尿液外观性状改变的意义。
3. 简述糖尿的临床意义。
4. 急性肾盂肾炎患者尿液检查结果可有哪些异常？
5. 病理性蛋白尿分哪几类？

【选择题】

A_1 型题

1. 早孕检查时的尿标本应留取　（　　）
   A. 晨尿　B. 随机尿
   C. 餐后尿　D. 12 小时尿
   E. 24 小时尿
2. 多发性骨髓瘤患者尿中出现的特异性蛋白是　（　　）
   A. 清蛋白　B. 纤维蛋白
   C. 血红蛋白　D. 本-周蛋白
   E. 肌红蛋白
3. 糖尿病患者的尿液　（　　）
   A. 比密高、尿量少
   B. 比密高、尿量多
   C. 比密低、尿量多
   D. 比密低、尿量少
   E. 比密、尿量正常
4. 少尿是指成人 24 小时尿量少于　（　　）
   A. 2 500 ml　B. 1 000 ml
   C. 400 ml　D. 100 ml
   E. 17 ml
5. 尿液呈酱油色多见于　（　　）
   A. 阻塞性黄疸
   B. 急性溶血
   C. 肝细胞性黄疸
   D. 急性肾小球肾炎
   E. 慢性肾小球肾炎
6. 镜下血尿指尿沉渣在每高倍镜视野中平均见到红细胞超过　（　　）
   A. 1 个　B. 2 个
   C. 3 个　D. 5 个
   E. 10 个
7. 尿中出现白细胞管型常见于　（　　）
   A. 急性肾盂肾炎　B. 中毒性肾小管损伤
   C. 肾病综合征　D. 急性肾小球肾炎
   E. 肾衰竭
8. 正常人尿内可以出现的管型是　（　　）
   A. 红细胞管型　B. 白细胞管型
   C. 透明管型　D. 颗粒管型
   E. 蜡样管型

（蔡小红）

任务3 粪便检查

【名词解释】

1. 柏油样便　2. 白陶土样便
3. 冻状便　4. 米泔样便
5. 粪便隐血试验

【填空题】

1. 粪便检查的内容包括三个方面：________、________、________。
2. 隐血试验标本留取前3天应________，禁食________等食物。
3. 粪便隐血试验通常用________作试剂。间断阳性，提示有________；持续阳性，考虑________。
4. 鲜血便见于________疾病；柏油样便见于________；白陶土样便见于________。
5. 黏液脓血便中以黏液、脓液为主，脓中带血，见于________；呈暗红色果酱样便，见于________。
6. 上消化道出血粪便呈________；胆管完全梗阻粪便呈________；直肠癌粪便呈________；霍乱粪便呈________。

【问答题】

1. 简述粪便检查的标本采集法。
2. 粪便颜色和性状异常有哪些？有何临床意义？
3. 粪便隐血试验有何临床意义？

【选择题】

A_1型题

1. 某患者粪便外观呈黄褐色，但根据临床表现考虑为胃溃疡，现计划为患者做粪便隐血试验，留取粪便做隐血试验前，饮食应注意（　）
   A. 禁食1天　B. 停药3天
   C. 禁肉类食物3天　D. 吃流质饮食3天
   E. 不限制饮食
2. 柏油样便见于（　）
   A. 上消化道出血　B. 溃疡性结肠炎
   C. 痢疾　D. 结肠癌
   E. 胃穿孔
3. 结肠便秘时，粪便性状可呈（　）
   A. 大量黏液　B. 圆球状
   C. 水样便　D. 脓血便
   E. 黑便
4. 粪便中最常见的寄生虫卵是（　）
   A. 蛔虫卵　B. 钩虫卵
   C. 蛲虫卵　D. 血吸虫卵
   E. 绦虫卵
5. 粪便有大量淀粉颗粒见于（　）
   A. 痢疾　B. 胰腺功能不全
   C. 慢性胃炎　D. 肠寄生虫病
   E. 胆囊炎
6. 有关隐血试验，不正确的概念是（　）
   A. 少量消化道出血即可阳性
   B. 正常人为阴性
   C. 服用铁剂可呈假阳性
   D. 是判断消化道出血的有效方法
   E. 可诊断消化道出血的部位和出血量

（蔡小红）

任务4 肾功能检查

【名词解释】

内生肌酐清除率（Ccr）

【填空题】

1. 肾是排泄________、________和________，以维持体内水、电解质和酸碱平衡的重要器官。
2. 内生肌酐清除率（Ccr）成人参考值是________。
3. 干扰尿肌酐测定的影响因素有小于尿量________、________以及服用甲基多巴等某些药物。

【问答题】

1. 简述内生肌酐清除率的标本采集注意事项。
2. 列出内生肌酐清除率的临床意义。

【选择题】

A_1 型题

1. 慢性肾衰竭患者发生贫血的重要原因是 ( )
   A. 脾功能亢进
   B. 促红细胞生成素分泌减少
   C. 甲状旁腺功能亢进
   D. 毒素潴留
   E. 免疫功能下降
2. 上消化道出血患者,可引起下列哪项结果异常 ( )
   A. 内生肌酐清除率
   B. 尿素氮
   C. 血肌酐
   D. 酚红排泄试验
   E. 尿浓缩稀释功能
3. 以下需用抗凝管采血的是 ( )
   A. 血糖 B. 血脂
   C. 电解质 D. 肾功能
   E. 肝功能
4. 能较早判断肾小球损害的肾功能检查是 ( )
   A. 血尿素氮 B. 血肌酐
   C. 酚红排泄试验 D. 内生肌酐清除率
   E. 尿浓缩和稀释实验
5. 成人 Ccr 至少小于多少(ml/min)提示肾小球滤过功能已有轻度损害 ( )
   A. 50 B. 60
   C. 70 D. 80
   E. 100
6. 下列哪项检查不能反映肾小球滤过功能 ( )
   A. 内生肌酐清除率(Ccr)
   B. 血尿素氮(BUN)
   C. 血肌酐(Scr)
   D. 肾小球滤过率测定
   E. 酚红排泄试验
7. 肾小球滤过率下降至正常人的多少时出现血肌酐的升高 ( )
   A. 1/2 B. 1/3
   C. 2/3 D. 1/4
   E. 3/4
8. 能反映远端肾小管功能的是 ( )
   A. 肾脏浓缩稀释功能测定
   B. 酚红排泄试验
   C. 内生肌酐清除率
   D. 血尿素氮
   E. 血肌酐
9. 关于等渗尿描述正确的是 ( )
   A. 尿比重 1.020
   B. 最高比重与最低比重之差大于 0.009
   C. 比重常固定在 1.010 左右
   D. 是肾小球滤过率下降所致
   E. 是尿的稀释功能受损表现

A_3 型题

(10～13 题基于以下病例)

某慢性肾小球肾炎的患者需做内生肌酐清除率测定。

10. 该试验反映了 ( )
    A. 肾小球滤过功能
    B. 近端肾小管功能
    C. 远端肾小管功能
    D. 体内蛋白质合成功能
    E. 体内蛋白质分解功能
11. 试验前 3 日内该患者应 ( )
    A. 低蛋白饮食 B. 低脂饮食
    C. 低糖饮食 D. 低钠饮食
    E. 低碘饮食
12. Ccr 尿标本采集法错误的一项是 ( )
    A. 试验前 3 天禁食肉类
    B. 试验前避免运动
    C. 第 4 天晨排尿后开始留尿标本
    D. 收集 24 小时尿液
    E. 加入甲苯 4～5 ml
13. 肾小球滤过率低于多少需要摄取低蛋白饮食 ( )

A. 100 ml/min　　B. 70 ml/min
C. 60 ml/min　　D. 40 ml/min
E. 25 ml/min

X 型题

14. 关于 Ccr 的临床意义正确的是　（　　）
A. 是判断肾功能损害的早期指标
B. 能判断肾小球功能损害程度
C. 指导临床用药
D. 动态观察肾移植术是否成功
E. 反映肾小管重吸收功能损害

15. 能反映肾小球滤过功能的检查包括（　　）
A. Ccr　　B. Scr
C. BUN　　D. 尿 β_2 - MG
E. 尿浓缩稀释试验

16. 血 BUN 升高的临床意义是　（　　）
A. 消化道出血等肾前性因素
B. 尿路梗阻等肾后性因素
C. 肾实质损害的中、晚期指标
D. 肾实质损害的早期指标
E. 肾小球滤过功能下降 1/2 以上时 BUN 升高

17. 依据肾小球功能损害程度分期，正确的一项是　（　　）
A. Ccr70～51 ml/min 示肾小球功能轻度损害
B. Ccr 50～31 ml/min 示肾小球功能中度损害
C. Ccr＜20 ml/min 示肾衰竭期
D. Ccr＜10 ml/min 示肾衰竭终末期
E. Ccr＜40 ml/min 需要控制蛋白质饮食

任务 5　肝脏病常用实验室检查

【名词解释】

胆-酶分离

【填空题】

1. 血清总蛋白小于________称低蛋白血症，血清总蛋白大于________称高蛋白血症。正常白蛋白与球蛋白的比值(A/G)是________。

2. 黄疸类型包括________、________、________。

3. 血清 ALP 增高见于________、________、________。

【问答题】

简述血清 AFP 升高的临床意义。

【选择题】

A_1 型题

1. 肝硬化时肝功能减退的表现是　（　　）
A. γ 球蛋白增加，白/球倒置
B. 清蛋白升高
C. 血小板减少
D. 胆固醇降低，血胆红素增加
E. 转氨酶增高，透明质酸酶增加

2. 清蛋白与球蛋白的比值接近 1 或者倒置常见于下列何种情况　（　　）
A. 急性肝炎　　B. 胆管梗阻
C. 慢性肝病、肝硬化　　D. 妊娠妇女
E. 化疗药物使用后

3. 人血清蛋白升高见于　（　　）
A. 肝功能严重受损　　B. 肾病综合征
C. 结核病　　D. 甲状腺功能亢进
E. 脱水血液浓缩

4. 胆红素代谢的主要场所是　（　　）
A. 肝　　B. 胆
C. 血液　　D. 胰
E. 肠

5. 尿胆原的生成场所是　（　　）
A. 肝　　B. 胆
C. 血液　　D. 肾
E. 肠

6. 隐性黄疸是指血清总胆红素在　（　　）
A. 17.1～34.2 μmol/L
B. 34.2～171 μmol/L
C. 0～17.1 μmol/L
D. ＞342 μmol/L
E. 10～16 μmol/L

7. 关于阻塞性黄疸的描述错误的一项是 ( )
   A. 结合胆红素/血清总胆红素>50%
   B. 多见于胆石症、胆管蛔虫症
   C. 尿内胆红素阳性
   D. 尿胆原阳性
   E. 可见于胰头癌、肝癌
8. 对肝炎的早期诊断最敏感的指标是血清 ( )
   A. 丙氨酸氨基转移酶(ALT)
   B. 天门冬酸氨基转移酶(AST)
   C. 碱性磷酸酶(ALP)
   D. γ-谷氨酰转移酶(γ-GT)
   E. 单胺氧化酶(MAO)
9. 出现"胆-酶分离"现象见于下列哪种情况 ( )
   A. 急性肝炎
   B. 慢性肝炎
   C. 胆管梗阻性黄疸
   D. 重症肝炎和亚急性肝炎
   E. 急性肝炎恢复期
10. 心肌梗死时下列哪种酶活性升高较明显 ( )
   A. 丙氨酸氨基转移酶(ALT)
   B. 天门冬酸氨基转移酶(AST)
   C. 血清碱性磷酸酶(ALP)
   D. γ-谷氨酰转移酶(γ-GT)
   E. 单胺氧化酶(MAO)

A_3型题

(11～13 题基于以下病例)

患者男性，35 岁，乏力、食欲减退、肝区不适 6 个月入院。生化检查：ALT 188 IU/L，STB 56 μmol/L，CB 21 μmol/L，总蛋白 47 g/L，清蛋白 21 g/L。

11. 该患者最可能的病情为 ( )
   A. 急性肝炎
   B. 慢性肝炎
   C. 胆管梗阻性黄疸
   D. 重症肝炎和亚急性肝炎
   E. 溶血性黄疸
12. 该患者如果出现肝区持续性疼痛，首选的确诊依据是 ( )
   A. AFP　　B. CT
   C. B 超　　D. 穿刺活检
   E. 逆行胆管造影
13. 出现下列何种情况可以诊断为原发性肝癌 ( )
   A. AFP 高于 200 μg/L，持续 1 周
   B. AFP 高于 300 μg/L，持续 2 周
   C. AFP 高于 400 μg/L，持续 3 周
   D. AFP 高于 500 μg/L，持续 4 周
   E. 只要 AFP 高于 500 μg/L，就可以做出诊断

X 型题

14. 尿胆红素阳性见于 ( )
   A. 肝脏病变　　B. 胆管疾病
   C. 溶血　　D. 脾大
   E. 贫血
15. 急性肝炎可以出现 ( )
   A. ALT 升高　　B. A/G 倒置
   C. ALT/AST<1　　D. 尿胆原阳性
   E. 尿胆红素阳性

任务 6　临床常用生物化学检查

【名词解释】

1. 低钾血症
2. 高钾血症

【填空题】

1. 临床最常见的电解质紊乱是__________。
2. 空腹血糖是指空腹________小时的血糖，正常值是________。空腹血糖________可以诊断糖尿病。口服葡萄糖耐量试验时一次食入定量________葡萄糖，测定血糖时间分别是________、________、________、________，2 小时后血糖________可以诊断糖尿病。

3. 诊断心肌梗死最特异、最敏感的指标是__________升高，急性心肌梗死发病__________小时开始升高，__________小时达到峰值，__________小时恢复正常。

【问答题】

1. 血清电解质检查标本采集注意事项有哪些？
2. 血清钾增高的常见原因有哪些？
3. 低钙血症的常见原因有哪些？
4. 简述口服糖耐量试验（OGTT）的血标本采集注意事项。

【选择题】

A_1型题

1. 患者男性，68 岁，患十二指肠溃疡，进食后频繁呕吐，测血清 Na^+ 141 mmol/L，K^+ 2.5 mmol/L，Cl^- 72 mmol/L，其结果为（　　）

A. 高钠血症　B. 低钠血症
C. 高钾血症　D. 高氯血症
E. 低钾低氯血症

2. 血清钾增高不会见于哪种情况（　　）

A. 肾衰竭
B. 输入大量库存血
C. 溶血、严重烧伤、组织挤压伤
D. 代谢性酸中毒
E. 胰岛素注射过量

3. 不会出现低钙血症的病情是（　　）

A. 阻塞性黄疸
B. 佝偻病
C. 原发性甲状旁腺功能亢进
D. 恶性肿瘤骨转移
E. 急性坏死性胰腺炎

4. 患者，男性，41 岁，脑外伤昏迷半天。测血清钠 152 mmol/L，血清钾 5.1 mmol/L，血清氯化物 110 mmol/L，该患者发生了（　　）

A. 高钠血症　B. 低钠血症
C. 高钾血症　D. 低氯血症
E. 低钾血症

5. 患儿，男性，3 个月，惊厥、手足搐搦半天。血清钠 137 mmol/L，血清钾 3.7 mmol/L，血清氯化物 105 mmol/L，血清钙 1.97 mmol/L，血清磷 1.3 mmol/L，该患儿出现了（　　）

A. 低钙血症　B. 低钠血症
C. 高钾血症　D. 低氯血症
E. 低钾血症

6. 血标本溶血时易造成检查结果不准确的项目是（　　）

A. 血清钾　B. 肌酐
C. 尿素氮　D. 葡萄糖
E. 三酰甘油

7. 空腹血糖是指空腹至少多长时间的血糖（　　）

A. 5 小时　B. 6 小时
C. 8 小时　D. 10 小时
E. 12 小时

8. 患者男性，60 岁，尿常规检查：尿比重 1.030，尿蛋白“－”，尿糖“＋＋”。血浆生化检查：空腹血糖 10.8 mmol/L。根据化验报告结果下列正确的描述是（　　）

A. 可以诊断糖尿病
B. 肾性糖尿
C. 应进一步检查餐后 2 小时血糖
D. 尿比重下降
E. 尿糖阳性属于生理性的

9. 糖化血红蛋白 HbA_1C 能反映检测前多长时间内的平均血糖水平（　　）

A. 1 周　B. 2 周
C. 4 周　D. 1～2 个月
E. 2～3 个月

10. 下列哪种情况一般不会出现血糖升高（　　）

A. 甲状腺功能亢进
B. 肾上腺皮质功能亢进
C. 脑垂体功能亢进
D. 胰岛素分泌不足
E. 胰岛素分泌过多

11. 对空腹血糖正常的可疑糖尿病患者首选检查是（　　）

A. 口服葡萄糖耐量试验(OGTT)
B. 糖化血红蛋白测定
C. 24 小时尿糖定量
D. 血清胰岛素测定
E. 血清胰岛素抗体测定

12. 口服葡萄糖耐量试验，一次应摄入多少葡萄糖 (　　)
A. 10 g　　B. 20 g
C. 30～50 g　　D. 75 g
E. 100～120 g

13. 下列哪项检查结果升高可减少动脉粥样硬化发生 (　　)
A. 血清总胆固醇
B. 三酰甘油
C. 血清高密度脂蛋白
D. 血清低密度脂蛋白
E. 血清极低密度脂蛋白

14. 下列何种疾病患者会出现高胆固醇血症 (　　)
A. 严重贫血
B. 甲状腺功能亢进症
C. 严重肝病
D. 严重营养不良
E. 肾病综合征

15. 诊断心肌梗死最特异、最敏感的心肌坏死标志物是 (　　)
A. CK-MB　　B. LD
C. 血清肌红蛋白　　D. AST
E. 肌钙蛋白

16. 患者，男性，41 岁，8 小时前饮酒后出现上腹绞痛，向肩背部放射，送到医院急诊，怀疑为急性胰腺炎，此时首选的实验室检查为 (　　)
A. 血清脂肪酶测定
B. 尿淀粉酶测定
C. 血清钙测定
D. 血清淀粉酶测定
E. 白细胞计数

A_3 型题

(17～18 题基于以下病例)

患者，男性，65 岁，慢性肺心病，右心衰竭，下肢水肿明显，用呋塞米等治疗后水肿明显减轻，但诉心悸、乏力，心电图为偶发室性期前收缩。

17. 该患者可能发生了下列哪种病情 (　　)
A. 低钠血症　　B. 高钠血症
C. 低钾血症　　D. 高钾血症
E. 低钙血症

18. 对该患者最好的处理是 (　　)
A. 抗心律失常药物治疗
B. 静脉滴注 3%氯化钾
C. 停用呋塞米，给予氯化钾口服
D. 静脉滴注生理盐水
E. 静脉注射葡萄糖酸钙

X 型题

19. 高胆固醇血症见于 (　　)
A. 冠心病
B. 肾病综合征
C. 糖尿病
D. 甲状腺功能亢进症
E. 严重肝病

20. 静脉输注大量库存血最可能影响患者哪项检测结果 (　　)
A. 钾　　B. 钠
C. 钙　　D. 氯
E. 磷

21. 关于血清电解质测定描述正确的是 (　　)
A. 密切结合病史及临床表现来综合判断
B. 抽血时要加抗凝物质
C. 切忌溶血
D. 抽血前需要大量饮水
E. 输血过多出现四肢抽搐与高钾血症有关

22. 引起血清钾降低的因素有 (　　)
A. 呕吐、腹泻，胃肠引流或胃肠功能紊乱
B. 醛固酮增多症
C. 胰岛素缺乏

D. 代谢性碱中毒

E. 心功能不全或肾性水肿

23. 引起血清钠降低的因素有 （ ）

A. 严重呕吐、腹泻、胃肠引流

B. 慢性肾上腺皮质功能减退

C. 反复使用利尿剂

D. 低蛋白血症

E. 尿崩症

（蔡小红）

项目8 心电图检查

一、内容概要

心电图是心肌产生的电位变化的体表记录。本项目重点介绍常规心电图的描记、测量及各波段的正常范围与临床意义。心电图检查对心血管疾病的诊断具有重要意义，能确诊各种心律失常，并可反映治疗效果；明确反映心肌受损、供血和坏死现象；并能观察某些药物在应用过程中对心肌的影响；反映某些电解质紊乱对心肌的影响。但是，心电图不能反映心脏的收缩与舒张功能状态及结构变化，必须结合临床情况进行具体分析，才能更好地发挥其辅助临床诊断的作用。

二、学习指导

本项目应重点掌握常规心电图导联的连接，正常心电图图形及其生理意义，心电图的描记、测量及各波段的正常范围，异常心电图的阅读，心电监护的方法，并能对正常及异常心电图进行恰当的分析和正确判断。

本项目内容多、重点多、难点多，实践性强，与基础知识联系密切，所以学习过程中应注意：① 及时复习生理学心脏电生理知识，可以帮助理解心电图上各波、段的组成，并应熟记各波段正常范围。② 课后要结合测试题，及时复习消化，手脑并用，课外多借阅一些心电图图谱等参考书，练习阅读常见异常心电图图形，才能真正学以致用。③ 心电图描记是护理工作中十分常用的基本操作，课外要多到实训室进行练习，才能熟能生巧。

三、测试题

【名词解释】

1. 肺型P波　　2. 二尖瓣型P波
3. 低电压　　4. 冠状T波
5. 异常Q波　　6. 文氏现象
7. 高度房室传导阻滞

【问答题】

1. 简述正常心电图各波段的形成及意义。
2. 试述左、右心房肥大，以及左、右心室肥大的心电图特征。
3. 描述期前收缩的心电图特征。
4. 对比分析室上性阵发性心动过速与室性阵发性心动过速心电图特征。
5. 描述心房颤动时心电图特征。
6. 简述心电图检查前准备及注意事项。

【技能训练题】

1. 正确连接心电图机，做好心电图描记前各项准备，并能正确描记一份常规心电图。
2. 在实验报告上撰写一份心电图机操作后体会(至少6点)和注意事项。
3. 对描记的心电图进行正确标记，进行分析和测量，撰写一分心电图检查报告，提出初步诊断。

【选择题】

A_1型题

1. 国产心电图机连接左上肢的心电图导联线应为 （ ）

A. 红色　　B. 蓝色

C. 黄色　　D. 白色

E. 黑色

2. 心电图机引出的白色标记导联线应连接在 （ ）

A. 右上肢　　B. 左上肢

C. 右下肢　　D. 左下肢
E. 胸部

3. 探查电极置于左锁骨中线第5肋间的导联为 （　）
A. V_1　　B. V_2
C. V_3　　D. V_4
E. V_5

4. 代表心室肌除极电位和时间变化的波形是 （　）
A. P波　　B. P-R间期
C. QRS波群　　D. S-T段
E. T波

5. QRS波群终点至T波起始点之间的一段基线称为 （　）
A. PR间期　　B. ST段
C. QT间期　　D. J点
E. RR间期

6. 在QRS波群中第一个向上的波称为 （　）
A. Q波　　B. R波
C. S波　　D. R′波
E. S′波

7. 整个QRS波群全部向下称为 （　）
A. Q型　　B. Rs型
C. Qr型　　D. qS型
E. QS型

8. 正常QRS波时间为 （　）
A. 0.06～0.11秒
B. 0.04～0.10秒
C. <0.12秒
D. <0.13秒
E. <0.05秒

9. PR间期是指 （　）
A. 心房除极时间
B. 心房复极时间
C. 心房除极至复极时间
D. 心房除极至心室开始除极的时间
E. 心房除极与心室复极的时间

10. 异常Q波最常见于 （　）
A. 心肌梗死　　B. 心肌病
C. 心肌炎　　D. 肺心病
E. 原发性高血压

11. J点是指 （　）
A. QRS波群的起点
B. R波顶峰垂线处
C. R波终末处
D. Q波终末处
E. QRS波群的终末部

12. ST段下移的正常范围，在任何导联不应 （　）
A. >0.25 mV　　B. >0.15 mV
C. >0.10 mV　　D. >0.05 mV
E. >0.20 mV

13. ST段下移超过正常范围，最常见于 （　）
A. 心肌缺血　　B. 急性心肌梗死
C. 急性心肌炎　　D. 变异性心绞痛
E. 低血钾

14. ST段弓背向上抬高超过正常范围最常见于哪种病情 （　）
A. 心肌缺血　　B. 急性心肌梗死
C. 急性心肌炎　　D. 心绞痛
E. 低血钾

15. 目测心电轴主要根据哪两个导联中QRS波群主波方向 （　）
A. Ⅰ、Ⅱ　　B. Ⅱ、Ⅲ
C. Ⅰ、Ⅲ　　D. aVR、aVL
E. aVL、aVF

16. 心电图检查对下列哪种疾病最有诊断价值 （　）
A. 心律失常
B. 心包积液
C. 冠状动脉供血不足
D. 房室肥大
E. 药物中毒

17. 在心电图的Ⅱ、Ⅲ、aVF导联出现宽大Q波，ST段呈弓背向上型抬高，与倒置T波融合成一单向曲线，应诊断为 （　）

A. 前间壁心肌梗死
B. 前壁心肌梗死
C. 前侧壁心肌梗死
D. 广泛前壁心肌梗死
E. 下壁心肌梗死

18. 心电图Ⅱ导联的P波时间为0.13秒，其顶端有切迹呈双峰型，峰间距为0.05秒，应诊断为 ( )
A. 肺型P波　B. 二尖瓣型P波
C. 逆行P波　D. 右心房肥大
E. 右心室肥大

19. U波增高常见于 ( )
A. 冠心病　B. 心肌病
C. 低血钾　D. 低血钙
E. 洋地黄效应

20. 正常人心电轴的范围是 ( )
A. 0～±30°　B. ±90°
C. 0～+90°　D. +90°～+110°
E. >+110°

21. 以下哪项对诊断左心室肥大价值较大 ( )
A. R_{v5}>2.5 mV　B. 电轴左偏
C. QRS时间延长　D. ST-T段改变
E. 价值都不大

22. 反映心肌梗死的心电图坏死区图形为 ( )
A. 缺血型T波改变
B. 损伤性ST段改变
C. Q波电压超过同导联1/4R，时间>0.04秒
D. Q波电压超过同导联>1/10R，时间>0.04秒
E. 冠状T波

23. 室性期前收缩心电图表现为 ( )
A. 房性P′波提早出现
B. P′波形态与窦性略有不同
C. QRS波一般呈室上性
D. P′R间期 > 0.12秒
E. 代偿间歇完全

24. 有关窦性P波的描述，下列哪项是错的 ( )
A. P波在大部分导联呈钝圆形，可有轻度切迹
B. Ⅱ导联P波方向可向下
C. P波时限小于0.12秒
D. 心率在正常范围时，成人PR间期为0.12～0.20秒
E. aVR导联P波方向向下

25. 房性期前收缩心电图表现为 ( )
A. 室上性QRS波提早出现
B. 提早出现QRS波宽大、畸形
C. 代偿间歇不完全
D. 可见逆行P波
E. P波与QRS波无关

26. 阵发性室上性心动过速的心电图特点为 ( )
A. P波与QRS波无关
B. QRS波时间>0.12秒
C. 连续3个或3个以上室上性期前收缩
D. 频率250～350次/分
E. RR间期不等

27. 阵发性室性心动过速的心电图表现为 ( )
A. 连续3个或3个以上室性期前收缩
B. 心室率=心房率
C. P波与QRS波一致
D. 心室率250～350次/分
E. QRS波小于0.12秒

28. 诊断心房扑动最有价值的心电图表现是 ( )
A. P波消失
B. 出现F波
C. PR间期不规则
D. QRS形态有变异
E. PP间期规则

29. 诊断心房颤动最有价值的心电图表现是 ( )

A. P波消失
B. 出现f波
C. PR间期不规则
D. QRS形态有变异
E. PP间期规则

30. Ⅰ度AVB的心电图特点为 ( )
A. PR间期>0.20秒
B. PR间期可逐渐延长
C. 有QRS波脱漏
D. 心室率>100次/分
E. PR间期不规则

31. Ⅱ度Ⅱ型房室传导阻滞心电图表现特征为 ( )
A. P波与QRS波无固定关系
B. PP间期和RR间期各自相等
C. 心房率=心室率
D. QRS波群形态基本正常
E. PR间期固定,部分P波后无QRS波群

32. 轻度高血钾时,心电图主要表现为 ( )
A. P波电压降低
B. P波消失
C. R波降低,S波加深
D. PR间期延长
E. T波高尖,基底部变窄

33. 心电监护的主要目的是密切注视有无 ( )
A. 房室肥大
B. 心绞痛
C. 心肌缺血
D. 洋地黄效应
E. 致命性心律失常

(蔡小红)

项目9 影像检查

一、内容提要

医学影像学是通过影像的方式显示人体内部结构的形态和功能信息及实施以影像为导向的介入性治疗的科学。在临床护理工作中,了解各种常用影像检查的特性、临床应用及检查前后的护理,对密切观察病情变化、做好检查前的准备和解释工作、进行健康教育都是十分重要的。本项目重点描述了临床常用影像检查包括X线检查、磁共振成像、超声检查及核医学检查的特性、成像原理、临床应用和相关护理知识。

二、学习指导

应重点掌握各种常用影像检查检查前后的护理;熟悉临床应用、检查方法和特性;了解检查的原理。学习过程中应注意在理解的基础上进行比较记忆。每部分内容学习结束要结合测试题,及时复习强化。课后利用图书及网络课程、课件、教学录像等进行自主学习,了解影像检查在临床的应用情况,拓展知识面。

三、测试题

任务1 放射学检查

【名词解释】

1. 造影检查
2. 对比剂
3. 肺纹理

【填空题】

1. X线与临床医学相关的主要特性有_________、________、________、________、________。
2. 常用X线检查的种类有________、________、________。
3. 阳性造影剂常用的有________、________。其中________主要用于消化道造影检查,________多用于心血管、泌尿系统和神经系统造影检查。

【问答题】

1. X线透视的优缺点有哪些?
2. X线摄片的优缺点有哪些?

3. X线造影剂有哪几类？造影前的准备一般包括哪些方面？

4. X线造影检查时可能会出现哪些临床反应？应如何处理？

【拓展训练题】

1. 碘过敏试验的常用方法有哪几种？

2. 碘过敏试验的试验结果如何判断？

【选择题】

A_1型题

1. 最常用的X线检查方法是 ( )
   A. 透视 B. 平片
   C. 体层摄影 D. 造影检查
   E. 放大摄影

2. 支气管碘油造影前应禁食 ( )
   A. 2小时 B. 3小时
   C. 4小时 D. 5小时
   E. 6小时

3. 静脉肾盂造影前应限制饮水 ( )
   A. 3小时 B. 4小时
   C. 5小时 D. 6小时
   E. 7小时

4. 从事X线检查工作的医务人员应采取防护措施是因为X线具有 ( )
   A. 穿透性 B. 荧光效应
   C. 摄片效应 D. 造影检查
   E. 电离生物效应

5. 不适宜进行X线透视检查的人体器官是 ( )
   A. 心 B. 大血管
   C. 胃肠道 D. 头颅
   E. 膈

6. 普通X线摄片的缺点是 ( )
   A. 成像不够清晰
   B. 不能客观记录
   C. 对比度不好
   D. 不能建立立体概念
   E. 不能留存

7. CT不具有诊断价值的疾病是 ( )
   A. 扩张型心肌病 B. 早期鼻窦癌
   C. 中央型肺癌 D. 寄生虫病
   E. 脑出血

8. 穿透力最强，引入体内后能在体表探测到，而且对人体的电离辐射损伤较小的是 ( )
   A. α射线 B. β射线
   C. γ射线 D. X射线
   E. 以上都不是

9. 通过特殊的装备和操作获得某一选定层面上组织结构的影像，而不属于选定层面的组织结构则在投影过程中被模糊掉，该X线检查方法为 ( )
   A. 透视 B. 平片
   C. 体层摄影 D. 造影检查
   E. 放大摄影

10. 气体在X线胸片上是 ( )
    A. 白色 B. 灰色
    C. 灰白色 D. 无色
    E. 黑色

11. X线摄影检查前的准备不正确的是 ( )
    A. 充分暴露摄照部位
    B. 摄片时要屏气
    C. 急腹症摄片前应清理肠道
    D. 创伤患者摄片时尽量少搬动
    E. 危重患者摄片必须有临床医护人员监护

12. 不能用碘对比剂做造影的检查是 ( )
    A. 胆管及胆囊 B. 肾盂及尿路
    C. 消化道 D. 心血管
    E. 支气管

13. 低密度对比剂不能注入的部位是 ( )
    A. 直肠 B. 关节腔
    C. 腹膜腔 D. 血管
    E. 腹膜后间隙

14. 不需做造影剂过敏试验的X线造影检查是 ( )
    A. 支气管造影
    B. 心血管造影

C. 胃肠钡餐造影
D. 静脉肾盂造影
E. 静脉胆管造影

A_2 型题

15. 张某，女性，30 岁，因反复上腹痛 2 周就诊。患者每年冬季均发作，疼痛以夜间、空腹为重，进食后可缓解，应首选下列哪项检查以明确诊断 （ ）
A. 心电图 B. CT
C. 肝功能检查 D. X 线胃肠钡餐
E. 腹部 B 超
16. 王某，女性，45 岁，体检时触诊发现乳腺肿块。为进一步确诊，应选用的检查是 （ ）
A. 体层摄影 B. 软 X 线摄影
C. 高千伏摄影 D. 放大摄影
E. 透视
17. 陈某，男性，35 岁，突发高热、寒战、咳嗽、咳铁锈色痰 3 天，X 线显示右上肺叶均匀致密阴影，其内肺纹理消失，最可能的诊断是 （ ）
A. 肺气肿 B. 支气管扩张
C. 肺脓肿 D. 大叶性肺炎
E. 干酪性肺炎
18. 黄某，男性，68 岁，吞咽困难进行性加重 1 个月，X 线吞钡检查显示食管下端环状狭窄，上方伴有扩张，局部黏膜皱襞破坏、中断，诊断首先应考虑 （ ）
A. 食管癌 B. 食管静脉曲张
C. 食管炎 D. 胃溃疡
E. 胃炎
19. 许某，男性，45 岁，体检发现左下肺有一直径 2.5 cm 密度增高的块影，边缘有毛刺，首先应考虑为 （ ）
A. 肺结核球 B. 周围型肺癌
C. 错构瘤 D. 矽肺
E. 肺脓肿

B 型题

（20～21 题共用备选答案）
A. 穿透性 B. 荧光效应
C. 感光效应 D. 电离效应
E. 生物效应
20. X 线摄影的基础是 （ ）
21. X 线透视的基础是 （ ）

（22～24 题共用备选答案）
A. 气体 B. 脂肪
C. 胸膜 D. 骨骼
E. 软组织与体液
22. 密度最低，X 线摄片上呈黑色的是 （ ）
23. 密度中等，X 线摄片上呈灰白色的是 （ ）
24. 密度最高，X 线摄片上呈白色的是 （ ）

X 型题

25. X 线特性中哪些与诊断有关 （ ）
A. 穿透性
B. 荧光效应
C. 感光效应
D. 电离效应
E. 生物效应
26. 大量气胸 X 线胸片可见 （ ）
A. 患侧膈下降
B. 患侧肋间隙增宽
C. 纵隔向健侧移动
D. 肺完全压缩
E. 以上均不是

任务 2 至任务 4 磁共振成像、超声检查、核医学检查

【名词解释】

1. 超声检查
2. 放射性核素检查

【问答题】

1. 试述肝、胆、胰超声检查前的准备。
2. 简述甲状腺摄 ^{131}I 率测定前的准备。
3. 哪些情况不允许进行 MRI 检查？

4. MRI检查前应注意的事项有哪些?

【选择题】

A_1型题

1. 目前临床上最重要、使用最广泛的超声诊断法是 ( )
   A. A型超声 B. B型超声
   C. D型超声 D. M型超声
   E. F型超声
2. 婴幼儿超声检查不合作时应给予 ( )
   A. 地西泮口服 B. 水合氯醛灌肠
   C. 哌替啶肌内注射 D. 乙醚麻醉
   E. 使用约束带
3. 超声检查不能探测 ( )
   A. 病变性质 B. 病变原因
   C. 病变大小 D. 病变的位置
   E. 病变与周围组织的关系
4. 超声检查查及液性暗区,不可能见于以下哪种疾病 ( )
   A. 肝脓肿 B. 肝硬化
   C. 肝囊肿 D. 肝癌中心液化
   E. 肝包虫病
5. 超声检查前在探测区皮肤上涂耦合剂的目的不包括 ( )
   A. 使探头与皮肤间不留空气
   B. 形成良好的声学通道
   C. 增加超声的反射和折射
   D. 避免超声衰减
   E. 使超声成像清晰
6. 胆囊和胰腺超声检查前应禁食 ( )
   A. 4小时 B. 6小时
   C. 8小时 D. 10小时
   E. 12小时
7. 盆腔超声检查前应劝阻受检者 ( )
   A. 进食 B. 排大便
   C. 饮水 D. 剧烈活动
   E. 排尿
8. 属放射性核素脏器功能检查的方法是 ( )
   A. 肝脏显影
   B. 心肌显影
   C. 肾图
   D. 绒毛膜促性腺激素测定
   E. 甲胎蛋白测定
9. 甲状腺摄^{131}I率测定检查前1个月内可进食或服用 ( )
   A. 猪肝 B. 海带
   C. 紫菜 D. 溴剂
   E. 糖皮质激素
10. 超声检查不适宜哪些部位病变的诊断 ( )
    A. 子宫、卵巢、膀胱、前列腺
    B. 肝、胆囊、脾、胰
    C. 心血管
    D. 头颅、眼球、乳腺
    E. 肺、胃肠道、骨骼
11. 新生儿做颅脑超声检查时,不妥的是 ( )
    A. 前囟部检查为主
    B. 剃净两侧颞部的头发
    C. 严格遵守消毒隔离制度
    D. 不合作者水合氯醛灌肠
    E. 新生儿需安静后检查
12. 核素检查是利用放射性药物释放的 ( )
    A. α射线 B. β射线
    C. γ射线 D. 红外线
    E. 紫外线
13. 诊断肝、胆、胰等脏器疾患常用 ( )
    A. A型超声 B. B型超声
    C. M型超声 D. 扇形超声
    E. 多普勒超声检查
14. 以下哪项不属于B超检查胆管疾病的优点 ( )
    A. 确诊率高
    B. 安全,无痛苦
    C. 检查前无须禁食、禁水
    D. 无任何禁忌证

E. 属于无损伤检查法

15. 磁共振成像(MRI)诊断价值最高的适应证是 ( )

A. 脑、脊髓疾病
B. 乳腺病变
C. 腹部脏器病变
D. 盆腔脏器病变
E. 心血管病变

A_2型题

16. 某胆绞痛患者,应首选哪项检查以尽早明确诊断 ( )

A. 心电图　　B. CT
C. 肝功能检查　　D. X线胃肠钡餐
E. 腹部肝胆B超

17. 某患者临床拟诊听神经瘤,CT平扫无异常,选择哪一种方法进一步检查 ( )

A. CT增强扫描　　B. MRI
C. 动态CT扫描　　D. 颈内动脉造影
E. 椎动脉造影

X型题

18. 超声成像的基础是利用超声波传播中的 ( )

A. 指向性　　B. 界面的反射性
C. 界面的折射性　　D. 散射性
E. 绕射

19. B型超声适用于 ( )

A. 肝脏检查　　B. 胆囊检查
C. 子宫检查　　D. 胰腺检查
E. 骨骼检查

20. 下列哪些属于MRI检查的禁忌证 ( )

A. 体内植有心脏起搏器
B. 幽闭恐惧症患者
C. 正在进行心电监护者
D. 有碘过敏史者
E. 体内有铁磁性金属植入物、异物者

(刘冬梅　蔡小红)

项目10　护理诊断思维训练与护理记录

一、内容提要

护理诊断是护士针对个体、家庭、社区对现存的或潜在的健康问题或生命过程的反应所做的临床判断。本项目主要介绍了如何对患者的健康资料进行整理分析,完成护理病历的书写,并提出护理诊断的过程。目前我国护理病历的书写主要限于住院患者,其内容包括健康评估单、护理计划单、护理记录和健康教育计划。

二、学习指导

本项目重点是对收集的资料进行整理分析,护理病历的书写格式与内容及实践性、应用性强。要达到书写的真实、全面和准确,学习时要做到:① 领会书写护理病历的要求和注意事项;② 认真练习、反复实践,牢记护理病历的书写格式,并能根据不同医院的特点,灵活运用;③ 熟练掌握护理病历的内容,并能根据不同病种的特点和要求,写出不同患者和不同病种的护理病历;④ 本着认真负责的态度,勤学苦练,熟能生巧。

三、测试题

【名词解释】

1. 护理诊断　　2. 合作性问题
3. 护理记录　　4. 现存的护理诊断
5. 有危险的护理诊断　　6. 健康的护理诊断
7. 可能的护理诊断

【填空题】

1. 做出护理诊断的基础是__________。
2. 护理诊断一般需要经过3个步骤:________、________、________。
3. 分析资料包括________与__________。

【问答题】

1. 陈述护理诊断时有哪些注意事项?
2. 书写护理记录的基本原则有哪些?
3. 简述护理诊断的三种陈述方式。

【实践题】

入院健康评估单填写训练:

(1) 通过问诊、体格检查、阅读实验室和其他检查报告,完成对某护理对象健康资料的收集。注意采用正确、有效的沟通及体格检查方法,并在收集资料的过程中体现对患者的尊重和关心。

(2) 按本项目入院健康评估单举例一及入院健康评估单举例二的格式分别填写相关内容。

(3) 在实验报告本上写下资料收集及填写入院健康评估单的心得(尤其要记录收集资料过程中存在的问题及 2 份入院健康评估单的特点)至少 6 条。

【选择题】

A_1 型题

1. 有关护理诊断的概念下列哪项是错误的 ( )
   A. 一个诊断只针对一个问题
   B. 需要用诊断依据来解决
   C. 为护理措施提供依据
   D. 包括生理、心理、社会方面的问题
   E. 不仅关注现有的问题,同时也关注潜在的问题
2. 护理记录的书写要求不包括 ( )
   A. 描述生动形象
   B. 记录及时准确
   C. 内容全面真实
   D. 医学术语贴切
   E. 记录者签全名
3. 下列对护理诊断进行排序的陈述中,正确的是 ( )
   A. 一个患者首先的护理诊断只能有一个
   B. 首先的护理诊断解决之后再解决中优的护理诊断
   C. 现存的护理诊断应排在有……危险的护理诊断之前
   D. 可参照马斯洛的人类基本需要层次论进行排序
   E. 对于某个患者来说护理诊断的先后次序常常是固定不变的
4. "有……危险"护理诊断的陈述方式是 ( )
   A. PES 公式　B. PE 公式
   C. ES 公式　D. PS 公式
   E. PC 公式
5. 在护理诊断陈述时,字母 E 代表 ( )
   A. 诊断名称　B. 分类
   C. 相关因素　D. 临床表现
   E. 实验室检查
6. 关于护理诊断和医疗诊断,下列哪项是错误的 ( )
   A. 护理诊断随病情的变化而变化
   B. 护理诊断的决策者是护理人员
   C. 护理诊断是对个体病理生理变化的一种临床判断
   D. 医疗诊断的名称在病程中保持稳定
   E. 医疗诊断描述一种疾病
7. 关于护理诊断,下列哪项是错误的 ( )
   A. 一项护理诊断可针对多个问题
   B. 护理诊断以收集的资料为诊断依据
   C. 护理诊断必须通过护理措施解决
   D. 护理诊断是描述个体或群体对健康问题的反应
   E. 护理诊断随病情变化而变化
8. 关于收集资料,下列哪项是错误的 ( )
   A. 收集资料要准确、全面
   B. 收集资料只在患者刚入院时进行
   C. 收集资料贯穿护理工作全过程
   D. 收集资料是护理评估的第一步
   E. 收集资料为做出护理诊断提供依据
9. 护士发现某患者缺乏胰岛素注射方面的知

识，下列哪项护理诊断是正确的　(　　)
A. 知识缺乏
B. 知识缺乏(特定的)
C. 知识缺乏：与缺乏胰岛素注射方面的知识有关
D. 知识缺乏：缺乏胰岛素注射方面的知识
E. 知识缺乏：与糖尿病有关

10. 健康评估单一般要求在患者入院后多少小时内完成　(　　)
A. 12 小时　B. 24 小时
C. 36 小时　D. 8 小时
E. 16 小时

11. 健康评估单的内容不包括　(　　)
A. 健康史
B. 体格检查结果
C. 实验室及其他检查
D. 医疗诊断
E. 护理诊断

12. 护理计划单的内容不包括　(　　)
A. 预期目标　B. 效果评价
C. 护理措施　D. 医疗诊断
E. 护理诊断

13. 下列哪项不符合护理诊断书写要求 (　　)
A. 诊断明确，书写规范
B. 一项护理诊断可针对患者的多个健康问题
C. 列出护理诊断应贯彻整体护理观点
D. 护理诊断必须具有客观依据
E. 护理诊断应能指出护理方向

14. 下列哪项不是核实资料所要做的工作　(　　)
A. 检查有无遗漏
B. 核实主观资料
C. 澄清模糊不清的资料
D. 查阅新资料
E. 用客观资料对主观资料进行核实

15. 下列哪项是护士需要向患者进一步澄清的　(　　)
A. 大便每日 1 次
B. 体温 38℃
C. 体重 65 kg
D. 身高 175 cm
E. 食欲下降

16. 下列哪项不属于护理诊断的类型　(　　)
A. 潜在的护理诊断
B. 现存的护理诊断
C. 健康的护理诊断
D. 可能的护理诊断
E. 有危险的护理诊断

17. 现存的护理诊断一般所用的陈述方式为　(　　)
A. 三部分陈述法
B. 二部分陈述法
C. 一部分陈述法
D. 合作性问题陈述法
E. 无法陈述

18. 下列关于合作性问题的叙述哪项是不正确的　(　　)
A. 是指不能通过护士的独立手段解决的由疾病、治疗、检查所引起的并发症
B. 所有的并发症都是合作性问题
C. 是护士需与其他医务人员尤其是医生共同合作才能解决的问题
D. 护理的重点在于监测合作性问题的发生和变化
E. 合作性问题常用“潜在并发症……”来陈述

19. 关于护理病历陈述，不正确的是　(　　)
A. 执行护理程序、实施整体护理必不可少的记录
B. 反映护理工作过程和质量的基本资料
C. 护理教学的基本资料
D. 与科研无关
E. 具有法律效应

20. 首次护理记录的内容不包括　(　　)
A. 患者的姓名、年龄、性别

B. 患者目前主要身心状况
C. 近期治疗计划及主要用药
D. 主要护理诊断
E. 既往健康状况

21. 二级护理患者的一般护理记录要求（　　）
A. 至少每周 1 次
B. 至少每周 2 次
C. 至少每周 3 次
D. 至少每月 2 次
E. 至少每日 1 次

22. 关于转入记录的叙述不正确的是（　　）
A. 由原科护士书写
B. 内容包括：患者的姓名、年龄、性别
C. 由接受科护士书写
D. 需记录近期治疗计划及主要用药
E. 需记录目前主要身心状况

23. 应有阶段护理小结的患者是（　　）
A. 住院时间在半个月以上的患者
B. 住院时间在 2 个月以上的患者
C. 住院时间在 1 个月以上的患者
D. 有病情变化的患者
E. 住院时间在 1 周以上的患者

B 型题

（24～25 题共用备选答案）
A. 三部分陈述法
B. 二部分陈述法
C. 一部分陈述法
D. 合作性问题
E. 无法陈述

24. 有危险的护理诊断一般所用的陈述方式为（　　）

25. 健康的护理诊断一般所用的陈述方式为（　　）

（26～27 题共用备选答案）
A. 12 小时
B. 24 小时
C. 6 小时
D. 48 小时
E. 8 小时

26. 护理对象入院后应在多长时间内完成入院健康评估单（　　）

27. 护理对象病情危急，因抢救而未能及时书写健康评估记录，有关护理人员应当在抢救结束后多少时间内补记（　　）

（28～29 题共用备选答案）
A. 每日 1 次
B. 隔日 1 次
C. 每周 1 次
D. 每周 2 次
E. 每月 1 次

28. 一级护理患者的一般护理记录要求是（　　）

29. 三级护理患者的一般护理记录要求是（　　）

X 型题

30. 护理病历的内容包括（　　）
A. 健康评估单
B. 护理记录
C. 健康教育指导
D. 护理计划单
E. 交班报告

31. 关于收集资料，下列哪几项是错误的（　　）
A. 资料分主观资料和客观资料
B. 主观资料不可由别人提供
C. 客观资料是通过观察、体检、实验室及其他检查获得
D. 资料必须由患者提供
E. 要同时观察主客观资料

32. 关于资料记录下列哪几项是错误的（　　）
A. 所记录的资料要反映事实，不带有主观判断和结论
B. 对疼痛的描述可以是“疼痛严重”
C. 对疼痛的描述可以是“痛如刀割”
D. 对排便、进食量的描述可用“大便正常”“食量中等”

E. 避免使用模糊不清、无法衡量的词

33. 资料收集的重点在于（　　）

A. 确认护理对象目前和既往的健康状况

B. 确认护理对象对治疗和护理的反应

C. 确认护理对象潜在健康问题的危险因素

D. 确定家属的工作情况

E. 患者的经济承受能力

（濮丽萍）

附录5 参考答案

绪论

【名词解释】

是阐述评估护理对象对健康问题及生命过程反应的基本方法、基本技能和临床思维方法的科学，是护理的方法论课程。

【问答题】

包括三部分：健康评估的方法；健康评估的内容，主要包括常见症状与体征、日常生活活动能力评估、体格检查、心理评估、社会评估、常用实验室检查、心电图检查、影像检查；护理诊断思维训练与护理记录。

项目1

【名词解释】

1. 指患者感觉最主要、最明显的症状、体征及其性质和持续时间，也就是促使患者本次就诊的最主要的原因。
2. 是病史的主体部分，是围绕主诉详细描述患者患病以来疾病的发生、发展、演变、诊疗及护理的全过程。
3. 评估对象患病后对机体生理功能异常的主观感受或自身体验，如腹痛、头昏、皮肤瘙痒等表现，称为症状。
4. 通过体格检查获得的患者患病后机体的体表形态或内部结构的改变，如血压下降、心脏杂音、肝大等表现，称为体征。
5. 体格检查（简称体检），是检查者应用自己的感官（如眼、耳、鼻、手）或借助简单的工具（如体温计、血压计、听诊器、叩诊锤等）对患者的身体进行细致观察和系统检查，以了解机体健康状况的一组最基本的检查方法。
6. 指用视觉来观察患者全身或局部病变特征的一种检查方法。
7. 指通过手的触觉对患者某些器官或组织的物理特征进行判断的一种检查方法。
8. 指用手指叩击被检部位表面，使之震动而产生音响，根据震动和声响特点来判断被检部位的脏器有无异常的一种检查方法。
9. 叩击人体时产生的音响称叩诊音。
10. 一种音调较高、音响较弱、振动持续时间较短的叩诊音。系叩击被少量含气组织边缘覆盖的实质性脏器，如心或肝被肺遮盖的部分产生的音响；病理情况下见于肺组织含气量减少，如肺炎、肺不张、胸膜肥厚等。
11. 一种和谐的低音，如击鼓声，音响较清音强，振动持续时间较清音长，系叩击含有大量气体的空腔器官，如左下胸的胃泡区[特劳伯(Traube)鼓音区]及腹部产生的音响；病理情况下见于气胸、肺内大空洞等。
12. 介于鼓音与清音之间，音调较清音低、音响较清音强，是极易闻及的一种叩诊音。主要见于肺组织含气量增多、弹性减弱的病变如肺气肿。
13. 指运用物理、化学、生物学等实验方法，对患者的血液、尿液、粪便及其他排泄物、分泌物等标本进行检测，以了解机体的功能状态或病理变化。
14. 器械检查指利用各种仪器设备对患者身体进行检查。包括心电图检查、超声检查、X

线检查、CT 检查、磁共振成像、核素检查等。

【问答题】

1. 记录主诉的注意事项：① 主诉中不宜用疾病诊断用语如“糖尿病 1 年”等，而应记录“多饮、多尿、多食伴体重减轻 1 年”。② 主诉中包含不同时间的几个症状时，应按发生的先后顺序排列，如“活动性心悸气促 2 年、下肢水肿 1 周”。③ 主诉是患者的感觉，包括感觉异常（如头痛）、功能障碍（如吞咽困难），也包括患者自己发现的形态改变（如水肿）。④ 主诉的描述用语应规范，如“腹泻”不应记录为“拉肚子”。⑤ 对病程长、症状多而复杂的患者，临诊时的不适不一定是病症的主要表现，应结合病史分析选择最确切的主诉。
2. 健康史的主体是现病史。现病史的主要内容：① 起病情况及患病的时间；② 病因与诱因；③ 主要症状及其特点；④ 伴随症状；⑤ 病情的发展演变；⑥ 诊疗护理经过。
3. (1) 既往史的主要内容：① 患者对既往健康状况的评价。② 既往患病（含传染病）史。③ 住院史。④ 外伤、手术史。⑤ 预防接种史。⑥ 过敏史。⑦ 冶游史。

   (2) 个人史主要包括出生或居住地、生长发育情况、月经史、婚姻史、生育史。
4. ① 健康感知与健康管理型态；② 营养与代谢型态；③ 排泄型态；④ 活动与运动型态；⑤ 睡眠与休息型态；⑥ 感知与认知型态；⑦ 自我概念型态；⑧ 角色与关系型态；⑨ 性与生殖型态；⑩ 压力与应对型态；⑪ 价值与信念型态。
5. (1) 体格检查的基本方法有视诊、触诊、叩诊、听诊、嗅诊。

   (2) 注意事项：

   1) 视诊：视诊应在温暖的环境和适宜的自然光线下进行，灯光下不易辨别黄疸、轻度发绀、皮疹和出血点。

   2) 触诊：① 手不宜过凉、指甲不宜过长、压力适当、由浅入深、先触健侧后触诊病侧，以免引起患者精神和肌肉紧张。② 检查腹部时嘱患者取两腿屈膝仰卧位，检查肝脾时可取侧卧位。③ 检查下腹部时应嘱患者先排尿或排便，以免将充盈的膀胱或肠腔粪块误认为包块。④ 密切观察患者的表情和反应。

   3) 叩诊：① 环境安静、温暖，以免噪声干扰。② 检查胸部宜取坐位或仰卧位，检查腹部宜取仰卧位。③ 应充分暴露被检部位，注意对称部位的左右对比。

   4) 听诊：听诊时环境应安静、温暖、避风。注意两侧对比。听诊前注意听诊器耳件方向是否正确，管腔是否通畅；寒冷环境中检查时应将听诊器体件焐暖。听诊器体件有钟型和膜型 2 种，钟型体件适用于听低调的声音，听诊时应轻触体表被检部位，但应注意避免体件与皮肤摩擦而产生附加音；膜型体件适用于听高调的声音，如呼吸音、肠鸣音等，使用时应紧触体表被检部位。

   5) 嗅诊：避免直接将鼻对着患者口腔、排泌物、吐泻物或分泌物去嗅气味。
6. 视诊：

   (1) 直接观察：观察全身一般状态及局部特征。① 全身一般状态，如年龄、发育与体型、营养状态、意识状态、面容表情、体位、步态及外表整洁和精神状况等。② 局部特征，如皮肤黏膜、瞳孔、胸廓、腹部、脊柱、四肢外形、呼吸运动、心尖搏动、颈部血管等。

   (2) 间接观察：是借助工具如耳镜、检眼镜、内镜等，对特殊部位如外耳道和鼓膜、眼底、消化道、泌尿道等进行视诊。
7. 深部触诊法根据检查目的和手法不同可分为深部滑行触诊法、双手触诊法、深压触诊法。
8. 间接听诊法主要用于心、肺、腹部、血管等听诊。

9. 人体叩诊音有清音、浊音、实音、鼓音、过清音。

(1) 清音:系正常肺部的叩诊音。

(2) 浊音:系叩击被少量含气组织覆盖的实质性脏器,如心或肝被肺遮盖的部分产生的音响;病理情况下见于肺组织含气量减少如肺炎、肺不张、胸膜肥厚等。

(3) 实音:系叩击实质性脏器如心或肝产生的音响,病理状态下见于大量胸腔积液或肺实变等。

(4) 鼓音:系叩击含有大量气体的空腔器官如左下胸的胃泡区[特劳伯(Traube)鼓音区]及腹部产生的音响;病理情况下见于气胸、肺内大空洞等。

(5) 过清音:主要见于肺组织含气量增多、弹性减弱的病变如肺气肿。

正常人体胸部叩诊音的体表投影图:

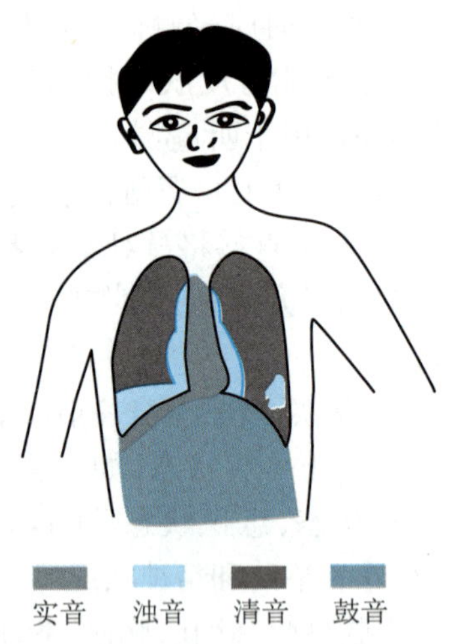

10. 常见的异常气味及其临床意义:

(1) 口腔气味:口臭见于齿龈炎、龋病、牙周炎。

(2) 呼气味:刺激性蒜味常见于有机磷中毒,烂苹果味为糖尿病酮症酸中毒,氨味见于尿毒症,腥臭味见于肝性脑病。

(3) 呕吐物:胃内容物呈酸臭味见于幽门梗阻,呈粪臭味见于低位肠梗阻。

(4) 粪便味:呈腐败性臭味见于消化不良或胰腺功能不良。

(5) 尿液味:浓烈的氨味见于膀胱炎。

(6) 痰液味:恶臭味的脓痰提示厌氧菌感染,见于支气管扩张或肺脓肿。

(7) 脓液味:恶臭味的脓液见于气性坏疽。

11. (1) 问诊的方法、技巧:① 问诊前的过渡性交谈;② 一般由主诉开始 ;③ 两个话题间使用过渡性语言;④ 注意时间顺序;⑤ 避免重复提问;⑥ 及时核实资料;⑦ 态度诚恳友善,注意非语言沟通;⑧ 根据情况采用封闭式或开放式的提问;⑨ 要有结束语。

(2) 问诊的注意事项:① 选择合适的时间;② 选择良好的环境,尊重患者的隐私权;③ 选择合适的人际沟通方式;④ 避免诱问和套问;⑤ 避免使用医学术语;⑥ 避免责难性提问。

【选择题】

1. A 2. C 3. A 4. C 5. E 6. B 7. D 8. E 9. C 10. A 11. C 12. B 13. D 14. C 15. D 16. D 17. A 18. CDE

项目 2

【名词解释】

1. 发热是指任何原因使机体产热过多或散热减少,导致体温超出正常范围。
2. 咯血是指喉以下的呼吸道或肺组织的出血,血液经口腔咯出,包括大量咳血痰或痰中带血。
3. 呼吸困难是指患者主观上感到空气不足,呼吸费力,客观上表现为呼吸活动用力,同时伴有呼吸频率、节律和深度的改变,严重者可有端坐呼吸、鼻翼扇动、张口耸肩等辅助呼吸肌参与呼吸运动。
4. 心血管疾病患者于夜间睡眠中憋醒,气喘明显,面色青紫,大汗,咳大量粉红色痰,听诊肺部有广泛湿啰音,心率增快,伴奔马律,称为“心源性哮喘”。

5. 吸气时出现胸骨上窝、锁骨上窝、腹上角及肋间隙明显凹陷，称“三凹征”。见于急性喉炎、喉水肿、气管异物等。
6. 发绀指周围血液中的还原血红蛋白增多或出现异常血红蛋白衍生物时，皮肤及黏膜呈现青紫色的现象。
7. 黄疸是指血清胆红素浓度高于正常范围，导致巩膜、皮肤黏膜被染成黄色的征象。
8. 细胞内及组织间隙内积液过多，即为水肿。
9. 嗜睡是最轻的意识障碍，表现为一种病理性倦睡。患者呈持续性睡眠状态，易被唤醒，醒后回答问题基本正确，但刺激去除后很快又再次入睡。
10. 意识障碍是指人体对外界环境刺激缺乏反应的一种精神状态。

【问答题】

1. 临床表现包括：发热程度、热期、临床过程（体温上升期、高热期、体温下降期）、热型。
2. 咯血与呕血的区别：

	咯　血	呕　血
病因	肺结核、支气管扩张、肺癌、心脏病等	消化性溃疡、肝硬化食管胃底静脉曲张等
出血前症状	咽部痒感、胸闷、咳嗽等	上腹部不适、恶心、呕吐等
出血方式	咯出	呕出，可呈喷射状
血色	鲜红	棕黑、暗红，有时鲜红
血中混有物	痰、泡沫	食物残渣、胃液
血液 pH	碱性	酸性
黑粪	无，如血液咽下可有	有，呕血停止后仍可持续数日
出血后痰性状	常有血痰数日	无痰

3. 心源性呼吸困难的特点为：活动时出现或加重，休息后减轻或缓解；仰卧时加重，半卧位或坐位时减轻，严重时患者取端坐位。呼吸困难发生在夜间睡眠时，称夜间阵发性呼吸困难，患者常于夜间睡眠中憋醒，轻者起床后不久胸闷、气促缓解；重者气喘明显，面色青紫，大汗，咳大量粉红色痰，听诊肺部有广泛湿啰音，心率增快，伴奔马律，又称为“心源性哮喘”。
4. 肺源性呼吸困难常见有三种类型：① 吸气性呼吸困难：特点为吸气显著困难，吸气时间明显延长，可伴有干咳和喘鸣音，严重者吸气肌过度紧张，出现胸骨上窝、锁骨上窝、腹上角及肋间隙在吸气时明显凹陷，称“三凹征”。② 呼气性呼吸困难：特点为呼气费力，呼气时间延长，常伴有哮鸣音。③ 混合性呼吸困难：特点为吸气和呼气均感费力，呼吸频率增快，呼吸变浅。
5. 中心性发绀表现为全身性发绀，除四肢及颜面外，也累及躯干的皮肤和黏膜，但发绀的皮肤温暖。发绀的原因多由心、肺疾病引起呼吸功能衰竭、通气与换气功能障碍、肺氧合作用不足导致血氧饱和度降低所致。一般可分为：肺性发绀和心性发绀。周围性发绀表现为肢体的末端与下垂部位发绀，受累部位的皮肤是冷的，若给予按摩或热敷，使皮肤转暖，发绀可消退。常由于周围循环血流障碍所致，可分为：瘀血性周围性发绀和缺血性周围性发绀。
6. （1）溶血性黄疸：皮肤黏膜轻度黄染，呈浅柠檬色，无皮肤瘙痒。在急性溶血时伴有寒战、发热、头痛、呕吐、腹痛及腰部酸痛等症状，同时尿呈酱油色（血红蛋白尿）。慢性溶血以贫血、黄疸和脾大为主要表现。

（2）肝细胞性黄疸：皮肤黏膜呈浅黄或深金黄色，少数患者有皮肤瘙痒。常伴乏力、食欲减退、肝区不适等症状，严重的可有出血倾向。

（3）胆汁淤积性黄疸：皮肤呈暗黄、黄绿或绿褐色,伴皮肤瘙痒者多见,少数患者伴心动过缓。尿色深,似浓茶样,粪便颜色变浅,肝外胆管完全阻塞时粪便呈白陶土色。

7. 消化系统疾病包括:食管疾病,胃、十二指肠疾病,肝、胆、胰疾病等;血液疾病;其他,如流行性出血热、败血症、尿毒症、肝功能衰竭等。以上病因中,最常见的是消化性溃疡,其次是食管胃底静脉曲张破裂,再次为急性胃黏膜病变。

8. 如有下列征象提示出血未停止:① 反复呕血或黑便次数增加,呕出物转为暗红色,肠鸣音亢进;② 经足量补充血容量,周围循环衰竭现象仍未改善;③ 血红细胞计数、血红蛋白量和红细胞比积继续下降;④ 网织红细胞计数及血尿素氮持续增高。

9. (1) 急性腹痛:① 腹腔脏器的急性炎症;② 腹腔内脏器急性穿孔或破裂或扭转;③ 空腔脏器梗阻或扩张;④ 腹腔内急性血管病变如肠系膜动脉栓塞;⑤ 胸部疾病引起的牵涉痛如心肌梗死;⑥ 全身性疾病如糖尿病酮症酸中毒、尿毒症等。

(2) 慢性腹痛:① 腹腔内脏器的慢性炎症或溃疡性病变;② 肿瘤性病变;③ 胃肠神经功能紊乱;④ 中毒与代谢障碍。

10. 心源性水肿与肾源性水肿的鉴别:

鉴别点	心源性水肿	肾源性水肿
开始部位	从足部开始、向上延及全身	从眼睑、颜面开始而延及全身
发展快慢	发展缓慢	发展迅速
水肿性质	比较坚实,移位性小	软,移动性大
伴随症状	伴有心功能不全表现:如心脏增大,心杂音、肝大、静脉压升高等	伴有肾脏病变表现:如高血压、蛋白尿、血尿、管型尿、眼底改变等

11. (1) 嗜睡是最轻的意识障碍,表现为一种病理性倦睡。患者呈持续性睡眠状态,易被唤醒,醒后回答问题基本正确,但刺激去除后很快又再次入睡。

(2) 昏睡是接近人事不省的意识状态,患者处于沉睡状态,不易唤醒。在压迫眶上神经、摇晃身体等强烈刺激下可唤醒,但很快又入睡,醒时回答问题含糊或答非所问。

12. 深昏迷:患者意识完全丧失,全身肌肉松弛,对任何刺激均无反应,深、浅反射均消失,生命体征不稳定,大小便失禁。

【选择题】

1. D　2. B　3. D　4. C　5. E　6. E　7. E
8. B　9. A　10. A　11. B　12. D　13. E
14. B　15. D　16. A　17. E　18. C　19. A
20. D　21. B　22. C　23. D　24. A　25. D
26. A　27. C　28. E　29. E　30. D　31. B
32. A　33. E　34. B　35. A　36. D　37. E
38. A　39. C　40. A　41. A　42. C　43. A
44. B　45. A　46. C　47. C　48. A　49. E
50. D　51. D　52. C　53. B　54. D　55. A
56. C　57. C　58. A　59. A　60. D　61. E
62. C　63. C

项目 4

任务 1

【名词解释】

1. 无力型(瘦长型)表现为体高肌瘦、颈细长、肩窄下垂、胸廓扁平、腹上角小于 90°。
2. 正力型(匀称型)表现为身体各个部分结构匀称适中,腹上角 90°左右,见于多数正常成人。
3. 超力型(矮胖型)表现为体格粗壮、颈粗短、面红、肩宽平、胸围大、腹上角大于 90°。
4. 患者不能自己调整或变换身体的位置。见于极度衰竭或意识丧失者。
5. 患者为减轻痛苦,被迫采取某种特殊的体位。

【问答题】

1. 在发育成熟前，如出现垂体前叶功能亢进，可致体格异常高大称为巨人症；如发生垂体功能减退，可致体格异常矮小称为垂体性侏儒症。甲状腺对体格发育具有促进作用。发育成熟前如发生甲状腺功能减退，可导致体格矮小和智力低下，称为呆小病。性激素决定第二性征的发育，当性激素分泌受损，可导致第二性征的改变。男性患者出现"阉人"征，表现为上、下肢过长，骨盆宽大，无胡须、毛发稀少，皮下脂肪丰满，外生殖器发育不良，发音女声；女性患者出现乳房发育不良、闭经、体格男性化、多毛、皮下脂肪减少、发音男声。性激素对体格亦具有一定的影响，性早熟儿童，患病初期可较同龄儿童体格发育快，但常因骨骺过早闭合限制其后期的体格发育。
2. ① 摄食障碍；② 消化障碍；③ 消耗增多。

【选择题】

1. D 2. E 3. B 4. A 5. B 6. C 7. B
8. B 9. B 10. A 11. C 12. E 13. A
14. E 15. D 16. ABCE 17. ACDE
18. ABDE

任务 2

【名词解释】

1. 由于血清内胆红素浓度增高而使皮肤黏膜乃至体液及其他组织黄染的现象为黄疸。
2. 皮肤小动脉末端分支性扩张形成的血管痣，形似蜘蛛，称为蜘蛛痣。一般认为与肝脏对雌激素的灭活作用减弱有关，常见于急、慢性肝炎或肝硬化。
3. 皮肤黏膜呈青紫色，主要由血液中还原血红蛋白量增多(超过 50 g/L)引起，也可由血液中异常血红蛋白衍生物引起。
4. 是一种鲜红色圆形斑疹，直径 2～3 mm，为病灶周围血管扩张所致。以手指按压可使皮疹消退，松开时又复出现，多出现于胸腹部。为伤寒和副伤寒的特征性皮疹。
5. 慢性肝病患者手掌大、小鱼际处常发红，加压后褪色，称为肝掌。

【问答题】

1. 皮下出血根据其直径大小及伴随情况分为以下几种：小于 2 mm 称为瘀点，3～5 mm 称为紫癜，大于 5 mm 称为瘀斑；片状出血并伴有皮肤显著隆起称为血肿。皮下出血常见于造血系统疾病、重症感染、某些血管损害性疾病以及毒物或药物中毒等。
2. (1) 斑疹：局部皮肤发红，一般不凸出皮肤表面。见于斑疹伤寒、丹毒、风湿性多形性红斑等。

   (2) 玫瑰疹：是一种鲜红色圆形斑疹，直径 2～3 mm，为病灶周围血管扩张所致。以手指按压可使皮疹消退，松开时又复出现，多出现于胸腹部。为伤寒和副伤寒的特征性皮疹。

   (3) 丘疹：除局部颜色改变外，病灶凸出皮肤表面。见于药物疹、麻疹及湿疹等。

   (4) 斑丘疹：在丘疹周围有皮肤发红的底盘称为斑丘疹。见于风疹、猩红热和药物疹等。

   (5) 荨麻疹：又称风团，为稍隆起皮肤表面的苍白色或红色的局限性水肿，大小可不一，有瘙痒，为速发性皮肤变态反应所致，见于各种过敏反应。

【选择题】

1. D 2. A 3. C 4. B 5. A 6. A 7. B
8. A 9. A 10. A 11. E 12. C 13. A
14. A 15. D 16. A 17. B 18. A 19. A

任务 3

【问答题】

引起局部淋巴结肿大的原因有：① 非特异性淋巴结炎，由引流区域的急、慢性炎症引起，如急性化脓性扁桃体炎可引起颈部淋巴结肿大。肿大的淋巴结一般质地软、有压痛、表面光滑、无粘连。② 淋巴结结核,肿大的淋巴结多发生于颈部血管周围,呈多发性、质地稍硬、大小不等、可互相粘连或与周围组织粘连,晚期破溃后可形成瘘管,愈合后可形成瘢痕。③ 恶性肿瘤淋巴结转移,肿大的淋巴结质地硬或有橡皮样感,与周围组织粘连,不易推动,一般无压痛。如肺癌多向右锁骨上淋巴结转移;胃癌或食管癌多向左锁骨上淋巴结转移,称为 Virchow 淋巴结;乳腺癌多向腋下淋巴结转移。全身性淋巴结肿大的淋巴结可遍及全身,大小不等,无粘连。

【选择题】

1. E　2. B　3. C　4. B　5. C

任务 4

【名词解释】

1. 正常人立位或坐位时颈静脉不显露。若取45°角半卧位,颈静脉充盈超过正常水平,或坐位、立位时见颈静脉充盈,称颈静脉怒张,提示静脉压增高,见于右心衰竭、心包积液、缩窄性心包炎、上腔静脉阻塞综合征。
2. 吸气时鼻孔开大,呼气时回缩,称鼻翼扇动。见于重度呼吸困难者,如支气管哮喘、心源性哮喘和小儿肺炎等。
3. 在相当于第二磨牙的颊黏膜处出现针尖大小白色斑点,称为麻疹黏膜斑(Koplik 斑),为麻疹早期体征。
4. 黏膜上有白色或灰白色凝乳块状物,称为鹅口疮(thrush),为白色念珠菌感染所引起,多见于重病衰弱者或长期使用广谱抗生素和抗肿瘤药物的患者。

【简答题】

1. 扁桃体肿大分为三度:未超出咽腭弓者为Ⅰ度;超出咽腭弓者为Ⅱ度;达到或超出咽后壁中线者为Ⅲ度。
2. 甲状腺肿大可分为三度:Ⅰ度为不能看到但能触及者;Ⅱ度为能看到肿大的甲状腺又能触及,但在胸锁乳突肌以内者;Ⅲ度为超过胸锁乳突肌外缘者。

【选择题】

1. C　2. C　3. A　4. D　5. E　6. D　7. B
8. A　9. D　10. C　11. D　12. B　13. C
14. AC

任务 5

一、肺和胸膜

【名词解释】

1. 严重呼吸困难时吸气肌收缩,造成肺内负压极度增高,出现胸骨上窝、锁骨上窝及肋间隙明显凹陷,称三凹征,见于喉痉挛、喉结核、喉癌、气管肿瘤、气管异物等。
2. 严重代谢性酸中毒时,呼吸深大、频率加快,称酸中毒深大呼吸或库氏(Kussmaul)呼吸,见于糖尿病酮症酸中毒和尿毒症酸中毒等。
3. 是一种由浅慢逐渐变为深快,然后再由深快转为浅慢,随之出现一段呼吸暂停,后又开始上述变化的周期性呼吸。
4. 表现为有规律呼吸几次后突然停止一段时间,又开始呼吸,如此周而复始。
5. 急性胸膜炎症时,纤维蛋白沉积于脏、壁两层胸膜使其表面变得粗糙,呼吸运动时胸膜相互摩擦,触诊时有皮革相互摩擦的感觉,称为胸膜摩擦感。
6. 指在正常肺泡呼吸音的区域听到支气管呼吸音,又称管状呼吸音。
7. 是指被检查者发出语音时的声波震动沿气管、支气管及肺泡传到胸壁,引起共鸣振动,被检查者用手触及,称为语音震颤。

【简答题】

1. 视诊:患侧呼吸运动减弱;触诊:病变区语颤增强,气管居中;叩诊:病变区浊音、实音;听诊:

患侧肺泡呼吸音消失，出现病理性支气管呼吸音，听觉语音增强，湿性啰音。

2. 视诊：患侧胸廓饱满，呼吸运动减弱或消失；触诊：气管移向健侧，病变区语颤减弱或消失；叩诊：病变区鼓音；听诊：患侧肺泡呼吸音消失，听觉语音减弱或消失。

3.

	视诊	触诊	叩诊	听诊
肺气肿	桶状胸、双侧呼吸运动减弱	两侧语颤减弱、气管居中	两肺过清音	两肺肺泡呼吸音减弱、呼气延长、听觉语音减弱或消失
右侧气胸	患侧右侧胸廓饱满、呼吸运动减弱或消失	气管移向左侧、右侧语颤减弱或消失	右胸部鼓音	右侧肺泡呼吸音消失、听觉语音减弱或消失

4. 在正常肺的清音区范围内叩及浊音、实音、过清音或鼓音，称异常叩诊音。

(1) 异常浊音或实音见于：① 肺组织含气量减少：如肺炎、肺结核、肺梗死、肺不张、肺水肿等；② 肺内不含气的病变：如肺肿瘤、肺包囊虫病等；③ 胸膜腔积液、胸膜肥厚粘连等；④ 胸壁疾病：如胸壁水肿等。

(2) 异常鼓音：见于气胸、靠近胸壁直径大于 3～4 cm 的浅表肺空洞，如空洞型肺结核、液化破溃了的肺脓肿等。

(3) 过清音：正常肺部无过清音，过清音见于肺内含气量增加且肺泡弹性减退者，如肺气肿、支气管哮喘发作。

【选择题】

1. B 2. B 3. B 4. C 5. B 6. C 7. A
8. B 9. C 10. A 11. C 12. B 13. E
14. B 15. B 16. B 17. E 18. C 19. B
20. E 21. E 22. B 23. D 24. B 25. C
26. A 27. B 28. D 29. C 30. A

二、心脏和血管

【名词解释】

1. 左心房与肺动脉扩大，心腰部饱满或膨出，心浊音界呈梨形，常见于二尖瓣狭窄，也称二尖瓣型心。
2. 左心室肥大时心尖搏动增强，用手指触诊，可使指端抬起片刻，称抬举样心尖搏动。
3. 又称震颤，指在心脏跳动时用手触诊心前区感觉到的一种微细震动感，与在猫颈部摸到的呼吸震颤类似，提示有器质性心脏病，多见于心脏瓣膜狭窄及某些先天性心脏病。
4. 脉搏骤起骤落，急促而有力，犹如潮水涨落。见于脉压增高如高热、甲亢、主动脉瓣关闭不全等患者。
5. 吸气时脉搏明显减弱，甚至消失，见于缩窄性心包炎和大量心包积液。
6. 脉搏一强一弱交替出现，而节律规整。为左心室收缩力强弱交替所致，是左心衰竭的重要体征之一。

【问答题】

1. 听诊特点为心律绝对不规则；心音强弱不等；心率与脉率不等，后者称为脉搏短绌，简称绌脉。心房颤动常见于风湿性心脏病、冠状动脉硬化性心脏病、甲状腺功能亢进症等。
2. 舒张早期的额外心音即病理性 S_3，听诊在 S_2 之后与原有的 S_1、S_2 组成的节律，在心率＞100次/分时犹如马奔跑的蹄声，称舒张早期奔马律。心尖部闻及舒张早期奔马律是心肌严重受损的重要体征，多见于心肌炎、心肌病等患者发生左心衰竭时。
3. 心脏各瓣膜听诊区的位置：

(1) 二尖瓣听诊区：位于心尖搏动最强点，即心尖区。正常成人坐位时位于第 5 肋间左锁骨中线交点稍内侧处。

(2) 主动脉瓣听诊区：有两个听诊区，即胸骨右缘第 2 肋间隙及胸骨左缘第 3、4 肋间隙,后者通常称为主动脉瓣第二听诊区。

(3) 肺动脉瓣听诊区:在胸骨左缘第 2 肋间。

(4) 三尖瓣听诊区:在胸骨体近剑突稍偏右或稍偏左处。

心脏听诊内容包括心率与心律、心音、额外心音、心杂音及心包摩擦音等。

【选择题】

1. D 2. A 3. B 4. C 5. B 6. C 7. A 8. D 9. C 10. E 11. A 12. D 13. A 14. A 15. D 16. E 17. B 18. B 19. A 20. C 21. E 22. C 23. D 24. ACDE 25. ABCDE 26. ABCDE 27. ABCDE 28. CDE 29. ABD

任务 6

【名词解释】

1. 平卧时腹壁松弛,液体下沉于腹腔两侧,致侧腹部明显膨出扁而宽,称为蛙状腹。
2. 腹膜有炎症或肿瘤浸润时,腹部常呈尖凸形,称为尖腹。
3. 患者仰卧时前腹壁水平明显低下,严重时前腹壁凹陷几乎贴近脊柱,肋弓、耻骨联合显露,腹外形如舟状,见于消瘦和脱水者。
4. 胃肠道发生梗阻时,梗阻近端的胃或肠段饱满而隆起,可显出各自的轮廓。
5. 肠鸣音声音响亮、音调高亢,甚至呈叮当声或金属声,称肠鸣音亢进,为机械性肠梗阻的表现。
6. 在胃内有较多液体及气体存留时可出现振水音。检查时患者取仰卧位,护士将听诊器体件放于左上腹部,或以一耳凑近上腹部,同时以冲击触诊法振动胃部,即可听到气、液撞击的声音。
7. 急性胃肠穿孔或脏器破裂所致急性弥漫性腹膜炎,腹膜受刺激而引起腹肌痉挛、腹壁明显紧张,触之硬如木板,称板状腹。
8. 结核性腹膜炎、癌性腹膜炎或其他慢性病变,由于炎症刺激缓慢,导致腹膜增厚,并与肠管、肠系膜粘连,触诊时腹壁柔韧而具抵抗力,不易压陷,称揉面感。
9. 检查者用手触诊腹部出现压痛后手指可于原处稍停片刻,使压痛感觉趋于稳定,然后迅速将手抬起,如此时患者感觉腹痛骤然加重,并常伴有痛苦表情或呻吟。
10. 护士将左手掌平放在患者的右肋缘,拇指指腹以中等度压力置于右肋缘与腹直肌外缘交界(胆囊压痛点)处,然后嘱患者缓慢深吸气,正常无痛感,在吸气过程中,有炎症的胆囊下移碰到检查者用力按压的拇指,即可引起疼痛或因剧烈疼痛而突然屏气,称为墨菲征阳性。
11. 腹腔内游离腹水若超过 1 000 ml,患者在直立位时,液体多潴积于腹腔的低处,故在此处叩诊呈浊音。患者仰卧位时,两侧腹部叩诊呈浊音,中腹部叩诊呈鼓音。检查者自腹中部脐水平面开始向患者左侧叩诊,发现浊音时,板指固定不动,嘱患者右侧卧,再度叩诊,呈鼓音,表明浊音移动。同样方法向右侧叩诊,也出现浊音移动的现象。这种因体位不同而出现腹部浊音区变动的现象,称移动性浊音。

【填空题】

1. 视　听　叩　触　　触诊
2. 腹部平坦　腹部低平　腹部饱满
3. 门静脉高压
4. 位置　肝脏的质地　表面及边缘情况
5. 急性胆囊炎
6. 3～5　急性腹膜炎　麻痹性肠梗阻

【简答题】

1. 急性弥漫性腹膜炎患者的腹部体征有:

   视诊:腹式呼吸明显减弱或消失,腹壁运动受限,有积液时,腹部膨隆。

   触诊:腹肌紧张,腹壁压痛和反跳痛。

   叩诊:有胃肠穿孔时肝浊音界缩小或消失,有积液时可叩出移动性浊音。

听诊:肠鸣音减弱或消失。

2. 脾大分度及临床意义:① 深吸气时,脾在肋缘下触及但不超过3 cm者为轻度脾大,见于肝炎、伤寒、粟粒型结核、急性疟疾、感染性心内膜炎及败血症等,质地一般较柔软。② 脾下缘超过肋下3 cm,但在脐水平线以上者为中度脾大,常见于肝硬化、疟疾后遗症、慢性淋巴细胞性白血病、慢性溶血性黄疸、淋巴瘤、系统性红斑狼疮等,质地一般较硬。③ 脾下缘超过脐水平线或向右超过前正中线者为高度脾大。表面光滑者可见于慢性粒细胞性白血病、疟疾等。表面不光滑而有结节者见于淋巴瘤和恶性组织细胞病。

3. 肝脏触诊的内容:大小、质地、表面及边缘情况、有无压痛等。

【选择题】

1. A 2. C 3. B 4. A 5. B 6. E 7. B
8. E 9. E 10. C 11. D 12. A 13. D
14. A 15. D 16. C 17. A 18. A 19. A
20. C 21. E 22. B 23. C 24. B 25. E
26. D 27. A 28. A 29. A 30. E 31. C
32. C 33. C 34. D 35. A 36. A 37. A
38. E 39. B 40. E 41. A 42. D 43. B
44. E 45. A 46. B 47. E 48. B 49. D
50. B 51. E 52. C 53. A 54. E 55. E
56. C 57. E 58. A 59. D 60. E 61. C
62. A 63. B 64. D 65. A 66. B 67. C
68. A 69. B 70. ABC 71. ABC
72. ABCDE 73. ACD

任务7

【名词解释】

1. 患者两肘关节屈曲置于床上,胸部尽量接近床面,两膝关节屈曲成直角跪在床上,臀部抬高。此体位多用于检查前列腺、精囊、直肠疾病,及乙状结肠镜检查。

2. 齿状线以下深达皮肤全层的纵行及菱形裂口或感染性溃疡,疼痛明显。

3. 直肠下部黏膜下或肛管边缘的皮下静脉丛扩大或曲线所致的静脉团。

4. 包皮长过阴茎头但上翻后能露出尿道口和阴茎头称包皮过长。

5. 即腹股沟斜疝,由肠管或肠系膜等腹腔内容物经腹股沟管下降至阴囊内而形成。

6. 用不透明纸片卷成圆筒,一端置于阴囊的肿大部位,在其对侧以手电紧贴皮肤照射,从纸筒另一端观察,若透光,为透光试验阳性,提示为鞘膜腔积液,不透光则为阴囊疝或睾丸肿瘤。

【填空题】

1. 肘膝位 左侧卧位 仰卧位 截石位
2. 12 6
3. 肛裂 感染 肛门 直肠周围脓肿 直肠癌
4. 外生殖器 内生殖器
5. 阴茎癌 下疳 梅毒
6. 局部炎症 阴囊疝 鞘膜腔积液 阴囊疝 睾丸肿瘤
7. 老年良性前列腺增生 急性前列腺炎 前列腺癌

【问答题】

1. 触诊:又称肛门指诊或直肠指诊。以右手食指戴指套或手套,涂以适量润滑油,先在肛门外轻轻按摩,再将食指缓慢插入肛门、直肠内,触摸其内壁,有无压痛和黏膜是否光滑,有无肿块及搏动感。剧烈触痛见于肛裂和感染;触及波动感,见于肛门、直肠周围脓肿;触及柔软、光滑而有弹性的包块,见于直肠息肉;触及坚硬的包块,见于直肠癌;指套上带有黏液、脓液或血液,提示有炎症、组织破坏,必要时留作涂片检查或细菌培养。

2. 阴囊肿大触之有水囊样感时,可进行阴囊透光试验:用不透明纸片卷成圆筒,一端置于阴囊的肿大部位,在其对侧以手电筒紧贴皮肤照射,从纸筒另一端观察,若透光,为透光试验阳性,提示为鞘膜腔积液,不透光则为阴囊疝或睾丸肿瘤。

【选择题】

1. E　2. E　3. B　4. A

任务8

【名词解释】

1. 左手置于患者头上,右手半握拳以小鱼际部叩左手背。如有病变,相应部位有疼痛,称为传导痛,见于脊柱结核、脊柱骨折及椎间盘突出等。
2. 手指或足趾末端增生、肥厚,呈杵状膨大,指甲从根部到末端呈弧形隆起。可能与肢端慢性缺氧、代谢障碍、中毒性损害有关。常见于支气管肺癌、支气管扩张、慢性肺脓肿、发绀型先天性心脏病、感染性心内膜炎等。
3. 指甲中部凹陷,边缘翘起,指甲变薄,表面有条纹呈匙状。常见于缺铁性贫血。
4. 手掌的骨间肌和小鱼际肌明显萎缩,手指呈鸟爪样,见于尺神经损伤,进行性肌萎缩等。
5. 双踝靠拢时两膝却向外分离,称膝内翻或"O"形腿畸形。

【填空题】

1. 脊柱弯曲度　脊柱活动度　脊柱压痛与叩击痛
2. 颈段前凸　胸段后凸　腰段前凸　骶段后凸
3. 佝偻病　结核病　强直性脊柱炎
4. 梭形畸　尺侧　双侧　类风湿关节炎
5. 末端增生、肥厚,呈杵状膨大,指甲从根部到末端呈弧形隆起　支气管肺癌/支气管扩张/慢性肺脓肿/发绀型先天性心脏病　反甲　缺铁性贫血
6. 瘫痪　骨折　关节脱位　肌腱　软组织损伤
7. 膝内翻　"O"　膝外翻　"X"

【问答题】

1. 脊柱检查的内容:脊柱弯曲度、脊柱活动度、脊柱压痛与叩击痛。
   四肢检查的内容:形态,有无杵状指、匙状指(反甲)、指关节变形,足内、外翻畸形,膝内、外翻畸形等;运动。
2. 脊柱活动障碍见于软组织损伤、脊椎脱位、椎间盘脱出、脊椎骨折、骨质增生与破坏、结核等。
3. 见于脊柱结核、脊柱骨折及椎间盘突出等。

【选择题】

1. E　2. B　3. A　4. C　5. B　6. D

任务9

【名词解释】

1. 偏瘫:为一侧肢体瘫痪,伴有同侧中枢性面瘫及舌瘫,见于对侧大脑半球运动区或内囊部的损害,如急性脑血管疾病或脑肿瘤等。
2. 截瘫:为双下肢瘫痪,见于脊髓横贯性损害,如脊髓损伤、炎症、结核等。
3. 肌力:指肌肉随意运动时的最大收缩力。
4. 病理反射:是指锥体束病损时,失去了对脑干和脊髓的抑制功能而出现的踝和踇趾背伸的异常反射。包括 Babinski 征、Oppenheim 征、Gordon 征、Chaddoch 征。
5. 脑膜刺激征:为脑膜受激惹的表现,见于脑膜炎、蛛网膜下隙出血和颅内压增高等。包括颈项强直、Kernig 征、Brudzinski 征。

【填空题】

1. 皮肤　黏膜　角膜反射　腹壁反射　提睾反射　跖反射
2. 骨膜　肌腱　肱二头肌反射　肱三头肌反射　桡骨骨膜反射　膝反射　跟腱反射　霍夫曼征

【问答题】

1. 0 级:完全瘫痪,无肌肉收缩。
   1 级:可见肌肉收缩,但肢体不能运动。
   2 级:肢体能在床面上水平移动,但不能抬离床面。
   3 级:肢体能抬离床面,但不能对抗阻力。

4级:能做对抗阻力运动,但较正常差。
5级:正常肌力。

2. 患者仰卧,髋及膝关节伸直,检查者一手握住患者踝部,另一手用竹签由患者足底外侧由脚跟划向小趾根部,再转向内侧。正常反应为足跖屈,即 Babinski 征阴性。阳性表现为蹬趾缓缓背伸,其他四趾呈扇形展开,见于锥体束损害。
3. 患者仰卧,双下肢自然伸直,检查者一手按于患者胸前,另一手托起患者枕部并使其头颈前屈,此时若出现双侧膝、髋关节屈曲为阳性。见于脑膜炎、蛛网膜下隙出血和颅内压增高等。

【选择题】

1. A　2. C　3. A　4. D　5. D　6. B　7. D　8. C　9. A　10. C　11. C　12. E　13. D　14. E　15. C　16. B　17. A　18. D　19. C　20. B　21. C　22. D　23. B　24. D　25. E　26. B　27. B　28. C　29. D　30. E　31. D　32. A　33. B　34. C　35. D　36. B　37. ABC　38. BCD

项目5

【名词解释】

1. 压力是个人在面对具有威胁性的情境中,一时无法消除威胁脱离困境时的一种被压迫的感受。
2. 当人的内外部需求难以满足或压力远远超过其所能承受的范围时,机体采用持续性的行为、思想和态度改变来处理这一特定情形的过程称为应对。
3. 自我概念是人们通过对自己的内外在特征以及他人对其的反应的感知与体验而形成的对自我的认识与评价,是个体在与其心理社会环境相互作用过程中形成的动态的、评价性的"自我肖像"。

【填空题】

1. 会谈法　观察法　心理测量学方法
2. 一切使机体发生压力反应的因素　生理因素　环境因素　社会文化因素
3. 生理反应　心理反应　行为反应
4. 健康与精力　积极的信仰　解决问题的能力　社会性技巧　家庭、社会支持　物质资源
5. 身体自我(体像)　社会自我　精神自我　自尊
6. 焦虑　抑郁

【问答题】

1. 应对压力时利用的资源有:① 健康与精力。② 积极的信仰。③ 解决问题的能力。④ 社会性技巧,如沟通、表达等,以有效促进问题解决,增加社会支持。⑤ 家庭、社会支持。⑥ 物质资源,如利用金钱、物质、设备等增加应对能力,减少对压力的恐惧与不确定感。不管采用何种应对方式,只要能提高机体对压力的应对水平和耐受性就可以说应对有效。应对有效的标准包括:压力所造成的身心反应维持在可控制的限度内,希望和勇气被激发,自我价值感得到维持,与有重要意义的他人关系改善,人际、社会以及经济处境改善,生理功能康复得以促进。
2. 以下情况属自我概念紊乱高危人群,应详细、深入地评估其自我概念:疾病或外伤使身体某一部分丧失,如截肢术、乳房切除术、结肠造瘘术、子宫切除术、肾切除术、喉切除术。生理功能障碍如脑血管疾病、冠状动脉性心脏病、癌症、瘫痪。疾病或创伤引起体表变化如烧伤、关节炎、系统性红斑狼疮、眼球突出、脊柱畸形、各种皮肤病、多毛症、毁容、满月脸、脱发等。感知觉或沟通功能障碍如视、听觉障碍、感觉异常、口吃、孤独症等。精神因素或精神疾病,如神经性厌食、用药成瘾、酗酒、抑郁症、精神分裂症等。神经肌肉障碍如帕金森病、脊髓灰质炎、多发性硬化病等。性生殖系统疾病或功能障碍如青春期、怀孕、不孕症、更

年期、性病等。过度肥胖或消瘦。成熟因素或偶发事件、危机、衰老、角色改变等。特殊治疗如安置胃管、导尿管等。

3. 略。

【选择题】

1. B 2. D 3. A 4. B 5. A 6. D 7. A 8. B 9. A 10. C 11. B 12. C 13. B 14. C 15. D 16. B 17. C

项目 6

【名词解释】

1. 家庭压力是指可引起家庭生活发生重大改变、造成家庭功能失衡的所有刺激性事件。
2. 文化休克是指人们生活在陌生文化环境中所产生的迷惑与失落的经历。常发生于个体从熟悉的环境到新环境，由于沟通障碍、日常活动改变、风俗习惯以及态度、信仰的差异而产生的生理、心理适应不良。

【填空题】

1. 患者角色冲突　患者角色缺如　患者角色强化　患者角色消退
2. 经济　教育　生活方式　社会关系与社会支持
3. 权利结构　角色结构　沟通结构　世界观

【问答题】

1. 家庭压力包括：家庭成员关系的改变与终结，如离婚、分居、死亡；家庭状况的改变，如失业、搬迁、破产；家庭成员角色的改变，如初为人夫、人父，退休等；家庭成员道德颓废，如酗酒、赌博、吸毒、乱伦等；家庭成员生病、残疾、无能等。对于多数人来说，家庭既是获得支持的重要资源，也是压力的主要来源。
2. 略。

【选择题】

1. C 2. C 3. C 4. A 5. A 6. E 7. D 8. C 9. B 10. A 11. A 12. B 13. D 14. A 15. B 16. B 17. A

项目 7

任务 1

【名词解释】

1. 贫血：单位容积的外周血液中红细胞计数、血红蛋白量和红细胞比容低于正常参考值的低限称为贫血。
2. 网织红细胞：是晚幼红细胞脱核后的细胞。网织红细胞胞质内所含 RNA 在与新亚甲蓝或煌焦油蓝等碱性染料活体染色时，被染成蓝色的网点状结构，故而得名。
3. 出血时间：自皮肤微血管经刺伤引起出血到其自然停止所需要的时间。

【填空题】

1. $(4.0\sim5.5)\times10^{12}$/L　120～160 g/L
2. 造血物质缺乏　红细胞丢失过多　红细胞破坏过多　骨髓造血功能障碍
3. $(4\sim10)\times10^{9}$/L
4. $(100\sim300)\times10^{9}$/L　急性白血病　再生障碍性贫血　化学物质　药物中毒

【问答题】

1. 临床一般根据 Hb 减少的程度，将贫血分为四级。

   轻度贫血：男 90 g/L≤Hb<120 g/L

   　　　　　女 90 g/L≤Hb<110 g/L

   中度贫血：60 g/L≤Hb<90 g/L

   重度贫血：30 g/L≤Hb<60 g/L

   极度贫血：Hb<30 g/L
2. 白细胞和中性粒细胞病理性增多可见于下列情况。

   (1) 急性感染：为引起中性粒细胞增多最常见的原因，主要见于化脓性球菌引起的局部或全身感染。如败血症、扁桃体炎、阑尾炎等疾病。

   (2) 严重的组织损伤或大量的血细胞破坏：

如在大手术后，WBC 常增高；在急性心肌梗死 1～2 天后常见 WBC 明显增高，且可持续 1 周左右。此外，在急性溶血时，也可见 WBC 和中性粒细胞的明显增高。

(3) 急性大出血：特别是内出血，WBC 迅速增高，常可达 $20\times10^9/L$ 以上。因此护士应学会结合临床观察，及时发现内出血等严重病情。

(4) 急性中毒：如急性安眠药中毒、农药中毒时常见 WBC 和中性粒细胞比例增高，糖尿病酮症及尿毒症时也可增高。

(5) 白血病及恶性肿瘤：各种恶性肿瘤时可引起白细胞总数及中性粒细胞增高。

【选择题】

1. B 2. A 3. C 4. E 5. E 6. D 7. C 8. D 9. C 10. C 11. D 12. D 13. C 14. E 15. E 16. B 17. D 18. C 19. B 20. C 21. C 22. A 23. B 24. C 25. D 26. C 27. C 28. A 29. B 30. D 31. B 32. E 33. ABCDE 34. ABCD 35. AB 36. ABCD 37. CDE 38. BDE 39. ABC

任务 2

【名词解释】

1. 成人尿量大于 2 500 ml/24 h 称为多尿。
2. 成人尿量少于 400 ml/24 h 或尿量持续少于 17 ml/h 称为少尿。
3. 成人尿量少于 100 ml/24 h，或在 12 小时内完全无尿者称为无尿。
4. 每升尿内含血液量超过 1 ml 即可出现肉眼血尿。
5. 若尿液外观无明显变化，而离心沉淀后镜检时，红细胞>3 个/HP 则为镜下血尿。
6. 尿中含有游离血红蛋白，外观呈酱油或茶色，是血管内溶血所致。
7. 为尿中含有大量的结合胆红素，外观呈深黄色，振荡后泡沫亦呈黄色，见于阻塞性黄疸和肝细胞性黄疸。
8. 尿液中含有大量白细胞或细菌等炎性渗出物，外观呈不同程度的黄白色混浊。
9. 为尿内含有大量脂肪微粒所致，外观呈不同程度的乳白色。见于晚期丝虫病或其他原因引起的肾周围淋巴管受阻时，淋巴液(含脂肪)进入尿液内。
10. 若定性试验为阳性或尿蛋白含量达 150 mg/24 h 或尿蛋白>100 mg/L，称为蛋白尿。
11. 由非肾脏疾病引起，当血循环中出现大量低分子的蛋白质经肾小球滤出，肾小管不能完全重吸收而出现蛋白尿。
12. 当血中葡萄糖浓度超过肾小管重吸收的最大限度即肾糖阈(8.88 mmol/L)，或因近端肾小管重吸收功能障碍时，尿糖增加，糖定性试验呈阳性反应，称为糖尿。
13. 酮体是乙酰乙酸、β-羟丁酸及丙酮的总称，为人体脂肪代谢的中间产物。
14. 管型是尿中的蛋白质、肾小管的分泌物、细胞崩解物所形成的管状蛋白聚体。

【填空题】

1. 大于 2 500 ml　尿量少于 100 ml/24 h，或在 12 小时内完全无尿
2. 超过 1 ml　结合胆红素　脂肪颗粒
3. 中含有游离血红蛋白，外观呈酱油或茶色　血管内溶血　肾实质
4. 3 个/HP　泌尿系统炎症等　5 个/HP　尿路感染及男性生殖系统感染

【问答题】

1. (1) 指导患者正确收集尿液标本，收集前用肥皂洗手，清洁尿道口及周围皮肤。

(2) 选择合格的容器，收集标本的容器要求清洁、干燥、广口、一次性使用的容器，在容器上粘贴检验单副联，注明病区、床号、姓名等。

(3) 留取尿标本时不可将粪便或其他分泌

物、消毒液等混于其中，以免影响检查结果。

(4) 女性患者最好留取中段尿，尽量避免月经期采集标本；昏迷或尿潴留患者可导尿留取标本。

(5) 留取尿培养标本应严格无菌操作，以免污染尿液；采集中段尿时，必须在膀胱充盈情况下进行。

(6) 根据不同检查的目的，正确收集随机尿(如酮体检查可随时留取尿液 10 ml 于标本瓶内)、晨尿(留取清晨第一次尿液约 100 ml 于标本瓶内)、餐后尿以及 3 小时、12 小时、24 小时尿。

(7) 尿液标本采集后及时送检，夏季 1 小时内、冬季 2 小时内送检，如不能即刻送检应置于 4℃的冰箱冷藏，以免发生细菌繁殖、蛋白变性、有形成分溶解等情况。

(8) 尿标本保存时一般不加防腐剂，特殊情况下，尤其在高温季节，可根据检查项目选择合适的防腐剂，如镜检用的尿液标本中每 100 ml 尿液加入 40%甲醛溶液0.5 ml，可防止细菌生长，并固定尿液中的有形成分；尿糖、尿蛋白的定量检验，收集 24 小时尿液，加入 5 ml 甲苯；尿 17-羟皮质类固醇、尿 17-酮皮质类固醇、儿茶酚胺等测定，收集 24 小时尿液，加入盐酸 10 ml。

2. (1) 生理性变化：尿液颜色的深浅随尿量及尿的 pH 改变而变化。尿量越多，色越淡；尿量越少，色越深；酸性尿液色深；碱性尿液色淡；某些食物或药物也可影响尿色，如服用维生素 B_2、呋喃类药物或多食胡萝卜素者尿色加深，服用利福平尿液呈红色。

(2) 病理性变化：

1) 血尿：血尿的出现提示泌尿系统有出血，如泌尿系统炎症、肾结核、肾肿瘤、肾及泌尿道结石、出血性疾病等。

2) 血红蛋白尿：见于各种溶血性贫血，如急性溶血、恶性疟疾、血型不合的输血反应、阵发性睡眠性血红蛋白尿等。

3) 胆红素尿：见于阻塞性黄疸和肝细胞性黄疸。

4) 脓尿或菌尿：主要见于泌尿系统感染如肾盂肾炎、膀胱炎及前列腺炎、精囊炎等。

5) 乳糜尿：见于晚期丝虫病或其他原因引起的肾周围淋巴管受阻时，淋巴液(含脂肪)进入尿液内。

3. (1) 生理性糖尿：① 饮食性糖尿；② 精神性糖尿，由于精神过度紧张、情绪激动，使交感神经兴奋，肾上腺素分泌增多引起一过性高血糖而致的糖尿；③ 妊娠及哺乳性糖尿；④ 假性糖尿，使用某些药物，如阿司匹林、链霉素、水杨酸、异烟肼等可出现尿糖假阳性反应。

(2) 病理性糖尿：① 血糖增高性糖尿，最常见于糖尿病；其次见于甲状腺功能亢进、腺垂体功能亢进、嗜铬细胞瘤、库欣综合征等内分泌异常所致的继发性高血糖症。② 血糖正常性糖尿，见于慢性肾炎、肾病综合征、家族性肾性糖尿等。③ 应激性糖尿，见于急性心肌梗死、颅脑外伤、脑血管意外等应激反应时肾上腺素、胰高血糖素大量释放，出现暂时性高血糖和糖尿。

4. 尿液混浊(脓尿)，肉眼血尿，镜下检查有脓细胞或白细胞、可有少许红细胞及管型，蛋白少许至中等量。

5. 病理性蛋白尿分类：溢出性蛋白尿、肾性蛋白尿(肾小球性蛋白尿、肾小管性蛋白尿)、假性蛋白尿。

【选择题】

1. A　2. D　3. B　4. C　5. B　6. C　7. A　8. C

任务 3

【名词解释】

1. 粪便黑色、稀薄、富有光泽，形似柏油。见于各种原因引起的上消化道出血，如消化性溃疡活动期、胃癌等。

2. 由于胆汁缺乏导致粪胆红素减少，使粪便呈白陶土样。见于各种原因引起的阻塞性黄疸。

3. 过敏性结肠炎患者常于腹部绞痛之后，排出黏冻状便。某些慢性菌痢患者也可排出类似的粪便。

4. 粪便呈白色淘米水样，内含黏液片块、量多。见于重症霍乱、副霍乱。

5. 当上消化道出血量较少时，粪便外观可无异常改变，肉眼和显微镜均不能证实出血，检测此种上消化道少量出血的方法称粪便隐血试验。

【填空题】

1. 一般性状检查　显微镜检查　化学和免疫学检查
2. 素食　动物血、肝、瘦肉、绿色蔬菜
3. 联苯胺　消化性溃疡活动期　消化道癌症(如胃癌)晚期
4. 肠道下段出血的　各种原因引起的上消化道出血　各种原因引起的阻塞性黄疸
5. 细菌性痢疾　阿米巴痢疾
6. 柏油样　白陶土样　细条状　米泔样

【问答题】

1. (1) 留取新鲜粪便标本于清洁干燥、不渗漏的容器内，通常用自然排出的粪便，必要时可以肛门指诊采集粪便，防止尿液、消毒剂、污水等混入。灌肠或服油类泻剂后的粪便不宜作检查标本。

(2) 采集标本时应用干净的竹签选取黏液、脓血处的粪便，如粪便外观无异常，可多点取样，其量至少为指头大小(一般 5 g)，稀便约取 5 ml，如孵化寄生虫虫卵应留取鸡蛋大小(不少于 30 g)，孵化血吸虫毛蚴需留取一次排出全部粪便并及时送检。

(3) 一般检查于采集标本后应在 1 小时内送检。做细菌学检查应将标本盛于加盖无菌容器内立即送检。查阿米巴滋养体等原虫标本应注意保温，并在 30 分钟内送检。检蛲虫卵需用透明薄膜拭子于清晨排便前自肛门周围的皱襞处拭取标本并立即送检。

(4) 隐血试验标本留取前 3 天应素食，禁食动物血、肝、瘦肉、绿色蔬菜等食物，禁服铁剂及维生素 C，牙龈出血时切勿咽下，以免出现假阳性。

2. (1) 鲜血便：见于肠道下段出血的疾病。如痔疮、肛裂、直肠癌、直肠息肉破溃等。

(2) 柏油样便：见于各种原因引起的上消化道出血，如消化性溃疡活动期、胃癌等。

(3) 黏液脓血便：见于细菌性痢疾、阿米巴痢疾、溃疡性结肠炎、直肠癌等。细菌性痢疾以黏液脓液为主，脓中带血。阿米巴痢疾呈暗红色果酱样便，血中带脓，有臭味。

(4) 食糊样或水样便：见于各种感染或非感染性腹泻，最常见于急性肠炎，也可见于消化不良、甲状腺功能亢进等。

(5) 冻状便：过敏性结肠炎患者常于腹部绞痛之后，排出黏冻状便。某些慢性菌痢患者也可排出类似的粪便。

(6) 白陶土样便：见于各种原因引起的阻塞性黄疸。

(7) 米泔样便：见于重症霍乱、副霍乱。

(8) 细条状便：提示直肠狭窄，多见于直肠癌。

(9) 硬结便：多见于便秘者，可伴肛裂出血。

(10) 乳凝块：见于婴儿消化不良、婴儿腹泻。

3. 消化性溃疡活动期患者呈间断阳性；消化道癌症(如胃癌)晚期患者呈持续阳性。各种疾病所致的消化道出血均可呈阳性。

【选择题】

1. C　2. A　3. B　4. A　5. B　6. E

任务 4

【名词解释】

测定肾在单位时间内能将多少毫升血浆中的

内生肌酐全部清除,是测定肾小球滤过功能最常用的方法。

【填空题】

1. 水分　代谢产物　废物
2. 80～120 ml/min
3. 0.5 ml/min　糖尿病酮症酸中毒

【问答题】

1. (1) 检查前连续 3 天摄低蛋白饮食(<40 g/d),并禁食肉类,避免剧烈运动。

   (2) 第 4 日晨 8 时排尽尿液,收集至次晨 8 时的 24 小时尿液,容器内加入甲苯 4～5 ml,必要时可只收集 4 小时尿液。

   (3) 第 5 天晨抽取静脉血 2～3 ml,与 24 小时尿液同时送检。

2. (1)是判断肾小球损害的敏感指标:Ccr 降低至 50 ml/min,提示肾小球滤过功能已有损害,而此时血清尿素氮、肌酐仍可在正常范围。

   (2) 评估肾功能:Ccr80～51 ml/min 示肾小球功能轻度损害;50～20 ml/min 示肾小球功能中度损害;19～10 ml/min示肾小球功能重度损害;<10 ml/min 为尿毒症期,<5 ml/min 属肾衰竭终末期。

   (3) 指导治疗和护理:Ccr30～40 ml/min 时应限制蛋白质摄入;<30 ml/min 不宜用利尿剂;<10 ml/min 应进行肾替代治疗。肾衰竭时,凡由肾代谢或从肾排出的药物均应根据 Ccr 降低的程度调节药物剂量和决定用药时间。

   (4) 动态观察肾移植术是否成功:肾移植术后 Ccr 应回升,若回升后又下降,提示可能有急性排异反应。

【选择题】

1. B　2. B　3. D　4. D　5. C　6. E　7. B　8. A　9. C　10. A　11. A　12. B　13. D　14. ABCD　15. ABC　16. ABCE　17. ABCDE

任务 5

【名词解释】

指急性重症肝炎时,症状恶化时黄疸进行性加重而转氨酶活性降低的现象。

【填空题】

1. 60 g/L　80 g/L　(1.5～2.5):1
2. 阻塞性黄疸　肝细胞性黄疸　溶血性黄疸
3. 阻塞性黄疸　原发性或转移性肝癌　骨骼疾病与癌症

【问答题】

(1) AFP 高于 500 μg/L 持续 4 周,或高于 200 μg/L 持续 8 周,或由低逐渐升高不降,可诊断为原发性肝癌。

(2) 急性或慢性活动性肝炎、肝硬化患者、妊娠患者、睾丸及卵巢胚源性恶性肿瘤患者 AFP 可升高,但多在 300 μg/L 以下。

【选择题】

1. A　2. C　3. E　4. A　5. E　6. A　7. D　8. A　9. D　10. B　11. B　12. A　13. D　14. AB　15. ADE

任务 6

【名词解释】

1. 血清钾低于 3.5 mmol/L 为低钾血症。
2. 血清钾超过 5.5 mmol/L 为高钾血症。

【填空题】

1. 低钠血症
2. 8　3.9～6.1 mmol/L　≥7 mmol/L　75～100 g　30 分钟　60 分钟　120 分钟　180 分钟　≥11.1 mmol/L
3. CK－MB　3～6　12～24　48～72

【问答题】

1. (1) 抽取空腹静脉血 3 ml(单项测定时应为 2 ml),注入干燥试管中送检,不抗凝。

   (2) 抽血时试管中切勿混入草酸钾、枸橼酸钠等抗凝剂及其他杂质,忌溶血。

(3) 嘱被检查者测定前避免大量饮水、剧烈运动和服用利尿剂等。

2. (1) 钾排出减少,如肾衰竭的少尿期或无尿期,长期应用抗醛固酮类药物螺内酯或其他保钾利尿剂及家族性高钾性周期性麻痹等。

(2) 钾进入体内增多,如食入或注入大量钾盐、输入大量库存血、静脉滴注氯化钾过速等超过肾脏排钾能力。

(3) 细胞内钾重新分布,如严重溶血、大面积烧伤、挤压综合征、缺氧和酸中毒、洋地黄中毒等。

3. (1) 摄入不足或吸收不良,如长期低钙饮食、慢性腹泻、佝偻病、婴儿手足搐搦症、阻塞性黄疸等。

(2) 成骨作用增强,如原发性甲状旁腺功能减退、恶性肿瘤骨转移等。

(3) 肾脏疾病,如慢性肾衰竭、肾病综合征等。

(4) 其他,如坏死性胰腺炎、输库血等。

4. (1) 检查前晚餐后禁食或禁食 10～16 小时。

(2) 检查前 8 小时内禁烟酒、咖啡、浓茶等刺激性饮料。停用胰岛素、肾上腺皮质激素等激素类药,卧床休息,避免剧烈运动和精神紧张。

(3) OGTT 时,患者口服 75 g 葡萄糖或按 1.75 g/kg 计算,IVGTT 时可静脉注射 50%的葡萄糖 50 ml 代替口服,立即记录时间,于 30 分钟、60 分钟、120 分钟、180 分钟各抽血 2 ml 于生化瓶内,每次抽血后立即送检。在抽血同时收集尿液做尿糖分析。

【选择题】

1. E　2. E　3. C　4. A　5. A　6. A　7. C
8. A　9. E　10. E　11. A　12. D　13. C
14. E　15. E　16. D　17. C　18. C　19. ABC
20. AC　21. AC　22. ABDE　23. ABCD

项目 8

【名词解释】

1. P 波在Ⅰ、Ⅱ、aVF 导联及 V_1 导联高而尖,振幅在肢导联≥0.25 mV、在胸导联≥0.20 mV,P 波时间不延长。这种高而尖的 P 波常见于慢性肺源性心脏病,故称“肺型P 波”。

2. P 波增宽,时间≥0.12 秒,P 波呈双峰型,两峰间距≥0.04 秒,在 V_1 导联,P 常先正后负,负向部分增宽加深,称为 P 波的终末电势(Ptf),左房肥大时 $PtfV_1$(绝对值)≥0.04 mms。因常见于二尖瓣狭窄患者,故称“二尖瓣型 P 波”。

3. 若 6 个肢导联每个 QRS 波群电压(R+S 或 Q+R 的算术和)均小于 0.5 mV 或每个胸前导联 QRS 电压的算术和均小于 0.8 mV,称低电压。

4. 若 T 波倒置明显加深,且有前后两肢对称,顶点居中的特点,称“冠状 T 波”,为冠状动脉供血不足的表现,见于心肌梗死的早期、慢性冠状动脉供血不足等。

5. 若不应有 Q 波的导联出现 Q 波,或可有 Q 波的导联的 Q 波振幅超过同导联 R 波的 1/4,时间超过 0.04 秒,且有切迹,称为异常 Q 波或病理性 Q 波,常见于心肌梗死等。

6. Ⅱ度Ⅰ型房室传导阻滞心电图特征:P 波规律地出现,PR 间期逐渐变长,而 RP 间期则逐渐缩短,直到 QRS 波群脱漏,出现长 RR 间歇,脱漏后的第 1 个 PR 间期最短,以后逐渐延长,再至 QRS 波群脱漏,如此周而复始,这现象称文氏现象。

7. 房室传导比例可呈 3∶1 或 4∶1,可固定或不固定,凡连续出现两次或两次以上的 QRS 波群脱漏者,称高度房室传导阻滞,易进展为Ⅲ度房室传导阻滞。

【问答题】

1. (1) P 波:代表心房除极波。P 波前 1/3 代表右心房单独除极,中 1/3 代表左、右心房共同除极,后 1/3 代表左心房单独除极。

   (2) PR 间期:代表激动自心房传到心室所需要的时间。即从 P 波起点至 QRS 波群起点的水平距离。

   (3) QRS 波:代表心室除极波。

   (4) ST 段:代表心室除极结束到心室复极开始的电位变化。即从 QRS 波终点到 T 波起点的一段水平线。

   (5) T 波:代表心室复极波。是 ST 段后出现的较平缓、圆钝的波形,可直立、倒置、低平或双向等。

   (6) QT 间期:代表心室肌从除极开始到复极结束全过程所需的时间。从 QRS 波起点到 T 波终点的水平距离。

   (7) U 波:T 波后出现的小波,代表心室后继电位。

2. (1) 右心房肥大:P 波在Ⅰ、Ⅱ、aVF 导联及 V_1 导联高而尖,振幅在肢导联≥0.25 mV、在胸导联≥0.20 mV,P 波时间不延长。

   (2) 左心房肥大:P 波增宽,时间≥0.12 秒,P 波顶端有切迹呈双峰型,峰间距≥0.04 秒,在 V_1 导联,P 常先正后负,负向部分增宽加深,称为 P 波的终末电势(terminal force,简称 Ptf),左房肥大时 $PtfV_1$(绝对值)≥0.04 mms。

   (3) 左心室肥大心电图特点:

   1) 左室电压增高:① $R_{V5}>2.5$ mV;② $R_{V5}+S_{V1}>4.0$ mV(男性)或>3.5 mV(女性);③ $R_{aVF}>2.0$ mV;④ $R_{aVL}>1.2$ mV;⑤ $R_{Ⅰ}>1.5$ mV;⑥ $R_{Ⅰ}+S_{Ⅲ}>2.5$ mV;⑦ $R_{aVL}+S_{V3}>2.8$ mV(男性)或>2.0 mV(女性)。

   2) QRS 波时间延长:可达 0.10~0.11 秒,左室除极达到最大向量时间延长,$VAT_{V5}>0.05$ 秒。

   3) 额面心电向量电轴左偏,一般不大于−30°。

   4) 继发 ST-T 改变,在以 R 波为主的导联 ST 段下移大于 0.05 mV 或伴 T 波低平、双向、倒置。

   (4) 右心室肥大心电图特点:

   1) 右室电压增高:① $R_{V1}>1.0$ mV,$R_{V1}+S_{V5}>1.2$ mV;② $R_{aVR}\geq 0.5$ mV。

   2) 胸导联图形变化:QRS 波群在 V_1 导联上可呈 Rs、R、rSR 型,R/S>1;在 V_5 导联上可呈 rS 型,R/S<1,为诊断右室肥厚的可靠指标。

   3) V_1 导联上的室壁激动时间 $VAT_{V1}>0.03$ 秒。

   4) 额面心电向量电轴右偏可达+110°,对诊断右室肥厚有较大意义。

   5) 继发 ST-T 改变,V_1、V_2 的 ST 下降,有时在Ⅱ、Ⅲ、aVF 亦常见到 ST 下降,T 波倒置。

3. (1) 房性期前收缩心电图特征:① 提前出现的房性 P′波,其形态与窦性 P 波不同;② P′R 间期≥0.12 秒;③ 其后 QRS 波群一般正常,如若合并室内差异性传导则 QRS 波群宽大、畸形,如若 P′波后无 QRS 波群则为房性期前收缩未下传;④ 代偿间歇一般不完全,即房性期前收缩的前一个窦性 P 波与后一个窦性 P 波的 PP 间距,小于相邻的两个窦性 P 波间距的两倍。

   (2) 房室交界性期前收缩心电图特征:① 提前出现的 QRS 波群形态多正常;② 逆行 P′波,可在 QRS 波群之前、之后或埋在 QRS 波群之中;③ P′R 间期<0.12 秒或 RP′间期<0.20 秒;④ 代偿性间歇多完全,即期前收缩的前一个窦性 P 波与后一个窦性 P 波的 PP 间距,恰好等于相邻的两个窦性 P 波间距的两倍。

   (3) 室性期前收缩心电图特征:① 提前出现宽大、畸形的 QRS 波群,时限常大于 0.12 秒,其前无 P 波或相关的 P 波;

② 提前的 QRS 波群无相关的 P 波；③ T 波方向多与主波方向相反；④ 代偿间歇完全。

4. 室上性与室性心动过速的心电图特征区别见下表。

区别	本质	心室率	心室律	QRS 波群	继发性 ST 及 T 波改变	P 波	其他
室上速	连续出现 3 次或 3 次以上快速的房性或交界性期前收缩	160 ～ 250 次/分	绝对规则	呈室上性，时间小于 0.12 秒，伴有室内差异传导时 QRS 波群宽大畸形	有	若有 P′ 波，且 P′R 间期大于 0.12 秒，则为阵发性房性心动过速；若无 P′波或有逆行 P′波，P′R 间期小于 0.12 秒，则为阵发性房室交界性心动过速	
室速	连续出现 3 次或 3 次以上的快速的室性期前收缩	140 ～ 200 次/分	大致规则，但不是绝对匀齐	宽大畸形、时间大于0.12秒	有	若有 P 波，其频率比心室率慢，且与 QRS 波群无固定关系	心室夺获或室性融合波有助于明确诊断

5. 心电图特征：① P 波消失，代之以大小不等、形态不同的心房颤动波（f 波），在Ⅱ、Ⅲ、aVF 和 V_1 导联中比较清楚，频率在 350～600次/分之间。② QRS 波群多呈室上型，时间小于 0.12 秒，如发生室内差异性传导，QRS 波群可宽大畸形；③ 房室传导比例极不固定，RR 间期绝对不齐。

6. ① 环境准备。诊室应有适宜的温度、私密性好。② 用物准备。诊断床、稳压电源、心电图机、心电图纸、纱布或脱脂棉（或棉签）、生理盐水、双脚分规、放大镜、直尺、记录笔。③ 患者准备。核对姓名；受检者休息片刻，取平卧位检查；询问曾经是否做过心电图检查，解释心电图检查是一种无创伤性检查，安全、无不适，以消除患者的紧张、恐惧感；嘱患者取下金属饰品及电子表，以防心电图受干扰。④ 护士准备。衣帽整齐，洗手，戴口罩。

【选择题】

1. C　2. E　3. D　4. C　5. B　6. B　7. E　8. A　9. D　10. A　11. E　12. D　13. A　14. B　15. C　16. A　17. E　18. B　19. C　20. C　21. A　22. C　23. E　24. B　25. C　26. C　27. A　28. B　29. B　30. A　31. E　32. E　33. E

项目 9

任务 1

【名词解释】

1. 在人体组织结构或器官密度差异不大、缺乏天然对比的部位，可通过将高于或低于该组织密度的物质引入器官内或其周围间隙，使之产生对比而显影，这种检查方法称为造影检查。
2. 在造影检查时所引入的物质称为对比剂或造影剂。
3. 肺纹理由肺动脉、肺静脉、支气管和淋巴管组成。其影像主要为肺动脉，在肺野背景衬托下呈放射状条纹影，由粗而细自肺门向外围延伸。

【填空题】

1. 穿透作用　荧光作用　感光作用　电离作用　生物效应
2. 常规检查　特殊检查　造影检查
3. 钡剂　碘剂　医用硫酸钡　碘剂

【问答题】

1. X线透视的优点是方便、快捷，能立即得到检查结果。透视还可观察器官的动态活动情况，如呼吸和膈肌运动，心脏和大血管搏动等。此外，还可转动患者体位进行多方向观察。透视的主要缺点是不能留下客观记录，影像清晰度欠佳，对组织的轻微改变不易显示。
2. X线摄片的优点是应用范围广，受检者受到辐射的X线量相对较少，影像较清晰，并可作永久性资料保存，随时进行教学科研或复查对照。其缺点是检查的区域受胶片大小限制以及不能观察器官的运动。
3. (1) 造影剂通常分为两类，即高密度造影剂和低密度造影剂。高密度造影剂如用于消化道造影的钡剂，用于心血管、泌尿系统及神经系统等部位造影的碘剂；低密度造影剂目前应用于临床的主要有空气、氧气、二氧化碳等。

   (2) X线造影前的准备一般包括以下几个方面：① 向患者介绍检查的过程，做好必要的解释，以免患者精神紧张而影响检查，必要时可给予少量的镇静剂。了解患者有无造影的禁忌证，如严重心肝肾疾病、过敏体质等。② 腹部脏器造影检查，应做好胃肠道准备，防止食物或粪便影响病变部位的显影。告知患者在造影前日控制饮食的量和质；造影前禁食和清洁肠道；胃肠道钡餐造影在造影前3天禁服不透X线和影响胃肠道功能的药物。③ 某些部位检查应注意防止感染，可对造影器官进行消毒，如行子宫输卵管造影前冲洗阴道等。④ 对应用碘剂者应询问过敏史，并做好碘过敏试验；所用试剂应与所用对比剂相同，碘过敏试验阳性者绝对不可使用，以免发生不良后果。无论过敏试验是否阳性均应做好必要的抢救准备，各种碘过敏试验的可靠性有限。阴性者也不能确保造影时不发生反应，严重者甚至可导致死亡。也有的在进行过敏试验时立即引起严重反应，故造影前必须做好必要的抢救准备工作，以防发生意外。
4. (1) 轻度反应：恶心、呕吐、流涎、面色潮红、皮肤瘙痒、荨麻疹、流涕、流泪、气急、胸闷、出汗等，一般症状较轻，多在短时间内缓解，不需要特殊处理。

   (2) 重度反应：可出现休克、喉头水肿、喉痉挛、哮喘、惊厥甚至死亡。重度反应一旦出现，必须立即抢救处理。具体抢救措施包括：立即停止造影检查，组织抢救；抗过敏；对喉头水肿、气管水肿或痉挛引起呼吸困难者，应作气管切开、给氧；病情较重或发展快者，应立即静脉推注肾上腺皮质激素，如地塞米松5～10 mg或静脉滴注氢化可的松200～400 mg，以后根据病情需要再决定增减；使用血管活性药物，可用异丙肾上腺素加入至5%～10%葡萄糖液中，每分钟用30滴左右的速度滴入，直至血压维持在正常水平；也可单独或同时使用多巴胺，按每100 ml葡萄糖液中加入10～20 mg静脉滴注；根据病情需要还可选用酚苄明、阿托品等药物。

【选择题】

1. B　2. B　3. D　4. E　5. D　6. D　7. A　8. C　9. C　10. E　11. C　12. C　13. D　14. C　15. D　16. B　17. D　18. A　19. B　20. C　21. B　22. A　23. E　24. D　25. ABC　26. ABCD

任务2至任务4

【名词解释】

1. 超声检查指运用超声波的物理特性和人体

器官组织声学性质上的差异，以波形、曲线或图像的形式显示和记录，从而对人体组织的物理特征、形态结构、功能状态做出判断而进行疾病诊断的一种非创伤性的检查方法。

2. 放射性核素检查指利用放射性核素及其标记的化合物的示踪原理和放射性测量技术，对体内组织和器官进行形态和功能检查以及动态定量观察的一种辅助诊断方法。

【问答题】

1. (1) 一般在上午空腹时进行，胆囊、胰腺超声检查前应禁食 8 小时，前一天晚餐不进油腻饮食。胃超声检查者还需按要求服用对比剂。

(2) 早孕、妇科、膀胱及前列腺的检查，晨起憋尿，或检查前 1～2 小时饮水 400～500 ml。

(3) 婴幼儿及检查不合作者，可予 3%水合氯醛灌肠安静后行检查。

(4) 心血管、浅表器官及颅脑检查，一般不需特殊准备。

2. (1) 含碘食物：如海带、紫菜、海蜇、海鱼、虾等，需停食 2～4 周。

(2) 含碘药物：如碘化物、碘酊、含碘片等，需停用 2～8 周。含溴类药物，如普鲁苯辛等需停用 2～4 周。维生素 U 需停用 3 个月以上。碘油造影剂停用 1 年以上。

(3) 中草药：如海藻、昆布、贝母等，需停用 2～6 个月。

(4) 甲状腺片需停用 4～6 周，激素类药物需停用 2～4 周。

(5) 受检者早晨空腹，口服 ^{131}I ($Na^{131}I$)溶液或胶囊 74 kBq，服 ^{131}I 后分别在 2 小时、4 小时和 24 小时测定甲状腺摄 ^{131}I 率。

3. 由于 MRI 机的磁强很强，对体内的金属、人工关节、动脉瘤手术的金属夹、起搏器等有很大的吸力，可引起移动而发生危险。因此，有上述情况则应禁止检查。

4. 检查前应去除相关异物，在被检查者身上尤其在检查部位不应带有金属物品，如发夹、别针、拉链、钢笔、眼镜、硬币、项链、金属节育环等。有些化妆品如染发剂、睫毛膏等也会含有磁性物质，在做头部 MRI 检查时应先清洗掉，以保证得到高质量的 MRI 图像。射频线圈的电流，在组织内可产生热，所以对高热或散热功能障碍患者应谨慎采用。需使用生命监护和生命维持系统的危重患者也不能进行 MRI 检查。虽然尚无证据证明磁场对人体发育有何损害，但孕妇尤其早期妊娠时应慎用。对幼儿、烦躁不安者、恐惧症患者可给适量镇静剂后检查或不宜检查。

【选择题】

1. B　2. B　3. B　4. B　5. C　6. C　7. E
8. C　9. A　10. E　11. B　12. C　13. B
14. C　15. A　16. E　17. B　18. BD
19. ABCD　20. ABCE

项目 10

【名词解释】

1. 护理诊断是指护士针对个体、家庭、社区对现存的或潜在的健康问题或生命过程的反应所做的临床判断。
2. 不能通过护士的独立手段解决的由疾病、治疗、检查所引起的并发症，需与其他医务人员尤其是医生共同合作才能解决的问题。
3. 护理记录是指根据医嘱和病情，对患者住院期间护理过程的客观记录，是护理教学、科研工作的重要资料之一。
4. 是护士对个体、家庭或社区已出现的健康问题或生命过程的反应所做的判断。
5. 是护士对易感的个体、家庭或社区对健康状况或生命过程可能出现的反应所做的临床判断。
6. 是护士对个体、家庭或社区从某一特定的健康水平向更高的健康水平转变所做的临床判断。

7. 是指已有资料支持这一护理诊断，但资料尚不充分，需进一步收集资料予以排除或确认某一现存的或有危险的护理诊断，常用二部分陈述法。

【填空题】

1. 健康评估
2. 收集健康资料　整理与分析资料　选择合适的诊断
3. 健康资料的核实　健康资料的分类

【问答题】

1. (1) 规范使用 NANDA 认可的护理诊断名称。

(2) 在陈述相关因素时，应使用“与……有关”的方式。为护理诊断找出明确的相关因素很重要，因为在护理计划中制订的护理措施很多是针对相关因素的，相关因素应是导致护理问题最直接的原因，导致护理问题的相关因素不同则有不同护理措施。

(3) 知识缺乏这一护理诊断的陈述方式是“知识缺乏：缺乏……方面的知识”。

2. 客观真实、及时完整、规范清晰。
3. 可分为一部分陈述、二部分陈述和三部分陈述 3 种形式。

(1) 三部分陈述：即 PSE 公式，由 P、S、E 三部分组成。P(problem)为健康问题即护理诊断的名称；E(etiology)为原因，即相关因素；S(signs and symptoms)为症状和体征。

(2) 二部分陈述：即 PE 公式或 SE 公式，只包含护理诊断名称和相关因素。

(3) 一部分陈述：仅包含护理诊断名称。

【选择题】

1. B　2. A　3. D　4. B　5. C　6. C　7. A　8. B　9. D　10. B　11. D　12. D　13. B　14. D　15. E　16. A　17. A　18. B　19. D　20. C　21. B　22. A　23. C　24. B　25. C　26. B　27. C　28. A　29. C　30. ABCD　31. BD　32. BD　33. ABC